主编 · Denita Ryan

主译 · 徐燕　曹艳佩　郎黎薇　任学芳

主审 · 朱巍

神经外科护理手册

HANDBOOK OF NEUROSCIENCE NURSING

CARE OF THE ADULT NEUROSURGICAL PATIENT

上海科学技术出版社

图书在版编目（CIP）数据

神经外科护理手册 / (美) 丹尼塔·瑞安 (Denita Ryan) 主编 ; 徐燕等主译. -- 上海 : 上海科学技术出版社, 2022.7 (2024.4 重印)
书名原文: Handbook of Neuroscience Nursing: Care of the Adult Neurosurgical Patient
ISBN 978-7-5478-5672-7

Ⅰ. ①神… Ⅱ. ①丹… ②徐… Ⅲ. ①神经外科学—护理学—手册 Ⅳ. ①R473.6-62

中国版本图书馆CIP数据核字(2022)第038915号

神经外科护理手册

主编/Denita Ryan
主译/徐燕　曹艳佩　郎黎薇　任学芳
主审/朱巍

上海世纪出版(集团)有限公司
上海科学技术出版社 出版、发行
(上海市闵行区号景路 159 弄 A 座 9F－10F)
邮政编码 201101　www.sstp.cn
上海雅昌艺术印刷有限公司印刷
开本 889×1194　1/32　印张 17.25
字数：520 千字
2022 年 7 月第 1 版　2024 年 4 月第 2 次印刷
ISBN 978－7－5478－5672－7/R·2489
定价：158.00 元

内容提要

本书英文原著由美国巴罗神经学研究所神经科专科护士 Denita Ryan 编写。全书采用精炼的短句形式，结合大量精美的图片和总结性表格，简明扼要地介绍了神经外科护理人员需要掌握的知识。全书共分为四部分，分别阐述了神经系统解剖和功能评估；神经科相关病症的诊治和护理，包括颅内压的管理、脑积水、电解质紊乱和癫痫；中枢神经系统疾病的诊治和护理，包括肿瘤、血管性疾病、脑外伤、中枢系统感染、脊柱脊髓病变和外伤、先天性疾病等；以及中枢神经系统疾病的治疗措施，包括放射治疗、血管内介入治疗、外科治疗、康复治疗等。

本书图文并茂，实用性强，可作为神经外科护理人员的权威参考用书。

谨以此书献给现在或曾经工作于巴罗神经学研究所的护士们，也献给我们有幸照护的患者们。

谨以此书纪念我的朋友，我的导师，那些无比优秀的护士们：Carol Johnson Chase、Jeanette Neubeck、Marilyn Ricci。

译者名单

主译

徐　燕　曹艳佩　郎黎薇　任学芳

主审

朱　巍

译者

（按姓氏笔画排序）

王　晨　王　怡　王恩敏　王洪立　王欢欢　邓盼墨
毛日成　石卫琳　卢文文　田宇欢　全　超　任学芳
许雅芳　孙一睿　宋剑平　汪慧娟　李菁菁　陈蓓妮
沈劲松　张秀英　林建华　郎黎薇　金　莺　杨惠珊
杨一瑶　倪　伟　徐　燕　徐山山　袁雪林　曹艳佩
黄　莺　谢东伟　雷　玮　魏文娟

编者名单

Laurie Baker, DNP, RN, ANP-BC
Nurse Practitioner
Barrow Brain and Spine
Barrow Neurological Institute
St. Joseph Hospital and Medical Center
Phoenix, Arizona

Maeve Dargush, MSN, ANP-C
Nurse Practitioner
Program in Women's Oncology
Women and Infants Hospital
Providence, Rhode Island

Estelle Doris, MSN, FNP-C, CNRN
Family Nurse Practitioner
Barrow Neurological Institute
St. Joseph's Hospital and Medical Center
Phoenix, Arizona

Michele Grigaitis, DNP, FNP-BC, CNRN
Advanced Nurse Practitioner
Banner Alzheimer's Institute
University of Arizona Medical Center
Phoenix, Arizona

Bryan Lee, MEd, PA-C
Physician Assistant
Department of Radiation Oncology
St. Joseph's Hospital and Medical Center
Phoenix, Arizona

Manuel F. Mejia, Jr., ACNP-C
Acute Care Nurse Practitioner
Neuroscience Nurse Practitioner Manager
Barrow Neurological Institute
St. Joseph's Hospital and Medical Center
Phoenix, Arizona

Risa Maruyama, PT, MPT, NCS
Acute Care Therapy Manager
St. Joseph's Hospital and Medical Center
Phoenix, Arizona

Charlotte S. Myers, MS, ANP-C, CNRN

Nurse Practitioner
Barrow Neurological Institute
St. Joseph's Hospital and Medical Center
Phoenix, Arizona

Simon Parkinson, MSN, FNP-C, CNRN
Nurse Practitioner
Brain and Spine Center
Chandler, Arizona

Madona Plueger ACNS-BC, APRN, CNRN
Adult Health Clinical Nurse Specialist
Neuroscience Nursing
Barrow Neurological Institute
St. Joseph's Hospital and Medical Center
Phoenix, Arizona

Denita Ryan, MN, ANP-C, CNRN
Neuroscience Nurse Practitioner
Barrow Neurological Institute
St. Joseph's Hospital and Medical Center
Phoenix, Arizona

Sara Stephenson, OTD, OTR/L, BCPR
Occupational Therapist
St. Joseph's Hospital and Medical Center
Phoenix, Arizona

Tammy Tyree, ACNP-C, CCRN, CNRN, RFNA
Neurosurgery Nurse Practitioner
Barrow Neurological Institute
St. Joseph's Hospital and Medical Center
Phoenix, Arizona

Donna Wallace, RN, MS, PNP-C
Nurse Practitioner
Barrow Neurological Institute
St. Joseph's Hospital and Medical Center
Phoenix, Arizona

Nancy White, NP-C, CRNFA, CNOR, CNRN
Nurse Practitioner
Barrow Neurological Institute
St. Joseph's Hospital and Medical Center
Phoenix, Arizona

Joseph M. Zabramski, MD
Professor
Neurological Surgery
Barrow Neurological Institute
St. Joseph's Hospital and Medical Center
Phoenix, Arizona

中文版前言

本书英文原著 *Handbook of Neuroscience Nursing*：*Care of the Adult Neurosurgical Patient* 由美国巴罗神经学研究所（Barrow Neurological Institute）神经科专科护士（nurse practitioner，NP）Denita Ryan 编写。巴罗神经学研究所是世界最大的神经医学诊断、治疗和研究中心之一。NP 在美国是具有处方权的高级专科护士，其专科知识及技能要求不亚于临床医师，且在患者的临床管理方面比医师又投入了更多的精力，在患者的诊疗过程中起着至关重要的作用。

基于原著主编 Denita Ryan 的专业背景，本书不同于一般的护理参考图书。可以说这是我从事神经外科护理以来读到的最好的一本参考书。首先，本书的结构非常清晰，没有各种疾病和护理的罗列。阅读过或者编写过神经科护理参考书的人应该都有一个感受，神经科的疾病太多，但很多疾病的护理都具有共性。Denita 的这本书最大的特点就是采用非常清晰的结构将这些共性呈现了出来，让读者更加易于理解。其次，原著的彩色插图非常经典且制作精美，本中文版完全采用原著插图。此外，最令人欣喜的一点是，作者没有过多地教读者应该怎么做，不是简单地罗列出各种疾病的护理措施，而是用层层递进的讲解方式让读者真正了解神经外科学，让读者知道这些神经外科患者是什么样的，他们从发病到诊断到治疗，再到康复会遇到哪些问题，在整个过程中护士扮演着怎样的角色、可以做些什么。更难能可贵的是，作者很耐心地解释了为什么会出现这些问题，以及护士采取这些护理措施的原理是什么。不仅如此，作者还用她非常深厚的神经科专业功底，做了很多总结性表格，让读者在阅读时一目了然。我相信您在认真阅读这本书的时候，脑海中一定会闪现一些熟悉的场景和护理过的一些患者，然后豁然开朗，发出“原来如此”的感叹。同时，在您阅读这本书以后，即使没有去反复背诵记忆它，但它一定会渗透到您的工作中，让您更加了解您的工作，让您充满自信。

感谢宋剑平教授分享了很多神经外科最前沿的英文版参考书籍

给我阅读，让我有幸读到了这本书。第一次阅读原著，我内心非常激动和兴奋，我希望我身边的每一个神经外科护理同事都能去读一读，工作中遇到的困惑几乎都能在这本书里找到答案。在新护士的带教工作中，我想告诉他们、想教给他们和他们需要掌握的神经外科专业知识与技能这本书里也都有。感谢我的工作中遇到的每一个致力于神经外科护理的同事，是他们让我产生了想要分享这本书的强烈愿望。感谢我的导师曹艳佩老师的鼓励和神经外科朱巍教授的大力支持，我们组建了一个由35名医生和护士组成的翻译团队，团队成员来自复旦大学附属华山医院神经外科、神经内科、骨科、感染科、康复科、放射治疗科等多个临床科室。为确保翻译的正确性和准确性，本书的每一个章节都由2～3名成员共同翻译和审核，他们当中有带我入门的神经外科资深护理专家，有德高望重的神经外科教授，有与我共同成长的年轻医生朋友，还有其他相关科室的医生和护士朋友们，感谢团队每一个成员在繁忙的工作中抽出宝贵的时间来认真阅读、理解、翻译和审核。同时感谢上海科学技术出版社的编辑和工作人员，他们为此次中文版的引进和出版付出了大量的精力。

最后感谢原著作者Denita Ryan分享宝贵经验，为我们树立了神经外科护理规范。我将此书推荐给所有神经外科以及相关科室的护理同仁。如果您是一名神经外科高年资护士，我相信这本书能带给您一些更新、更深入的理解，而且它可以成为您临床带教的参考用书；如果您是一名神经外科低年资护士，我相信拿到这本书您无异于拿到了神经外科护理的宝典秘笈。我同样把这本书推荐给新入神经外科的年轻医生，此书虽然不会教您如何进行神经外科手术，但您可以快速了解到您的患者正在或者将要面临哪些问题，以及这些问题的思考和处理方法。

由于译者水平有局限，难免存在翻译不准确之处，真诚地希望读者批评指正。

徐　燕

英文版序

能为本书作序，我深感荣幸。对于这样一本护理专业书，大家翘首期盼已久。尤其是这类内容简明扼要、可以随时翻阅的小册子，对于忙碌在照料神经系统疾病患者的一线护士来说，这是一本便于随身携带、随时查询的参考书。我也是一名护士，在神经科工作长达35年，深知这些神经系统疾病患者不仅会在神经专科病房接受治疗，有时候，他们也会出现在急诊、内科病房或者产房中。因此，这些部门的临床护士也必须把握神经科护士的思路，承担起神经科护士的角色，我想这本手册对她们的日常实践也颇有帮助。

对于那些专门从事神经科工作的护士来说，这本手册是必备的参考资料。该手册汇聚了许许多多在临床工作数十年、有着丰富临床经验的神经科护士们的共同智慧，读者可以从中获益良多，尝试去理解作者对于这类特殊患者的专业判断和独到见解。

我可以特别自豪地说，巴罗神经学研究所的同仁把神经专科护理领域的卓越标杆提升到了新的高度，她们能够写出这本书也是名副其实、当仁不让的。我与Denita Ryan作为同事25余年，在长期的合作共事过程中，我目睹了Denita坚持不懈地致力于实现其终极目标：为所有神经科患者尽可能提供最好的照护，同时帮助指导她的同事们达到同样高度的专业水准。Denita本人做过多年的临床护士，后来又从事神经外科专科护理达15年之久，这些经历使她成为起草、整理和编撰这本手册的不二人选。

在第1部分，Denita详细地描述了神经系统解剖结构，并引导读者循序渐进地对神经科患者进行全面的神经系统评估。第2、3部分则概述了中枢神经系统的常见症状与疾病，内容涉及方方面面，从神经肿瘤到发育障碍。第4部分介绍了中枢神经系统疾病的诊断过程及目前的主要治疗方案。在这本手册的最后部分，她们费尽心力地为我们描述了一名神经外科患者漫长的康复之路。每个章节都配有丰富的影像诊断、术中照片及插画，让一些不易理解的理念更加生动形象，使相关知识的组织结构更加清晰直观。

毫无疑问，在不久的将来，此书必将成为神经外科护理的标准。本书是为临床护士而精心编写，它也是神经科重症监护病房、普通病房必不可少的专业资料，是新手护士或护理专家们时常需要翻阅的参考资料。

Virginia Prendergast，PhD，
NP-C，FAAN，CNRN
Phoenix，AZ
（林建华　译）

英文版前言

写这本书的想法来自我多年的神经科护理经历。四十几年前，当我第一次关注到神经系统疾病患者时，神经科护理教材还很少见。我们只能一边探索一边学习，带着问题去迎接每一次新的挑战，不断地广泛寻求更多的信息。

早年，我最沮丧的一次经历是发生在我负责照护一名脑肿瘤患者时，疾病的诊断本身没有任何提示患者的病情进展及其治疗方案。所以，我就去咨询该肿瘤专家，希望了解肿瘤的类型、治疗方案及其预后。他只简单地告诉我一本教科书的名字，这是一本厚厚的肿瘤学教科书。我设法找到了那本教科书，却有好几个月都不想打开。我真正希望得到的是浓缩精炼的信息，简明扼要，最好以表格形式呈现，当你需要阅读时方便易懂。从那时起我就知道，我们需要一本简单、实用、手册类的参考书，就像这本手册，对临床护士会有很大帮助。

本书的目的并不是帮助大家全面学习神经外科护理。目前这个领域内已经有许多很棒的教材，大家有需要的都可以去参阅。本书的目的是帮助那些护士、治疗师或其他需要照顾神经科患者的人能够更有信心、更加安全地照顾患者。每一章结尾都为读者提供了相关参考资料的清单，方便他们去更加全面深入地学习了解。

本书共分 4 个部分。第 1 部分包括神经系统解剖和临床评估，告诉护士如何去完成一个全面、准确的神经系统评估，如何理解体检发现与临床的相关性，以及如何准确地记录临床发现。

第 2 部分主要内容为神经外科相关的具体症状，这些症状包括癫痫、脑积水、电解质紊乱，介绍了颅内压的基本原理，这是最重要的。大多数神经外科患者会出现这些症状，从这些章节中我们可以查阅到更多的信息。

第 3 部分是那些需要外科干预的神经系统疾病，包括肿瘤、血管性病变、外伤、感染、脊柱和脊髓疾病。各种疾病的临床表现、诊断方法、临床治疗及护理管理的重点将在各个章节中分别阐述。此外，还列表补充了更多的关于诊断检查、药物信息及护理干预方面的信息。

第 4 部分介绍了神经外科疾病的诊断检查和治疗。这部分内容重点介绍神经放射学、放射治疗，以及外科手术如开颅术、脊柱手术和康复治疗。

手册末尾的附录涵盖了多种神经疾病的护理管理量表、术前护理检查表及出院指导等，这些信息也非常实用。

这本书的读者对象是那些照护神经疾病成年患者的各种照护人员，患者们可能需要神经外科干预。不同经验水平的护士都可以在本书中找到很多有用的信息。无论你是护理院校学生，还是经验丰富的神经科护士，这本书都同样有益。对于其他医疗专业人员，如治疗师、病案管理者、社会工作者等，他们也会发现本书开卷有益。手册形式也更方便神经外科患者照护者们使用。

我真诚地希望这本手册能为神经外科护士和其他临床工作人员带来更强的信心，并能提升他们的临床护理能力。也希望这本手册能激励他们在职业生涯中不断进步成长。

Denita Ryan
MN, ANP-C, CNRN
Neuroscience Nurse Practitioner
Barrow Neurological Institute
St. Joseph's Hospital and Medical Center
Phoenix, Arizona
（林建华　译）

致谢

本书的问世离不开很多人的努力。感谢我的那些经验丰富的同事们，他们负责书写本书的各个章节。他们不仅奉献了自己的专业知识和专业能力，还为这本书的撰写提供了巨大的支持。他们是 Virginia Prendergast、Bryan Lee、Charlotte S. Myers、Donna Wallace、Estelle Doris、Laurie Baker、Michele Grigaitis、Madona Plueger、Maeve Dargush、Manny Mejia、Nancy White、Simon Parkinson、Tammy Tyree、Sara Stephenson、Risa Maruyama，能和这些优秀的专业人士合作，我感到非常的荣幸。

我还要感谢我的医生同事们，他们帮忙查阅资料，并贡献他们所收集患者的影像资料。他们是 Lynn Ashby、Cornelia Drees、Omar Gonzalez、U. Kumar Kakarla、Cameron G. McDougall、Peter Nakaji、Harold Rekate、Nicholas Theodore、Kris A. Smith、Volker K. H. Sonntag、Robert F. Spetzler、Marc Staman、David Treimann、Bill White、Eman Youssef、Joseph M. Zabramski，感谢他们的耐心和付出的宝贵精力。

特别感谢巴罗神经学研究所神经科学出版团队，感谢他们对本书的精心编辑并提供精美插图，感谢他们的紧密合作。特别感谢 Clare Sonntag 和 Cassandra Todd，她们分别负责本书的编辑和插图制作。也十分感谢 Jaime-Lynn Canales、Marie Clarkson、Mary Ann Clifft、Michael Hickman、Shelley Kick、Gena Lake、Kristen Larson Keil、Marco Marchionni、Joseph Mills、Dawn Mutchler、Lynda Orescanin、Mark Schornak、Samantha Soto，感谢他们为本书慷慨贡献自己的时间、耐心和专业判断。

感谢巴罗神经学研究所那些出色的护士和治疗师们，他们促成了本书出版，没有他们的激励就不会有这本书。这些神经疾病患者的护士和治疗师们花了很多时间审阅本书章节内容，以确保书的内容契合临床护士的需求。他们是 Jan Anderson、Terry Bachman、Cindi

Bordson、Sarah Christopher、Jane Fitzgerald-Hines、Jessie Francisco、Amber Green、Tim Hilliard、Cindy Hoffman、Corrie Husack、Jenise Johnson、Kim Jones、Mary King、Rachael Nathan、Erin O'Brien、Lisa Ortiz、Flora Rich、Cindy Sullivan、Amanda Tessier、Heather Thomas、Sarah Ward。

我还想特别感谢一个人——Brandon Brown，他为本书提供了许多漂亮的插图，在此非常感谢他的帮助。

感谢我的孩子们：Corry、Kelly、Brandon、Angie，还有我的孙子孙女们：Carter、Mackenzie、Madelyn、Kendall、Morgan，你们的耐心和支持使我有更多的时间来撰写这本书。

（林建华 译）

常用术语缩略词

3D-CRT	three-dimensional conformal radiotherapy 三维适形放射治疗
AANN	American Association of Neuroscience Nurses 美国神经科学护士协会
ABG	arterial blood gas 动脉血气
ADH	antidiuretic hormone 抗利尿激素
ADL	activities of daily living 日常生活活动
AED	antiepileptic drug 抗癫痫药物
ANS	autonomic nervous system 自主神经系统
AVF	arteriovenous fistula 动静脉瘘
AVM	arteriovenous malformation 动静脉畸形
CBC	compete blood count 全血细胞计数
CBF	cerebral blood flow 脑血流量
CJD	Creutzfeldt-Jakob disease 克雅症
CN	cranial nerve 脑神经
CNS	central nervous system 中枢神经系统
CPP	cerebral perfusion pressure 脑灌注压
CRP	C-reactive protein C 反应蛋白
CSF	cerebrospinal fluid 脑脊液
CSI	craniospinal irradiation 全脑全脊髓照射
CT	computed tomography 计算机断层扫描
CTA	computed tomography angiography 计算机断层扫描血管造影
DAVF	dural arteriovenous fistula 硬脑膜动静脉瘘
DDD	degenerative disk disease 椎间盘退行性病变
DI	diabetes insipidus 尿崩症
DSA	digital subtraction angiography 数字减影血管造影
DVT	deep vein thrombosis 深静脉血栓形成
EBRT	external beam radiotherapy 体外放射治疗
ECG	electrocardiogram 心电图
EDH	epidural hematoma 硬膜外血肿
EEG	electroencephalogram 脑电图
EMU	epilepsy monitoring unit 癫痫监测病房

EOM	extraocular movement 眼外肌运动
ESR	erythrocyte sedimentation rate 红细胞沉降率
ETV	endoscopic third ventriculostomy 内镜下第三脑室切开术
EVD	external ventricular drain 脑室外引流
FDA	U. S. Food and Drug Administration 美国食品药品管理局
GBM	glioblastoma multiforme 多形性胶质母细胞瘤
GCS	Glasgow Coma Scale 格拉斯哥昏迷评分
GCSE	generalized convulsive status epilepticus 全身性抽搐性癫痫持续状态
GTR	gross total resection 全切除术
Gy	gray 戈瑞。是一个国际单位制导出单位，是物理量"电离辐射能量吸收剂量"的标准单位
ICH	intracerebral hemorrhage 脑出血
ICP	intracranial pressure 颅内压
ICU	intensive care unit 重症监护室
IMRT	intensity-modulated radiotherapy 强度调控放射治疗
INR	international normalized ratio 国际标准化比值
IPH	intraparenchymal hematoma 脑内血肿
IV	intravenous 静脉注射
LOC	level of consciousness 意识水平
LP	lumbar puncture 腰椎穿刺
LPS	lumboperitoneal shunt 腰大池-腹腔分流
LSO	lumbosacral orthosis 腰骶椎矫形器
MRA	magnetic resonance angiography 磁共振血管造影
MRI	magnetic resonance imaging 磁共振成像
NCSE	nonconvulsive status epilepticus 非抽搐性癫痫持续状态
NF1	neurofibromatosis 1 神经纤维瘤病 1 型
NPH	normal pressure hydrocephalus 正常压力脑积水
NPO	nil per os 禁食
NSAID	nonsteroidal anti-inflammatory drug 非甾体类抗炎药
OT	occupational therapy 作业疗法
PACU	postanesthesia care unit 麻醉后复苏室
PNS	peripheral nervous system 周围神经系统
POD	postoperative day 术后天数
PT	prothrombin time 凝血酶原时间
PTC	pseudotumor cerebri 大脑假性肿瘤

PTT	partial thromboplastin time 凝血激活酶时间
QOL	quality of life 生活质量
RA	rheumatoid arthritis 类风湿关节炎
ROM	range of motion 关节活动度
SAH	subarachnoid hemorrhage 蛛网膜下腔出血
SCI	spinal cord injury 脊髓损伤
SDH	subdural hematoma 硬膜下血肿
SIADH	syndrome of inappropriate antidiuretic hormone 抗利尿激素分泌失调综合征
SLP	speech and language pathology 言语和语言病理学
SRS	stereotactic radiosurgery 立体定向放射治疗
STA - MCA	superficial temporal artery-middle cerebral artery 颞浅动脉-大脑中动脉
SUDEP	sudden unexpected death in epilepsy 癫痫突发非预期死亡
TBI	traumatic brain injury 创伤性脑损伤
TCD	transcranial Doppler 经颅多普勒
TIA	transient ischemic attack 短暂性脑缺血发作
TLSO	thoracic lumbosacral orthosis 胸腰骶椎矫形器
tPA	tissue plasminogen activator 组织型纤溶酶原激活物
UTI	urinary tract infection 尿路感染
VAS	ventriculoatrial shunt 脑室心房分流术
VPS	ventriculoperitoneal shunt 脑室腹腔分流术
WBI	whole brain irradiation 全脑照射
WHO	World Health Organization 世界卫生组织

目录

第 1 部分 神经系统的解剖和评估

Anatomy and Assessment of the Nervous System

第 2 部分 与神经系统疾病相关的具体病症

Specific Conditions Associated with Neurologic Disorders

附录

Appendices

第 1 部分

神经系统的解剖和评估

Anatomy and Assessment of the Nervous System

1 解剖

Anatomy

Denita Ryan

【摘要】 学习神经系统解剖学知识对神经科护士至关重要,因为他们必须全面了解正常的神经解剖学,才能将解剖与临床现象联系起来。神经系统由中枢神经系统(central nervous system, CNS)和周围神经系统(peripheral nervous system, PNS)组成。正常神经解剖学的概述包括基本的表面结构、脑室系统,以及大脑和脊柱的血液循环系统。

【关键词】 自主神经系统;大脑;脑神经;周围神经系统;脊髓;脊柱

1.1 神经系统

神经系统被广泛认为是人体最复杂的系统,分为两部分:中枢神经系统和周围神经系统(框 1.1)。神经科护士必须掌握包括脑神经在内的正常神经解剖学知识,以便能够识别出解剖学上的异常。这些知识可帮助护士将解剖学和临床发现做出有意义的关联。

框 1.1 神经系统的组成

- 中枢神经系统
  - 大脑
  - 脊髓
- 周围神经系统
  - 脊髓神经
  - 脑神经
  - 自主神经系统
    - 交感神经系统
    - 副交感神经系统

细胞解剖学

神经系统由两种基本的细胞类型组成:神经元(图 1.1)和神经胶质细胞(图 1.2)。

神经元

- 基本结构单元
- 高度分化
- 传导和接收神经冲动,并释放化学递质
  - 胞体：神经元的细胞体
  - 树突：接收冲动
  - 轴突：将冲动传出细胞
- 髓鞘(框 1.2)
  - 由施万细胞形成
  - 由脂质组成
  - 为神经冲动提供绝缘保护
- 突触
  - 神经元之间的连接点,脉冲在其中传输

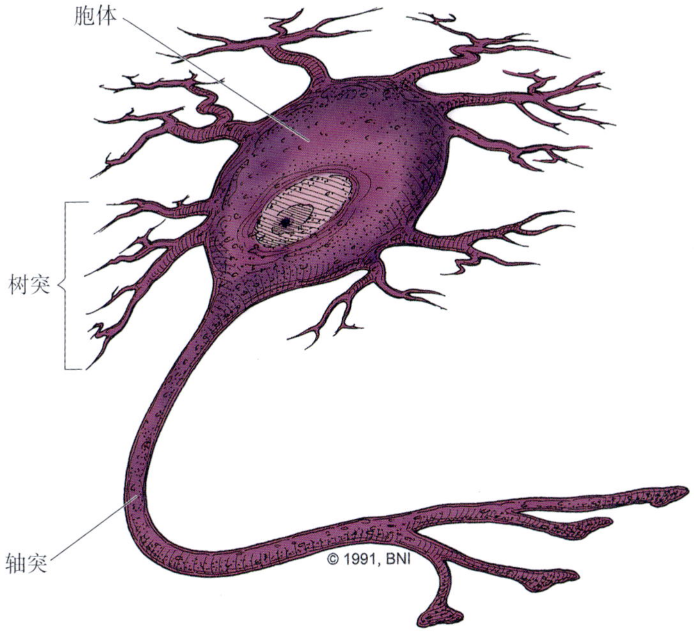

图 1.1　神经元

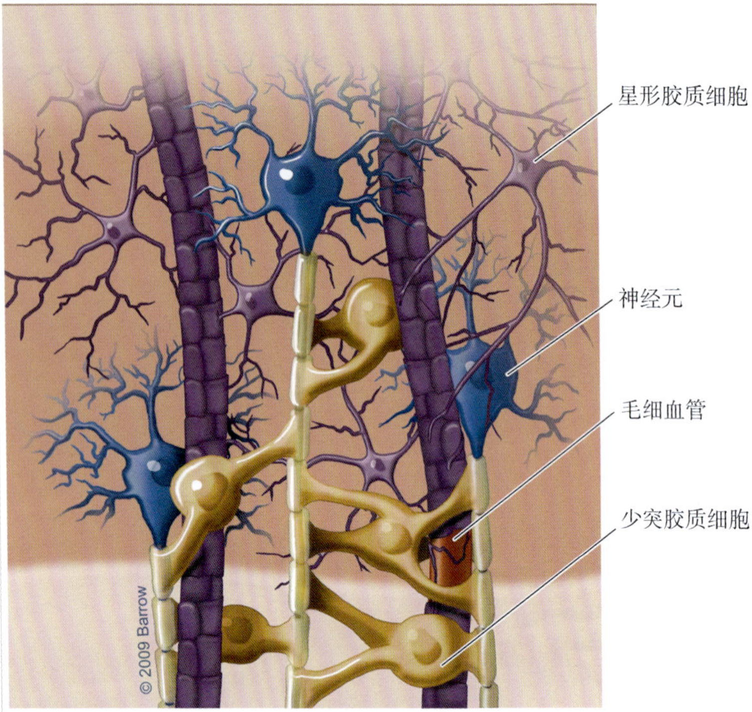

图 1.2　神经元和神经胶质细胞

- 神经递质
  - 促进、抑制或改变细胞反应的化学物质
  - 超过100种神经递质已经被确认，包括：
    - 有机胺类（如乙酰胆碱和5-羟色胺）
    - 儿茶酚胺（如多巴胺和去甲肾上腺素）

框 1.2　临床相关：脱髓鞘疾病

- 多发性硬化是脱髓鞘疾病的一个例子
- 在脱髓鞘过程中，具有保护作用的施万细胞失去了髓鞘，使得它们对神经的保护作用减弱

神经胶质细胞

- 特殊支持细胞，包括：
  - 星形胶质细胞：为大脑提供营养
  - 室管膜细胞：排列于脑室，帮助产生脑脊液（cerebralspinal fluid, CSF）
  - 少突胶质细胞：在轴突周围形成保护性髓鞘
  - 小胶质细胞：清道夫，与免疫反应有关
  - 施万细胞：在周围神经周围形成髓鞘

1.2 中枢神经系统

中枢神经系统包括大脑和脊髓。在身体的所有系统中，中枢神经系统拥有最多的轴突和突触。仅大脑就有大约1000亿个细胞。大脑由颅骨包裹和保护，同时颅骨又被头皮覆盖，头皮由多层软组织构成，可起到缓冲作用。头皮和颅骨共同保护着大脑。

1.2.1 头皮

头皮由覆盖在颅骨上的几层软组织组成。

- 表皮层
  - 保护颅骨
  - 生长头发
- 皮下组织层
  - 含有血管，可能大量出血
- 帽状腱膜
  - 坚硬的最里层
  - 帽状腱膜下间隙：血液聚集的潜在位置，俗称"鹅蛋"样聚集
- 骨膜层
  - 贴附在颅骨上的一层结缔组织

1.2.2 颅骨

颅骨（图1.3）由8块相互连接的骨骼组成。

颅骨(8块)

- 额骨
- 颞骨（2块）：颅骨最薄的部分
- 顶骨（2块）
- 枕骨

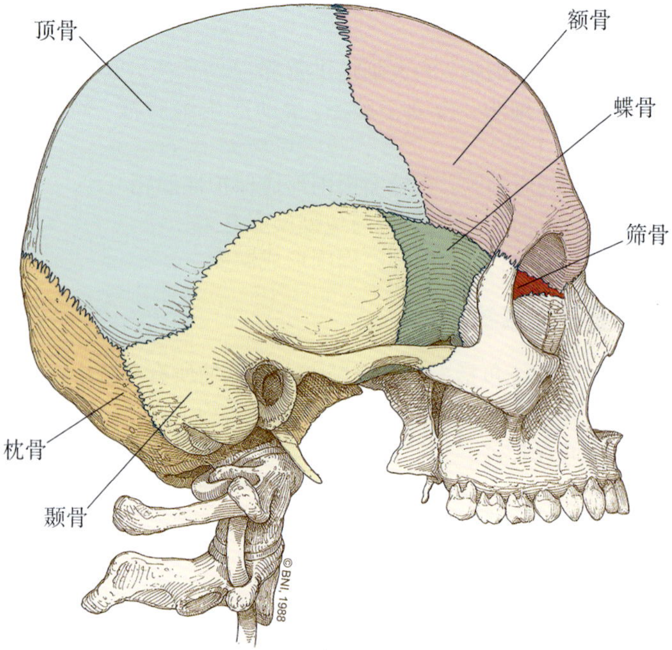

图 1.3 颅骨

- 蝶骨
- 筛骨

14 块面骨构成了颅骨的前部。

其他重要的骨结构

- 斜坡：紧贴脑干的薄骨
- 蝶鞍：垂体所在地，不被认为是大脑的一部分

1.2.3 大脑

大脑(框 1.3)被广泛认为是人体最复杂的器官，具有复杂的解剖结构。脑沟是脑组织之间的小间隔，脑回是在大脑表面的褶皱(如同皱纹)。脑沟和脑回的作用是增加大脑的表面积。

脑裂是大脑半球(或脑叶)之间的较深的沟裂，通常用作解剖标记。最著名的脑沟脑裂包括如下。

- 大脑纵裂
- 外侧裂
- 中央沟
- 顶枕沟

框 1.3　大脑真相

- 成年人的大脑重约 3 磅
- 脑组织也叫脑实质
- 大脑由 78%的水、10%的脂肪、8%的蛋白质、4%的有机物和无机物组成
- 大脑只占人体总重量的 2%，但消耗了人体 20%的氧和 20%的血流量
- 大脑由 40%的灰质和 60%的白质组成
- 成年人的大脑就像厚厚的果冻一样

脑膜

脑膜(图 1.4)是覆盖整个大脑和脊髓的厚结缔组织，分为三层：

- 软脑膜
  - 柔软的最里层
  - 附着在大脑上
- 蛛网膜
  - 附着在软脑膜上

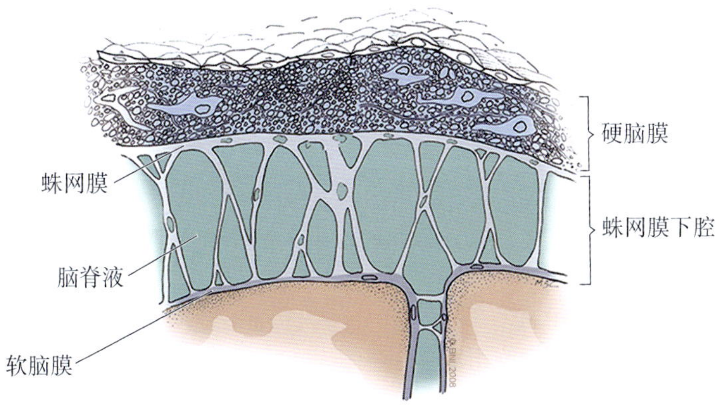

图 1.4　脑膜层

    - 蛛网膜下方的空间被称为蛛网膜下间隙(框1.4)
    - 包含CSF
- 硬脑膜
    - 拉丁文的意思是“坚韧的母亲”
    - 是存在于蛛网膜和颅骨之间的坚韧的纤维层
    - 硬脑膜上方(硬膜外)和下方(硬膜下)的间隙是硬膜血肿的典型部位,是一种常见的脑损伤(框1.5)
        - 天幕:硬膜在大脑和小脑间形成的帷幕样褶皱,是重要的解剖标志

框1.4 临床相关:蛛网膜下腔出血

- 定义为蛛网膜下间隙出血
- 造成蛛网膜下腔出血的常见原因是外伤和动脉瘤破裂

框1.5 临床相关:硬膜血肿

- 造成脑以及脊髓血肿的主要原因是创伤
- 这种常见的创伤性脑损伤包括硬脑膜上方或下方的间隙出血
    - 硬膜外血肿:硬膜以外出血
    - 硬膜下血肿:硬膜下出血
- 也可能是由于手术或脑室压力骤降造成

脑室系统

脑室系统产生并循环脑脊液(框1.6)。它包括四个腔(即脑室),其中容纳脑脊液并使脑脊液在脑和脊髓之间流动、循环(框1.7)。脑室系统的组成部分:

- 脑室
    - 位于大脑的中心
    - 四个脑室包括左、右侧脑室、第三脑室和第四脑室(图1.5和图1.6)
    - 各脑室相通
    - 由室管膜细胞组成
- 脉络丛
    - 指各个脑室内的血管簇
    - 产生脑脊液(大约22 mL/h)

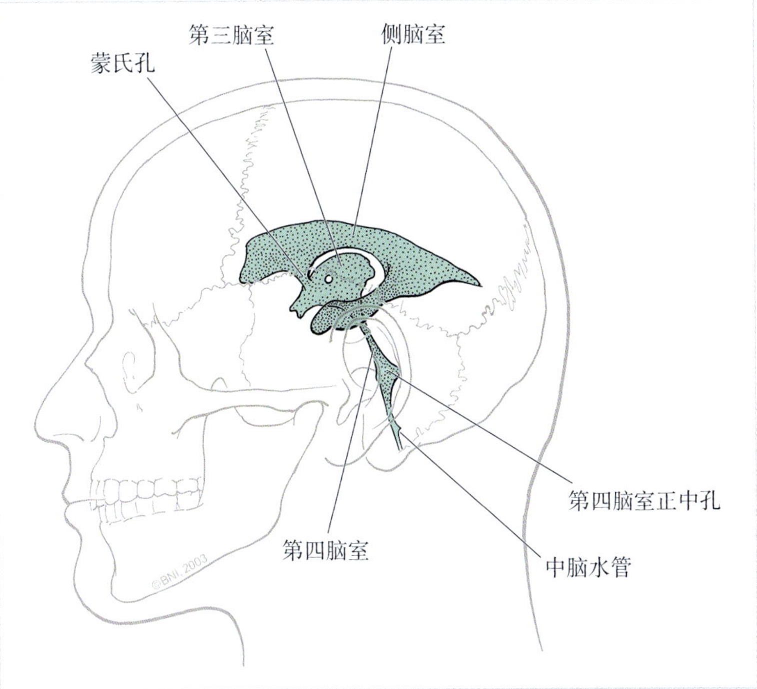

图 1.5　脑室,侧视图

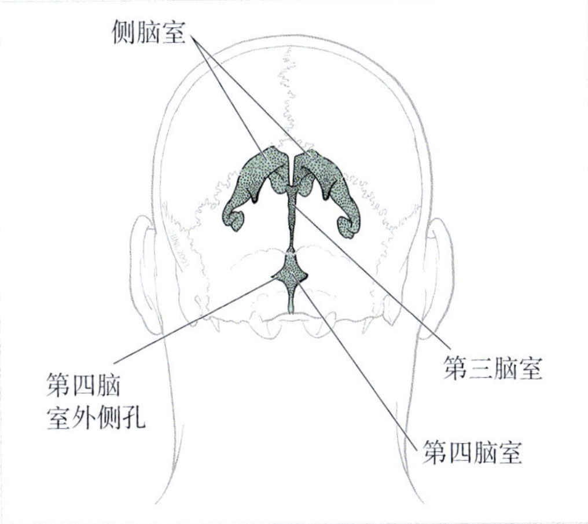

图 1.6　脑室,后视图

- 蛛网膜池
    - 脑脊液的储藏所
- 蒙氏孔
    - 连接侧脑室和第三脑室
    - 也称为室间孔
- 中脑水管
    - 第三脑室到第四脑室的通道
    - 也被称为 Sylvian 导水管
- 第四脑室的正中孔和外侧孔
    - 从第四脑室到蛛网膜下腔的开口
- 蛛网膜颗粒
    - 重吸收脑脊液入血液
    - 将脑脊液转运至硬脑膜窦

框 1.6 脑脊液

- 由脉络丛分泌
- 在脑室系统和蛛网膜下腔循环
- 缓冲大脑和脊髓
- 每天产生约 500 mL
- 人体在生理条件下有大约 150 mL 的脑脊液
- 可以被蛛网膜颗粒吸收
- 常通过脑室脑脊液测量颅内压

框 1.7 临床相关：脑室系统疾病

- 脑积水
- 脑室炎

端脑

端脑由左右两侧大脑半球组成。

- 由大脑纵裂分隔
- 端脑的表面覆盖着灰质，灰质由数百万个神经元组成
- 更深的脑组织含有白质，它由数百万个高度分化的神经胶质细胞组成
- 两侧大脑半球之间的信息传递通路（框 1.8）

大脑半球又进一步分为两部分：
- 幕上（天幕以上）
- 幕下（天幕以下）

框 1.8 临床问题

- 中枢神经系统传导通路将感觉或运动信息传递到对侧大脑半球
- 因此每个半球控制着身体对侧的运动觉和感知觉

幕上部分

大脑的幕上区域包括额叶、顶叶、颞叶、枕叶（图 1.7）和胼胝体。
- 额叶控制着：
  - 情绪和行为
  - 注意力
  - 积极性
  - 辨别力
  - Broca 区：运动语言区（如语言表达）
  - 运动整合
  - 解决问题

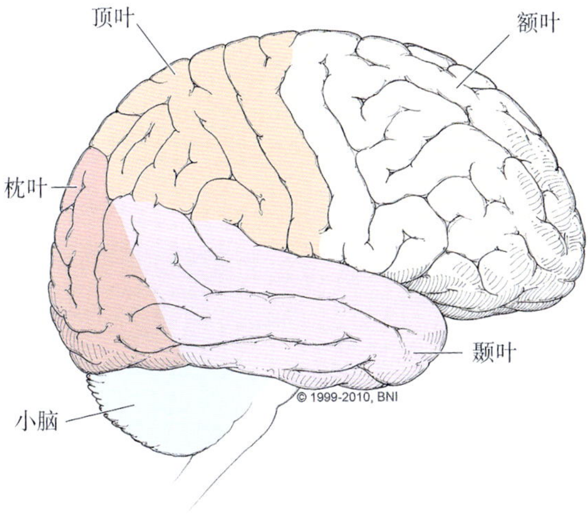

图 1.7 脑叶

- 肠和膀胱功能
- 顶叶控制着：
  - 解读感觉输入的特征(如疼痛、温度、触摸)
  - 视觉-空间信息的处理(非优势半球)
  - 行为方式(优势半球)
- 颞叶控制着：
  - 听力
  - 韦尼克区：语言理解(语言接收)
  - 记忆力
  - 音乐感
  - 排序
- 枕叶控制着：
  - 视觉感知
  - 对书面文字的理解
- 胼胝体是连接大脑半球的一根纵向的粗神经纤维带

间脑

间脑(图 1.8)位于中脑和大脑半球之间，包含几个重要的结构，

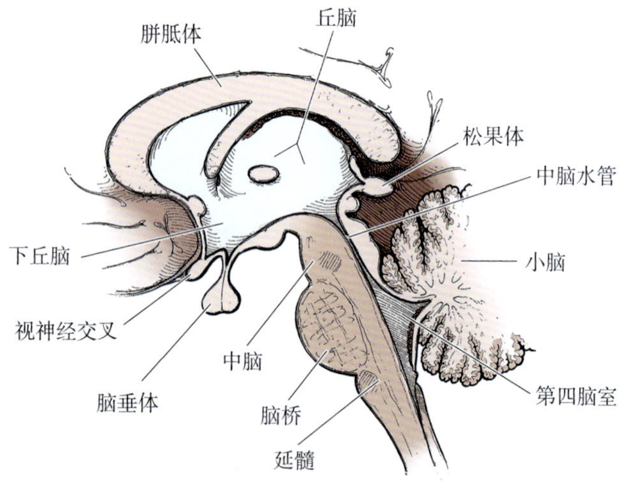

图 1.8 间脑(主要由丘脑和下丘脑组成)、脑干(由延髓、脑桥和中脑组成)和小脑

主要是丘脑和构成第三脑室底部的下丘脑。

丘脑

- 感觉转换系统
- 连接大脑不同区域的整合中心
- 疼痛意识

下丘脑

- 形成第三脑室壁的深部结构
- 调节基本本能，如饥饿、口渴、性冲动、愤怒和攻击（边缘系统的一部分）
- 控制垂体激素的分泌
- 自主神经系统（交感神经）控制中心，调控：
  - 体温
  - 水代谢（抗利尿激素）
  - 睡眠周期（请参阅本章关于自主神经系统的部分）

内囊

内囊是一束神经纤维，包括运动神经和感觉神经，与大脑和脊髓的很多区域相连接。

- 由白质组成
- 在解剖上很重要：传导主要的运动和感觉功能
- 占据大脑非常小的一个区域

脑垂体（脑下垂体）

- 垂体（表 1.1）位于蝶鞍，在大脑的底部
- 毗邻下丘脑

表 1.1 垂体功能

垂体叶	激素分泌	激素分泌异常的后果
垂体前叶	促肾上腺皮质激素	库欣综合征 肾上腺增生
	生长激素	肢端肥大症
	促甲状腺素	甲状腺功能亢进症（罕见）
	泌乳素	溢乳 月经不调 不孕症

(续表)

垂体叶	激素分泌	激素分泌异常的后果
垂体前叶	促卵泡激素	通常不会产生临床症状
	促黄体激素	通常不会产生临床症状
垂体后叶	加压素或抗利尿激素	控制尿量
		导致尿崩症和 SIADH
	催产素	子宫收缩

缩写：SIADH，抗利尿激素分泌失调综合征。

基底节

基底节(图 1.9)位于大脑深处(框 1.9)。它们控制精细运动功能，特别是手和手臂。基底节由几个皮质核组成。

- 豆状核
  - 苍白球(调节自主运动)
  - 黑质(储存多巴胺)
  - 壳核(影响学习和帮助调节自主运动)
- 尾状核
- 杏仁核

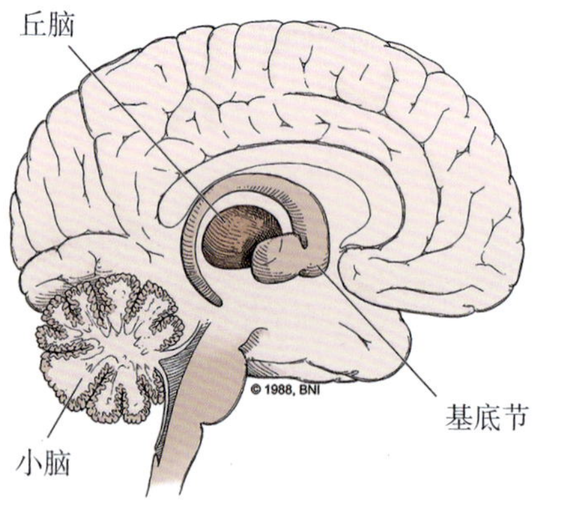

图 1.9 丘脑和基底节

框 1.9 临床相关性：基底节功能紊乱

- 帕金森病
- 手足徐动症
- 单侧抽搐
- 亨廷顿病

幕下部分

脑干

脑干虽是大脑中一个非常小的区域，但功能非常强大。脑干由以下几部分组成：

- 中脑
  - 动眼神经和滑车神经的起源（第Ⅲ、Ⅳ对脑神经）
- 脑桥
  - 三叉神经、展神经、面神经和听神经的起源（第Ⅴ～Ⅷ对脑神经）
  - 位于中脑和延髓之间
- 延髓
  - 位于中脑和脊髓之间
  - 舌咽神经、迷走神经、副神经和舌下神经的起源（第Ⅸ～Ⅻ对脑神经）
  - 为对心脏和呼吸中枢，也是自主神经系统调控中心，主要调节：
    - 心率
    - 血压
    - 呼吸

小脑

小脑位于后颅窝，依附于脑干，作用如下。

- 协调和矫正肢体的精细动作
- 保持平衡
- 调整语调和姿势
- 协调眼球运动（小脑损伤可能导致眼球震颤等眼部疾病）（框1.10）

框 1.10 临床相关：小脑功能紊乱

- 共济失调
- 眼球震颤
- 震颤（意向性）

大脑的特殊系统

网状激活系统

- 大脑深层结构中的弥漫性系统
- 从大脑皮层延伸至脑干
- 控制睡眠-觉醒周期
- 调节意识

大脑边缘系统

- 复杂系统包括：
  - 下丘脑
  - 海马体
  - 杏仁核
- 调节原始情绪和本能
  - 行为和情绪（如恐惧和愤怒）
  - 性冲动
  - 短期记忆
  - 自我保护（如饥饿和睡眠）

大脑的血管系统

动脉系统

脑底动脉环（Willis 环）

- 位于大脑的底部（图 1.10）
- 由前（颈动脉）和后（椎基底动脉）两部分组成
- 连接前后循环
  - 前组件
    - 大脑中动脉（2 条）
    - 大脑前动脉（2 条）
    - 前交通动脉
  - 后组件
    - 后交通动脉（2 条）
    - 大脑后动脉（2 条）

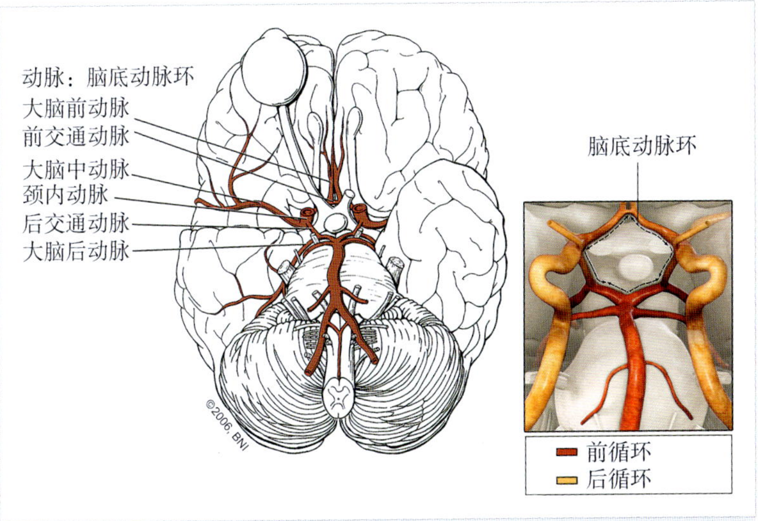

图 1.10　Willis 环

前循环

前循环供给大脑颞叶后边缘的前部(图 1.11),其动脉起源于颈动脉,包括:

- 劲内动脉
- 大脑中动脉
- 前交通动脉
- 大脑前动脉
- 后交通动脉

后循环

后动脉循环供应颞叶下半部、脑干、小脑和脊髓(框 1.11),其动脉由锁骨下动脉发出包括:

- 椎动脉
- 基底动脉
- 大脑后动脉
- 小脑上动脉
- 小脑前下动脉
- 小脑后下动脉

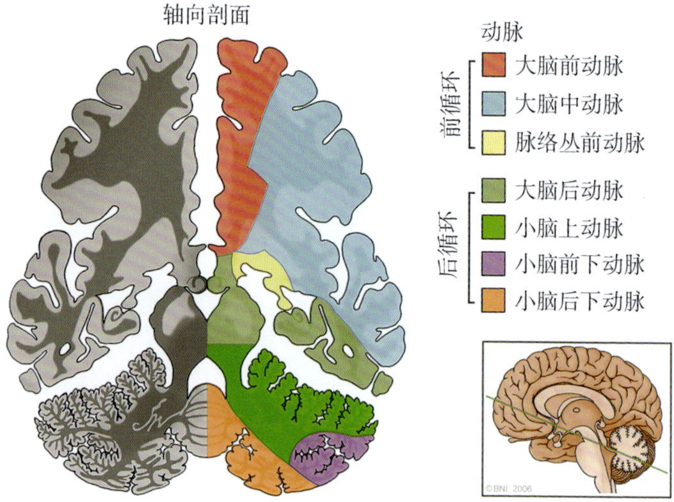

图 1.11 大脑、小脑血供

框 1.11 临床相关性：脑血管系统疾病

- 动脉瘤
- 动、静脉畸形
- 动脉粥样硬化
- 动脉炎
- 出血性卒中
- 缺血性卒中
- 烟雾病
- 血管狭窄

静脉系统

静脉循环主要经过硬脑膜窦。

- 海绵窦
  - 包含动眼神经、滑车神经、三叉神经和展神经（第Ⅲ～Ⅵ对脑神经）
  - 颈内动脉穿过海绵窦
  - 收集大脑下表面回流的血液（包括眼眶）
- 上矢状窦

  - 收纳流经大脑皮层的静脉血液
  - 引流脑脊液
- 桥静脉
  - 连接大脑和硬脑膜窦
  - 硬膜下出血的常见部位

1.2.4 脊柱

- 脊柱由多个椎骨构成(图 1.12)
- 由椎骨堆积而成,对头部和身体起支撑作用
- 脊柱有 33 块椎骨,分 5 段:
  - 颈椎(7 块)
  - 胸椎(12 块)
  - 腰椎(5 块)
  - 骶椎(5 块,融合成 1 段)
  - 尾椎(4 块,融合成 1 段)

单个椎骨的解剖和分段

椎体

- 椎骨的前部分
- 为椎骨的最大部分

椎弓

- 椎骨的后部分
- 每个椎弓包括:
  - 椎弓根
  - 椎板
  - 棘突和横突
  - 关节面

关节

- 纵向连接椎体,包括椎体间的椎间盘及两侧的关节面

颈椎

- 最上方的椎骨(7 块)(图 1.13)
- 最小的椎骨
- 第一块颈椎(C1)被称为寰椎
- 第二块颈椎(C2)被称为枢椎
  - 枢椎具有齿突与寰椎相接

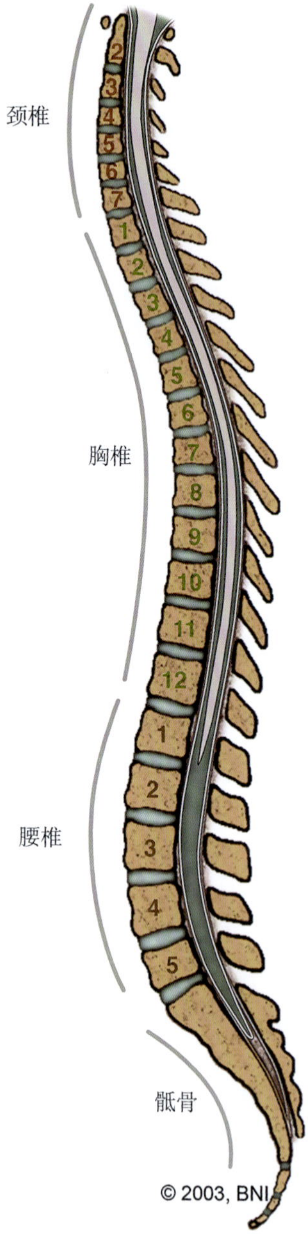

图 1.12 脊柱

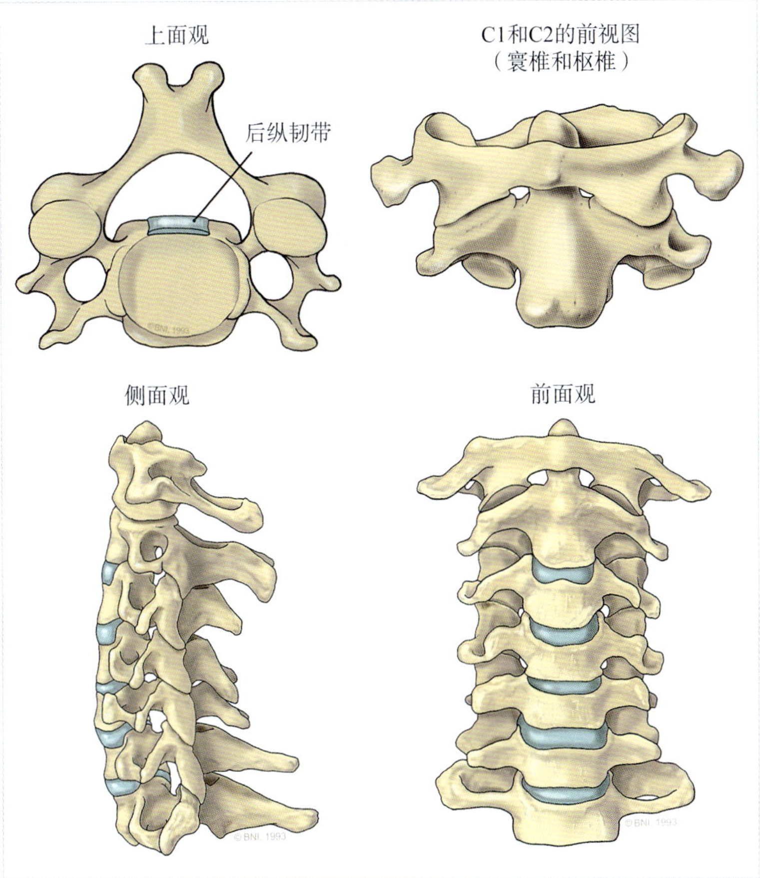

图 1.13 颈椎

胸椎

- 躯干段的脊椎(12 块)(图 1.14)
- 脊髓的狭长部分

腰椎

- 下段脊椎(5 块)(图 1.15)
- 最大的椎骨
- 终止于脊髓圆锥(如脊髓的锥形尾端)

骶椎和尾椎

- 最下端的椎骨(5 块)

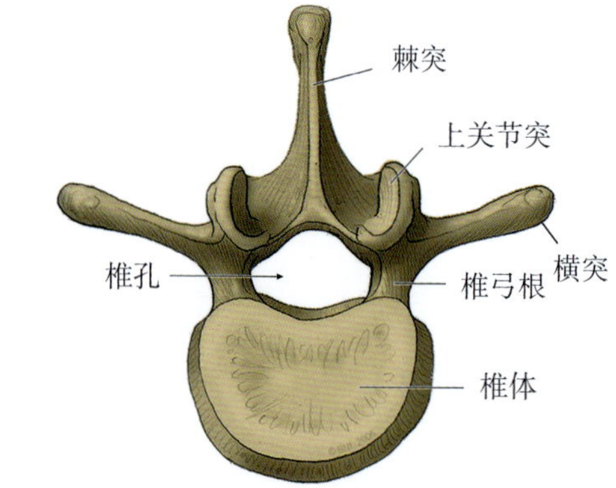

图 1.14 胸椎

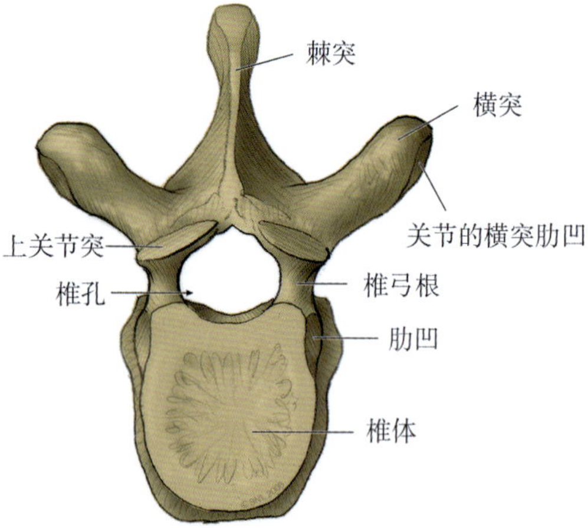

图 1.15 腰椎

- 包含脊髓圆锥

支撑和保护结构

韧带

- 控制脊柱运动
- 主要的脊柱韧带：

- ○ 前纵韧带
- ○ 后纵韧带
- ○ 黄韧带

脊膜

- 覆盖在大脑和脊髓表面的膜

椎间盘

- 椎骨之间的软骨垫。椎间盘的中心是髓核（框 1.12）
- 椎间盘的大小取决于每个椎骨的形状大小
- 提供缓冲，吸收运动和压力

框 1.12 临床相关：椎间盘突出

- 随着年龄的增长或创伤，髓核水分流失而萎缩（如髓核萎缩）
- 椎间盘髓核突出是一种常见的脊柱疾病（见第 11 章）

脊髓

- 神经束
- 成年人的脊髓从第 1 颈椎延伸到第 1 或者第 2 腰椎
- 大约在第 1 腰椎附近的脊髓圆锥终止
- 是躯体（非内脏）区域和大脑之间的主要通路
- 按部位及神经束进行分段，并按椎骨水平进行编号
- 被脊膜覆盖，脊髓和脊膜之间的空间充满脑脊液，可以起到缓冲作用
- 每一块脊髓的横截面中央为蝴蝶形或 H 形的灰质（后角和前角），灰质外围为白质（有髓鞘的轴突）
- 被椎骨保护

脊髓神经

- 周围神经系统的一部分：参见本章中有关周围神经系统的部分
- 由脊髓成对发出

感觉传导通路

- 传入（亦称上升）通路将感觉信息从身体的特定区域（如皮肤）传送到大脑的感觉皮层
- 这些感觉通过两条主要途径传播
  - ○ 脊髓后柱：疼痛和温度的感觉通过脊髓后柱到达延髓，在延

髓内交叉至对侧后进入丘脑(图 1.16)
  - 神经节：触觉、压力和振动的感觉通过脊神经节到达延髓，在延髓内交叉至对侧后进入丘脑
- 丘脑是把所有的冲动传递给大脑感觉皮层的中转站

运动通路

- 腹侧、传出和下行运动传导通路将运动冲动从大脑传输到特定的肌肉
- 这些通路起源于大脑额叶的运动皮层
- 自主运动由锥体和锥体外系的相互作用调节
  - 锥体系统：负责精细的运动(图 1.17)
  - 锥体外系：负责大肌肉运动
- 运动冲动在髓质交叉到另一侧，沿下行通路前进，影响对侧运动功能

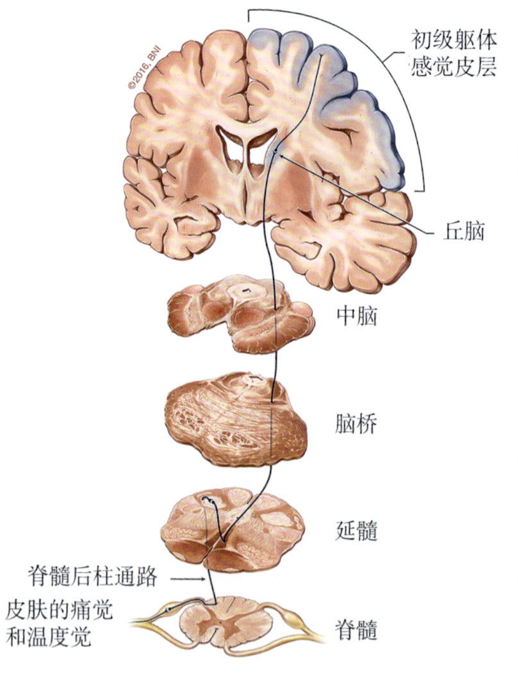

图 1.16 脊柱

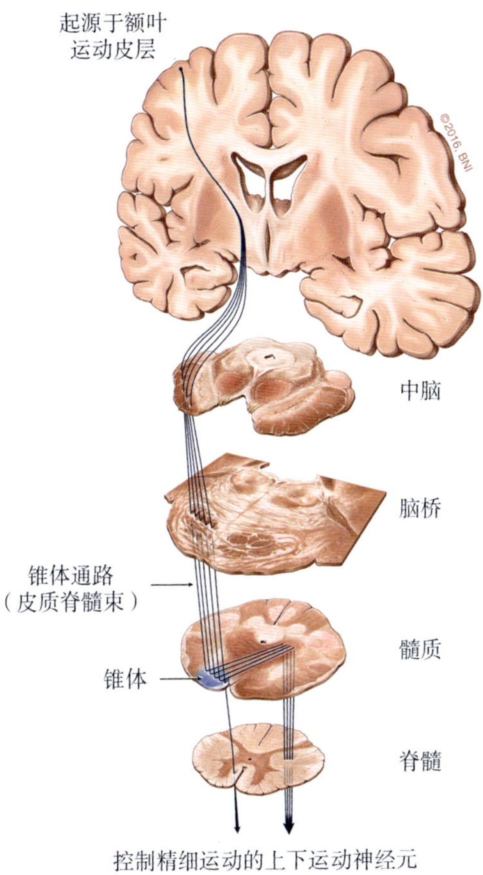

图 1.17　锥体通路

脊柱的血管系统

动脉系统

椎动脉首先供应上段颈髓，然后供应脊髓前动脉（n=1）和脊髓后动脉（n=2）。这三条动脉沿脊髓走行。

- 神经根动脉和根髓动脉也供应各种脊神经根
- Adamkiewicz 动脉起源于主动脉，供应约 1/3 的上段脊髓

静脉系统

- 硬膜内系统：与动脉走行一致
- 硬膜外系统：汇入腔静脉

1.3 周围神经系统

周围神经系统将中枢神经系统与运动和感觉器官相连接。

1.3.1 脊神经

- 成对(共 31 对)
  - 颈椎的(8 对)
  - 胸椎的(12 对)
  - 腰椎的(5 对)
  - 骶椎的(5 对)
  - 尾椎的(1 对)
- 将感官刺激从皮肤、肌肉、内脏和感觉器官的接收器(神经末梢)传递到脊髓

马尾

- 在拉丁语中的意思是“马尾巴”
- 脊髓下缘神经根束的统称

1.3.2 脑神经

- 成对存在(12 对)(表 1.2)
- 传递运动和感觉的冲动
- 除了嗅神经(第Ⅰ对脑神经)和视神经(第Ⅱ对脑神经),均起源于脑干(图 1.18)

表 1.2 脑神经的起源和功能

脑神经	起源	功能
嗅神经(第Ⅰ对脑神经)	嗅束	嗅觉
视神经(第Ⅱ对脑神经)	视网膜	视觉
动眼神经(第Ⅲ对脑神经)	中脑	眼球运动(会聚,向上,向下)
		瞳孔收缩
		提眼睑
滑车神经(第Ⅳ对脑神经)	中脑	眼球运动(向下和向内)
三叉神经(第Ⅴ对脑神经)	脑桥	角膜反射
		面部感觉

（续表）

脑神经	起源	功　能
三叉神经（第Ⅴ对脑神经）	脑桥	咀嚼
外展神经（第Ⅵ对脑神经）	脑桥	眼球运动（外侧）
面神经（第Ⅶ对脑神经）	脑桥	抬前额（挤眼和皱眉） 闭目 味觉
前庭蜗神经（第Ⅷ对脑神经）	脑桥	听力
舌咽神经（第Ⅸ对脑神经）	延髓	吞咽 味觉
迷走神经（第Ⅹ对脑神经）	延髓	吞咽 咽反射 内脏感觉（内脏运动，心率）
副神经（第Ⅺ对脑神经）	延髓	耸肩
舌下神经（第Ⅻ对脑神经）	延髓	伸舌

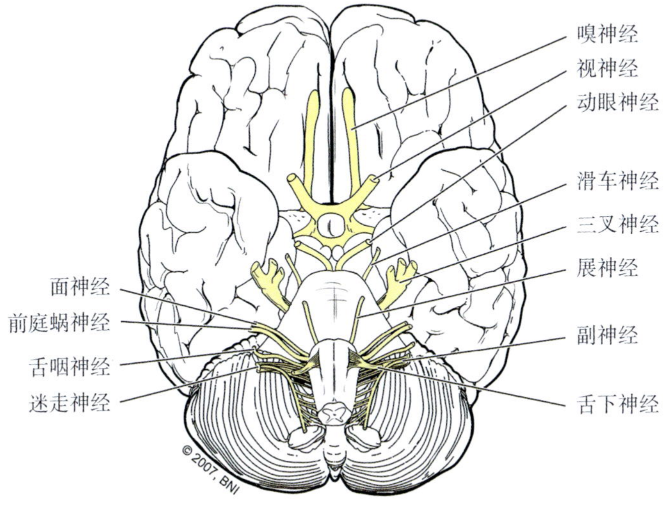

图 1.18　脑神经的起源

1.3.3 自主神经系统

自主神经系统(autonomic nervous system, ANS)神经元可以检测内脏的变化,并维持对内脏的控制(如内部脏器)。它们的目的是在身体内部提供一个稳定的内部环境。自主神经系统可更进一步地分为交感神经系统和副交感神经系统。在护理脊髓损伤的患者时,必须注意到自主神经系统的作用。

交感神经系统

- 身体行动,在紧急情况下激活机体防御反应

副交感神经系统

- 集中行动来激活机体的本能,如饥饿和性冲动(表 1.3)

表 1.3 交感神经和副交感神经反应

结构	交感神经反应	副交感神经反应
眼睛	瞳孔放大	瞳孔收缩
心脏	心率加快	心率减慢
肺	支气管扩张	支气管收缩
消化道	减少蠕动	增加蠕动
唾液腺	分泌减少	分泌增加
泌尿系统	减少排尿	膀胱收缩 增加排尿

对于神经科护士来说,深入理解神经解剖学是至关重要的。事实上,本手册后续章节均建立在本章内容之上。本章节只是对神经解剖学的基本结构和组成做了简要描述,其目的是为神经系统疾病患者的临床护理提供一个便捷的基本参考。下面的参考资料可能会提供更多的信息,我们鼓励读者参考它们来了解更多关于这个具有挑战性、令人振奋的主题。

(杨一瑶 徐燕译,倪伟审校)

推荐阅读

[1] Goldberg S, Ouellette H. Clinical Anatomy Made Ridiculously Simple. Miami, FL: MedMaster; 2016

[2] Grigaitis M. Nursing assessment of patients with neurological disorders. In: Osborn KS, Wraa CE, Watson A, eds. Medical Surgical Nursing: Preparation for Practice.

2nd ed. Boston, MA: Pearson; 2013
[3] Hansen JT. Netter's Clinical Anatomy. 3rd ed. Philadelphia, PA: Elsevier Saunders; 2014
[4] Hickey J. Clinical Practice of Neurological and Neurosurgical Nursing. 7th ed. Philadelphia, PA: Wolters Kluwer Health; 2013
[5] Iannotti JP, Parker R. The Netter Collection of Medical Illustrations: Musculoskeletal System, Volume 6, Part II — Spine and Lower Limb. 2nd ed. Philadelphia, PA: Elsevier Saunders; 2013
[6] McIlwain H, Bachelard HS. Biochemistry and the Central Nervous System. 5th ed. Edinburgh: Churchill Livingstone; 1985
[7] Netter FH. The CIBA Collection of Medical Illustrations. Summit, NJ: CIBA-Geigy Corp.; 1991
[8] Wilson-Pauwels L, Akesson EJ, Stewart PA, Spacey SD. Cranial Nerves in Health and Disease. 3rd ed. Shelton, CT: People's Medical Publishing House — USA; 2010
[9] Inner Body. http://www.innerbody.com. Accessed June 9,2017
[10] University of British Columbia. Anatomy of the brain. http://www.neuroanatomy.ca. Accessed June 9,2017

2　评估

Assessment

Denita Ryan

【摘要】 护理评估是护理有意识和无意识神经系统疾病患者的重要环节。全面的评估包括病史采集、精神状态检查、语言模式评估、运动和感觉功能检查以及小脑功能评估。

【关键词】 小脑功能评估；脑神经；格拉斯哥昏迷量表；颅内压；意识水平；运动评估；反射；感觉评估

2.1　病史采集

在医疗机构中，护士是评估患者最有价值的人。因此，护士必须掌握良好的评估技能。神经系统疾病患者的全面评估包括许多部分（框 2.1）。在进行体格检查之前，应从就诊记录、患者及家属处采集详细的病史。护士与患者或家属面谈时应尽可能地收集相关信息，包括主诉、既往史、家族史、社会生活史和目前的用药。

框 2.1　神经系统评估的组成

- 既往史
- 生命体征
- 精神状态
- 意识水平
- 语言功能
- 脑神经检查
- 运动评估
- 感觉评估
- 反射评估
- 小脑功能

2.1.1　主诉

- 主要就诊原因或问题
- 症状及症状持续时间

- 症状加重或减轻的原因

2.1.2 既往史

- 其他近期或过去确诊过的疾病（如糖尿病、高血压及传染病）
- 任何儿童期疾病（如麻疹、腮腺炎和水痘）
- 详细的手术史

2.1.3 家族史

- 父母、兄弟姐妹和子女的疾病史
- 家庭成员的年龄和健康状况（注明任何已故直系家庭成员的死亡原因）

2.1.4 社会生活史

- 职业
- 婚姻及家庭状况
- 种族（民族）
- 个人习惯（如吸烟、酗酒和吸毒）；最好能注明类型、数量和频率
- 近期旅行史

2.1.5 目前用药

- 包括非处方药和中草药补品
- 询问药物过敏史

2.2 生命体征

生命体征可反映现存或疑似神经系统病变患者的重要信息，因此生命体征（如体温、心率、呼吸和血压）测量可以作为体格检查的首要步骤。

2.3 精神状态

在泰伯的《医学大词典》中，精神状态的定义是个体的行为、外表、对各种刺激的反应、言语、记忆和判断力等所体现出的精神功能状态。

精神状态的评估在与患者初次见面时即可开始。应密切观察患者的行为举止、注意力和回答简单和复杂问题的能力。精神状态检查可协助判断患者的思考能力、推理能力和其他能力。

- 注意力

- 记忆力
- 外表
- 行为
- 定向力
- 情感
- 抽象

如果对患者的精神状态有任何的不确定，其他筛查方法可提供更详细和更高级的评估（框 2.2）。任何神经系统疾病患者都应进行认知障碍筛查。

框 2.2 精神状态的筛查方法

- 简易精神状态检查（Mini-Mental State Examination，MMSE）
- Rankin 量表（Rankin scale）
- 卡氏行为状态评分（Karnofsky Performance Status Scale，KPS）
- 日常生活活动能力评定（Barthel 指数）
- 美国国立卫生研究院卒中量表（National Institutes of Health Stroke Scale，NIHSS）

2.4 警觉性

警觉性评估是最基本的评估，警觉性可分为认知和意识两大类。

2.4.1 认知

认知是指人类对信息的理解力以及收集和处理信息的能力。认知包括各种心理过程。

- 注意力
- 组织
- 计划
- 感知
- 判断
- 学习
- 记忆
- 安全意识

认知功能缺陷通常与神经功能损伤有关。这种缺陷可能是明显的（如短期记忆丧失），也可能是不易察觉的（如安全意识受损）。对所有神经功能受损的患者，必须识别出其认知障碍，以确保患者得到恰当的护理，并在出院时掌握安全防护技巧。

认知状态改变

痴呆

痴呆是指认知功能退化，但感觉功能正常。它与各种脑细胞损伤的病理过程有关。阿尔茨海默病协会规定，患者必须符合特定的标准才能被诊断为痴呆症：

- 至少具备以下两项认知受损：①记忆；②说话和理解口语的能力；③计划、判断和执行计划的能力；④处理和解释视觉信息的能力
- 认知功能下降严重到影响日常生活

大多数形式的痴呆是进行性和不可逆的。然而，当痴呆与病理过程相关时，及时治疗则是可逆的。

- 药物中毒
- 抑郁
- 某些维生素缺乏
- 正常压力脑积水

谵妄

谵妄是一种短暂的状态，表现为一天中对周围环境的定向认知障碍和意识水平波动。谵妄患者可表现出各种症状：

- 躁动
- 焦虑不安
- 易激动
- 偏执或妄想
- 认知水平下降
- 无法集中并保持注意力
- 幻觉（视觉、听觉或触觉）
- 睡眠-觉醒周期改变
- 日落综合征（即随着一天中时间推移，混乱程度加重）

谵妄通常是短暂的（持续时间从数小时到数天不等），且是由潜在因素引起的。可能的因素包括以下：

- 感染，特别是尿路感染（urinary tract infection，UTI）、肺炎或病毒性疾病（框 2.3）
- 药物或酒精戒断
- 脑组织缺氧

- 结构性原因(如血管堵塞、硬膜下血肿、脑瘤)
- 代谢性脑病
- 某些内科疾病(如甲状腺功能减退症、甲状腺功能亢进症、低钾血症、低氧血症和低钠血症)
- 重症监护室(intensive care unit, ICU)住院时间过长("ICU 精神病")
- 环境变化,尤其是老年患者
- 化学品中毒(如一氧化碳、铅或汞)
- 维生素缺乏(如硫胺素和维生素 B_1)
- 常见药物[如抗癫痫药、地高辛、西咪替丁、阿司匹林、皮质类固醇(地塞米松)、麻醉剂、三环类抗抑郁药或用于治疗帕金森病的药物]的不良反应

框 2.3　年龄警示:尿路感染和谵妄

- 对老年患者不明原因谵妄的检查应包括 UTI 检查

痴呆与谵妄是不同的(表 2.1)。

表 2.1　痴呆和谵妄的比较

内容	痴呆	谵妄
起病	有潜伏期和渐进性	急性和波动性
意识水平	可不变	下降
病因	阿尔茨海默病、神经系统损伤(如脑卒中和创伤)	可能包括感染、药物毒性和缺氧
情绪	情感淡漠	不稳定、烦躁和混乱

2.4.2　意识

意识是指个体对自身状态和周围环境的感知能力。意识的改变可能是多因素的,可在几个月里缓慢改变,也可能在几分钟内迅速发展(框 2.4)。

神经功能状态的下降通常始于意识水平(level of consciousness, LOC)的下降。神经功能下降通常伴随着嗜睡,但有时也会以坐立不安、

混乱或躁动开始。这些变化是预警信号，特别是当这些变化新出现时。意识水平下降有很多原因，并不是所有原因都是神经系统方面的（框 2.5）。

框 2.4　描述意识水平下降的术语

- 困倦
- 昏昏欲睡
- 昏睡
- 迟钝
- 木僵
- 昏迷

框 2.5　常见意识水平改变的非神经系统原因

- 感染
- 药物
- 发热
- 代谢因素
- 缺氧

格拉斯哥昏迷量表（Glasgow coma scale，GCS）

GCS 是一种用于描述神经系统疾病患者意识水平的标准化量表。它是 1974 年在苏格兰被编制出的，旨在让各地的临床医师以统一的方式报告意识水平。

GCS 从三个方面评估患者的反应：

- 睁眼（E）
- 言语反应（V）
- 运动反应（M）

根据患者最佳的反应，对每一项进行评分。GCS 评分是这些分数的总和（表 2.2）。

GCS 是一项有效的神经功能评估工具，但它并不适用于所有的患者。例如，它不适用于脊髓损伤患者的神经功能评估，而对确诊或疑似脑外伤或脑部疾病患者最有效。

表 2.2 GCS

得分	睁眼(E)	言语反应(V)	运动反应(M)
6			按指令动作
5		定向正常	对疼痛刺激能定位
4	自发睁眼	回答错误	对疼痛刺激有回缩反应
3	呼之睁眼	言语错乱	对疼痛刺激有肢体屈曲反应
2	疼痛刺激时睁眼	言语含糊	对疼痛刺激有肢体过伸反应
1	不睁眼	无言语	对疼痛刺激无反应

注：在四种睁眼反应、五种语言反应和六种运动反应上进行评分。GCS 值为 3～15 分，其中 3 分为最差，15 分为最好。GCS≤8 分表示严重脑损伤，9～12 分表示中度脑损伤，≥13 分表示轻度脑损伤。

意识状态改变

持续性植物状态

植物状态是经历了一段时间意识水平低下之后呈现出的一种意识状态。Plum 和 Posner 将植物状态描述为警觉性恢复，但意识或认知尚未恢复。这种状态下的患者可能有自发的睁眼和完整的睡眠-觉醒周期，但不能交流，不能服从命令，或自主运动无目的性。脑干功能如呼吸仍然存在。持续性植物状态是指永久性的植物状态。长期处于植物状态的患者如果接受良好的护理和治疗可以存活很多年。

闭锁综合征

闭锁综合征的特征是四肢瘫痪，四肢不能活动。该患者常常因交流极度困难，被错误地认为没有反应。闭锁综合征患者可能仅能移动他们的眼睛，但意识和认知功能都不会受到影响。本综合征是由脑干脑桥区的损伤或神经系统事件（如脑卒中）引起（见第1章）。

脑死亡

脑死亡是指包括脑干在内的全脑功能永久的、不可逆的丧失，导致呼吸暂停和昏迷。脑死亡是由医师遵循严格的标准作出的临床诊断，该标准在医疗机构间可能略有不同。当怀疑脑死亡或即将发生脑死亡时，根据患者的预先指示，护士可联系器官捐献组织（框 2.6）。

框 2.6 伦理考虑：脑死亡

- 脑死亡是由医师决定的，标准如下
  - 脑干反射消失
    - 瞳孔固定
    - 角膜反射消失
    - 眼前庭反射消失（冰热试验）
    - 眼脑反射消失（玩偶眼征）
    - 咽反射消失
    - 经规范的呼吸试验判断无自主呼吸
    - 对深部中枢疼痛刺激无反应
- 对可能因酒精或药物滥用而中毒的患者，脑死亡诊断是不适用的
- 区分脑死亡和类似脑死亡的情况（如酒精中毒、巴比妥酸盐过量、镇静剂过量和体温过低）至关重要
- 对即将脑死亡的患者，可考虑器官捐献

* 呼吸试验的诊断标准各机构政策和指南有所差异。

2.5 语言

神经系统评估的一个重要组成部分是确定患者的沟通能力。语言是交流的基本工具，也是神经功能受损时最先受到影响的功能之一。患者须证明自己表达思想和想法的能力，包括语言和书写（表2.3）。同时也需要检查患者理解口语和书面语的能力。语言功能障碍分为以下几个类别。

表 2.3 语言功能检查

言语特点	检查方法
流利	听患者语言表达的流畅度
重复	要求患者重复单词或短语（如：没有如果、和、但是）
命名	请患者说出几种常见物品（如手表、钢笔、时钟和戒指）的名称
词语理解	让患者听从简单的指令 从一个简单的指令开始，如伸出舌头 继续执行两个步骤的指令，如捡起纸张并将其放在地板上
阅读理解	让患者阅读检查者写的指令或从报纸上摘取的句子，然后让患者遵从指令或解释句子的意思

2.5.1 失语

- 脑组织损伤引起的语言能力下降或丧失(表 2.4)
  - 非流利型(表达的)
    - 失语的一种,患者能听懂别人说的话,但难以形成词汇
    - 语法可能变得简化,仅可表达一个或两个单词
  - 流利型(接受的)
    - 失语的一种,其语言表达(如语速、语法和语调)保持正常
    - 理解能力明显下降,但患者可能未意识其有语言功能障碍

表 2.4 失语的类型

诊断	基本特征	病变部位
Broca 失语	词语表达受损	左侧额叶的 Broca 区
	书写能力同语言表达能力	
Wernicke 失语	听觉理解能力受损	颞叶的 Wernicke 区
	口语表达流利	
	对错误表达的意识弱	
	书写能力反映其语言表达能力	
完全性失语	自我表达、听觉理解、命名、写作和阅读能力严重受损	左大脑中动脉区域病变累及 Broca 区和 Wernicke 区

2.5.2 失用症

- 不是语言障碍,而是一种运动规划的缺失
- 包括不能正确发动或组织肌肉运动产生语言

2.5.3 构音障碍

- 不是语言表达能力障碍,而是语言发音机制障碍
- 与语言机制有关的肌肉控制出现问题导致的语言功能障碍
- 构音障碍的患者语言运动功能受损,影响其语速、音调、音域和言语的协调能力
- 构音障碍也可能影响呼吸、共鸣和说话节律

2.5.4 缄默

- 不能讲话
- 由语言能力不足引起

2.5.5 发声障碍

- 以声音质量下降为特征
- 可由手术创伤引起(见第 1 章)

2.6 脑神经功能评估

脑神经功能评估是神经系统检查不可或缺的一部分,可反映相应大脑区域的功能。脑干是大部分脑神经的起源地(表 2.5 和表 2.6),因此脑神经功能评估对脑干损伤评定至关重要。

- 有 12 对脑神经
- 成对出现,一左一右
- 一些仅负责运动功能,一些仅负责感觉功能,还有一些两者都负责
- 每条脑神经的功能应分开检查,但有些可以一起检查
- 通常是双侧检查

表 2.5 脑神经功能

脑神经	运动功能	感觉功能
嗅神经(CN Ⅰ)	无	嗅觉
视神经(CN Ⅱ)	无	视觉
动眼神经(CN Ⅲ)	内直肌,下直肌和上直肌 下斜肌(除上斜肌和外直肌以外的所有眼外肌) 瞳孔收缩 上睑提肌(控制眼睑上抬)	无
滑车神经(CN Ⅳ)	上斜肌 眼外肌	无
三叉神经(CN Ⅴ)	咀嚼肌	三个分支传导面部、头皮、鼻腔和口腔,以及舌前 2/3 的感觉

（续表）

脑神经	运动功能	感觉功能
展神经（CN Ⅵ）	外直肌	无
面神经（CN Ⅶ）	面部表情，眼睑和眉毛	舌前 2/3 味觉
前庭蜗神经（CN Ⅷ）	无	平衡觉和听觉
舌咽神经（CN Ⅸ）	吞咽	舌后 1/3 味觉
迷走神经（CN Ⅹ）	吞咽	咽喉感觉（与吞咽有关）
副神经（CN Ⅺ）	耸肩	无
舌下神经（CN Ⅻ）	舌头的内在和外在肌肉	无

表 2.6　脑神经评估的记录和图表注释

检查方法	正常表现	异常表现
CN Ⅰ		
识别特定气味	嗅觉是双侧的	无法辨别气味（辨别是左鼻孔、右鼻孔，还是双鼻孔）
CN Ⅱ		
视力	视力大致完整	左眼、右眼或双眼视力下降
Snellen 视力检查表	记录视力（如 20/20）	记录每只眼睛的视力
视野	视野完整	视野缺损（可用图画）
CN Ⅲ、CN Ⅳ和 CN Ⅵ		
双侧瞳孔对光反应	瞳孔等大，有对光反应 记录对光反应前后的瞳孔大小	如果瞳孔不对等，记录每个瞳孔的大小和对光反应
眼外肌运动	双侧眼外肌活动完整	记录每只眼睛的运动缺陷，标明方向
CN Ⅴ		
面部的感觉由三个分支支配（Ⅴ1、Ⅴ2 和Ⅴ3）	轻触Ⅴ1、Ⅴ2 和Ⅴ3 支配的面部区域，双侧感觉完整	按区域（Ⅴ1、Ⅴ2 和Ⅴ3）记录双侧触觉缺陷
角膜反射	双侧角膜反射正常	角膜反射缺失（右或左）

（续表）

检查方法	正常表现	异常表现
CN Ⅶ		
面部对称性	脸部对称	面部无力（指明哪边）（可用 House-Brackmann 表）
CN Ⅷ		
听力	两耳听力相同	听力下降（右或左）
CN Ⅸ和 CN Ⅹ		
吞咽	吞咽动作两边对称，口腔感觉两边对称	吞咽无力（右或左）
CN Ⅺ		
耸肩	双侧耸肩对称	耸肩无力（右或左）
CN Ⅻ		
伸舌	伸舌居中	伸舌偏斜（右或左）

脑神经功能检查

本节不是按脑神经编号顺序呈现，而是根据应同时被检查的顺序呈现。例如，CN Ⅵ直接出现在 CN Ⅲ和 CN Ⅳ之后，而 CN Ⅴ在更后面出现。

CN Ⅰ：嗅神经

通常被忽视，CN Ⅰ传导嗅觉，丧失嗅觉称为嗅觉丧失（框 2.7）。

检查方法：

- 提供无刺激性的气味，如薄荷、香草、柑橘和咖啡，让患者识别；通过分别堵塞一侧鼻孔来测试双侧鼻孔嗅觉
- 氨气等试剂可刺激敏感的鼻黏膜，不能用于 CN Ⅰ检查

框 2.7 临床相关性：CN Ⅰ功能障碍的潜在原因

- 肿瘤，如嗅沟脑膜瘤
- 颅骨骨折等引起鼻漏
- 前循环动脉瘤

CN Ⅱ：视神经

CN Ⅱ传导视觉（框 2.8）。

框 2.8　临床相关性：CN Ⅱ功能障碍的潜在原因

- 视神经炎
- 前循环的脑动脉瘤
- 病变（如脑肿瘤）在视神经上或压迫视神经
- 脱髓鞘疾病（如多发性硬化症）
- 创伤
- 脑卒中
- 颅内压（intracranial pressure，ICP）增高（如脑积水或假性脑肿瘤引起）

检查方法：

- 用 Snellen 视力表检查视力
  - 分别检查每只眼睛，如可能，患者应佩戴矫正眼镜或隐形眼镜
- 视野检查
  - 可以在床边完成
  - 比较患者和检查者的视野
    - 按象限进行检查，检查者与患者面对而坐，患者闭上一只眼睛，检查者闭上另一只眼睛，检查者将一根手指带入患者视野，嘱患者看到手指时告知，检查者看到手指而患者看不到手指则被认为视野缺损（框 2.9）
  - 正式的视野检查应由眼科医师在有更专业设备的办公室里进行
- 用手电筒照射每只眼睛检查瞳孔收缩，注意：
  - 瞳孔收缩（直接反射）
  - 对侧瞳孔收缩（间接反射）
  - 这些反应称为瞳孔对光反射
- 用检眼镜观察眼底
  - 通常由医师完成，也可由接受过检眼镜培训的医疗团队成员完成

框 2.9　治疗思路：视野缺损

- 视野缺陷的患者可咨询职业治疗师，职业治疗师可以：
  - 评估视力缺陷和功能障碍
  - 确定安全风险因素
  - 提供适应性训练（如视觉扫描等）

◦ ICP 升高时，眼底可出现异常

CN Ⅲ：动眼神经

CN Ⅲ支配几种不同类型的眼球运动，控制眼球内侧和上下的眼外肌运动（extraocular movement，EOM），还支配瞳孔的收缩和眼睑的上提（框 2.10）。CN Ⅲ通常与滑车神经（CN Ⅳ）和展神经（CN Ⅵ）一起检查。

检查方法：

- 检测 EOMs，特别注意内侧运动以及向上和向下运动（图 2.1 和图 2.2）
- 观察眼睑的上提
  - ◦ 不能抬起眼睑称为上睑下垂（图 2.3）
- 用光照射患者眼睛，观察瞳孔受限程度，检查瞳孔反射

框 2.10　临床相关性：CN Ⅲ功能障碍的潜在原因

- 颅内动脉瘤或动、静脉畸形
- 脑肿瘤
- 脱髓鞘疾病（如多发性硬化）
- 创伤
- 糖尿病
- 脑卒中
- 感染
- ICP 增高

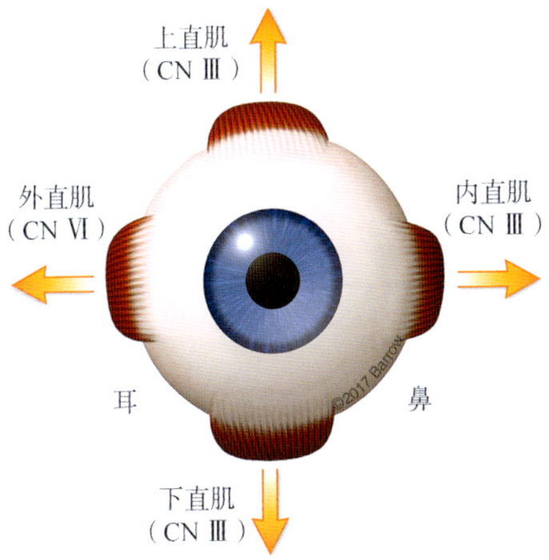

图 2.1　眼外肌运动

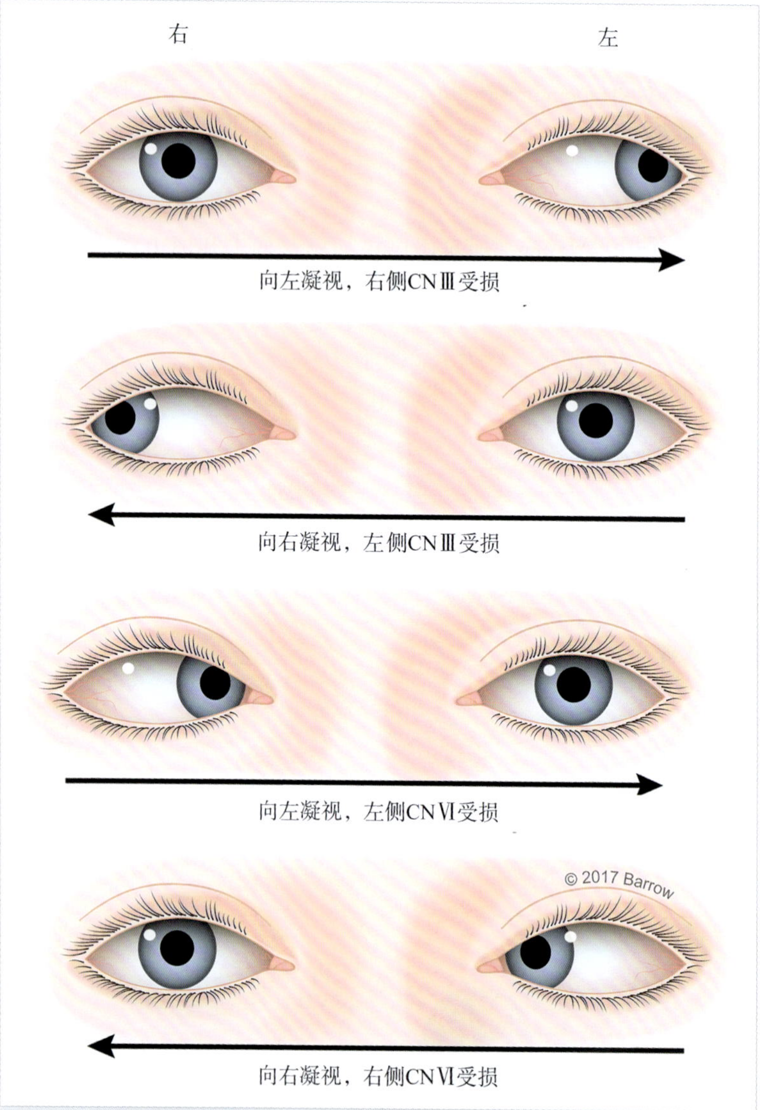
右
左
向左凝视，右侧CN Ⅲ受损
向右凝视，左侧CN Ⅲ受损
向左凝视，左侧CN Ⅵ受损
© 2017 Barrow
向右凝视，右侧CN Ⅵ受损

图 2.2　眼外肌运动检查

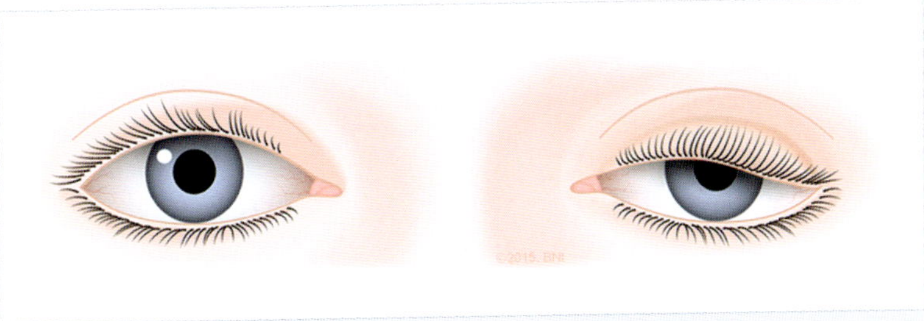

图 2.3 上睑下垂

CN Ⅳ：滑车神经

滑车神经支配眼球向下和向内运动。CN Ⅳ通常与 CN Ⅲ和 CN Ⅵ同时检查，CN Ⅳ受损很少被单独发现。

检查方法：

- 眼外肌运动检查（与 CN Ⅲ和 CN Ⅵ同时检查）

若可能观察患者执行需眼球向下和向内运动的活动，如阅读和下楼梯。

CN Ⅵ：展神经

展神经支配眼球的横向运动，与 CN Ⅲ和 CN Ⅳ同时检查（框 2.11）。

框 2.11 临床相关性：CN Ⅵ功能障碍的潜在原因

- 海绵窦病变（如肿瘤、动脉瘤和感染）
- 脑卒中
- 脱髓鞘疾病（如多发性硬化）
- 上脑干损伤
- 肿瘤
- 前循环动脉瘤
- 感染
- 糖尿病

检查方法：

- 眼外肌运动检查（与 CN Ⅲ和 CN Ⅳ同时检查）

同向凝视

同向凝视指由内直肌和外直肌支配的眼球水平运动。眼球的运动呈协同型，运动协调一致（相同的方向和速度）。

- 任何肌肉无力都会引起同向凝视和复视(即双视、复视等)
  - 同向凝视由脑干支配
    - 水平凝视由桥旁网状结构控制
    - 垂直凝视由内侧纵束控制

CN Ⅱ、CN Ⅲ、CN Ⅳ和 CN Ⅵ检查的异常发现

瞳孔不等

瞳孔不等是指瞳孔大小不等(图 2.4)。

- 生理性瞳孔不等,或瞳孔大小差异≤1 mm,常见于大约 20%的正常人群
- 药物性瞳孔不等常在接触某些药物后突然出现,如瞳孔放大剂(如阿托品、东莨菪碱)和缩瞳剂(如毛果芸香碱)
- 瞳孔不等并伴有其他神经功能损伤时,可能具有临床意义
- 瞳孔评估应包括瞳孔大小、形状和收缩灵敏度(表 2.7)

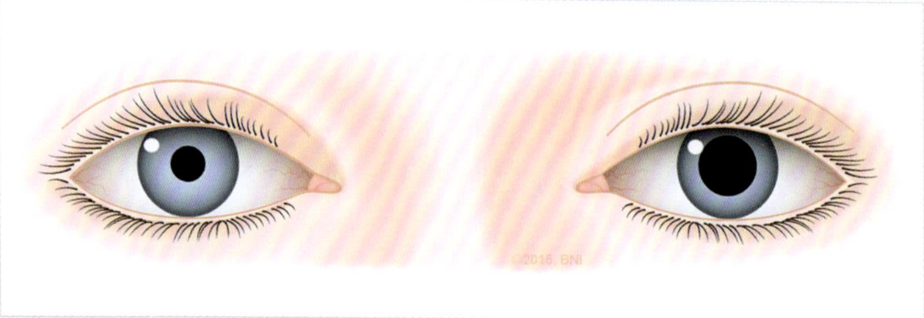

图 2.4 瞳孔不等

表 2.7 瞳孔大小及特征

瞳孔特点	提 示
瞳孔不等(如瞳孔大小不等)	可能是生理性的
	如果新出现或不对等扩大,可能提示 ICP 增高
	进一步神经功能评估是必要的
无反应性瞳孔扩大(单侧)	ICP 增高
	可能脑干受压
	可能是脑疝前兆

（续表）

瞳孔特点	提　示
无反应性瞳孔扩大（双侧）	中脑损伤 病危征象 死亡前兆
中等大小无反应性瞳孔	涉及中脑 如新出现无反应，则必须进行进一步的神经功能评估
针尖样无反应瞳孔	涉及脑桥 吗啡不良反应
单侧迟缓反应性瞳孔	可能是 ICP 增高的早期征象

- 瞳孔增大且收缩速度减慢可能提示 CN Ⅲ受压和神经功能下降

传入性瞳孔障碍

传入性瞳孔障碍指当光线照射患侧瞳孔时，既没有引起患侧瞳孔的直接光反应，也没有引起对侧瞳孔的间接光反应。

- 由同侧 CN Ⅱ受损引起
- 也称为 Marcus Gunn 瞳孔

Parinand（帕里诺）综合征

- 特征为双眼向上运动不能（CN Ⅲ受损）
- 也可能出现双侧眼睑上提
- 双侧上视运动麻痹和双侧眼睑上提同时出现，称为落日征（图 2.5）

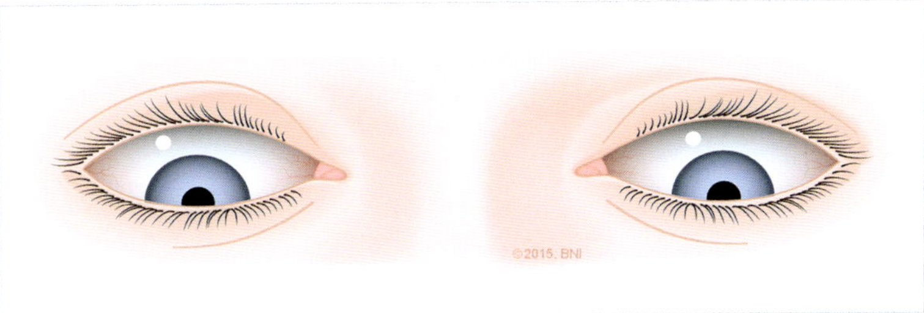

图 2.5　Parinand 综合征

- 可见于松果体肿瘤或脑积水的患者

Horner 综合征

- 由支配面部和眼睛的交感神经纤维中断引起
- 可导致上睑下垂，一侧瞳孔缩小，一侧面部不能出汗(图 2.6)
- 可在颈部手术后患者中出现(框 2.12)

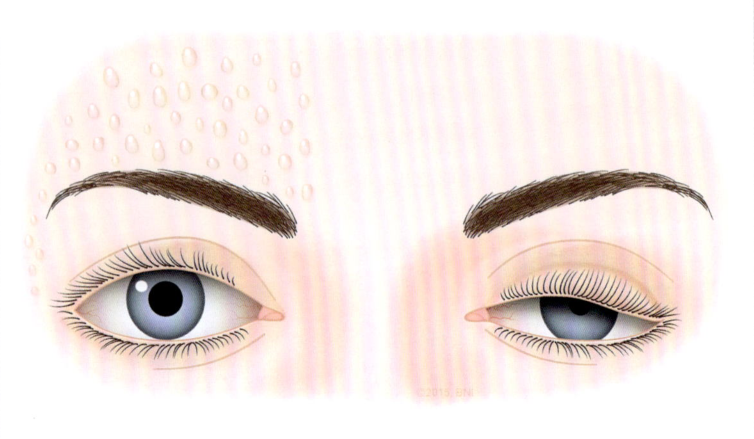

图 2.6　Horner 综合征

框 2.12　Horner 综合征

单侧三联征，所有症状均发生在同侧面部
- 瞳孔缩小
- 上睑下垂
- 无汗症

核间性眼肌瘫痪

- 内侧纵束(脑干)损伤引起
- 其特征是受累眼(病灶同侧)内侧运动(内收)减弱，对侧眼球外展无力并伴眼震
- 两眼球内聚不受影响(表 2.8)

表 2.8 眼球运动类型

运动	定义
追视	当物体或头部移动时对物体的持续性追踪移动
扫视	看向新物体时快速的眼球运动
	平滑追踪运动与眼跳运动交替进行
眼球震颤	可正常或不正常
	眼球震颤可以是水平的、垂直的或旋转的
共轭运动	眼球以相同的方向和速度一起移动
不良共轭(内聚或外散)	眼球向不同的方向或以不同的速度移动

CN Ⅴ：三叉神经

CN Ⅴ有三个主要分支：眼神经(V1)、上颌神经(V2)和下颌神经(V3)(图 2.7)。三叉神经是面部的主要感觉神经，支配咀嚼肌(框 2.13)。

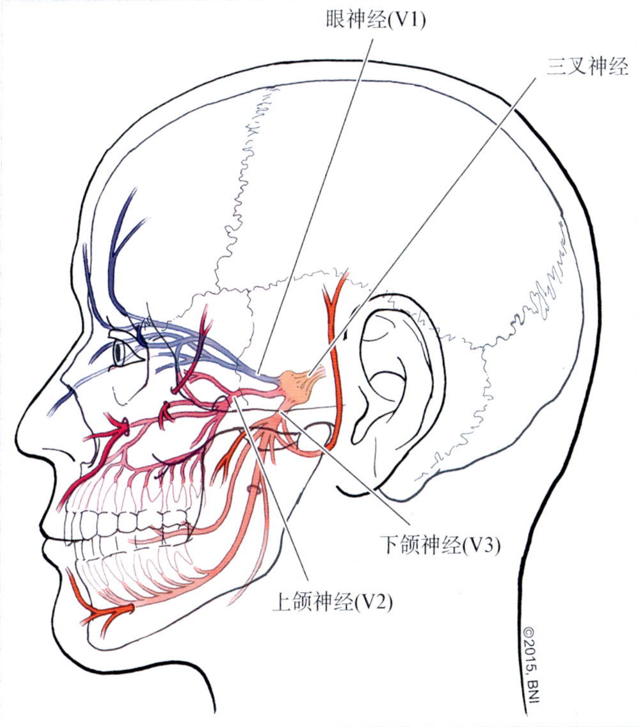

图 2.7 三叉神经分支

框 2.13　临床相关性：CN Ⅴ功能障碍的潜在原因

- 三叉神经痛
- 肿瘤
- 动脉瘤
- 病毒感染（如疱疹）
- 头部外伤

当怀疑 CN Ⅴ受损时，应检查每个分支。

检查方法：

- 轻触 V1、V2 和 V3 分布的面颊区域，询问患者每次触摸面部时是否有感觉（图 2.8）
- 要求患者咬紧牙关，检查咀嚼肌功能（咬肌和颞肌）
- 用棉絮轻触角膜外缘，诱发眨眼反射（框 2.14）

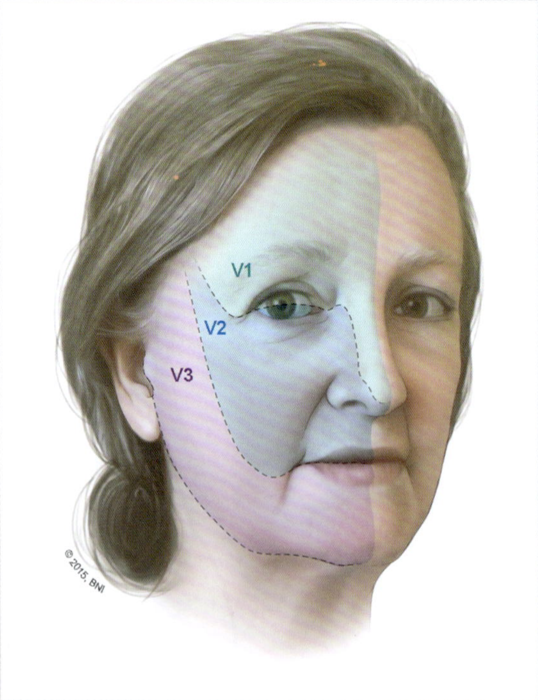

图 2.8　感觉异常区：三叉神经痛的 V1～V3

框 2.14 眨眼反射：临床提示

- 眨眼反射指对防御或感觉、刺激的反应，有助于护士评估意识丧失患者的脑干反应
- 眨眼反射消失时，可使用人工泪液或眼膏防止角膜干燥

CN Ⅶ：面神经

CN Ⅶ支配面部肌肉（框 2.15）。面神经还支配闭眼和传导舌前 2/3 的味觉。

框 2.15 临床相关性：CN Ⅶ功能障碍的潜在原因

听觉或前庭病变（如听神经瘤）
- 颅骨骨折
- 感染
- 脑卒中
- 肿瘤
- Bell 麻痹

检查方法：
- 嘱患者微笑、露齿和皱眉
- 嘱患者紧闭双眼，评估眼睑闭合情况
- 面部无力或无法闭上眼睛是异常的。面部无力也称为面部下垂（表 2.9 和框 2.16）

表 2.9 House-Brackmann 面神经功能分级量表

分级	功能	描述
1	正常	面肌功能正常
2	轻度	轻度的面肌无力
3	中度	明显的面肌无力，但无面部变形
4	中重度	明显/毁容的面部不对称和闭眼不全
5	重度	面部运动难以察觉
6	完全麻痹	无面部运动

框 2.16 面部无力：护理要点

如患者闭目不全，可使用以下工具
- 白天使用人工泪液，晚上根据需要使用眼膏
- 塑料泡沫
- 基本要求为保护眼睛，避免角膜磨损
- 避免使用眼罩

如患者因面部无力导致食物在面颊处残留，需评估患者的吞咽功能

CN Ⅴ和 CN Ⅶ检查的异常发现

三叉神经痛

- 也被称为 tic douloureux（法语，指疼痛痉挛）
- 一种疼痛状态，患者三叉神经分支分布的一个或多个面部区域出现尖锐的刺痛
- 咀嚼、说话、微笑或寒风刺激可诱发神经痛，也可自主发生
- 疼痛发作可能只持续几秒钟，但一小时内可多次发作，发作间隙无疼痛
- 疼痛可发生在三叉神经的三个主要分支中的一个或多个，主要影响眼区（Ⅴ1）、上颌区（Ⅴ2）或下颌区（Ⅴ3）（图 2.8）

面神经麻痹

周围性

- 面部不对称：包括眼睑闭合不全，前额肌肉无力，同侧面部下垂

中枢性

- 对侧眼裂以下面部不对称

Bell 麻痹

- 特发性面神经麻痹（周围性）
- 病因尚不清楚，怀疑由病毒引起

CN Ⅷ：听神经（或前庭蜗神经）

CN Ⅷ，也称前庭蜗神经，由两部分组成。耳蜗部分控制听力，前庭部分控制平衡（框 2.17）。

检查方法：

- 检查双耳听力
  - 塞住患者一只耳，检查者在患者另一只耳旁摩擦手指。检查者还可分别在患者两耳旁打响指进一步测试，并记录患者的听力

- ○ 听力图(由听力学家进行的听力检查)可更全面地测试患者的听力

框 2.17　临床相关性：CN Ⅷ功能障碍的潜在原因

- 肿瘤(如听神经瘤)
- 脑卒中
- 创伤
- 脱髓鞘疾病(如多发性硬化)

CN Ⅷ前庭部分的检查方法：

- 观察患者的眼球运动，检查眼球震颤(无意识的、快速的、有节奏的眼球运动)

即使只有 CN Ⅷ的其中一个部分受累，CN Ⅷ的前庭和耳蜗两部分都应检查。其他脑神经，如 CN Ⅶ和 CN Ⅵ与听神经紧邻，所以有些功能障碍也可能与这些神经损伤有关。

CN Ⅸ：舌咽神经

CN Ⅸ与迷走神经(CN Ⅹ)、舌下神经(CN Ⅻ)共同参与吞咽机制(框 2.18)。它还传导舌后 1/3 的味觉，处理来自咽喉的感觉，控制呕吐反射。CN Ⅸ通常与 CN Ⅹ和 CN Ⅻ同时检查。

检查方法：

- 用压舌板或类似器械轻触患者咽后壁，诱发呕吐反射；软腭抬举表明咽反射阳性

框 2.18　临床相关性：CN Ⅸ功能障碍的潜在原因

- 脑干病变(如脑卒中、肿瘤、血管病变)
- 颈静脉球瘤
- 舌咽神经痛
- 感染

CN Ⅹ：迷走神经

CN Ⅹ与舌咽神经(CN Ⅸ)和舌下神经(CN Ⅻ)控制呕吐和吞咽反射(框 2.19)。迷走神经提升软腭并处理来自喉部和咽部的感觉。CN Ⅹ通常与 CN Ⅸ和 CN Ⅻ同时检查。

检查方法：

- 用压舌板或类似器械轻触患者咽后壁，诱发呕吐反射。

◦ 检查上颚抬举，CN Ⅸ或 CN Ⅹ损伤会导致软腭上抬减弱

框 2.19 临床相关性：CN Ⅹ功能障碍的潜在原因

- 脑干病变
- 颈静脉球瘤

CN Ⅻ：舌下神经

舌下神经支配舌肌(框 2.20)。

检查方法：

- 嘱患者伸出舌头，评估伸舌运动
- 伸舌居中是正常的
- 如神经受损，舌偏向患侧

框 2.20 临床相关性：舌下神经功能障碍的潜在原因

- 动脉瘤
- 脑卒中
- 肿瘤

CN Ⅸ、CN Ⅹ和 CN Ⅻ检查的异常发现

吞咽障碍

吞咽障碍是指吞咽能力受损。它可能是由多种因素引起的，包括：

- CN Ⅸ、CN Ⅹ和 CN Ⅻ神经功能减弱
- 意识水平下降，患者嗜睡，无法保护气道并安全吞咽
- 即使患者处于清醒状态下，认知功能下降也可导致吞咽障碍
- 颈椎前路椎间盘切除术中融合和钢板固定时的手术入路和食管处理可导致吞咽障碍

对任何不安全吞咽或有吞咽风险的患者进行床边吞咽障碍筛查。寻求言语治疗师的帮助进行更精确的检查。

CN Ⅺ：副神经脊髓根

副神经脊髓根支配胸锁乳突肌，主耸肩(框 2.21)。

检查方法：

- 将手放在患者肩膀上，嘱患者耸肩

框 2.21 临床相关性：CN Ⅺ功能障碍的潜在原因

- 涉及颈部外科手术
- 创伤

2.7 运动评估

运动力量评估是神经系统检查的重要组成部分。一个基本的评估应该涉及肌肉力量的各个方面：

- 肌力和对称性
- 肌张力
- 运动异常

2.7.1 肌力和对称性

对现存或怀疑有脑病变的患者，对上肢和下肢的全面检查是必要的。检查两侧肌力、判断对称性是非常重要的（表 2.10）。运动无力可能在脊髓受压，或脑或脊髓占位性病变患者中表现明显，包括：

- 肿瘤
- 动脉瘤
- 出血
- 脑卒中
- 挫伤
- 水肿
- 椎间盘损伤

表 2.10 肌力分级量表

分级	肌　力
0	完全瘫痪，肌肉无收缩
1	肌肉可收缩，但不能产生动作
2	肢体可在床面上移动（重度肌力减弱）
3	肢体能抵抗重力活动（可抗重力）
4	肢体能做对抗阻力动作（轻度肌力减弱）
5	正常肌力

近期接受过脊柱手术的患者,或者确诊或疑似脊髓损伤的患者应进行更全面的运动评估。检查应包括以下内容:

- 检查身体两侧每一组肌肉的肌力
- 根据脊神经根对特定的肌肉群进行分类。还应检查脊神经根,并根据表 2.11 的量表记录结果
- 身体一侧的肌力减弱可能表明大脑对侧的损伤
- 身体一侧或两侧某一特定肌群的无力可能表明同侧脊髓损伤
- 应报告新发现的肌力异常

表 2.11 脊神经根运动评估

脊髓平面	支配肌肉	肌肉检查
C4	膈肌	呼吸
C5	三角肌	肩外展
	肱二头肌	屈肘
C6	桡侧腕伸肌	腕背伸
C7	肱三头肌	伸肘
	指伸肌	伸指
C8	指深屈肌	握拳
	手指固有肌	外展小指
L2	髂腰肌	屈髋
L3	股四头肌	伸膝
L4	内侧腘绳肌	踝背伸
	胫骨前肌	
L5	外侧腘绳肌	屈膝
	胫骨后肌	足内翻
	踇长伸肌	踇趾背伸
S1	腓肠肌	踝跖屈
S2	膀胱	膀胱张力
	肛门括约肌	直肠张力

2.7.2 肌张力

肌张力指肌肉对被动运动(即拉伸)的抵抗。

- 对被动活动范围有轻微抵抗
- 肌张力增高，也称过度紧张或痉挛
  - 可产生疼痛
  - 严重者可出现关节脱位
  - 使肌力评估变得困难
- 肌张力减弱指张力减退或肌肉松弛
- 肌张力强度分为正常、增高或减低

2.7.3 异常动作

观察到的动作，如步态和姿势，应作为运动评估的一部分记录在案。

异常步态

共济失调

- 动作不协调
- 步幅大
- 与小脑功能障碍有关

帕金森步态

- 走路拖曳
- 低头、驼背
- 手臂摆动减少
- 与帕金森病有关

轻瘫步态

- 患腿向外摆动
- 足尖下垂

痉挛性步态

- 下肢僵硬
- 走路拖曳
- 双脚从不离开地面

其他异常动作

肌张力障碍或运动障碍

肌张力障碍或运动障碍的患者会有身体某部分（包括面部）的异常扭曲。

- 可由神经系统退行性疾病引起
- 也可由某些药物（如抗精神病药）引起

震颤

震颤是身体或四肢不自主的颤抖。可能的原因如下。

- 原发性
  - 肌肉在执行某项任务(如提供支撑)和运动起始时出现
  - 休息时不出现
- 静止性
  - 发生在肌肉放松时
- 意向性
  - 因肌肉活动增加而触发或增强
- 帕金森震颤
  - 有规律的、有节奏的震颤
  - 可在休息时出现
  - 与肌张力增高相关

2.8 感觉系统检查

全面的神经系统检查还应该包括感觉系统评估,检查各种感觉。

- 轻触觉评估
- 痛觉评估
- 振动觉评估
- 温度觉评估
- 对本体感觉(位置感)的检查

当检查上述各感觉时,应按 Dermatomes 皮节图谱从头到脚进行双侧检查,并记录检查结果,在身体左右两侧标注缺陷(图 2.9)。

了解关键的解剖标志有助于粗略估计感觉水平。然而,这些标志不如 Dermatomes 皮节图谱准确(表 2.12)。多数情况下,轻触检查就足够了。然而,有时需要更高级的检查方法,如对疼痛、振动或温度的敏感性检查。

2.8.1 轻触检查

- 用指尖或一小片棉絮轻轻触碰患者皮肤

2.8.2 痛觉

- 用无菌检查针或其他尖物(如齿轮)轻刺患者

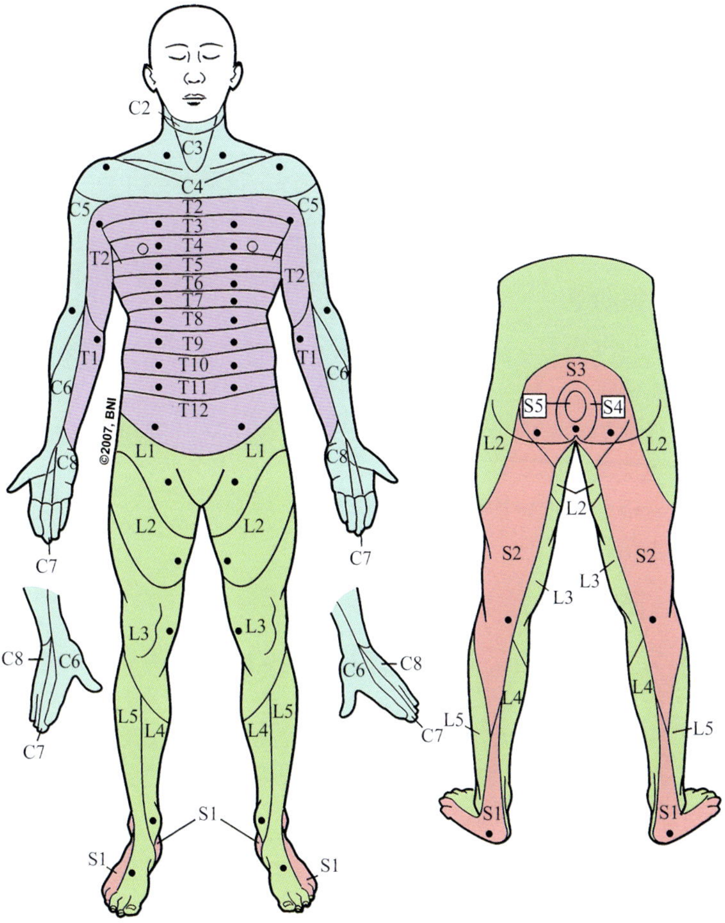

图 2.9 Dermatomes 皮节图谱

表 2.12 感觉标志

脊髓平面	解剖学标志	脊髓平面	解剖学标志
C4	双侧肩膀	C8	小指
C6	拇指	T4	乳头线
C7	中指	T6	剑突

（续表）

脊髓平面	解剖学标志	脊髓平面	解剖学标志
T10	肚脐	L5	踇趾
L3	髌骨略高处	S1	外踝
L4	内踝	S4	肛周

- 患者必须将针刺感描述为“尖锐的”

2.8.3 振动觉

- 将振动的音叉放在不同的骨隆突处，从手指开始，向上到手臂，再向下
- 任何振动感的丧失都要记录下来。失去感觉的初始平面以下也应没有感觉
- 这部分感觉评估可以提供脱髓鞘疾病和糖尿病神经病变的详细信息

2.8.4 温度觉

- 只有当患者痛觉受损时才进行温度觉检查，因为痛觉和温度觉的传导途径是一致的
- 用装满热水和冷水的两个试管交替接触患者皮肤（从手指开始、手臂、然后沿着身体向下），让患者描述水的温度。随机交替使用热管和冷管

2.8.5 本体感觉

- 检查者应抓住患者脚趾或拇指的两侧，向上或向下弯曲
- 嘱患者闭眼，让患者辨别脚趾是在正中，或向上或向下移动
- 这一部分感觉检查评估的是从四肢通过脊髓传导到大脑顶叶的感觉传导通路

2.9 反射检查

反射检查是一个重要的工具，可用于所有神经系统疾病患者，无论是有意识的或无意识的。反射的类型包括：

- 肌牵张反射（深反射）
- 浅反射

- 病理反射

2.9.1 肌牵张反射(深反射)

肌牵张反射,也称为深腱反射,是对突然刺激的反应。例如,叩诊锤叩击肌腱会引起突然的肌肉拉伸反射。反射是受肌肉支配的肢体的突然运动。许多肌肉、肌腱和韧带都可以做反射检查,但只有少数是常见的检查。

- 肱二头肌
- 肱三头肌
- 肱桡肌
- 膝腱
- 跟腱
- 足底

反射按从 0～4 的 5 分制分类(图 2.10)。

- 消失(0)

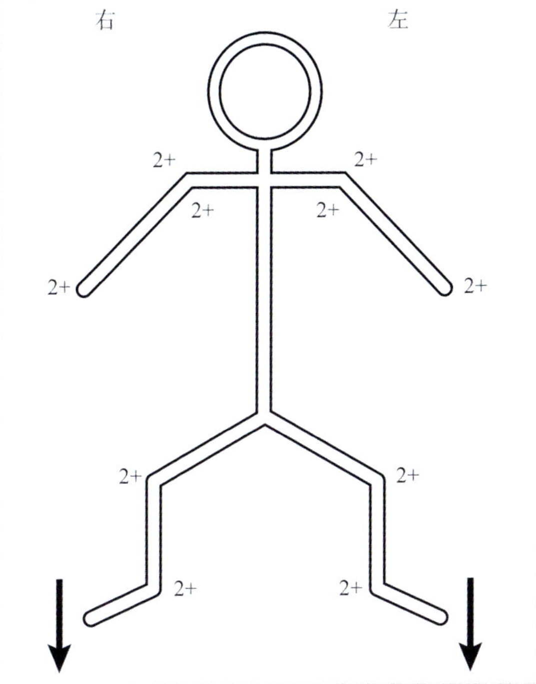

图 2.10　反射的记录

- 减弱(1+)
- 正常(2+)
- 活跃(反射亢进)(3+)

阵挛是一种对肌肉拉伸的异常反应,表现为肌肉对拉伸刺激的突然抽搐运动。表明负责将冲动从大脑传递到特定肌肉的神经纤维受损。

2.9.2 浅反射

浅反射是由皮肤刺激(如触碰和抚摸)引起的反射。将这些反射简单地记录为存在或消失。浅反射包括:

- 角膜反射(CN Ⅴ)
- 咽反射(CN Ⅸ和CN Ⅹ)
- 吞咽反射(CN Ⅸ和CN Ⅹ)
- 腹壁反射(由脐旁的腹壁刺激诱发)

2.9.3 病理反射

病理反射有时被称为原始反射,因为它们在人类发展的早期自然发生,随后消失。这些反射也可发生在神经功能受损的成年人身上。

- 三短反射
  - 髋部、膝关节和踝关节一起弯曲,引起患者整条腿屈曲
- 巴宾斯基反射
  - 最常见的足底反射检查
    - 用钝的物体,如叩诊锤的末端,从脚跟到脚趾的足底外侧刺激。阳性反应是脚背屈,脚趾(尤其是踇趾和旁边的脚趾)呈扇形展开。
    - 脚趾向下运动或无反应是正常的,但阳性反应被认为是一种病理反射

2.10 小脑评估

2.10.1 眼球震颤

眼球震颤是眼球不自主、有节律的运动。它的特点是在一个方向上缓慢漂移,随后快速矫正运动。以快速运动的方向(如水平、垂直和旋转)来描述。

- 水平眼球震颤最常见,提示:

  - 小脑功能障碍
  - 药物使用(如镇静剂和抗癫痫药)
  - 酒精中毒
- 垂直性眼球震颤通常是病理性的,提示后颅窝功能障碍

2.10.2 辨距困难

- 辨距困难是指不能准确地评估从一点到另一点的距离(如拿一件物品伸手过远)。通过让患者触摸自己的鼻子和检查者的手指进行检查
- 轮替运动障碍是指无法完成快速、交替的任务(如掌心向上或向下)

2.10.3 共济失调

共济失调是一种协调性失调,通常表现为步态或动作不稳(框2.22)。共济失调评估需考虑多种因素:

- 步态(走一条直线的能力)
- 闭目难立试验
  - 检查者站在患者身后,防止患者失去平衡跌倒
  - 要求患者脚跟并拢站立,双眼紧闭
  - 闭眼时身体摇晃或失去平衡表明本体感觉缺失
  - 睁眼时失去平衡提示小脑共济失调

框 2.22 临床警示:共济失调

- 警察在路边可通过检查共济失调来检测酒精中毒(缺乏肌肉协调)。被怀疑酒精中毒的人经常被要求走直线,或者先摸鼻子,然后再摸警察的手指。饮酒会影响小脑功能,经常导致共济失调

2.11 对昏迷患者的检查

对昏迷患者的检查包括许多与普通神经系统检查相同的内容。然而,若缺乏患者的参与和合作,检查内容则需要调整。

2.11.1 生命体征

生命体征,特别是呼吸状态,是对昏迷患者进行神经病学检查的关键因素。同样,要注意血压或心率的变化,因其可能是颅内压增高

的晚期征象。

呼吸

- 虽然呼吸通常不是神经病学变化的早期迹象，但呼吸模式的任何变化都可能表明神经功能的改变
- 呼吸中枢位于脑桥和脑干的髓质
- 呼吸频率或呼吸模式的变化可能表明神经功能正在下降（表 2.13）

表 2.13 呼吸模式与患者意识水平下降相关

类型	描述	提示
潮式呼吸	呼吸频率增加与呼吸暂停交替	ICP 增高
长吸式呼吸	不规则呼吸模式，表现为吸足气时停顿，然后呼气，吸气前再次停顿	严重的脑干损伤
比奥呼吸	呼吸频率不规则且不可预测	脑干受压的晚期征象
中枢神经源性过度通气	呼吸频率快且深长	中脑和上脑桥损伤
丛集式呼吸	呼吸频率不规则，伴有呼吸暂停	下脑桥和上髓质损伤
共济失调式呼吸	不规律、不可预测、不同深度的呼吸模式，与呼吸暂停交替出现	髓质损伤

2.11.2 GCS

- 全面的神经系统检查的第一步是用 GCS 评估患者的意识水平
- 获得准确的 GCS 评分不需要患者的配合
- 最初的 GCS 评分是后续检查的参考基线，因此与其他医务人员沟通时，它是一个重要的因素

2.11.3 异常姿势

意识水平严重下降的患者对疼痛或有害的刺激可能表现出异常姿势（如去皮和去大脑姿势）（图 2.11）。

去皮姿势

去皮姿势，也称为屈曲，其特征是上肢屈曲和下肢伸直。

- 损伤（或病变）在上脑干以上

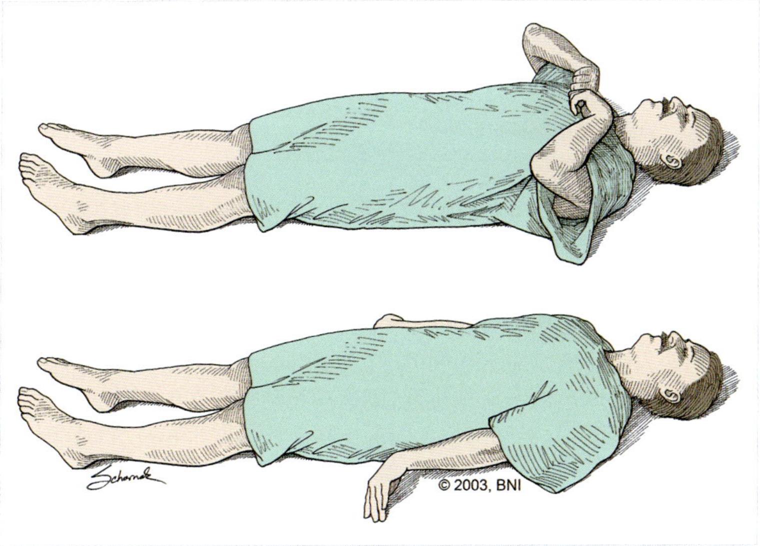

图 2.11 去皮质(上)和去大脑(下)姿势

- GCS 运动评分为 3 分

去大脑姿势

也称为伸直姿势,其特征是上肢和下肢的伸直。

- 见于下脑干损伤患者
- 暗示预后不良
- GCS 运动评分为 2 分

2.11.4 脑神经

瞳孔检查

- 检查瞳孔以评估 CN Ⅱ 和 CN Ⅲ 的功能,也可参见本章第 2.6.1 节脑神经检查中关于瞳孔检查的部分,特别是 CN Ⅱ 和 CN Ⅲ
- 瞳孔的变化可能是极其显著的,尤其是在 GCS 得分较低的情况下(框 2.23)

眼外肌运动

- 评估眼外肌运动的方法有多种
- 如果患者有意识,但不配合,可以通过眼外肌运动观察患者看向周围环境时的眼球运动来评估。这种方法并不理想,只能在

> **框 2.23　瞳孔不等：护理提示**
>
> - 新发现的瞳孔不对称（瞳孔不等大）可能是显著的，特别是当与其他神经功能受损同时发生时，此时应立即报告。瞳孔大小不等或瞳孔反应的任何改变都可能是神经功能下降的早期征象

患者不能配合检查时使用。结果应记录为“向左跟踪”和“向右跟踪”

- 如果患者昏迷不醒，检查者可将患者的头部左右移动（如果已排除颈部受伤的可能性）
- 两只眼睛应以完全相同的速度朝相同的方向看（共轭凝视）
- 如果眼球运动不完全协调，则运动是共轭不良的
- 理想情况下，头部两个方向的旋转应该会产生相反方向的眼球运动。这种被称为眼脑反射（或“玩偶眼征”）的反应是正常的。该反射的丧失是一种不祥的征兆，预示着脑干病变

2.12　其他神经系统评估的体征

2.12.1　克尼格征（Kernig 征）

- 阳性反应是脑膜刺激的早期征象
- 患者下肢于臀部和膝盖处弯曲约 90°，检查者试图让患者在膝盖处伸直小腿
- 克尼格征阳性是当试图伸展小腿时，腿后腱出现不适的抵抗

2.12.2　布鲁津斯基征（Brudzinski 征）

- 也是脑膜刺激的征象
- 布鲁津斯基征阳性是当患者仰卧颈部被动弯曲时，髋部和膝部屈曲

Brudzinski 征和 Kernig 征均提示伸展引起脑膜刺激和随后颈部和下背部神经根的刺激（框 2.24）。

> **框 2.24　脑膜征象：护理提示**
>
> - Kernig 征或 Brudzinski 征提示脑膜刺激，其临床相关性需进一步探讨
> - 最近接受过神经外科手术、外伤、颈强直或发热可提示脑膜炎的发生

2.12.3 巴特尔征(Bartter 征)

- 乳突骨挫伤(图 2.12)
- 提示颅底骨折

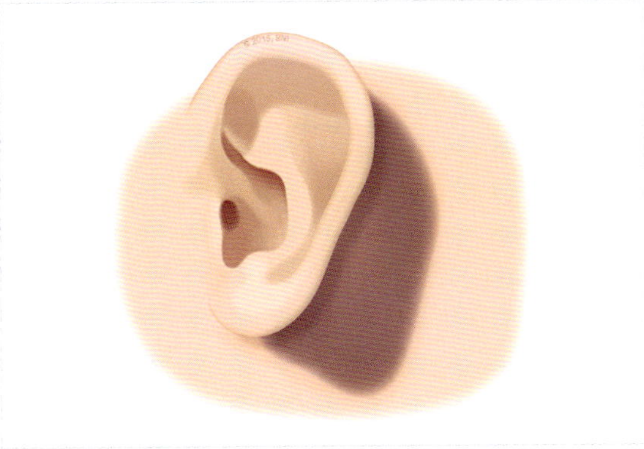

图 2.12 Bartter 征

2.12.4 熊猫眼征

- 以眼眶周围瘀斑(瘀伤)为特征(图 2.13)
- 提示颅底骨折
- 可与 Bartter 征同时出现(见第 9 章)

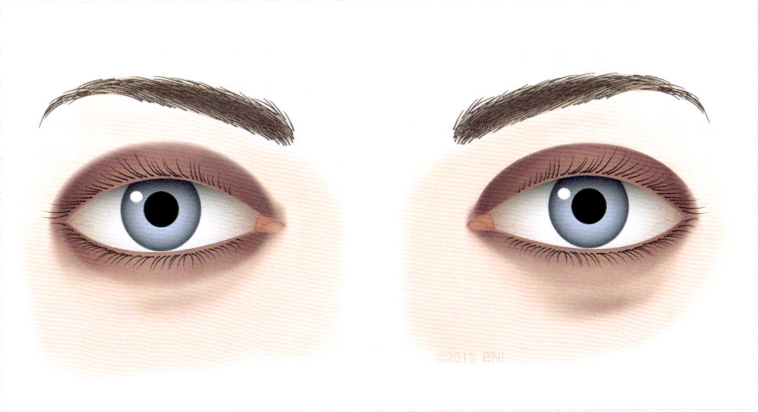

图 2.13 熊猫眼征

2.13 神经系统的评估

掌握神经系统检查的技术技巧很重要。然而,对于神经科护士来说,了解标准的检查对有效评估确诊或疑似神经疾病患者是至关重要的。正确地识别和记录异常的临床表现有助于护士理解这些异常的含义,从而增强照顾这些具有挑战性患者的自信和能力(图 2.14)。

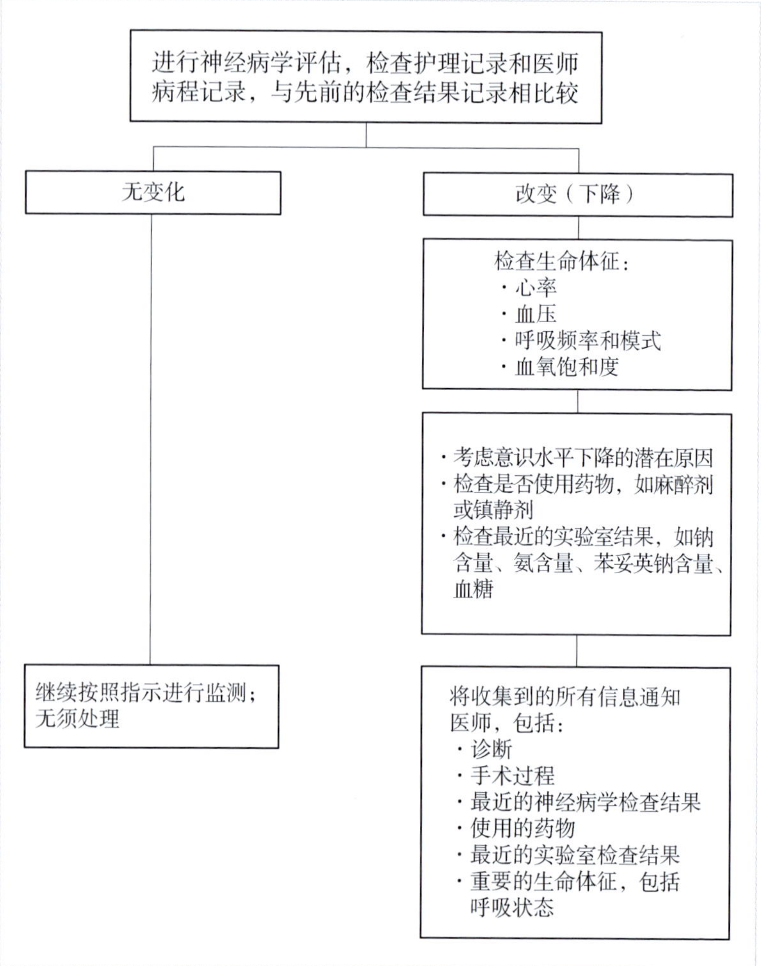

图 2.14 决策树:怀疑意识水平下降

本章旨在为神经系统疾病患者的床旁护理提供基本参考。本章末尾包含的参考资料可以作为额外的有用资源，我们鼓励读者参考它们以了解更多信息。

（张秀英　许雅芳译，全超审校）

推荐阅读

[1] Alzheimer's Association. 2017 Alzheimer's disease facts and figures. 2017; http://www.alz.org/facts. Accessed July 10,2017
[2] Booth JH. Delirium. Encyclopedia of Mental Disorders. 2017; http://www.minddisorders.com/Br-Del/Delirium.html. Accessed July 10,2017
[3] Bowers B. Recognising metastatic spinal cord compression. Br J Community Nurs. 2015;20(4): 162 - 165
[4] Braun-Janzen C, Baker S. Speech, language, swallowing and hearing disorders: what you need to know. Can Nurse. 2015;111(4): 14 - 15
[5] Goldberg S, Ouellette H. Clinical Anatomy Made Ridiculously Simple. 4th ed. Miami, FL: MedMaster; 2016
[6] Greenberg MS. Handbook of Neurosurgery. 8th ed. New York, NY: Thieme Medical Publishers; 2016
[7] Hickey J. Clinical Practice of Neurological & Neurosurgical Nursing. 7th ed. Philadelphia, PA: Wolters Kluwer Health; 2014
[8] Hobdell F, Stewart-Amidei C, McNair N, et al. Assessment. In: Bader MK, Littlejohns LR, eds. AANN Core Curriculum for Neuroscience Nursing. 4th ed. St. Louis, MO: Saunders; 2004
[9] Posner JB, Saper CB, Schiff ND, Plum F. Plum and Posner's Diagnosis of Stupor and Coma. 4th ed. New York, NY: Oxford University Press; 2007
[10] Venes D, ed. Taber's Cyclopedic Medical Dictionary. 23rd ed. Philadelphia, PA: F. A. Davis; 2017
[11] Voyer P. Communicating with people with dementia: Avoiding mistakes. Can Nurse. 2015;111(5): 10
[12] Wilson-Pauwels L, Akesson EJ, Stewart PA, Spacey SD. Cranial Nerves in Health and Disease. 2nd ed. Hamilton, Ontario, Canada: B C Decker; 2002
[13] Yetzer E, Blake K, Goetsch N, Shook M, St Paul M. SAFE medication management for patients with physical impairments of stroke, part one. Rehabil Nurs. 2015; 40(4): 260 - 266

第 2 部分

与神经系统疾病相关的具体病症

Specific Conditions Associated with Neurologic Disorders

3　颅内压的原理

Principles of Intracranial Pressure

Denita Ryan

【摘要】 颅内压(intracranial pressure，ICP)的原理，包括病理、变化和治疗，是了解神经功能的基础。ICP 增加可能是各种神经系统疾病和损伤的症状或不良反应。了解这些原则对神经科护士至关重要。

【关键词】 脑血流；脑灌注压；脑脊液；脑室外引流；格拉斯哥昏迷量表；Monro-Kellie 学说

3.1　颅内压

知晓 ICP 及其变化的原理是了解神经功能学的基础。早在 2 500 年前，ICP 增高就已经被认为是预后不良的征兆，Hippocrates 认为减轻 ICP 可有效缓解“脑水肿”。这个理论可能是古代钻孔术的基础，即在头骨上钻孔以减轻颅内压力。ICP 增高可发生在许多神经系统疾病中，是神经系统预后不良的征兆(框 3.1)。ICP 是指大脑及其内容物所承受的压力，正常 ICP 在 0～15 mmHg。颅内压力升高，即 ICP 增高，是指颅内压力升高到 15 mmHg 以上，由 Monro-Kellie 在 1783 年首次提出。

框 3.1　引起 ICP 增高的情况

- 增加脑容量的疾病
  - 占位性病变，如颅内肿瘤、血肿、出血性脑卒中、脓肿、动脉瘤、血管畸形和脑水肿等
- 增加血容量的疾病
  - 充血
  - 胸腔内或腹腔内压力升高(或两者同时存在)
  - 静脉回流障碍
- 脑脊液过多
  - 梗阻、脑脊液吸收不良、肿瘤、CSF 分泌过多等引起的脑积水

3.1.1 Monro-Kellie 学说的基本原则

- 颅腔内容物包括脑实质、CSF 和血液
- 颅腔内容物被包含在一个固定的穹窿(颅骨)中,因此其总体积必须保持恒定
- 其中任何一项构成部分的容积发生变化都将引起其他结构发生变化

3.1.2 代偿机制

代偿机制是大脑通过改变其中一项构成部分的容积来调节其他结构的容积,从而维持正常 ICP 的能力。这些机制可能包括:

- 血容量变化
- 脑脊液容量变化
- 脑组织压缩

这些代偿机制的恶化将导致神经功能下降。

顺应性

顺应性可以理解为:

- 衡量大脑"柔韧性"的一种方法
- 可测量大脑调节内外部变化、保持平衡的能力
- 大脑适应生长缓慢的占位性病变(如肿瘤)的一种调节机制

脑血流

脑血流(cerebral blood flow, CBF)是指 1 分钟内通过 100 g 脑组织的血液量。

- 正常值约为 50 mL/分钟
- 大脑消耗人体约 20%的氧气

脑灌注压

脑灌注压(cerebral perfusion pressure, CPP)是驱动 CBF 传递氧气和代谢产物的净压力梯度。它被定义为:

- 平均动脉压(mean arterial pressure, MAP)与 ICP 之差
- 正常 CPP 为 70~100 mmHg(框 3.2)

大脑灌注压刺激大脑自动调节功能,以提供足够的 CBF。

自动调节

- 是大脑改变自身血管系统以适应 ICP 变化的过程
- 大脑无法自动调节将导致神经功能下降

框 3.2 脑灌注压的计算方法

- 脑灌注压是 MAP 和 ICP 之差：CPP＝MAP－ICP
- MAP 可使用收缩压（systolic blood pressure，SBP）和舒张压（diastolic blood pressure，DBP）计算，计算公式为：

$$MAP = DBP + 1/3(SBP - DBP)$$

- 正常 CPP＝70～100 mmHg；正常 ICP＝0～15 mmHg

脑水肿

- 指脑实质水分增加
- 细胞毒性水肿
  - 细胞内积水
  - 由缺氧导致
  - 可逆或不可逆
- 血管源性水肿（图 3.1）
  - 血管通透性改变，血脑屏障破坏
  - 细胞外间隙增大

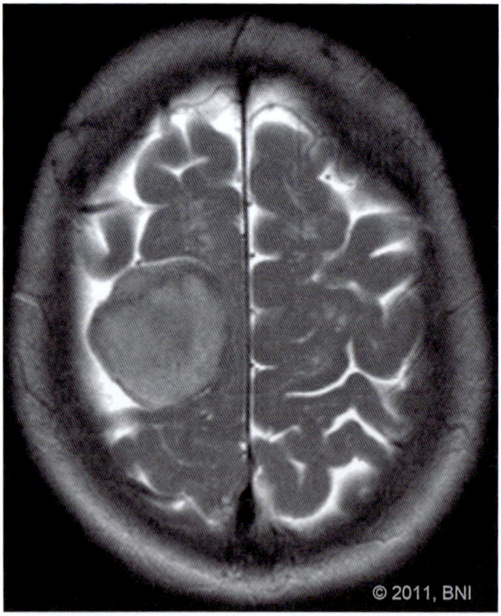

图 3.1 血管源性水肿

- 常见于肿瘤性疾病
- 可用高渗药物治疗
- 可与细胞毒性水肿共存
- 可造成不可逆的损害

3.1.3 脑疝

当颅腔内容物在颅腔中移位超过一定界限时，可发生脑疝（图3.2）。这种移位可由许多因素造成，如脓肿、出血、脑积水、脑卒中和放疗。

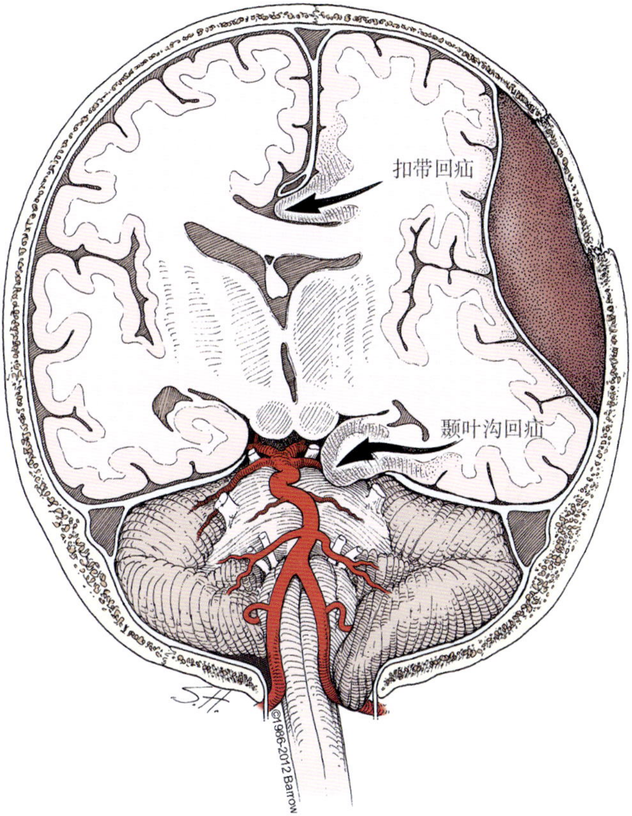

图 3.2　脑疝

扣带回疝

- 也称为大脑镰下疝
- 一侧大脑半球因占位性病变被挤入对侧大脑半球
- 产生压力，限制局部血流
- 可导致脑水肿、局部组织缺血和 ICP 增高
- 所导致的神经功能损伤取决于疝的具体位置和程度

小脑幕疝

- 又称中央型疝
- 病变使大脑组织通过小脑幕裂孔向下移位
- 可引起脑水肿、局部组织缺血和出血
- 可能导致意识水平(level of consciousness，LOC)下降、呼吸抑制和对侧运动无力
- 所导致的神经功能损伤取决于疝的具体位置和程度

颞叶沟回疝

- 最常见的脑疝类型
- 由占位性病变引起，通常位于颞叶(框 3.3)
- 大脑中线受压，将颞叶沟回推入小脑幕边缘
- 早期常见同侧瞳孔光反应迟钝
- 晚期常见对侧偏瘫、意识水平下降和呼吸模式改变
- 可能导致脑干受压

瞳孔散大无光反应是颞叶沟回疝非常晚期的症状(框 3.4)。

框 3.3　可发生颞叶沟回疝的情况

- 幕上占位性病变(尤其是颞叶)，包括：
  - 肿瘤
  - 脑挫伤
  - 颅内出血
  - 硬膜下或硬膜外出血
  - 枪伤
  - 脓肿

框 3.4　脑疝：护理要点

- 脑疝是神经系统的紧急情况，必须立即报告
- 护理干预的目的是早期识别和报告神经功能损伤

3.1.4 颅内压增高的临床表现

ICP 增高的临床表现取决于颅内受压部位以及 ICP 增高的速度和程度。大脑功能区由于直接涉及语言、运动功能、感觉功能和脑神经功能，其对 ICP 升高的耐受性比其他区域更低。脑干对 ICP 尤其敏感，因脑干为众多脑神经的起源，且面积小，水肿调节空间小。脑干也是大脑呼吸中枢所在部位。ICP 影响脑干的临床表现包括：

- 意识水平下降
- 脑神经损伤
- 运动和(或)感官功能改变
  - 去大脑皮质强直或去大脑强直
- 头痛
- 恶心、呕吐
- 生命体征改变(脑干进行性受压时出现)(见第 2 章)

3.1.5 颅内压增高的诊断

- 临床评估(框 3.5)
- ICP 监测
- 影像学检查，如 MRI 和 CT(表 3.1)

框 3.5 临床预警：ICP 增高的早期诊断

- 早期、准确的护理评估极其重要
- 尽早发现和报告 ICP 增高的症状是影响患者预后(康复或者出现神经功能恶化)的重要因素

表 3.1 与 ICP 监测相关的诊断检查

诊断检查	预期结果	护理要点
CT 和 MRI	可确诊有无脑水肿、脑积水、占位性病变	询问患者是否对造影剂过敏；如果存在过敏现象，请通知医师。接受 MRI 检查前进行金属筛查 确定患者是否有幽闭恐惧症；如果有，通知医师下镇静医嘱 在镇静状态下行 MRI 检查需禁食

（续表）

诊断检查	预期结果	护理要点
腰椎穿刺	测量 ICP 的开闭压力指标	有占位性病变(或怀疑有病变)时禁止使用 需患者知情同意
TCD 超声检查	测量动脉和静脉血流速度，可提示 ICP	注意 TCD 走向 TCD 升高可能表明血管痉挛，可能导致 ICP 增高
脑血管造影(怀疑脑血管异常时进行)	提示血管痉挛	血管造影前，患者必须 NPO 患者检查后必须平躺一段时间(通常 4～6 小时) 密切观察穿刺部位(通常是右股动脉或左股动脉)，及时发现腹股沟血肿

缩写：NPO，nil per os(禁食)；TCD，经颅多普勒超声。

3.1.6 颅内压升高的治疗

- 高渗疗法
- 护理干预降低 ICP(框 3.6)
- 呼吸支持
- 镇静(表 3.2)
- 巴比妥酸盐昏迷(框 3.7)

框 3.6 可加剧 ICP 升高的医源性活动

- 头部和颈部位置不当
- 屏气(如在排便过程中)
- 咳嗽
- 吸痰
- 堵鼻鼓气动作
- 情绪压力
- 过度的环境刺激(电视、广播和谈话)
- 护理操作(评估、体位摆放、给药和洗澡)

外科治疗

- ICP 监测植入术(框 3.8)
- 去骨瓣减压术

表 3.2 ICP 增高患者的药物治疗方法

药物	种类	作用	护理要点
多巴胺 苯肾上腺素 去甲肾上腺素 肾上腺素	血管紧张素	升血压 保证足够的 CPP	用动脉导管监测低血压
甘露醇	高渗剂	减少血管源性水肿	监测血清钠和血浆渗透压水平
对乙酰氨基酚(泰诺)	退烧药	控制体温	谨慎使用，避免超过每日限额 监测肝脏毒性
异丙酚	镇静剂	镇静作用 减少焦虑 减少 CBF 和耗氧量	可掩盖神经系统检查 作用时间短，进行神经系统检查时可暂停使用以保证准确性
戊巴比妥(耐波他)	巴比妥酸盐	触发巴比妥诱导的昏迷，用于难治性 ICP 增高 减少脑代谢	可妨碍护士进行神经系统评估 密切监测 ICP、血流动力学和呼吸状态

缩写：CBF，脑血流；CPP，脑灌注压。

框 3.7 巴比妥酸盐昏迷

- 用于难治性 ICP 增高患者
- 旨在降低脑代谢水平
- 先给患者负荷剂量，然后给维持剂量
- 神经系统检查完全中止
- 需要呼吸支持
- 需要密切监护护理(通常为一对一护理)，护士应：
  - 监测 ICP，ICP 增高立即通知医师
  - 监测血流动力学，汇报心律失常和低血压
  - 按要求监测巴比妥酸盐水平
  - 监测皮肤完整性
  - 必要时做好家属宣教

框 3.8 ICP 监测

- ICP 监测的目的是：
  - 获取客观数据，保证足够的脑灌注压
  - 监测神经功能状态的发展趋势
  - 评估治疗效果

ICP 监测

ICP 监测主要用于测量 ICP(框 3.9)。ICP 监测装置也可以通过引流脑脊液起到降低 ICP 的作用。监测的目的是通过获取 ICP 来保证足够的 CPP。

框 3.9 美国神经科学护士协会(the American Association of Neuroscience Nurses, AANN) ICP 监测装置植入指南

患者准备

- 根据医院制度获得手术知情同意
- 获得最新的实验室结果,包括凝血功能曲线
- 获取并记录最新的神经系统评估结果
- 必要时给患者用药或镇静
- 如果需要约束,向患者和家属解释其目的,遵守医院约束制度并做好记录

ICP 监测装置的植入

- 无菌手术,包括无菌区域、口罩、手术衣和手套的使用
- 患者应仰卧,床头抬高至少 30°
- ICP 监测仪应按照制造商的指示进行校准备用
- 手术部位剃头、消毒和铺巾(手术部位通常位于冠状缝线前方,位于右瞳孔中线水平)
- ICP 监测装置应由神经外科医师或经认证的执业医师操作

护理操作

- 将监测导管连接到先前准备好并校准的监测仪上
- 根据医院制度使用敷料覆盖
- 记录初始 ICP 读数和波形
- 记录监测设备植入日期、时间、地点和类型,以及操作者姓名
- 使用引流管时,保证严格的无菌技术
- 根据医院制度重新校准 ICP 装置
- 每小时进行神经系统评估,包括 ICP 和 CPP 的测量
- 若 ICP 或神经系统评估有任何变化,或 ICP 监测中断,应立即通知医师

* 本手册提供了 AANN 指南的简要精要版本。强烈建议读者阅读本章推荐阅读中的 AANN 原指南。

适应证

- GCS<9 分
- 头部 CT 扫描异常,显示:
  - 脑水肿或脑缺血,或两者兼有
  - 颅内血肿
  - 蛛网膜下腔出血

第 2 部分

  - 脑瘤
  - 脑积水
- 头部 CT 扫描正常，但存在其他诱发因素，如：
  - 颅内病变（如脑卒中和肿瘤）
  - 神经系统检查结果不良
- 神经外科医师认为有急性神经功能失代偿风险的患者

禁忌证

- 凝血功能异常
  - 凝血功能检查结果异常，如凝血酶原时间（prothrombin time，PT）、部分凝血活酶时间（partial thromboplastin，PTT）和国际标准化比率（international normalized ratio，INR）
  - 血小板计数低
- 免疫抑制

潜在并发症

- 出血
- ICP 监测装置植入位置不正确
  - 导管位置（CT 扫描可确认）
  - 引流管放置高度合适
  - ICP 波形分析
- 监测装置植入后患者体位摆放不正确（框 3.10）
- 感染，最常见的原因是以下一种或多种：
  - 监测装置留置时间过长（超过 5 天）
  - CSF 泄漏（引流系统开放）
  - 并发全身感染
  - 开颅术

框 3.10　ICP 监测和患者转运

- 转运患者时，应夹闭引流管（除非 ICP 不稳定），以防止意外的脑脊液引流过多
- 在改变设备参数之前，须确认是否可以停止脑脊液引流

颅内压监测装置

ICP 监测装置有几种不同的类别（表 3.3）

- 脑室外引流（external ventricular drain，EVD）（图 3.3）
  - 最常用的设备

表 3.3　ICP 监测装置的类型

设备类型	优点	缺点	护理注意事项
EVD	最常见 最准确 良好的 ICP 波形 可引流脑脊液 可监控脑脊液性质(如引流量、颜色和透明度) 可脑室内给药	植入有难度 有感染风险 有出血风险 需要持续的护理监测	患者须入住 ICU 当患者体位改变时,须重新校准 EVD 高度 观察是否有 CSF 泄漏和(或)感染的迹象 需要知情同意和患者或家属教育 需要近期血液检查(尤其是凝血功能检查) 可能需要镇静剂 护士可协助进行外科手术 穿刺部位必须始终保持清洁和无菌
脑实质内监测	快速且易于插入 提供准确的脑组织压力监测 当无法选择脑室内通路时,可使用	不能测量脑室内压力 不能监测 CSF 性质(如引流量、颜色和透明度) 只反映局部压力	患者需要入住 ICU 不需要重新校准 需要知情同意和患者或家属教育 可能需要镇静剂 需要近期的血液检查(特别是凝血功能检查) 护士可协助进行外科手术 穿刺部位必须始终保持清洁和无菌
蛛网膜下腔监测	快速插入 当无法选择脑室内通路时,可使用 减少感染和脑实质损害的风险	易堵塞 不能引流脑脊液或监测其性质 不建议长期使用	患者需要入住 ICU 需要知情同意和患者或家属教育 需要近期的血液检查(特别是凝血功能检查) 可能需要镇静剂 护士可协助操作 穿刺部位必须始终保持清洁和无菌
硬膜外或硬膜下监测	快速且相对容易放置 感染或出血的风险低	不如其他设备类型准确	患者需要入住 ICU 需要知情同意和患者或家属教育 需要近期的血液检查(特别是凝血功能检查) 可能需要镇静剂 护士可协助操作 穿刺部位必须始终保持清洁和无菌
多功能监测仪	监测 ICP、脑组织氧饱和度和脑内温度	昂贵 适用性有限 只反映局部测量结果(如	患者需要住 ICU 需要知情同意和患者或家庭教育 需要近期血液检查(尤其是凝血功能检查)

（续表）

设备类型	优点	缺点	护理注意事项
多功能监测仪	监测 ICP、脑组织氧饱和度和脑内温度	ICP、氧合和温度）	可能需要镇静剂 护士可协助操作 穿刺部位必须始终保持清洁和无菌

缩写：CSF，脑脊液；EVD，脑室外引流。

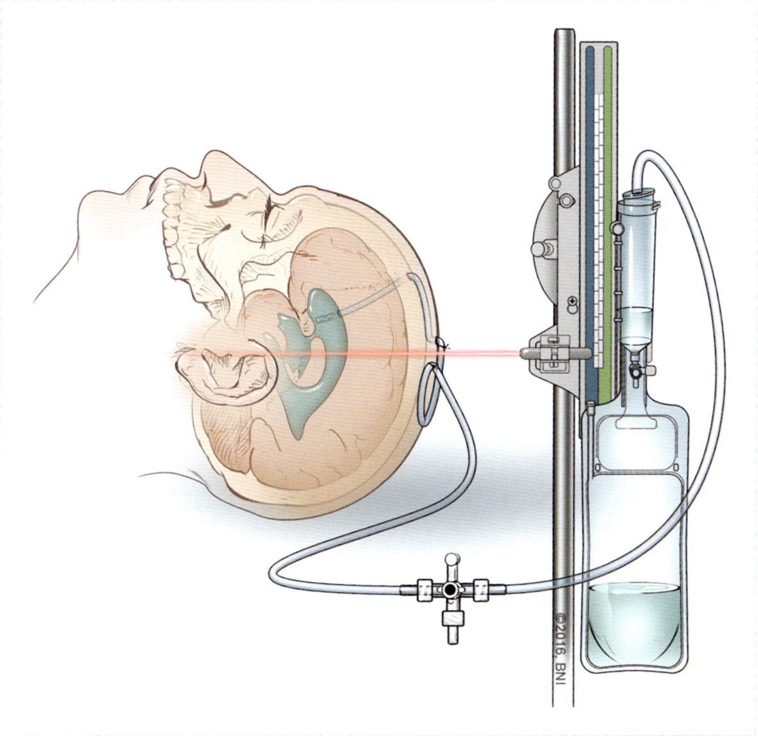

图 3.3 脑室外引流

- 通常放在头部右侧
- 插入脑室（通常是侧脑室）
- 外部传感器附着在引流管上
- 通过调节引流装置的高度来调整脑脊液引流量
- 可取脑脊液化验

  - EVD 相关最常见的风险是出血和感染
  - 可监测 ICP
- 蛛网膜下腔监测
  - 通过钻孔插入蛛网膜下腔，并连接到外部传感器
  - 不能引流脑脊液
  - 可监测 ICP
- 脑实质内监测
  - 植入脑实质内
  - 插入速度快，准确度高
  - 不能引流 CSF

颅内压波形

ICP 波形（图 3.4）通常与动脉波形相关，有三个高度递减的特征性波峰。

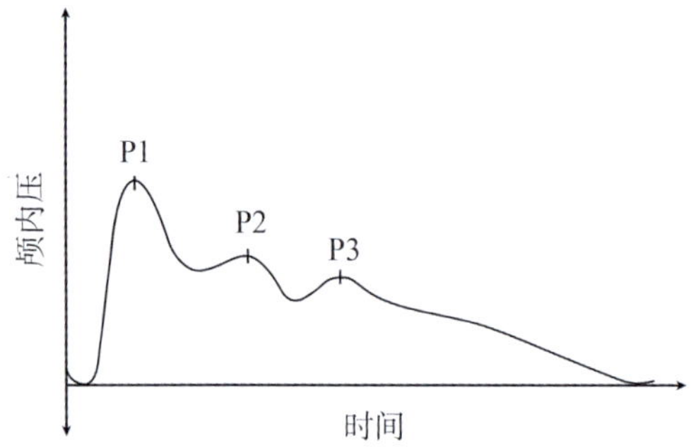

图 3.4 ICP 波形（P1 冲击波；P2 潮波；P3 双向波）

- 冲击波（P1）
  - 源于动脉
  - 波峰高尖
  - 高度基本一致
- 潮波（P2）
  - 源于动脉
  - 终止于重搏切迹
  - 其升高通常表示自动调节功能受损
- 双向波（P3）
  - 源于静脉
  - 节律同重搏切迹

当患者ICP增高时，ICP波形振幅增大。潮汐波比冲击波幅度改变更明显。

3.1.7 与颅内压增高有关的特殊情况

假性脑瘤

假性脑瘤(pseudotumor cerebri, PTC)又称特发性颅内压增高，是一种以ICP升高为表现的综合征。患者既无脑积水，也无肿瘤等颅内病变。

脑积水

脑积水是新生儿的一种先天性疾病，也与多数脑部病变有关，包括脑卒中、外伤、肿瘤和感染。脑积水可伴有ICP增高。

由于脑积水与多数脑部疾病相关，后续有专门的章节介绍。假性脑瘤和脑积水详见第4章。

3.2 颅内压增高患者的护理

ICP增高患者的护理是复杂而多面的。ICP增高可能会导致全身多个系统功能障碍，因此必须对全身各个系统进行评估(表3.2和表3.4)。全面、准确的评估极其重要，有任何异常评估结果都应报告(见第2章)。全面评估应包括以下内容(附录A1)。

表3.4 ICP升高

并发症	提示	护理措施	原理
意识水平下降	ICP上升	经常进行全面的神经系统评估 检查意识水平下降的其他原因，如缺氧血症、血红蛋白降低、呼吸功能下降、感染、药物因素和代谢原因等	意识水平下降可能是ICP增高的早期征兆，但同时须排除许多非神经系统因素
低氧血症	氧合减少	缺氧的原因可能是非神经性的，也可能是神经性的。可通过以下指南确定缺氧的原因 神经系统原因： 意识水平下降 呼吸功能下降 呼吸系统原因： 缺氧	缺氧可导致脑水肿，是预后不良的一个重要指标

（续表）

并发症	提示	护理措施	原理
低氧血症	氧合减少	呼吸功能下降 通气不足 肺炎或肺栓塞 胸部外伤 心血管系统原因： 血红蛋白降低 低血压 心律失常 心力衰竭	缺氧可导致脑水肿，是预后不良的一个重要指标
低钠血症	SIADH	报告并遵医嘱采取纠正措施	低钠血症可引起脑水肿，进而导致 ICP 增高
高血糖症	血糖水平升高	报告并遵医嘱采取纠正措施	高血糖可增加脑代谢需求

缩写：SIADH，抗利尿激素分泌失调综合征。

本章旨在为 ICP 增高（或潜在 ICP 增高）患者的护理提供基本参考。鼓励感兴趣的读者查阅本章末尾的推荐阅读，以了解更多细节。

3.2.1 神经系统评估

- 评估意识水平（见第 2 章）（框 3.11）
- 测试运动功能
- 监测感觉功能
- 评估脑神经功能

框 3.11 临床预警：意识水平

- 有时，意识水平下降最初表现为不安和（或）躁动，而非昏睡

3.2.2 呼吸系统评估

- 监测患者保护气道的能力
- 观察呼吸频率和节律，目测并听诊
- 监测动脉血气，避免高碳酸血症（目标是正常的 $PaCO_2$：35～45 mmHg）
- 使用氧饱和度监测仪，根据情况增加吸氧

- 必要时准备插管和机械通气

3.2.3 心血管系统评估

- 必要时通过中心静脉导管或动脉导管进行血流动力学监测
- 通过心电图(electrocardiogram, ECG)监测心律失常
- 密切监测血压,避免低血压
    - 遵医嘱使用血管升压药
- 监测全血细胞计数、血红蛋白、血细胞比容等

3.2.4 水、电解质评估

- 监测血清钠水平,警惕低钠血症
- 根据情况充钠盐或高渗溶液
- 根据情况限制液体量
- 严格监控出入液量
- 监测血糖水平,遵医嘱使用胰岛素(见第5章)

3.2.5 发热护理

- 监测体温
- 保持常温,根据情况使用冰毯
- 遵医嘱使用退热药

3.2.6 疼痛护理

- 经常进行疼痛评估
- 必要时使用止痛药或镇静剂

3.2.7 患者和家属教育

- 向患者和家属讲解减少刺激的重要性
- 向患者和家属介绍ICP监测设备,告知其改变患者体位时需及时通知护士。患者头部必须保持在正中位,不能歪向一侧
- 根据需要为患者和家人提供情感支持

3.2.8 多学科合作

ICP增高患者的管理涉及许多不同的专科领域,这些专科领域包括:

- 护理

- 神经外科手术干预(包括 ICP 监测装置植入)
- 重症医学科医师和内科医师负责肺部和呼吸系统以及心血管系统管理
- 神经内科治疗相关疾病症状(如癫痫发作)
- 精神支持
- 患者的 ICP 增加时,通常会暂停作业、物理和语言治疗
- 社会工作或个案管理
- 必要时实施缓和照护

(魏文娟　郎黎薇译,孙一睿审校)

推荐阅读

[1] American Association of Neuroscience Nurses. Care of the Patient Undergoing Intracranial Pressure Monitoring/External Ventricular Drainage or Lumbar Drainage. Glenview, IL: American Association of Neuroscience Nurses; 2011

[2] American Association of Neuroscience Nurses. Guide to the Care of the Patient with Intracranial Pressure Monitoring. Glenview, IL: American Association of Neuroscience Nurses; 2005

[3] Bader MK. Gizmos and gadgets for the neuroscience intensive care unit. J Neurosci Nurs. 2006;38(4): 248-260

[4] Bader MK. Recognizing and treating ischemic insults to the brain: the role of brain tissue oxygen monitoring. Crit Care Nurs Clin North Am. 2006;18(2): 243-256, xi

[5] Binder DK, Horton JC, Lawton MT, McDermott MW. Idiopathic intracranial hypertension. Neurosurgery. 2004;54(3): 538-551, discussion 551-552

[6] Bota DP, Lefranc F, Vilallobos HR, Brimioulle S, Vincent JL. Ventriculostomy-related infections in critically ill patients: a 6-year experience. J Neurosurg. 2005;103(3): 468-472

[7] Fan JY. Effect of backrest position on intracranial pressure and cerebral perfusion pressure in individuals with brain injury: a systematic review. J Neurosci Nurs. 2004; 36(5): 278-288

[8] Hickey JV. The Clinical Practice of Neurological and Neurosurgical Nursing. Philadelphia, PA: Lippincott Williams & Wilkins; 2009

[9] Inoue K. Caring for the perioperative patient with increased intracranial pressure. AORN J. 2010;91(4): 511-515, quiz 516-518

[10] Key CB, Rothrock SG, Falk JL. Cerebrospinal fluid shunt complications: an emergency medicine perspective. Pediatr Emerg Care. 1995;11(5): 265-273

[11] Mcilvoy L. The impact of brain temperature and core temperature on intracranial pressure and cerebral perfusion pressure. J Neurosci Nurs. 2007;39(6): 324-331

[12] Noble KA. Traumatic brain injury and increased intracranial pressure. J Perianesth Nurs. 2010;25(4): 242-248, quiz 248-250

[13] Nyholm L, Steffansson E, Fröjd C, Enblad P. Secondary insults related to nursing interventions in neurointensive care: a descriptive pilot study. J Neurosci Nurs. 2014; 46(5): 285-291

[14] Olson DM, Lewis LS, Bader MK, et al. Significant practice pattern variations associated with intracranial pressure monitoring. J Neurosci Nurs. 2013;45(4): 186-193

[15] Open Anesthesia. Intracranial Pressure/Nervous System/Critical Care Manual. 2015; https://www.openanesthesia.org/intracranial_pressure_nervous_system_critical_care

_manual/ # ICP_vs. _CPP. Accessed September 14,2015
[16] Posner JB, Saper CB, Schiff ND, Plum F. Plum and Posner's Diagnosis of Stupor and Coma. 4th ed. Oxford: Oxford University Press; 2007
[17] Raichle ME, Plum F. Hyperventilation and cerebral blood flow. Stroke. 1972;3(5): 566 - 575

4　脑积水

Hydrocephalus

Donna C. Wallace, Michele M. Grigaitis

【摘要】 脑积水影响许多神经系统疾病患者。它是脑室扩张的结果，通常由脑脊液通路堵塞引起。由于脑积水可与许多神经系统疾病同时发生，因此认识其症状和了解其治疗方法对护士和所有医护人员来说都是至关重要的。

【关键词】 脑脊液；内镜下第三脑室造瘘术；颅内压；腰大池-腹腔分流术；正常压力脑积水；脑室-腹腔分流术

第2部分

4.1　概述

脑积水是一种导致脑室扩张的疾病，通常发生在大脑中的 CSF 通路堵塞之后。希腊人很早就认识到了这一点，他们用芦苇刺穿扩大的脑室，或者用带子捆扎头骨，防止它进一步扩张。希腊医师加伦(Galen)(公元 129—200 年)提出脑室是相通的，并推断脑室是一种空腔，通过脑垂体运输代谢废物。几个世纪后，维萨里(Vesalius)(1514—1564)更清楚地描述了脑积水的机制。

在脑积水患者中，CSF 从脑室中产生后不能被吸收进入体循环。脑积水一般根据其阻塞点进行分类，然而，这种分类方法存在很多争议。

脑积水通常被认为主要影响儿童，但也见于某些神经系统疾病的成年患者中。由于本手册仅针对成人患者的神经系统问题，我们对脑积水及其影响的讨论仅限于成人(框 4.1)。

框 4.1　脑积水的相关原因

- 脑外伤
- 肿瘤
- 蛛网膜下腔出血
- 脑膜炎
- 脑炎
- 先天性畸形

- 阿诺德-基亚里(Arnold-Chiari)畸形
- 凝血障碍
- 血癌

4.1.1 脑积水的分类

脑积水可分为两种不同的类型：梗阻性脑积水和交通性脑积水(图 4.1)。

梗阻性脑积水

- 也称为非交通性脑积水(图 4.2)
- 由肿瘤、大脑先天性畸形、囊肿、感染引起的炎症或其他干扰脑脊液通路通畅的情况引起

交通性脑积水

- 当蛛网膜颗粒不能充分吸收 CSF 时发生(图 4.3)
- 由脑室内或蛛网膜下腔出血或感染引起

特发性正常压力脑积水

- 属于交通性脑积水类型
- 病因不明

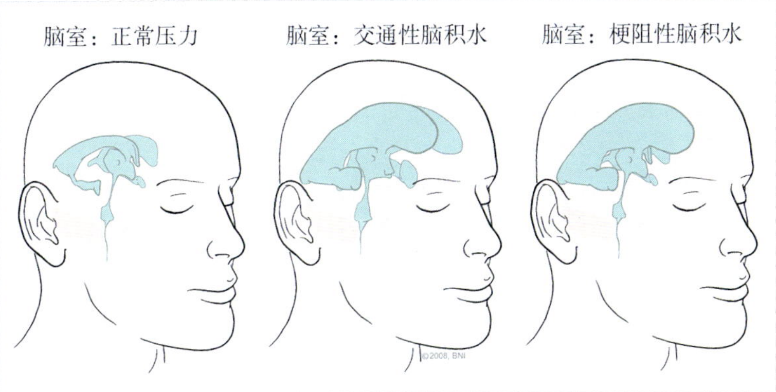

图 4.1 每种类型脑积水的脑室大小

4.1.2 脑积水的病理生理学

- 大多数脑脊液是由脑室内的脉络丛产生，但也在沿神经轴的其

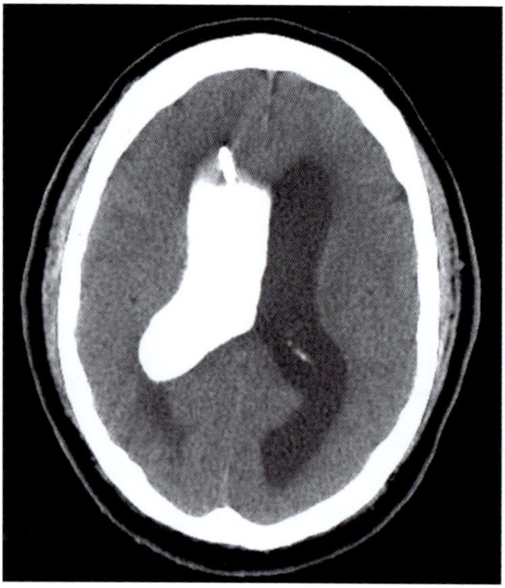

图 4.2　仅一侧侧脑室造影剂显影，提示阻塞性脑积水

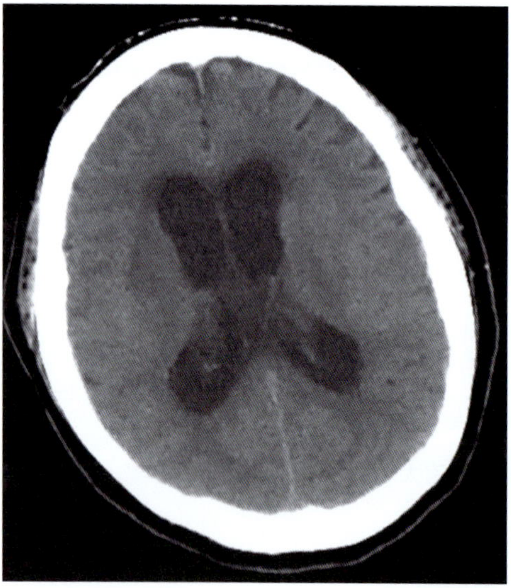

图 4.3　交通性脑积水可能表现为脑室对称性扩大

他区域产生(图 4.4)。成人每天更新数次脑脊液,每天产生 400～500 mL 脑脊液,在生理条件下,脑室、大脑和沿神经轴的脑脊液总量约为 150 mL

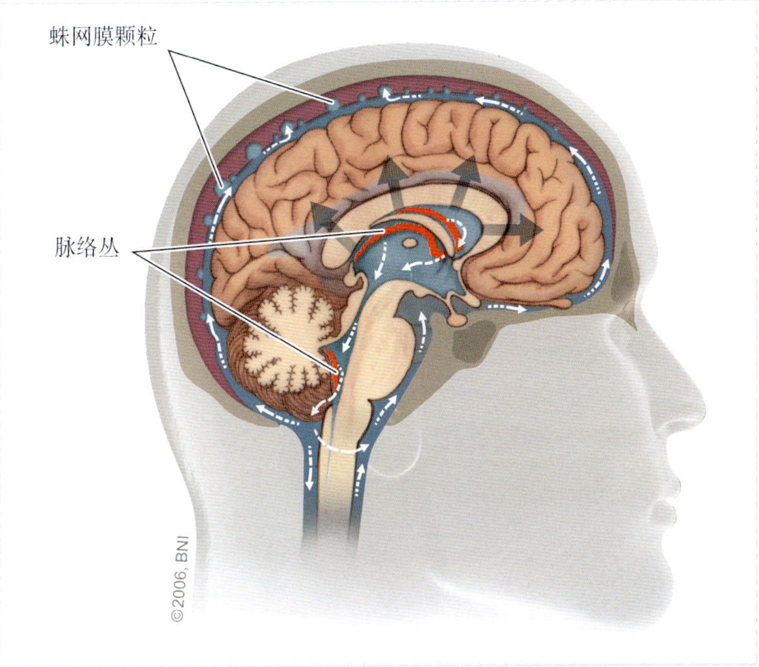

图 4.4 脑脊液循环

- 脑脊液循环如下所示
  - 脑脊液从侧脑室通过两个室间孔到达第三脑室,然后通过中脑水管到达第四脑室(图 4.5)
  - 脑脊液继续沿着椎管后部的脊髓腔向下,再返回到大脑
  - 当脑脊液循环至大脑半球时被蛛网膜颗粒吸收至矢状窦
- 脑积水
  - 脑脊液吸收障碍
  - 脑脊液通路阻塞
  - 脑脊液分泌过多(罕见)

流行病学

- 先天性脑积水患者的发生率为 0.5‰～4‰

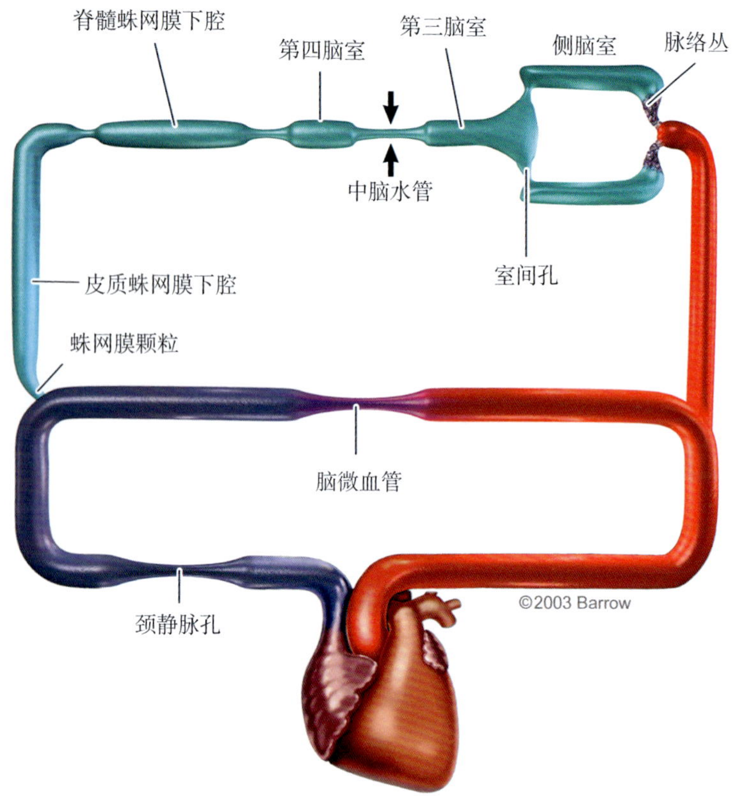

图 4.5　脑脊液通路

- 患有脑积水的实际人数很难确定
- 美国每年大约执行 25 000 次分流手术，但有些人认为这一数字可能高达 50 000 次

病因

先天性

- 新生儿发育异常
- 遗传病
- 颅内异常
  - 丹迪-沃克(Dandy-Walker)畸形(第四脑室顶部未发育，因此脑室增大)

- ○ 中脑水管狭窄(图 4.6)
- ○ 脉络丛乳头状瘤(导致脑脊液分泌过多)
- ○ 脊柱裂

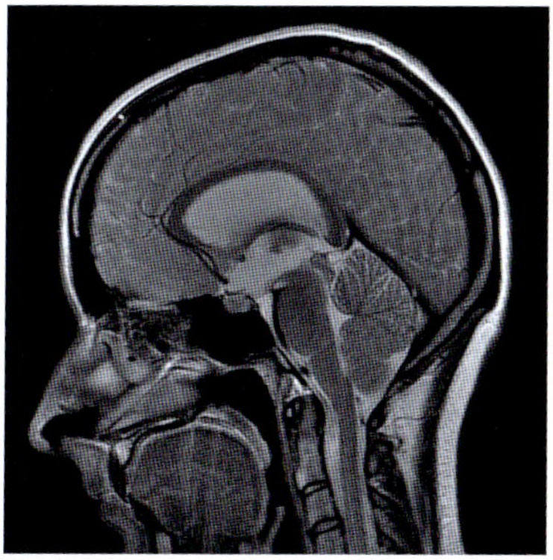

图 4.6　中脑水管狭窄导致的脑积水

后天获得性

- 中脑水管狭窄(在年长之前可能不会出现症状,或者可能在感染或出血后获得)
- 蛛网膜下腔、脑室或颅内出血(框 4.2)
- 细菌、病毒、真菌或寄生虫感染(阻塞蛛网膜绒毛通路)
- 肿瘤、囊肿或其他梗阻
- 阿诺德-基亚里畸形
- 创伤性脑损伤或脑水肿
- 上矢状窦血栓形成

框 4.2　蛛网膜下腔出血患者的脑积水

- 脑积水常见于蛛网膜下腔出血患者
- 蛛网膜下腔存在的血液和血液分解产物容易堵塞蛛网膜颗粒,阻碍 CSF 的吸收

临床表现

- 视觉变化,尤其是复视
- 认知变化
- 性格变化

- 生命体征的变化，包括心动过缓和高血压（见第 3 章）
- 病理反射
- 向上凝视瘫痪
- 头痛
- 癫痫发作（罕见）

特发性正常压力脑积水

- 隐匿性发作，通常在 40 岁以后。发展为特发性 NPH 患者的平均年龄超过 60 岁（框 4.3）
- 最短持续时间为 3～6 个月
- 没有证据表明有既往史（如创伤性脑损伤和脑卒中）
- 随着时间的推移而发展
- 三联征
  - 步态异常
  - 认知缺陷
  - 尿失禁

框 4.3　老年人的疼痛管理

- 正常压力脑积水（normal pressure hydrocephalus，NPH）患者往往是老年人，必须审慎管理疼痛。这类人群应尽量减少阿片类药物和抗胆碱能药物的使用

4.1.3　脑积水的诊断

既往史

- 患者主诉
- 分流术史（如分流类型、阀门压力参数等）（框 4.4）
- 其他神经系统疾病史（如肿瘤）

框 4.4　分流故障

- 分流失败的临床表现与脑积水的症状相同

评估

脑积水患者的典型三联征包括痴呆、尿失禁和步态异常。充分的评估应包括以下各部分：

- 意识水平

- 脑神经评估
- 运动、感觉、认知和步态评估
- 视力
- 失禁
- 认知测试(特别是 NPH)
  - Folstein 精神状态检查

诊断工具

医护人员可以使用各种检测方法来诊断脑积水(表 4.1)。

表 4.1 脑积水相关的诊断性检查

辅助检查	可能的检查结果	护理要点
CT	脑室大小 导管位置 出血 蛛网膜下腔出血 中线偏移	不适用
MRI	与 CT 相同 成像比 CT 更清晰 导管在 MRI 上不可见	无辐射 如果患者有幽闭恐惧症,患者可能需要镇静;如果使用快速自旋回波 MRI 或快速扫描 MRI,则可能不需要镇静
电影 MRI	显示脑脊液循环	同 MRI
腰椎穿刺	测量压力 观察 CSF 质量 CSF 培养	需要患者配合;护士可能需要协助患者安置体位 患者必须在检查后的指定时间内保持平卧
静脉造影	测量 ICP 和心脏静脉压;可帮助识别压力梯度(阻塞)	与其他手术一样 患者需要被麻醉
分流图	注射放射性核素以跟踪 CSF 流经分流器的情况,以确定其通畅性	备皮 协助无菌抽取 CSF,用于诊断 无特殊准备措施

CT

- CT 是疑似或确诊脑积水患者的首选影像学检查。它可显示:
  - 脑室大小
  - 现有脑室内导管的位置

第2部分

MRI

- 比 CT 扫描显示更多细节
- 无辐射
- 快速自旋回波 MRI 或快速扫描 MRI 持续约 3 分钟，不需要镇静
- 可调压分流装置植入患者在 MRI 后可能需要进一步平片检查确认，因为 MRI 中的磁场可能会改变阀门系统

分流图

- 分流图，也称为放射性核素脑池显像，可显示分流装置内的脑脊液流动情况，记录排空时间并显示可能的阻塞
- 用于确认治疗无反应患者的分流装置功能

电影 MRI

- 视频式 MRI，可以显示脑脊液循环

腰椎穿刺

- 可用于脑脊液培养
- 在排除占位性病变之前禁止使用，因为如果存在占位性病变，腰椎穿刺可能会导致脑疝（见第 3 章）
- 使用大容量脑脊液释放来评估 NPH（腰大池引流大量脑脊液后，患者的病情可能会有所改善）

4.1.4 脑积水的治疗

药物/保守治疗

- 观察
- 在某些情况下，可尝试使用乙酰唑胺

外科治疗

- 持续腰穿引流
- 植入分流装置（稍后讨论）和分流器储液囊引流（框 4.5）
- 内镜下第三脑室造瘘术（endoscopic third ventriculostomy, ETV）
    - 通过内镜在第三脑室底部造一个洞，从而在梗阻周围形成脑脊液分流

框 4.5 关注：分流器储液囊

定义

- 在无菌条件下使用针头穿刺进入分流器的储液囊，获取脑脊液样本

适应证

- 获取样本以检测是否有感染
- 测量压力以评估分流功能
- 注入鞘内用药

为患者做好准备

- 如有可能，解释操作流程
- 获得患者同意
- 准备用物（因机构而异）
- 测量生命体征

准备紧急分流

- 保护呼吸道
- 联系神经外科
- 监测生命体征并进行神经系统评估
- 准备用物

用物

- 成人腰椎穿刺包，包括压力计
- 倍他定或洗必泰（消毒液）
- 23 号蝶形针
- 无菌手套
- 已签署的患者同意书

送检

- 革兰染色
- 培养
- 葡萄糖
- 蛋白质
- 细胞计数（和差异）
- 厌氧菌（通常自动完成）
- 药物浓度（必要时）

分流装置

分流装置包括三个主要部分：植入脑室系统或蛛网膜下腔的近端导管、阀门和植入吸收部位（如腹膜）的远端导管。

- 作用
  - 用于引流梗阻周围的脑脊液，从而防止多余脑脊液的聚积
- 分流装置举例（表 4.2）：

表 4.2　分流装置的类型

类型	作用	护理要点
VPS	将 CSF 从脑室引流至腹膜腔	腹痛可能提示感染或导管移位
VAS	可用于腹膜无法吸收 CSF 的患者 将 CSF 直接引流至血流	注意可能存在心律失常或导管移入上腔静脉的风险
LPS	将 CSF 从蛛网膜下腔引流至腹膜 用于治疗 PTC 和裂隙脑室综合征	腿部疼痛或背部肿胀可能表明分流失败或导管移位
Cisterna magna—VPS	从脑室和蛛网膜下腔引流 CSF 脑脊液通路存在堵塞或瘢痕组织不能单独使用 LP 分流时，可能需要做 VPS	可用于 PTC 患者
其他	当瘢痕组织或其他障碍物阻止 CSF 引流至腹膜或心脏时，导管末端可置于胆囊或胸膜腔	向外科医师了解分流导管末端部位，酌情评估患者是否有胆囊部位的疼痛或胸膜炎

缩写：CSF，脑脊液；LP，腰椎穿刺；LPS，腰大池腹腔分流术；PTC，假性脑瘤；VAS，脑室-心房分流术；VPS，脑室-腹腔分流术。

  - 脑室-腹腔分流术（ventriculo-peritoneal shunt，VPS）
  - 脑室-心房分流术（ventriculo-atrial shunt，VAS）
  - 腰大池-腹腔分流术（lumbo-peritoneal shunt，LPS）
  - ETV
- 分流阀门
  - 阀门的作用是调节脑脊液流量
  - 可提供多种不同类型和品牌的阀门，关于哪种阀门最有效仍存在争议（表 4.3）
  - 大家一致认为，外科医师最愿意使用的阀门才是最好的阀门
  - 选择阀门时，外科医师应考虑患者的诊断、年龄、身体情况，以及其他诊断标准

表 4.3 分流阀的类型

阀门类型	示例	优点	缺点
可调压	Codman Hakim 可调压阀门系统	寿命长	价格昂贵
	分层阀	可以微调，以满足个别患者的要求	需要使用者参与
	proGAV Sophysa Polaris 阀	与 MRI 兼容；无须成像即可读取分流设置	
不可调压	Delta Valve Codman Hakim 精密固定压力阀	成本较低，无须调压	不能改变阀门压力

分流相关并发症

- 过度分流，当阀门排出过多 CSF 时，就会出现低颅压
- 硬膜下血肿
  - 由桥静脉撕裂引起
  - 常见于老年患者
  - 可能是由于过度分流
- 感染
- 分流失败
  - 分流导管位置不当或断裂
  - 导管或阀门阻塞
- 肠穿孔（仅见于 VPS 和 LPS）
- 听力丧失（仅见于 NPH 患者）

4.1.5 与脑积水有关的疾病和术语

假性脑瘤

假性脑瘤是一种导致 ICP 升高的综合征，与脑积水或颅内病变无关。它被认为是由于实际阻塞导致的静脉系统吸收障碍或特发性原因导致的静脉压升高，但其原因也可能是外源性因素（框 4.6）。

- 静脉回流异常
- 最常见于年轻肥胖女性
- 可能是特发性的

框 4.6　临床警示：假性脑瘤的外源性因素

- 过量摄入维生素 A
- 抗生素
- 化疗
- 假性脑瘤的确切作用机制尚不清楚

病理生理学

- 脑脊液经蛛网膜颗粒吸收入静脉系统
- 静脉某处的堵塞(如血栓)阻碍了脑脊液的吸收
- 维生素 A 和一些口服抗生素等药物可在细胞水平上改变脑脊液的吸收,从而改变静脉压
- 右心室压力升高也可能增加脑静脉系统的压力
- 女性肥胖是导致右心压升高的常见原因

临床表现

- ICP 升高
- 头痛
- 视力受损(可能发展为失明)

诊断

- 评估
  - 视神经乳头水肿
  - 眼科检查以测试视力
- 既往史
  - 近期体重增加和病态肥胖应被视为 PTC 的可能指标
  - 使用某些药物,尤其是一些口服抗生素和维生素
- 腰椎穿刺以获得开放压力,在某些 PTC 患者中,该压力可≥40 cmH_2O(正常开放压力在 10～20 cmH_2O)
- 逆行静脉造影
  - 测量心脏和颅骨内的静脉压
  - 诊断和鉴别 PTC 原因的金标准
  - 脑室在 MRI 或 CT 上可以正常显示,因此逆行静脉造影有助于促进 PTC 的诊断

治疗

- 药物/保守治疗
  - 如果患者肥胖且右心压力升高,建议减肥
  - 可建议停止可能相关的药物

  - 乙酰唑胺
- 外科手术
  - 植入分流装置，通常是 LPS(VPS 无效，因 PTC 患者的脑室通常很小，吸收障碍主要发生于大脑之外)
  - 视神经鞘开窗术可保留视力
  - 分流和视神经鞘开窗术都是改变脑脊液引流方向的方法
  - 对于病态肥胖患者，可进行减肥手术来辅助降低颅内压

脑室扩大

- 脑室增大，通常由压力造成

代偿性脑积水

- 当脑组织萎缩(如脑卒中后)时发生的一种情况，在头盖骨中留下空白，脑室通过产生更多的脑脊液来填补这个空间

裂隙脑室综合征

- 因脑室在 MRI 或 CT 上呈狭缝状外观而得名，这种情况由过度分流造成
- 可能是逐渐发生的
- 颅骨可能无法正常生长，因此颅内压升高
- 引起周期性间歇性负压，特别是当患者直立时。分流导管的近端阻塞可导致 ICP 升高
- 也称为脑室非顺应性综合征

4.2 脑积水患者的护理

脑积水患者往往给护理人员带来一系列的挑战。脑积水可能由先天性缺陷，或神经系统病变或障碍引起，分流术失败，可加重脑积水(表 4.4 和附录 A2)。

表 4.4 分流失败/脑积水：注意事项

问题	护理措施	护理要点/原理
头痛	神经系统评估 生命体征	评估分流失败可能导致的 ICP 升高
	头痛记录	记录有助于判断头痛的发生是否与一天中的时间或特定的活动有关 还可能揭示出诱因或减轻疼痛的活动
	考虑分流装置储液囊穿刺	分流装置储液囊穿刺可以准确测量 ICP

（续表）

问题	护理措施	护理要点/原理
呕吐	神经系统评估	评估分流失败可能导致的 ICP 升高
发热	如果分流器放置超过 6 个月，寻找分流器以外的发热原因	分流感染的可能性随着时间的推移而降低 分流感染最常见于手术后 3 个月内
	参考实验室检查，如 CBC 和 C 反应蛋白	
	如果找不到其他来源，则抽取 CSF 送培养	抽取 CSF 培养以排除感染（革兰染色、培养、葡萄糖、蛋白质和细胞计数）
	如果患者有 VAS，获取血培养和 24 小时尿总蛋白	VAS 感染的并发症包括心内膜炎和分流性肾炎
分流管通路或手术伤口红肿	生命体征、CBC 或脑脊液体外引流	寻找感染迹象
ICP 升高的其他征象	视觉变化、烦躁不安、性格改变、工作或学习成绩下降	评估分流效果
分流管外露	用无菌敷料覆盖，并致电或咨询神经外科	裸露的硬件是感染源，需要进行手术修复
癫痫发作	很少由分流故障导致	有癫痫发作的患者在分流失败的情况下，可能会出现癫痫发作次数增加

缩写：CBC，全血细胞计数；VAS，脑室心房分流术。

本章旨在为脑积水患者的床旁护理提供基本参考。更多信息请读者参考本章末尾的推荐阅读。

4.2.1 神经系统评估

- 评估意识水平（见第 2 章）
- 进行脑神经评估，包括视力测试
- 进行运动、感觉和步态评估
- 记录尿路症状，注意尿失禁的存在
- 评估小脑功能障碍

4.2.2 呼吸评估

- 患者的意识水平可能影响呼吸评估结果

- 呼吸急促或换气过度可能与疼痛有关
- 陈-施呼吸可能表明 ICP 增加

4.2.3 心血管评估

- 患者的意识水平可能影响心血管评估结果
- 心动过缓可能提示颅内压增高
- 记录血压升高或脉压增宽

4.2.4 皮肤评估

- 沿分流管通路检查软组织是否有红肿或疼痛
- 监测切口部位是否有感染征象

4.2.5 发热管理

- 记录并报告发热情况
- 如有必要,服用退热药
- 发热可能需要抽取脑脊液进行培养
- 进行全血细胞计数(complete blood count, CBC)和 C 反应蛋白检测,以评估感染情况

4.2.6 疼痛评估

- 评估疼痛的位置和程度
- 根据需要服用药物
- 如果患者有 VPS,请注意腹痛
- 记录疼痛是否随体位而变化(如低颅内压头痛表现为患者坐着或站着时头痛,床头平放时头痛减轻)

4.2.7 患者和家庭的健康指导

- 告知患者和家属分流类型及其参数(如果是可调压分流)
- 鼓励患者和家属查找相关资源,如脑积水协会网站(www.hydroassoc.org)
- 确保患者和家属完全理解出院指导(附录 B1)

4.2.8 协同管理

- 护理
- 神经外科

- 神经学
- 内科医学
  - 物理疗法
  - 作业疗法
  - 语言/认知治疗
- 物理/康复学
- 神经心理学
- 案例管理或社会工作

（魏文娟　任学芳译，孙一睿审校）

推荐阅读

[1] Agamanolis DP. Neuropathology: An Illustrated Course for Medical Students and Residents. Rootstown, OH: Northeastern Ohio University of Medicine; 2008
[2] Bergsneider M, Black PM, Klinge P, Marmarou A, Relkin N. Surgical management of idiopathic normal-pressure hydrocephalus. Neurosurgery. 2005;57(3) Suppl: S29 - S39, discussion ii - v
[3] Bondurant CP, Jimenez DF. Epidemiology of cerebrospinal fluid shunting. Pediatr Neurosurg. 1995;23(5): 254 - 258, discussion 259
[4] Brazis PW. Surgery for idiopathic intracranial hypertension. J Neuroophthalmol. 2009;29(4): 271 - 274
[5] Brean A, Eide PK. Prevalence of probable idiopathic normal pressure hydrocephalus in a Norwegian population. Acta Neurol Scand. 2008;118(1): 48 - 53
[6] Cartwright CC, Wallace DC. Nursing Care of the Pediatric Neurosurgery Patient. 3rd Ed. Heidelberg: Springer; 2017
[7] Drake J, Sainte-Rose C. The Shunt Book. Cambridge, MA: Blackwell Science; 1995
[8] Hydrocephalus Association. About Hydrocephalus: A Book for Families. San Francisco, CA: University of California; 2011
[9] Hydrocephalus Association. http://www.hydroassoc.org. Accessed June 8,2017
[10] Jaraj D, Rabiei K, Marlow T, Jensen C, Skoog I, Wikkelsø C. Prevalence of idiopathic normal-pressure hydrocephalus. Neurology. 2014;82(16): 1449 - 1454
[11] Jones RW, Wallace DC. Hydrocephalus. In: Bader MK, Littlejohns LR, eds. AANN Core Curriculum for Neuroscience Nursing. 6th ed. Philadelphia, PA: WB Saunders; 2016
[12] Klinge P, Marmarou A, Bergsneider M, Relkin N, Black PM. Outcome of shunting in idiopathic normal-pressure hydrocephalus and the value of outcome assessment in shunted patients. Neurosurgery. 2005;57(3) Suppl: S40 - S52, discussion ii - v
[13] McLone DG. Pediatric Neurosurgery: Surgery of the Developing Nervous System. 4th ed. Philadelphia, PA: WB Saunders; 2001
[14] Neilsen N, Breedt A. Hydrocephalus. In: Cartwright CC, Wallace DC, eds. Nursing Care of the Pediatric Neurosurgery Patient. Heidelberg: Springer; 2017
[15] Passero C, McCaffery M. Pain Assessment and Pharmacologic Management. St. Louis, MO: Mosby Elsevier; 2011
[16] Rekate HL. The definition and classification of hydrocephalus: a personal recommendation to stimulate debate. Cerebrospinal Fluid Res. 2008;5: 2
[17] Saito M, Nishio Y, Kanno S, et al. Cognitive profile of idiopathic normal pressure hydrocephalus. Dement Geriatr Cogn Dis Extra. 2011;1(1): 202 - 211

[18] Satzer D, Guillaume D. Hearing loss in hydrocephalus: a review, with focus on mechanisms. Neurosurg Rev. 2016;39(1): 13 - 24, discussion 25
[19] Sirven J, Malamut B. Clinical Neurology of the Older Adult. Philadelphia, PA: Wolter Kluwer; 2008
[20] Torsnes L, Blåfjelldal V, Poulsen FR. Treatment and clinical outcome in patients with idiopathic normal pressure hydrocephalus — a systematic review. Dan Med J. 2014;61(10): A4911
[21] Uretsky S. Surgical interventions for idiopathic intracranial hypertension. Curr Opin Ophthalmol. 2009;20(6): 451 - 455
[22] van Veelen-Vincent ML, Delwel EJ, Teeuw R, et al. Analysis of hearing loss after shunt placement in patients with normal-pressure hydrocephalus. J Neurosurg. 2001; 95(3): 432 - 434

5　电解质紊乱

Electrolyte Disturbances

Denita Ryan

【摘要】 电解质紊乱可见于许多神经系统疾病患者，钠或葡萄糖的失衡最为常见。这些电解质紊乱会对神经功能产生严重的负面影响。因此，护士们了解其异常的原因、体征和治疗至关重要。
【关键词】 抗利尿激素；脑性耗盐综合征；尿崩症；高钠血症；低钠血症；抗利尿激素分泌失调综合征

5.1　电解质平衡

脑损伤有时会导致电解质失衡。任何电解质（钠、钾、氯或二氧化碳）都可能会失去平衡，但神经疾病中，患者的血钠水平最有可能受到影响。

另一种常见的与电解质失衡有关的代谢疾病是糖耐量受损或血糖过高或过低。葡萄糖是一种单糖，和电解质一样，属于代谢功能检验的一部分。虽然葡萄糖本身不是一种电解质，但有神经功能情况的患者在电解质失衡时，常伴有葡萄糖失衡。

电解质和葡萄糖失衡会加重神经损伤，导致其进一步减退。因此，早期发现和处理是处理电解质紊乱的最好方法。

5.2　钠

各医疗机构的血钠正常值可能略有差别。血钠正常值或实验室参考值通常在 135～145 mmol/L。

5.2.1　抗利尿激素

抗利尿激素（antidiuretic hormone，ADH），也被称为血管加压素，是一种肽激素，在血管和肾脏中的有活性。它能造成吸收更多的水分到血液，稀释血液，降低血钠浓度。

- 由下丘脑产生，储存于垂体后叶，并释放入体循环
- ADH 的分泌由以下两个途径调节
  - 颈动脉窦（和主动脉弓）的压力感受器

    - 血浆渗透压(框 5.1)
- 快速的血压和血容量的降低

框 5.1 渗透压

- 渗透压的定义是每千克体重中溶剂中的颗粒数
- 正常血清渗透压为 275～295 mOsm/kg

ADH 的作用

- 增加水分再吸收
    - 稀释循环血液
    - 减少和浓缩尿液
- 对维持渗透压,血钠和尿钠水平起关键作用
- 缺乏 ADH 可导致尿崩症(diabetes insipidus, DI),本章稍后作讨论

5.2.2 低钠血症

低钠血症是指血清钠过低的一种状态。在大多数医院,低钠血症的诊断是患者的血清钠水平低于 135 mmol/L。低钠血症可能由多种因素所致,包括:

- 在神经疾病的患者中相对多见
- 可引发脑水肿,会增加 ICP(见第 3 章)(框 5.2)
- 由高血容量负荷所致(被称为高血容量性低钠血症),见于充血性心力衰竭

在神经外科患者中,低钠血症是抗利尿激素分泌失调综合征(syndrome of inappropriate antidiuretic hormone, SIADH)或脑性耗盐综合征的表现。这两种低钠血症的病因和治疗方法有很大差异(框 5.3 和表 5.1)。

框 5.2 临床警示:低钠血症

- 低钠血症可引发脑水肿
- 脑水肿患者或有脑水肿危险的患者可维持较高的血清钠水平

框 5.3 可引发低钠血症的情况

- 大多数中枢神经系统疾病，包括：
  - 脑创伤
  - 肿瘤
  - 脑卒中
  - 感染（如脓肿、脑膜炎和脑炎）
- 肺部疾病，包括：
  - 癌肿
  - 慢性阻塞性肺病
  - 肺炎
- 药物，包括：
  - 麻醉药品
  - 选择性 5-羟色胺重摄取抑制剂[如盐酸帕罗西汀（帕罗西汀）、盐酸舍曲林（左洛复）、氢溴酸西酞普兰（喜普妙）]
  - 某些阿片类药物
  - 卡马西平（用于癫痫或神经痛患者）

表 5.1 SIADH 与脑性耗盐综合征的比较

比较的因素	SIADH	脑性耗盐综合征
血钠值	低于 134 mmol/L	低于 134 mmol/L
尿钠值	正常或增加	增加
血渗透压	降低	正常或升高
尿渗透压	升高	正常或升高
血容量	正常或增加	减少
液体限制	限水，每 24 小时约 1 L	不限
治疗方法	液体限制；可添加盐补充剂，如含盐片剂和高渗盐水溶液（3%）。还可适当使用速尿	容量替代、补充盐或高渗盐水溶液（3%）
相关的神经系统病变	可能与所有的神经系统病变相关，包括脑肿瘤、脑卒中、创伤和感染	蛛网膜下腔出血

缩写：SIADH，抗利尿激素分泌失调综合征。

抗利尿激素分泌失调综合征

- 垂体释放过多的抗利尿激素导致电解质紊乱
- 低钠血症伴尿渗透压高
- 可发生于高血容量或血容量正常的患者

- 与颅内创伤、畸形或恶性肿瘤有关

抗利尿激素分泌失调综合征的临床表现

- 神志不清
- 嗜睡
- 抽搐
- 意识水平下降
- 脑水肿,颅内压增高表现
- 液体负荷增多表现
- 可出现体重增加

脑性耗盐综合征

- 表现为低钠血症伴低血容量(血容量减少)
- 往往与蛛网膜下腔出血相关,有或无血管痉挛

脑性耗盐综合征的临床表现

- 神志不清
- 嗜睡
- 抽搐
- 意识水平下降
- 脑水肿,颅内压增高的表现
- 可出现直立性低血压
- 可出现体重下降
- 从症状不明显到症状严重(框 5.4)

框 5.4 低钠血症

- 在颅内疾病或创伤的情况下,即使轻度低钠血症也可引起症状
- 慢性低钠血症患者可能不会立即出现症状

低钠血症的治疗

- 抗利尿激素分泌失调综合征和脑性耗盐综合征的治疗完全不同
- 在开始治疗前必须明确低钠血症的原因
- 液体限制可能对脑性耗盐综合征患者极其有害

抗利尿激素分泌失调综合征的治疗

- 限液,特别是限自由水
- 盐补充剂,包括高渗盐水溶液,或许有效

脑性耗盐综合征的治疗方法

- 补充液体
- 盐补充剂和高渗盐溶液
- 限液是完全不能的，因为会引发血管痉挛（框 5.5）

框 5.5 临床警示：纠正低钠血症

- 应小心地纠正低钠血症，24 小时内血清钠水平升高不应超过 10 mmol/L
- 过快纠正可能会导致一种罕见但严重的神经功能情况，即脑桥中央髓鞘溶解症，后者会导致神经功能恶化或死亡

5.2.3 高钠血症

高钠血症是指患者的血清钠水平过高。大多数医院血清钠水平超过 150 mmol/L 诊断为高钠血症。在神经外科临床中，高钠血症通常与 ADH 缺乏导致的尿崩有关。

尿崩症

- 表现为高钠血症和低尿比重
  - 尿比重试验是测量尿液中溶质的浓度
  - 尿密度与水密度比
- 尿崩症患者的肾脏无法浓缩尿液，导致大量稀尿排出体外
- 有口渴和脱水症状
- 各种潜在原因
  - 最常见的是抗利尿激素分泌减少导致的。
  - 常见于垂体肿瘤引起的垂体功能改变或创伤性脑损伤（见第 7 章）（框 5.6）

框 5.6 尿崩症的病因

- 下丘脑-垂体门脉系统的损伤，该系统功能是将激素从下丘脑运送到垂体后叶
- 蝶鞍的原发或转移性病灶（如垂体肿瘤）
- 感染
- 血管病变（如前循环动脉瘤和脑卒中）
- 鞍区创伤
- 家族性（遗传性）

尿崩症的临床表现

- 多饮(极度口渴)
- 多尿(尿量多,至少连续3小时尿量超过300 mL/小时)
- 尿比重低(≤1.004)
- 脱水(表5.2)

表 5.2 尿崩症的特点

项目	尿崩症
血钠值	大于150 mmol/L
尿钠值	正常
血清渗透压	正常或升高
尿液渗透压	升高
尿比重	下降(1.000～1.005)
血容量	下降
治疗	容量补充并用醋酸去氨加压素(desmopressin acetate, DDAVP)
相关的神经系统疾病	垂体病变和颅内创伤

表 5.3 治疗电解质紊乱的用药

治疗方法	指征	护理措施
盐剂	补钠、SIADH、脑性耗盐综合征	监测血钠含量,不要空腹补钠(可能会引起恶心),记录出入液量
高渗性盐水	补钠、SIADH、脑性耗盐综合征	测血钠和血浆渗透压(通常每6小时),以确保维持在可接受的值范围内 由于溶液对静脉有刺激性,应确保静脉通路通畅;大管径或中心静脉通路最佳严格监控出入液量
地美环素	抗利尿激素的拮抗剂、SIADH	记录血钠水平,以及出入液量 四环素过敏患者禁用
呋塞米(速尿)	体液容量减少(水分丢失高于钠的流失,增加尿钠)、SIADH	监测血钠 记录出入液量

（续表）

治疗方法	指征	护理措施
醋酸去氨加压素	外源性 ADH 和 DI	测血钠和血浆渗透压（通常每 6 小时） 严格监测出入液量 测尿比重

缩写：ADH，抗利尿激素；DI，尿崩；SIADH，抗利尿激素分泌失调综合征。

尿崩症的治疗

- 液体替代治疗
- 增加抗利尿激素或外源性抗利尿激素

5.3 其他常见电解质的紊乱

5.3.1 钙

- 正常范围为 2.25～2.75 mmol/L
- 对神经肌肉传导和凝血起关键作用
- 由甲状旁腺控制
- 低钙血症与癫痫、低血压和心律失常有关
- 高钙血症可引起肌肉无力、意识混乱和昏迷

5.3.2 钾

- 正常范围为 3.5～5.0 mmol/L
- 是合成蛋白质和葡萄糖必需物质
- 帮助维持细胞膜电位
- 钾紊乱可引起心律失常

5.3.3 镁

- 由肾脏排出调节
- 与血管平滑肌张力调节有关
- 增加肌肉抽动的发生率
- 增加癫痫发作的风险

5.4 葡萄糖

虽然葡萄糖不是电解质，但神经功能创伤或疾病常常影响到血糖

平衡,可以通过指尖快速血糖测定。它也是神经系统病变患者代谢临床检测的其中一项。正常的血糖范围是 3.88～8.33 mmol/L(70～150 mg/dL)。

5.4.1 高血糖症

高血糖症是指血液中的葡萄糖水平过高。可增加神经系统病变患者的死亡率和发病率。当患者的血糖超过 8.33 mmol/L(150 mg/dL)时可诊断为高糖血症,有以下情况:

- 脑水肿加重
- 脑卒中范围的扩大(或大脑受影响的程度)(见第 8 章)

5.4.2 低血糖症

当血糖水平降得太低时就会发生低血糖,通常低于 3.88 mmol/L(70 mg/dL)

- 低血糖可导致脑缺氧,不利于神经系统损伤或神经系统疾病患者的治疗

5.5 电解质紊乱患者的护理

电解质紊乱在神经外科患者中很常见,其后果可能是轻微的,如住院时间延长;但也可能是严重的,包括严重的神经功能障碍和死亡(表 5.4)。更全面的护理管理指南见附录 A3。

第2部分

表 5.4 电解液紊乱:关注重点

并发症	提示	护理措施	基本原理
意识混乱、意识水平下降、癫痫发作	低钠血症	• 监测实验室检验值,尤其是血清钠、血浆渗透压和尿钠 • 检查静脉输液(如果要输,避免输注葡萄糖溶液) • 按照医嘱补充盐剂或高渗溶液 • 如果疑有 SIADH,限制液体(脑盐消耗综合征则不能) • 严格监测出入液量 • 报告新出现的异常值	• 低钠血症可加重脑水肿,增加颅内压 • 对蛛网膜下腔出血患者的液体限制(绝对禁忌证)可能加重血管痉挛 • 会引起意识混乱和脑水肿

（续表）

并发症	提示	护理措施	基本原理
	低糖血症	• 可以用指尖快速血糖检测或抽血检测血糖 • 遵医嘱使用 D50 静脉输入	• 低血糖或高血糖可加重脑水肿，颅内压升高
	高血糖症	• 可以用指尖快速血糖检测或抽血检测血糖 • 遵医嘱使用胰岛素	• 低血糖或高血糖可加重脑水肿，颅内压升高
意识混乱、多饮、多尿	尿崩症	• 监测实验室检验值，特别是血清钠和血浆渗透压 • 检查尿比重 • 严格监控出入液量 • 遵医嘱使用 DDAVP • 报告新出现的异常的检验结果或体液失衡	• 如果不治疗，可能会导致意识混乱或脑水肿

缩写：D50，50％葡萄糖溶液；SIADH，抗利尿激素分泌失调综合征；DDAVP，醋酸去氨加压素。

本章为电解质紊乱患者的护理，提供基本参考。文献列举在章节最后，这些文献在如何提供最佳的护理方面给予了更多的信息。

5.5.1 神经系统评估

- 评估意识水平（见第 2 章）
- 报告任何精神活动变化，包括嗜睡和混乱
- 神经功能缺损极少是局部的
- 观察 ICP 升高的迹象（见第 3 章）
- 关注由血钙紊乱引起的运动或感觉功能方面的任何变化

5.5.2 呼吸系统评估

- 进行气道评估
- 观察呼吸频次和节律
- 必要时，监测动脉血气和氧饱和度
- 呼吸评估的结果要联系意识水平

5.5.3 心血管评估

- 使用血流动力学监测

- 心律失常者监测 ECG,尤其是在血钾紊乱时
- 观察液体超负荷或脱水的征象
- 心血管评估结果要联系意识水平

5.5.4 体液和电解质评估

- 监测所有电解质水平,特别是血钠的情况
- 监测血糖水平
- 报告任何新的异常检验结果
- 监测尿比重
- 按医嘱给药
- 精确记录出入液量,包括引流液总量
- 每天记录患者的体重
- 知晓患者所服用的其他药物和食物,这些可能影响到电解质水平(框 5.7)

框 5.7 类固醇和葡萄糖

- 使用类固醇(地塞米松)会升高血糖

5.5.5 癫痫发作

- 遵医嘱给药时,要清晰知道药物的相关作用和血药水平
- 安全防护

5.5.6 患者与家属的教育

- 教育患者和家属如何进行电解质的持续监测,并告知他们饮食和药物注意事项

5.5.7 协作管理

- 护理
- 神经外科
- 内科
- 内分泌咨询,特别是对垂体疾病或糖尿病患者的血钠管理
- 膳食咨询
- 糖尿病健康教育

- 病案管理或社区工作人员，利于家庭糖尿病护理

（金莺　孙一睿译，王晨审校）

推荐阅读

[1] Avanecean D, McNett MM, Villanueva NE. Neuroendocrine. In: Bader MK, Littlejohns LR, Olson DM, eds. AANN Core Curriculum for Neuroscience Nursing. 6th ed. Chicago, IL: American Association of Neuroscience Nurses; 2016, pp. 217-228

[2] Chamberlain L. Hyponatremia caused by polydipsia. Crit Care Nurse. 2012;32(3): e11-e20

[3] Greenberg MS. Handbook of Neurosurgery. 8th ed. New York, NY: Thieme Medical Publishers; 2016

[4] Hickey J. Clinical Practice of Neurological and Neurosurgical Nursing. 7th ed. Philadelphia: Lippincott Williams and Wilkins; 2013

[5] Keane M. Recognising and managing acute hyponatraemia. Emerg Nurse. 2014;21(9): 32-36, quiz 37

[6] McGrail A, Kelchner LN. Adequate oral fluid intake in hospitalized stroke patients: does viscosity matter? Rehabil Nurs. 2012;37(5): 252-257

[7] Mentes JC, Kang S. Hydration management. J Gerontol Nurs. 2013;39(2): 11-19

[8] Nelson JM, Robinson MV. Hyponatremia in older adults presenting to the emergency department. Int Emerg Nurs. 2012;20(4): 251-254

[9] Thomason C. Dehydration in stroke patients admitted to hospital. Nurs Times. 2012;108(42): 23

[10] Yuan W. Managing the patient with transsphenoidal pituitary tumor resection. J Neurosci Nurs. 2013;45(2): 101-107, quiz E1-E2

[11] Zygun DA, Steiner LA, Johnston AJ, et al. Hyperglycemia and brain tissue pH after traumatic brain injury. Neurosurgery. 2004;55(4): 877-881, discussion 882

6　癫痫发作

Seizures

Madona Plueger

【摘要】 癫痫发作是神经系统疾病患者可能出现的一种并发症。癫痫发作有许多不同的类型，每一种类型都有不同的临床表现、症状和治疗方法。实施有效的护理，需要医护团队了解癫痫发作的不同类型、临床表现以及对应的治疗方法，其中包括药物治疗、非药物治疗、外科手术以及专业监护系统。

【关键词】 癫痫；癫痫监护系统；部分性发作；原发性全面性发作；心因性非癫痫发作；癫痫发作症状学；癫痫持续状态

6.1　概述

癫痫发作是大脑神经元不受控制导致异常放电而发生的一种单一的、暂时性的症状，可见于大多数神经系统疾病，包括肿瘤、创伤和感染，如脑膜炎等。它也可发生于非神经系统疾病，如脱水和其他代谢问题。癫痫发作可发生于任何年龄段，但最常见于儿童和 60 岁以上的人群。发达国家癫痫发作的发病率为 0.5%～1%（框 6.1）。

框 6.1　癫痫发作的相关因素

- 神经发育异常（如脑瘫）
- 由细菌、病毒、真菌、寄生虫或无菌性带来的颅内感染（如脑膜炎、脑炎和脓肿）
- 脑血管疾病（如缺血性脑卒中或脑出血，以及血管畸形）
- 脑部肿瘤
- 创伤
- 缺氧
- 基因和染色体异常
- 阿尔茨海默病
- 代谢异常（如低钠血症、低血糖和脱水）
- 特发性疾病

癫痫患者的抽搐发作是自发的，并可复发。癫痫可以是先天性的，也可以由潜在的疾病引起。癫痫是中枢神经系统最常见疾病之一，仅在美国就有约 290 万癫痫患者。2010 年，国际抗癫痫联盟将癫痫归为一种疾病。癫痫患者常在寻求有效的治疗时遇到阻碍，也常被公众误解，使患者产生病耻感。

6.2 癫痫发作的分类

癫痫发作有多种类型，一个癫痫患者可表现为不止一种的发作类型。癫痫根据发作类型（表 6.1）和其他的一些重要特征来分类。这些特征包括：

- 癫痫发作的诱因
- 临床特征（如行为和动作）
- 异常的脑电记录（如尖波和棘波）
- 遗传特征
- 预期病程
- 对治疗的预期反应

表 6.1 癫痫分类

类型	部分性	特征	全面性	特征
特发性（遗传性）	儿童良性局灶性癫痫	癫痫发作并不频繁，通常在夜间发作；发病间隔时间为 1～3 年	儿童失神癫痫发作（又称癫痫小发作）	一天可发作数次；女孩比男孩常见
			青少年肌阵挛性癫痫（又称 Janz's 综合征）	可发生在早晨或压力大时或疲劳时；不伴精神退变
			觉醒时抽搐发作性癫痫	癫痫大发作
症状性（原因已知）	颞叶癫痫	占癫痫的 60%；多有先兆症状	West 综合征	婴儿痉挛症
	额叶癫痫	通常表现为患者入睡时反复发生的短暂性癫痫发作	Lennox-Gastaut 综合征	非典型失神癫痫
隐原性（病因不明）				

注：这些列表并不全面，只包括最常见的癫痫类型。

6.2.1 全面性癫痫发作

- 特发性全面性癫痫的唯一发作类型
  - 具有遗传因素
  - 常见于年轻人群
  - 累及双侧大脑半球
  - 导致意识丧失
  - 症状包括：
    - 空凝视
    - 跌倒
    - 突发的肌肉抽动
    - 重复性的肌肉强直和放松

继发性全面性癫痫发作尤其常见，表现为局部癫痫发作，意识丧失。

6.2.2 部分性癫痫发作

- 影响一侧大脑半球的特定区域
- 可发展为长期癫痫发作
- 源于大脑某个特定部位的结构破坏(症状类型可表明受影响的大脑区域)
- 可能发展为癫痫持续状态，或反复(持续)癫痫发作，患者在发作期间无法恢复意识

单纯部分性发作

- 这种短暂的异常感觉也被称为先兆；它可能，但不一定会发展为更严重的癫痫发作
- 不会导致意识丧失
- 根据引发癫痫发作的大脑部位，单纯部分性癫痫发作可表现为：
  - 运动症状(如身体一侧或两侧肌肉强直或抽动)
  - 视觉、听觉、嗅觉和味觉异常
  - 眩晕感
  - 自主神经受累表现(如面色苍白、出汗、面部潮红、瞳孔散大和上腹部不适)

复杂部分性发作

复杂部分性发作通常开始于大脑的颞叶或额叶，然后扩散到其他

区域。它可能通常开始表现为运动障碍，最终导致意识障碍。这种类型的癫痫发作之前可有先兆。常表现为：

- 意识丧失和几分钟的无反应
- 空凝视和意识改变（如意识混乱和精神涣散）
- 异常的感觉（如记忆回闪、周围环境的陌生感、"灵魂出窍"的体验、幻听或幻视，以及强烈的情绪反应，如愤怒、恐惧、得意和悲伤）
- 不自主行为（如咂嘴、咀嚼、捡东西、漫无目的地行走、在公共场合脱衣服、重复单词和短语）
- 缺乏安全意识（如对交通、火灾或高空的危险性失去感知）

癫痫发作后的这段时间称为发作后期。在复杂部分性发作后，患者可能会感到混乱，甚至可能不记得发生过什么事。

心因性非癫痫发作

心因性非癫痫发作是一种由心理压力引起的无意识发作，通常发生时没有心理病理方面的证据。换句话说，患者可能表现出癫痫发作的症状，但脑部却没有异常活动的迹象。有时，它被称为假性癫痫发作，但应避免使用这个术语，因为它暗示患者是假装癫痫发作和患者在装病。心因性非癫痫发作可能掩盖实际尚未确诊的疾病，例如：

- 焦虑
- 创伤后应激障碍
- 转换障碍
- 精神错乱
- 躯体化障碍
- 强化行为模式（常指认知受损患者）

躯体起源的非癫痫发作

- 代谢异常
- 心功能不全
- 运动障碍
- 偏头痛
- 药物的不良反应

癫痫发作症状学

癫痫发作症状学是描述其临床表现如发作的症状的一种方法。有助于发现癫痫发作的集中部位，即发作大脑起源位置（图 6.1 和表 6.2）。

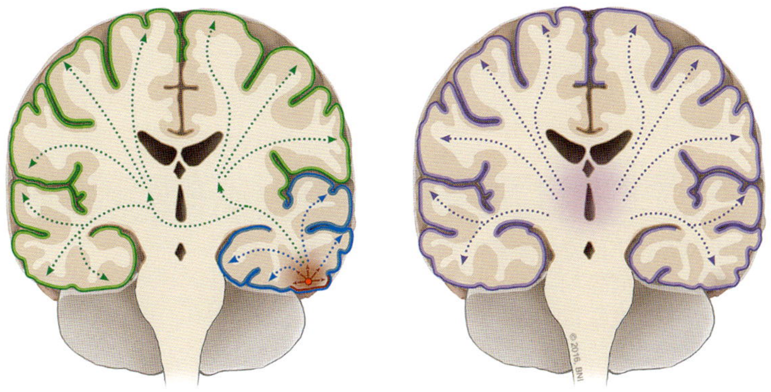

部分性发作（75%）
单纯部分性
复杂部分性
继发性全面性发作

全面性发作（25%）
失神发作，肌肉抽动，
强直，阵挛，
强直型肌阵挛，肌张力消失

图 6.1　癫痫发作症状学

表 6.2　癫痫发作症状学

发作的部位	临床表现
优势半球	语言延迟恢复和短暂性失语
额叶	发生时无征兆，有时在睡眠中 不停息或双侧肢体活动
顶叶	不太常见 可能有感觉先兆 可能与额叶癫痫的临床表现类似 常发生在血管畸形和皮质发育不良的患者中 患者通常对外科治疗反应良好
颞叶	大约 80%有先兆 先兆可以根据症状类型分类（如躯体感觉、特殊感觉、自主神经功能或精神症状）
枕叶	常伴视觉先兆 电波扩散可导致发作为颞叶或额叶癫痫特征

6.2.3 癫痫的诊断

全面了解患者发作史对诊断癫痫至关重要(框 6.2)。这些病史应该包括:

框 6.2 2014 年国际抗癫痫联盟诊断标准

- 如果满足以下任何一项标准,则认为患有癫痫:
  - 至少两次间隔 24 小时的独立发作
  - 一次独立发作和可能的累积发作
  - 癫痫综合征的诊断
- 连续 5 年未服用抗癫痫药物且超过 10 年未发,可认为癫痫被治愈

- 发作类型
- 发作频率
- 首次发作的年龄
- 家族史
- 诱因
- 抗癫痫药物(antiepileptic drug, AED)的用药情况

影像学检查和无创诊断试验

以下章节中描述的影像学检查和无创性诊断可以帮助医师确认患者癫痫发作的类型和癫痫灶,以便他们能够诊断或排除癫痫(表 6.3)。

表 6.3 癫痫诊断方法

诊断方法	测试过程	预期结果	护理要点
EEG	将电极片通过导电糊贴在头皮上,脑电图完成后可以清洗去除,脑电图大约需要 1 小时	发作呈痫样放电	向患者详细解释操作过程,强调合作的重要性;应暂停某些可能会刺激或抑制脑电波,食物,液体和药物(包括 AED)
MRI	磁场和射频脉冲可以显示身体内部结构,包括器官和软组织	结构性病变,可能是癫痫灶	监护仪、遥测装置、神经刺激器或静脉泵不能带入 MRI 室

（续表）

诊断方法	测试过程	预期结果	护理要点
PET	患者必须在检查过程中平躺不动 患者将接受正电子核素葡萄糖注射，大约需要 45 分钟才能排出体外	低代谢区域，可能是癫痫发作部位	糖尿病患者须调整胰岛素使用剂量
发作期 SPECT	癫痫发作期间向患者静脉注射放射性跟踪剂，追踪大脑血流	放射性跟踪剂有助于确定癫痫发作病灶	不常用
脑地形图	贴在大脑上的电极有助于医疗队伍确定大脑电活动图	大脑地形图能够显示癫痫发作的大脑起源部位	患者需进入癫痫监测病房
深部电极	钻孔植入电极，通常用于颞叶内侧癫痫的可疑病例	电极可显示癫痫发作的大脑起源部位	患者须进入癫痫监测病房，为外科手术
Wada 测试	神经放射科医师通过向颈内动脉注射麻醉剂使一侧大脑短暂休眠，以确认注射侧大脑处于安静状态，同时进行脑电图监测	确认优势半球并定位语言和运动功能区	Wada 测试之前需行脑血管造影
硬膜下电极	需通过开颅手术放置电极	电极可以显示出癫痫发作的大脑起源部位	患者须先入住ICU，后进入癫痫监测病房
视频 EEG 监测	连续脑电图监测同步摄像监测患者癫痫发作时的行为	通过发作时患者行为揭示发作类型	患者必须进入癫痫监测病房

缩写：AED，抗癫痫药；EEG，脑电图；PET，正电子发射断层扫描；SPECT，单光子发射计算机断层扫描

影像学

- MRI
  - 识别结构性病变或硬化部位以定位癫痫灶
- 正电子发射计算机体层成像（positron emission tomography，PET）
  - 识别低代谢区以确定癫痫灶
- 发作期单光子发射计算机断层成像（single photon emission

computed tomography, SPECT)
  ○ 癫痫发作期间静脉注射放射性跟踪剂有助于通过追踪大脑血流来确定癫痫病灶

其他诊断试验

- 脑电图(electroencephalogram, EEG)
  - ○ 无创;记录 20 分钟的脑电波活动(表 6.4)
  - ○ 定侧(确定癫痫发作是起源于左半球还是右半球)定位(确定病灶在一侧大脑半球的具体位置)从标准头皮 EEG 记录开始
  - ○ 在单侧定位的发作间期出现痫样放电是高度怀疑该病灶就是癫痫灶
  - ○ 头皮 EEG 在复杂性部分性或继发性全面性癫痫发作期间通常出现单侧节律性放电,其频率和振幅在发作后期增强,不同区域有所不同
  - ○ 标准脑电图使用的两种激发试验
    - 过度换气:在该测试中,嘱患者过度换气 3~5 分钟,使脑内二氧化碳的水平降低,诱发癫痫和其他异常神经元活动
    - 光刺激:在此测试中,使用闪光灯诱发惊厥,光刺激可诱发 5%的癫痫患者癫痫发作

表 6.4 脑电图上的脑电波

波形	赫兹范围	位置	正常情况	病理情况
Delta	0~4 Hz	额叶	成人的慢波睡眠	弥漫性病变 代谢性脑病 脑积水
Theta	4~7 Hz	正常时两侧对称,异常时不对称	正常困倦	清醒成人后至节律 代谢性脑病或深部中线疾病
Alpha	7~14 Hz	两侧头后部;优势半球波幅较高	放松或反射,闭眼	昏迷
Beta	15~30 Hz	两侧,对称分布,波动较明显;低振幅波	警觉时、工作时活跃的、忙碌的或焦虑的思考和注意力集中	皮质损害患者中不可见苯二氮䓬类药物使用

    ○ 如果不是在癫痫发作期进行 EEG 监测，可能就无法捕捉到癫痫发作的电位活动
    ○ 单纯部分发作，包括先兆，经常不能在头皮 EEG 中显现
- 脑电图-视频监控
    ○ 是癫痫手术评估的基础，包括连续的脑电图与同步摄像机监控，以便在癫痫发作时观察患者的行为
    ○ 接受此类检查的患者将被转移到癫痫监测病房（epilepsy monitoring unit，EMU），直到他们出现典型的癫痫发作
    ○ 期间通常停用 AED 以便更快地捕捉癫痫发作
    ○ 脑电图-视频监控可以确认患者的行为是否是真正的癫痫发作
    ○ 转入 EMU 进行术前评估的患者中，约 25%没有发现癫痫发作（大多数为心因性非癫痫发作）
- Wada 测试
    ○ 确定语言和记忆的优势半球
    ○ 在此测试中，意识清醒的患者在单侧中枢颈内动脉内注射异戊巴比妥（阿米妥）后进行脑血管造影；异戊巴比妥再麻醉对侧半球
    ○ 要求患者记住各种词语
    ○ 测试患者注射药物后的语言能力（当语言优势半球被麻醉后，患者将无法说话或不理解语言）
    ○ 麻醉作用消失后让患者回忆单词来测试其记忆力

有创性诊断和监测

药物治疗失败的癫痫患者通常会选择外科手术治疗。这个过程，如以下各节所述，在术前评估期间，须将电极直接放在大脑表面或内部，来准确定位癫痫灶。最常见的两种电极类型为深度电极和硬膜下电极。

深度电极

- 电缆的末端带有圆柱形触点，主要用于疑似颞叶内侧癫痫的病例
- 放置在海马体和杏仁核中，用于颞叶内侧癫痫（见第 1 章）
- 立体定向定位经颅骨钻孔植入（见第 15 章）
- 可以与硬膜下条状电极结合使用，下面会介绍

硬膜下电极

- 嵌入薄塑料带中的铂金或不锈钢圆点

- 可用于记录癫痫发作的起源，还可以在非手术时刺激大脑皮质来定位皮质功能区
- 可记录大脑表面的活动
- 最常用于新皮层癫痫或疑似颞叶内侧癫痫病例，以描述癫痫起源（图 6.2 和图 6.3）
- 需要开颅手术才能放置

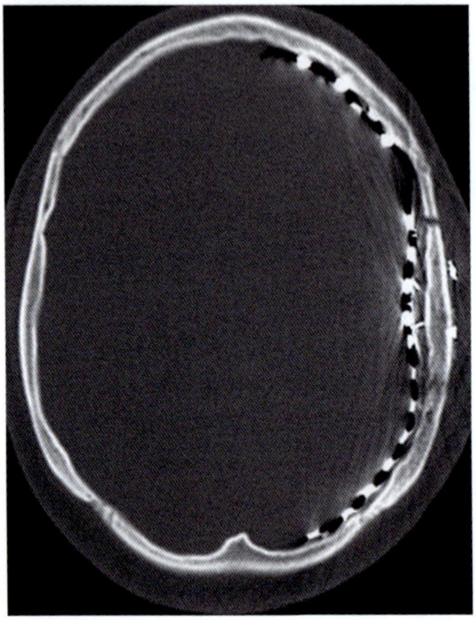

图 6.2　轴位 CT 显示硬膜下电极

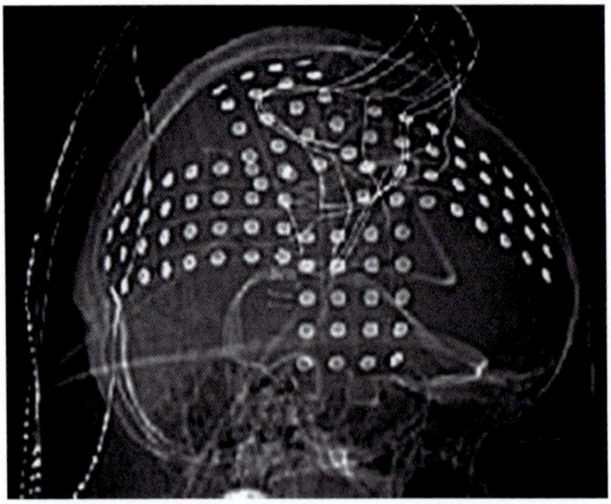

图 6.3　矢状位 CT 显示硬膜下电极

大脑地形图

- 需在患者清醒时进行本项操作
- 在大脑表面放置一个网格，并且通过网格电极的触点对大脑的各区域进行电刺激
- 在刺激过程中对患者进行神经系统评估有助于确定网格电极下大脑不同区域的功能，使外科医师可以确定切除大脑特定区域的安全性（图 6.4 和表 6.5）

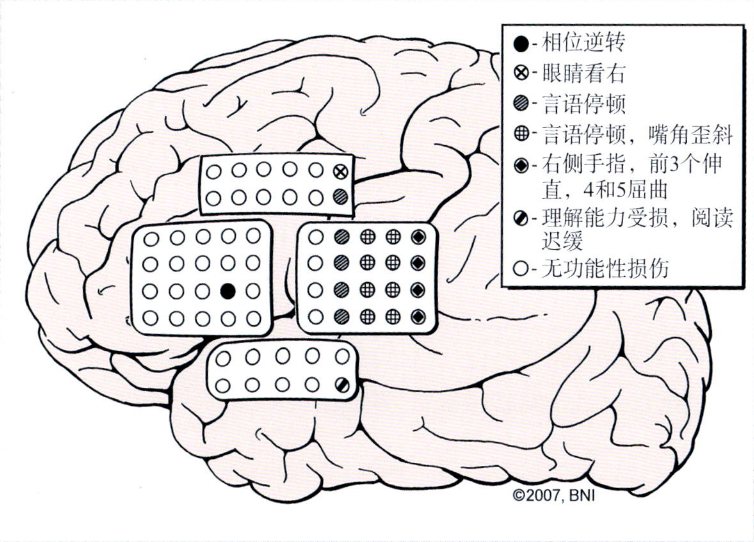

图 6.4　大脑定位

表 6.5　有创监测技术的优缺点

设备类型	优势	缺点	并发症
深部电极	需要小的颅骨钻孔 无须开颅，低并发症 提供大脑不同区域的快照 确定大脑中癫痫发作的特定起源区域	对功能区起源癫痫无帮助 不利于特定切除范围 对功能区刺激没有帮助	感染 疼痛 肺炎 深静脉血栓 出血 水肿

（续表）

设备类型	优势	缺点	并发症
条状电极或网格电极	光滑的硅胶和塑料表面嵌入电极 有不同的设计可供选择 能刺激并记录其活动 直接放置在大脑阻电 当没有明显的病变时是必不可少的	需要开颅手术进行插入和取出 术后水肿增加并发症的发生率 病灶切除后的患者有重要大脑结构受损的可能性 有创操作可能导致感染的发生	感染 疼痛 肺炎 深静脉血栓 出血 水肿 电极意外肿瘤

6.2.4 癫痫的治疗

内科治疗

- 抗癫痫药；但是，只发过一次癫痫发作，可不给予抗癫痫药（表 6.6）

表 6.6 癫痫治疗的药理学

药物/剂量	癫痫发作类型	不良反应	护理要点
苯妥英钠（苯妥英） 300～600 mg/d	部分性 全面性	镇静 牙龈肿大 皮疹 恶心 神志混乱 神经紧张 言语模糊 协调功能下降	监测患者过敏反应 静脉注射苯妥英钠或磷苯妥英钠可有效治疗癫痫持续状态 静脉注射苯妥英钠必须通过内径大的导管缓慢给药 监测患者在癫痫发作期间药物浓度，注意毒性反应，如嗜睡、眼球震颤和共济失调
卡马西平（得理多） 600～1 200 mg/d，分次服用	部分性 不用于失神发作（即短暂的意识丧失）	镇静 头晕 恶心 视力模糊 眼球震颤	应和食物一起服用 避免特定遗传类型的难治性癫痫 较老的 AED（如苯妥英钠、得理多、丙戊酸钠）会改变代谢，影响血药水平，影响发作阈值 可降低血清钠

（续表）

药物/剂量	癫痫发作类型	不良反应	护理要点
苯巴比妥（鲁米那） 60～250 mg/d，分次或单次给药	部分性 全面性	镇静 可导致记忆或认知困难 可会加剧抑郁症	勿突然停药，这样会增加癫痫发作的频率
德巴金（丙戊酸钠或双丙戊酸钠） 15～60 mg/(kg·d)，分次给药	全面性	震颤 体重增加	可能会增加苯妥英的血药水平 在癫痫发作期间监测患者的血药浓度
拉莫三嗪 300～500 mg/d	部分性 全面性	皮疹 头痛 头晕 视物模糊	与丙戊酸同时服用发生皮疹的风险较高，用药剂量由治疗效果而非血药浓度决定
加巴喷丁 900～3 600 mg/d，分次给药	部分性	镇静 头晕 共济失调 协调性能力下降 眼球震颤	不应在服用抗酸剂后 2 小时内服用 可用于神经性疼痛
妥泰（托吡酯片） 200～400 mg/d	部分性 辅助治疗	镇静 情绪障碍 有体重降低的可能 肾结石（常见于男性）患者 精神运动迟缓 视力问题 协调能力下降	服药期间增加液体的摄入量，小剂量开始，之后缓慢增加剂量 可能会降低口服避孕药患者的雌激素水平，并且可能导致月经周期不规律或痛经
非氨酯 600～3 600 mg/d	部分性 全面性	失眠 体重降低 再生障碍性贫血 严重者可能出现肝功能衰竭 胸痛 神志错乱	与其他 AED 同时服用可产生多种药物不良相互作用 监测血细胞计数并进行肝功能检查

（续表）

药物/剂量	癫痫发作类型	不良反应	护理要点
唑尼沙胺 100～400 mg/d，分次或单次剂量	部分性 作为辅助治疗	镇静 食欲下降 易激惹 肾结石 抑郁	对磺胺类药物过敏的患者禁用
开普兰（左乙拉西坦） 1 000～3 000 mg/d，分次服用	部分性	镇静 行为异常	与上呼吸道感染增加有关
拉科酰胺片 10～400 mg/d，分次服用	部分性 作为 17 岁以上患者的辅助治疗	头晕、头痛 复视 震颤	在肾脏中代谢
吡仑帕奈 以 2 mg/d 或 4 mg/d 开始，具体取决于其他正在服用的 AED	部分性	视物模糊 影响平衡能力 易激惹	可能引起严重的行为或精神反应，因此严格掌控服药剂量至关重要
醋酸艾司利卡西平 400～800 mg/d	部分性	晕眩 嗜睡 复视 疲劳 合作能力缺失 恶心呕吐	注意与其他 AED 的相互作用 禁忌同时服用奥卡西平

缩写：AED，抗癫痫药物。

- 患者可以在癫痫监测病房进行观察（框 6.3）

框 6.3 癫痫监测病房

什么是癫痫监测病房?

EMU 是专门照顾癫痫患者的病房或区域。在 EMU 中，癫痫的识别和诊断是由对癫痫的识别，诊断和处理经专业培训人员来管理的。

目的

EMU 中的医疗团队可协助：

- 通过诱导癫痫发作从而正确诊断癫痫
- 确定癫痫病灶的部位
- 治疗建议

第一阶段
- 进行视频和脑电图记录以排除非癫痫性发作
- 区分全面性发作和局灶性发作
- 确认不能进行外科手术的患者是否合适迷走神经刺激

第二阶段
- 使用颅内电极进行监测的患者返回 EMU
- 通过钻孔手术置入深部电极，伸入海马体和杏仁核等内部结构

如果发生下列情况，患者应准备接受外科手术
- 第一阶段监测表明癫痫灶是由放射诊断的某个明确的病灶造成的
- 神经心理学测试，包括 Wada 测试，表明手术切除不会导致不可接受的残疾

癫痫监测病房的工作人员包括
- 接受过癫痫发作临床识别和脑电图识别培训的护士
- 脑电图技术员
- 接受过癫痫治疗专业培训的医师

人员需求取决于
- EMU 床位数量
- 执行的操作(即有创性诊断测试)
- 观察要求(如视频监控)
- 员工培训和专业知识

癫痫监护的护理

EMU 的护士必须熟练掌握以下方面的癫痫发作的管理
- 药物管理
- 癫痫急救处理
- 紧急发作管理，包括中止癫痫发作的方法、抢救性癫痫药物的使用、癫痫发作的识别和报告
- 癫痫和癫痫发作管理持续培训

外科手术治疗

只有当所有其他治疗方法都不能治疗患者的癫痫时，才考虑手术。癫痫的治疗有两大类：切除性手术和姑息性手术。

切除性手术

手术切除的目的是治愈癫痫。切除性手术包括以下几种：
- 选择性杏仁核-海马切除术
  - 切除海马，海马是大脑负责记忆、空间感知和定位的区域。切除杏仁核则有助于调节情绪反应的处理和记忆(图 6.5)。这两种结构都是边缘系统的一部分，另见第 1 章。
- 大脑半球切除术
  - 切除一侧大脑半球

- ○ 当癫痫发作影响到大部分或全部的一侧大脑半球时，可进行大脑半球一侧切除术（图 6.6）
- ○ 须切除一侧大脑半球有重症癫痫，通常在个体发育早期已经严重损害，并且已经造成严重缺陷，如对侧偏瘫或偏盲。因此，一侧大脑半球切除术不会增加患者的缺陷或导致新的缺陷
- • 前颞叶切除术
  - ○ 前颞叶切除术用于治疗颞叶内侧癫痫（图 6.7 和框 6.4）

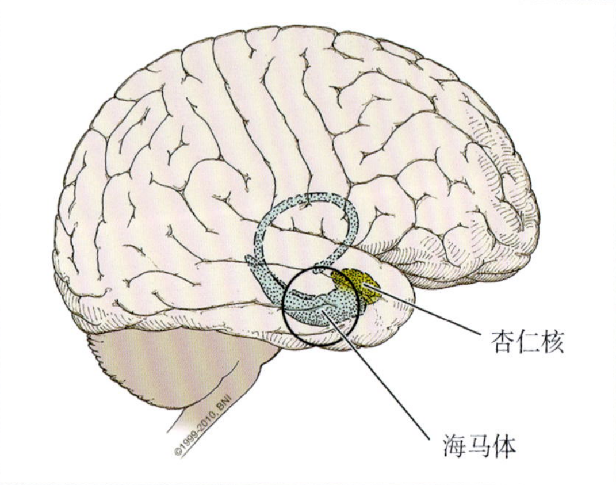

图 6.5 选择性杏仁核-海马切除术

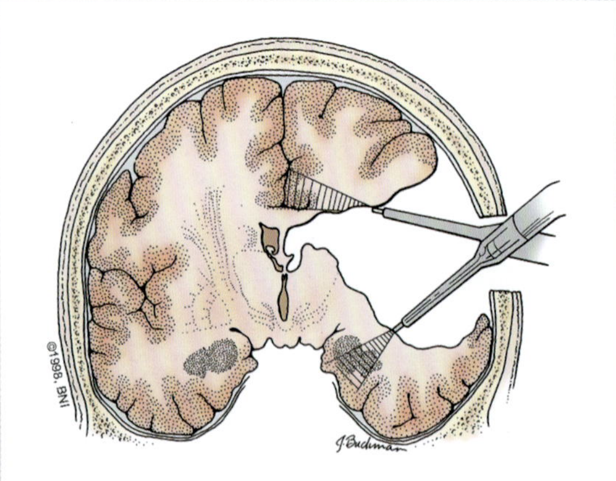

图 6.6 大脑半球切除术

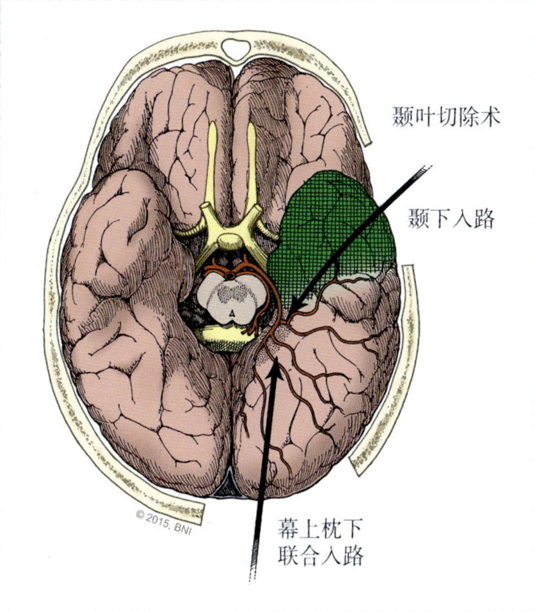

图 6.7　前颞叶切除术

框 6.4　颞叶内侧硬化

- 颞叶内侧硬化是颞叶内侧癫痫的典型病理表现
- 累及颞叶最深部分的神经元缺失残瘢痕形成，并与某些脑损伤有关
- 外伤、感染、肿瘤、大脑供氧不足或反复的癫痫发作引起的脑损伤被认为会导致瘢痕组织的形成，特别是在海马

- 病灶切除术
    - 在病灶切除术中，脑损伤病灶通过手术切除，通常包括内侧颞叶硬化症、低级别肿瘤、血管畸形和皮质发育畸形

姑息性手术

姑息性手术的目的是减少癫痫发作的频率，而不是必须治愈癫痫。姑息性手术包括以下几种：

- 迷走神经刺激器
    - 放置在皮肤下的电线连接到颈部的左侧迷走神经，并与电刺激器相连(图 6.8)
    - 刺激器产生有规律的电信号脉冲，随着时间的推移，可以减少癫痫发作的强度或持续时间

    - 大多数患者在植入迷走神经刺激器后，并非不发作。
- 胼胝体切开术
    - 破坏胼胝体神经纤维的外科手术，胼胝体是能使大脑半球对侧联系的组织带(图 6.9)
    - 胼胝体切开术的目的是阻止大脑一侧向另一侧传递信息，并阻止癫痫的扩布
    - 此方法通常用于治疗失张力(即跌落)癫痫发作，其与肌肉控制的丧失有关，并且与受伤的高风险有关
    - 胼胝体切开术适用于癫痫发作在一侧半球的大部分或全部的患者

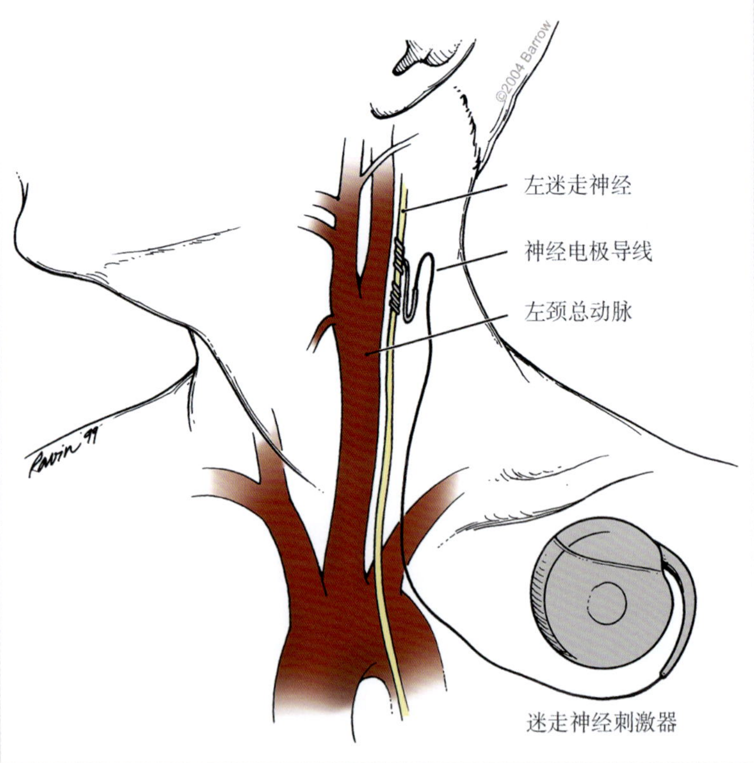

图 6.8　迷走神经的神经刺激器

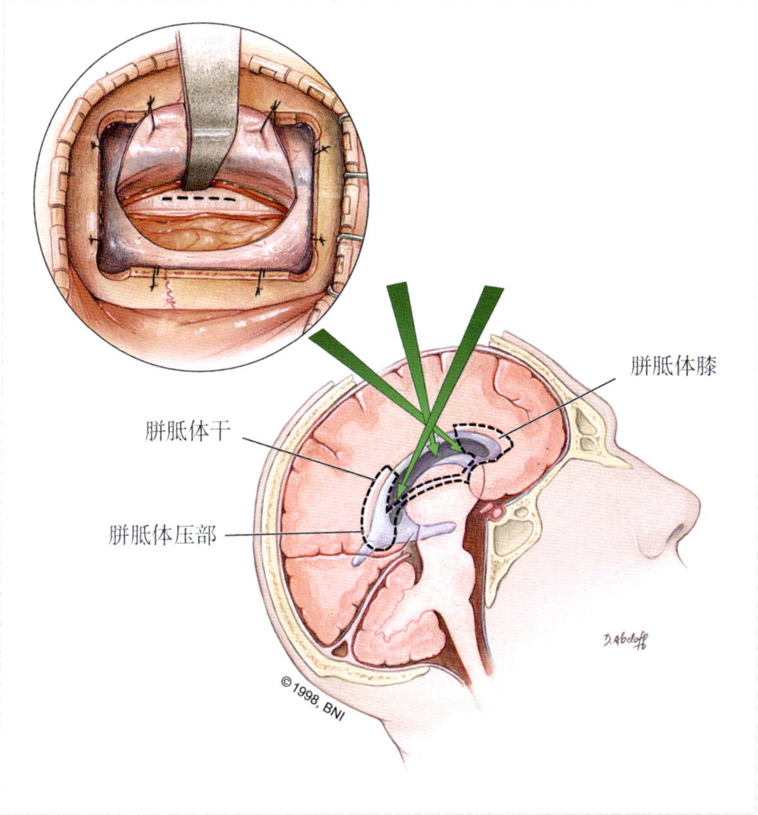

图 6.9　胼胝体切开术

6.3　特别关注

6.3.1　癫痫持续状态

癫痫持续状态，或 5 分钟以上的癫痫反复发作且发作间期意识不能恢复都是很危险的，可认为是医疗急症（框 6.5）。

框 6.5　医疗急症：癫痫持续状态

- 癫痫持续状态的患者需要立即进行干预以保护神经功能

- 癫痫持续状态是指持续时间超过 5 分钟的反复癫痫发作，且发作间歇没有恢复意识
- 医疗团队的首要任务应该是中止癫痫发作

全面性抽搐性癫痫持续状态

- 全面性抽搐性癫痫持续状态（generalized convulsive status epilepticus, GCSE）（强直-阵挛性发作，以前称为大发作）是一种持续性发作，持续时间超过 30 分钟或连续两次发作，但在发作间歇没有恢复意识
- 医院报告的 GCSE 病例中有一半病例与 AED 药物治疗浓度不够有关
- 干预措施首先从气道、呼吸和循环管理开始，然后采取预防措施保护神经功能，避免多器官衰竭
- 1993 年出版了治疗癫痫持续状态的指南
- 仅在美国，癫痫持续状态每年就造成近 45 000 人死亡

非抽搐性癫痫持续状态

- 具有几个不同亚类的混合性疾病
- 非抽搐性癫痫持续状态（non-convulsive status epilepticus, NCSE），定义为持续至少 30～60 分钟的精神状态变化，是一种急症
- 非抽搐性癫痫持续状态最常并发部分性癫痫发作，可导致神经元损伤
- 有代谢紊乱、昏迷，脑病灶的患者会发展为 NCSE
- 非抽搐性癫痫持续状态通过脑电图诊断，如果不及时诊断和治疗是致命的（框 6.6）

框 6.6 癫痫持续状态的紧急处理

癫痫发作即刻

- 启动呼吸道系统支持（必要时插入鼻咽通气道或气管插管）
  检查血压
  开始鼻导管吸氧
  监测心率和呼吸
  密切关注患者体温
- 获取患者的病史
- 进行神经系统检查

- 抽取血标本监测血电解质、血尿素氮、血糖水平、血细胞计数、毒性药物筛查和抗癫痫药物水平；查动脉血气值
- 开放静脉通路，以慢速滴注等张盐水维持静脉通路
- 静脉注射 50 mL 50%葡萄糖和静脉注射或肌内注射 100 mg 硫胺素
- 尽快进行脑电图监测
- 劳拉西泮(阿维坦)静脉注射(0.1～0.15 mg/kg，2 mg/分钟)；如果癫痫持续发作，则以 18 mg/kg 的剂量给药：苯妥英前药(磷苯妥英钠)静脉注射(150 mg/min，如果癫痫仍持续发作，可额外使用 7 mg/kg)

如果癫痫发作持续在 20～30 分钟

- 气管插管，插入导尿管，开始脑电图监测，并记录体温
- 静脉注射苯巴比妥 20 mg/kg(100 mg/min)

如果癫痫发作持续在 40～60 分钟

- 开始静脉注射戊巴比妥(初始剂量 5 mg/kg)直到癫痫停止，脑电图监测。继续以 1 mg/(kg·h)的速度输注戊巴比妥；在脑电图指导下，每 4～6 小时检查癫痫是否已停止，仔细监测血压和呼吸。
- 血压支持
  - 如有需要，使用血管加压剂
  - 咪达唑仑，以 0.2 mg/kg 开始，然后在脑电图指导下以 0.75～10 mg/(kg·min)的剂量输注，或异丙酚(得普利凡)
  - 先使用 1～2 mg/kg 的负荷剂量，然后以 2～10 mg/(kg·h)维持给药
- 根据磷和苯妥英的耐受性调节药物维持剂量

第2部分

6.3.2 巴比妥昏迷

巴比妥类昏迷可用于治疗难治性癫痫持续状态、GCSE 或 NCSE，另见第 3 章。

6.3.3 癫痫突发非预期死亡

癫痫突发非预期死亡(sudden unexpected death in epilepsy，SUDEP)是指癫痫患者突然死亡，且死因不明的专业术语。要将死亡归为 SUDEP，必须满足以下标准：

- 与癫痫发作时或之后受伤或溺水无关
- 与长时间或严重发作无关(癫痫持续状态)
- 尸检未发现其他可解释死亡的异常

SUDEP 最常见于全身性强直阵挛发作型患者，尤其是年轻人。最重要的危险因素可能是癫痫发作控制不良，或睡眠中频繁的，或严重的强直阵挛性癫痫发作。在新发癫痫和缓解期癫痫患者中很少见。一些作者认为，SUDEP 患者死亡的原因是癫痫发作影响了大脑控制

心脏或呼吸功能的部分，导致心脏或呼吸停止。大多数癫痫患者的寿命正常，不会死于 SUDEP。

6.4 癫痫患者的护理

照顾癫痫发作或癫痫患者需要的细致关注和敏锐的观察技能（表 6.7 和附录 A4）。本章旨在作为癫痫发作患者床旁护理的基本参考。读者可参考本章末尾的文献，以了解更多的信息。

表 6.7 癫痫患者的护理

护理目标	基本原理和护理要点
安全性	
评估患者以确保气道通畅，并确保癫痫发作的原因不是心源性的（如心脏停搏）	从 ABC 开始（气道、呼吸和循环）
在患者的头下垫东西，松开衣服或被子	保护患者，防止因周围环境而受伤
禁止约束患者或在他们的牙齿之间放任何东西	约束可能会对患者造成伤害 在他们的牙齿之间放东西会导致牙齿损伤
让患者侧身，排出分泌物	防止误吸
护理评价	
对癫痫发作事件进行评估（框 6.7）	发作期间的护理观察对于正确治疗患者非常重要
检查并记录生命体征和神经系统状况	正确的书写记录将帮助识别症状或癫痫发作的类型
AED	
全面的病史应包括患者的 AED 及剂量	许多 AED 与其他药物和食物有显著的相互作用
注意血药浓度	未达到有效治疗浓度，药物治疗可能无效 药物毒性也可发生，可引发危险的医疗事件
注意 AED 的常见不良反应，包括过敏	AED 的不良反应可能对患者造成问题，需更改药物 有些过敏反应会导致严重的并发症甚至致命

（续表）

护理目标	基本原理和护理要点
患者和家属教育	
教导患者和家属癫痫发作时的安全防护措施（如上所述） 确保患者和家属了解其所服用 AED 的剂量、不良反应以及与其他药物或食物的相互作用 向患者和家属提供服用 AED 期间驾驶机动车的相关法律信息	对患者及其家属进行出院后的护理健康教育是确保患者持续健康和安全的关键步骤
预防	
为患者和家属提供减少癫痫发作的策略	许多癫痫发作可以通过正规的 AED 服用来预防

缩写：AED，抗癫痫药物。

第2部分

6.4.1 神经系统评估

- 评估意识水平（见第 2 章）
- 记录患者的癫痫发作病史
- 根据需要进行癫痫发作评估（框 6.7）

框 6.7 癫痫发作事件的护理评估

- 是否有人目击到癫痫发作？如果是，由谁发现的？
- 是否发生了诱发事件？
- 患者是否有应答反应？
- 癫痫发作是从身体哪个部位开始的？有没有进展到身体的其他部位？
- 患者癫痫发作时的动作是怎么样的？
- 发作时瞳孔有变化吗？
- 是否存在凝视偏移？如果有，朝哪个方向？
- 是否有二便失禁？
- 患者的精神状态如何？
- 癫痫发作持续了多久？
- 癫痫发作后患者的精神状态如何？
- 癫痫发作后是否有运动无力？
- 患者是否服用过药物（如劳拉西泮）？如果是，是什么药，什么时候开始服用的，剂量多少？

6.4.2 呼吸评估

- 在癫痫发作期间保护气道

6.4.3 心血管评估

- 心血管疾病史可能会诱发癫痫发作
- 了解心脏病的危险因素和合并致病率
- 癫痫发作可由脑灌注不足和癫痫发作阈值较低引起的

6.4.4 安全性

- 对患者进行家中发生癫痫时如何安全处理的易懂的指导和培训
- 告知患者，家中布局稍作改变和小幅度改变日常活动可确保患者安全

6.4.5 患者和家属教育

- 讨论合适的安全预防措施，以防止患者在癫痫发作时受到伤害
- 概述药物治疗，并详细指导患者所服用药物的剂量、不良反应、药物相互作用和药物半衰期等
- 在家复习出院指导和安全指导(附录 B2、附录 B3 和附录 B4)
- 解释不同癫痫发作类型
- 区分普通病房和 EMU
- 开颅手术治疗癫痫的效果

6.4.6 协同管理

尽管每个机构都不尽相同，但治疗癫痫患者通常需要许多不同的医疗专业团队合作(框 6.8)。这些专业可能包括：

- 护理
- 神经内科学或癫痫学：有助于癫痫发作和 AED 管理
- 神经心理学：帮助预测患者可能遇到的任何术后问题
- 神经外科：对于需要手术的患者
- 药剂科：帮助确定苯妥英钠的服用剂量

框 6.8 癫痫治疗

- 确定病理学
- 病因学：传染性、自身免疫性、代谢性或与药物或饮酒等
- 尽快优化癫痫控制，以防止 SUDEP
- 如果 AED 治疗失败或 AED 治疗仍有全身性癫痫频繁发作，则应重新评估癫痫诊断和治疗，可考虑癫痫手术治疗作为一种替代方案
- 最大化 AED 服药依从性
- 使用最少数量的 AED 来控制癫痫发作
- 用新 AED 替换原来的 AED 时要有时序性
- 教育患者和家属，帮助他们了解预期情况

（全莺　孙一睿译，王晨审校）

推荐阅读

[1] Berg AT, Berkovic SF, Brodie MJ, et al. Revised terminology and concepts for organization of seizures and epilepsies: report of the ILAE Commission on Classification and Terminology, 2005 - 2009. Epilepsia. 2010;51(4): 676 - 685

[2] Center for Disease Control and Prevention. Epilepsy fast facts. 2016; http://www.cdc.gov/epilepsy/basics/fast-facts.htm. Accessed June 16, 2017

[3] De Lorenzo RJ, Hauser WA, Towne AR, et al. A prospective, population-based epidemiologic study of status epilepticus in Richmond, Virginia. Neurology. 1996;46(4): 1029 - 1035

[4] Engle J Jr. Seizures and Epilepsy. 2nd ed. New York, NY: Oxford University Press; 2012

[5] Epilepsy Foundation. http://www.epilepsy.com. Accessed July 14, 2017

[6] Fisher RS, Uthman BM, Ramsay RE, et al. Alternative surgical techniques for epilepsy. In: Engle JJ, ed. Surgical Treatment of the Epilepsies. 2nd ed. New York, NY: Raven Press; 1993: 549 - 564

[7] Gates JR, Mercer K. Nonepileptic events. Semin Neurol. 1995;15(2): 167 - 174

[8] Gilbert K. An algorithm for diagnosis and treatment of status epilepticus in adults. J Neurosci Nurs. 1999;31(1): 27 - 29, 34 - 36

[9] Gilliam F, Kuzniecky R, Faught E, Black L, Carpenter G, Schrodt R. Patient-validated content of epilepsy-specific quality-of-life measurement. Epilepsia. 1997;38(2): 233 - 236

[10] Hausman SV, Luckstein RR, Zwygart AM, Cicora KM, Schroeder VM, Weinhold OM. Epilepsy education: a nursing perspective. Mayo Clin Proc. 1996; 71(11): 1114 - 1117

[11] Institute of Medicine. Epilepsy Across the Spectrum: Promoting Health and Understanding. Washington, DC: National Academies Press; 2012

[12] Karceski S, Morrell M, Carpenter D. The expert consensus guideline series: treatment of epilepsy. Epilepsy Behav. 2001;2(6): A1 - A50

[13] Krumholz A. Nonepileptic seizures: diagnosis and management. Neurology. 1999;53(5) Suppl 2: S76 - S83

[14] Long L, McAuley JW. Epilepsy: a review of seizure types, etiologies, diagnosis, treatment, and nursing implications. Crit Care Nurse. 1996;16(4): 83 - 92

[15] Long L, Reeves AL. The practical aspects of epilepsy: critical components of

comprehensive patient care. J Neurosci Nurs. 1997;29(4): 249 - 254
[16] McKeon A, Vaughan C, Delanty N. Seizure versus syncope. Lancet Neurol. 2006;5(2): 171 - 180
[17] Nashef L. Sudden unexpected death in epilepsy: terminology and definitions. Epilepsia. 1997;38(11) Suppl: S6 - S8
[18] Treatment of convulsive status epilepticus. Recommendations of the Epilepsy Foundation of America's Working Group on Status Epilepticus. JAMA. 1993;270(7): 854 - 859

第 3 部分

中枢神经系统疾病

Disorders of the Central Nervous System

3

7 肿瘤

Tumors

Denita Ryan, Estelle Doris

【摘要】 中枢神经系统(central nervous system, CNS)肿瘤常引起患者及其家属的恐惧和担忧。这些肿瘤可能起源于中枢神经系统(原发性),也可能从身体的其他部位转移而来(转移性)。肿瘤具有多种不同的临床表现,其恶性程度和治疗选择也会有所不同。护士和其他医务人员必须了解肿瘤的类型、可能的症状以及各类肿瘤的有效治疗手段。
【关键词】 淋巴瘤;脑膜瘤;转移性肿瘤;神经鞘瘤;垂体瘤;原发性肿瘤

7.1 概述

据美国大脑肿瘤协会估计,美国在 2017 年约有 8 万名患者被确诊为新发的 CNS 肿瘤,届时 CNS 肿瘤患者人数将达到现在的 10 倍左右。虽然并不是所有的肿瘤都属于恶性肿瘤,但很多都是。预计在 2017 年约有 1.7 万人将死于脑或脊髓恶性肿瘤(框 7.1)。

框 7.1 肿瘤数据统计

- 神经胶质瘤占所有脑肿瘤的 30%
- 多形性胶质母细胞瘤(glioblastoma multiforme, GBM)占所有原发性脑肿瘤的 17%
- 少突胶质细胞瘤占所有原发性脑肿瘤的 2%
- 有接近 8 万名患者将在 2017 年被确诊为原发性脑肿瘤
- 大多数原发性脑肿瘤位于脑膜(37%)

注:数据来源于 2017 年美国脑肿瘤登记中心(Central Brain Tumor Registry of the United States, CBTRUS)。

7.1.1 肿瘤分类

良性肿瘤

- 良性肿瘤是由分化良好且无侵袭性的微小细胞组成
- 外科手术彻底切除可能治愈
- 位于手术难以到达,并具有重要功能的脑部区域的组织学良性

肿瘤，若任其生长而不加以治疗，可能会引发患者的神经系统症状，并最终导致患者死亡

- 如果不进行治疗，可能会转变为恶性肿瘤

恶性肿瘤

- 恶性肿瘤细胞分化不良，可能兼具侵袭性和浸润性（表 7.1）

表 7.1　恶性脑肿瘤：注意事项

并发症	提示	护理措施	原理
意识水平下降/神经功能减退	脑水肿、脑出血	进行准确和全面的神经系统评估	一个准确的初步评估将确定患者的神经系统功能状态，并为后续评估提供基线数据
		将最近的评估结果与基线评估进行比较	正确的记录可以帮助护理人员发现患者神经功能状态的改善或减退
		保护气道（如防止误吸），使患者保持头部抬高	意识水平下降的患者具有呼吸衰竭的风险，必要时必须给予气道保护
		关注任何镇静剂的使用	镇静药物的使用可能是患者意识水平变化的原因
		如果患者正在使用激素，应确定目前的使用剂量以及最近使用剂量是否改变	地塞米松剂量减少，尤其是骤减，可引起血管源性水肿加重和神经功能减退
		及时报告患者意识水平的改变	患者可能面临脑疝的风险
癫痫发作	新发癫痫发作可能提示脑出血或脑水肿	如果患者新发癫痫发作，必须通知医生 确保患者的安全	许多恶性肿瘤患者会出现癫痫发作
呼吸异常	PE	进行呼吸系统评估，包括血氧饱和度水平、动脉血气分析、肺功能测试和听诊检查 检查其他重要的生命体征，包括血压和心率 使用依诺肝素和连续压迫装置预防 PE，最重要的预防措施是进行活动	恶性肿瘤患者可能有肺不张（即肺的不完全扩张）和肺炎风险，但肺栓塞是对所有恶性肿瘤患者都造成生命威胁的严重风险

缩写：PE，肺栓塞。

- 外科手术切除可将肿瘤切除或进行肿瘤减容,但由于这些细胞具有侵袭性,外科手术可能无法治愈
- 通常预后不良,但取决于许多因素,如手术切除的程度
- 最常用的肿瘤分级标准来自 WHO

原发性肿瘤

- 原发性肿瘤起源于大脑或中枢神经系统的其他部位
- 很少转移到身体的其他部位

转移性肿瘤

- 转移性肿瘤起源于身体的其他部位
- 转移至大脑和脊髓等身体其他器官

7.2 原发性肿瘤

7.2.1 神经上皮组织来源的肿瘤

神经胶质瘤

- 这些肿瘤起源于为大脑提供营养或支持的神经胶质细胞,它们被称为“胶质瘤”
- 神经胶质细胞有几种不同的类型,包括星形胶质细胞、少突胶质细胞和室管膜细胞
- 不同类型的神经胶质瘤是根据其起源细胞的类型而命名的。一些胶质瘤以单独的细胞类型存在,而另一些则以混合的细胞类型存在
- 根据恶性程度进行分级(表 7.2)

星形细胞瘤

- 起源于星形胶质细胞
- 分化程度和恶性程度各有不同
- 根据恶性程度进行分级
- 不会向中枢神经系统以外的区域扩散(图 7.1)

星形细胞瘤分级

- 毛细胞型星形细胞瘤(WHO Ⅰ级)
  - 生长缓慢的良性肿瘤
  - Ⅰ级肿瘤有许多不同类型,但毛细胞型是其中最常见的
  - 儿童患者最为多见

表 7.2　肿瘤分类：胶质瘤

肿瘤类型	平均好发年龄	临床表现	治疗	预后
WHO Ⅰ级星形细胞瘤	最常见于儿童	因肿瘤的位置和大小而异	保守治疗 外科手术	良好
WHO Ⅱ级低级别星形细胞瘤	可发生于各年龄段；在成人中，平均年龄为 30 岁	因肿瘤的位置和大小而异	外科手术 放射疗法 化学疗法	取决于肿瘤的大小、切除的程度、患者的年龄和是否复发
WHO Ⅲ级间变性星形细胞瘤	35～50 岁	因肿瘤的位置和大小而异	外科手术 放射疗法 化学疗法	治疗后平均生存期为 22 个月（40 岁及以上患者生存期较短，40 岁以下患者较长）
WHO Ⅳ级 GBM	可发生于各年龄段，但最常见于 50 岁人群，此后这类肿瘤发病率会下降	因肿瘤的位置和大小而异 瘤床出血并不少见，但神经功能的减退更为普遍	外科手术 放射疗法 化学疗法	治疗后平均生存期为 14 个月（40 岁及以上患者生存期会较短，40 岁以下患者较长） 重要预后因素包括切除的程度、肿瘤的大小、多灶性，以及肿瘤是否越过中线
少突胶质细胞瘤	40～60 岁	频繁癫痫发作 症状因病变的大小和位置而异 由于这些肿瘤通常发生在额叶，所以可能引发患者额叶功能失常	外科手术 较高级别者需行放射治疗 较高级别者需行化学疗法	治疗后生存期达 5～10 年 染色体 1p19q 缺失是一个良好预后的预测指标
室管膜瘤	可发生于各年龄段，但在被诊断的人中有 60% 都是儿童	ICP 升高引发的症状和体征 脑积水	外科手术 复发肿瘤可行放射疗法或化学疗法 必要时可进行分流	外科治疗后生存期达 7～8 年 导致预后不良的因素包括不完全切除、复发、CSF 播散（种植）

缩写：GBM，多形性胶质母细胞瘤。

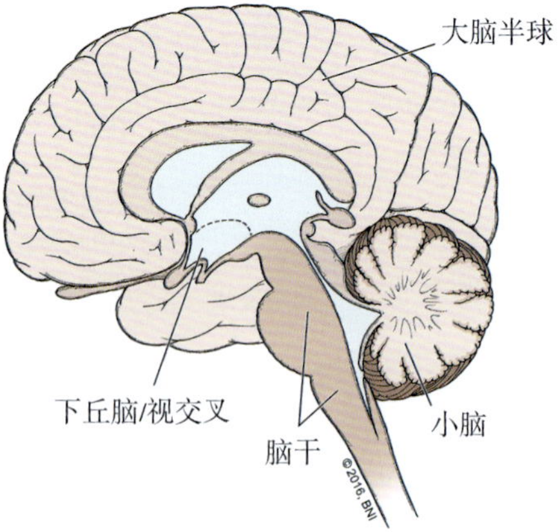

图 7.1 颅内星形细胞瘤的常见位置

- 低级别星形细胞瘤(WHO Ⅱ级)
  - 低级别的非良性肿瘤
  - 异质性
  - 治疗方法取决于患者的年龄和可切除的程度
- 间变性星形细胞瘤(WHO Ⅲ级)
  - 恶性的
  - 平均发病年龄为 35~55 岁
  - 可能进展到更高级别(框 7.2)

框 7.2 恶性胶质瘤的预后影响因素

- 恶性胶质瘤最重要的预后影响因素是
  - 肿瘤的组织学分级
  - 患者年龄(40 岁以下患者生存率更高)
  - 切除程度
  - 神经功能缺损

- GBM(WHO Ⅳ级)
  - 高度恶性和侵袭性
  - 并发血管源性水肿
  - 肿瘤内部出现坏死

- ○ 因微观扩散而无法完全切除
- ○ 预后不良(图 7.2)

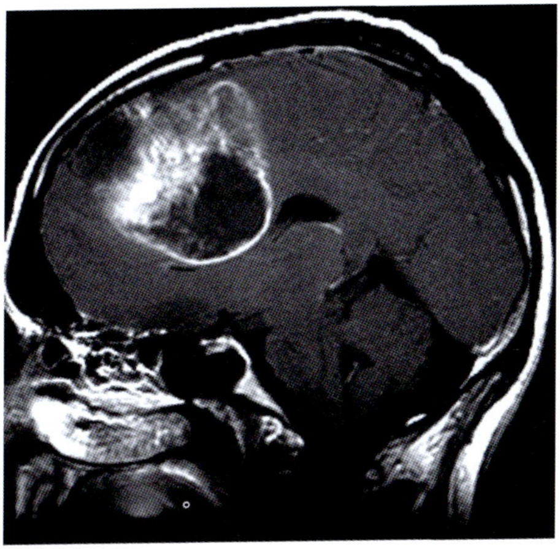

图 7.2　GBM

少突神经胶质瘤

- 源自少突胶质细胞
- 根据恶性程度分为Ⅰ级、Ⅱ级或Ⅲ级

室管膜瘤

- 源自分布在脑室和脊髓的室管膜细胞(图 7.3)
- 约占在所有原发性脑肿瘤的 1.7%
- 根据恶性程度分为Ⅰ级、Ⅱ级或Ⅲ级

神经节细胞胶质瘤

- 胶质细胞来源于肿瘤的变异,但也包含神经组织
- 通常是良性的,但可能会增长
- 占所有胶质瘤的 1%不到
- 可发生于任何年龄段
- 并发癫痫发作

松果体肿瘤

- 良性肿瘤(图 7.4)

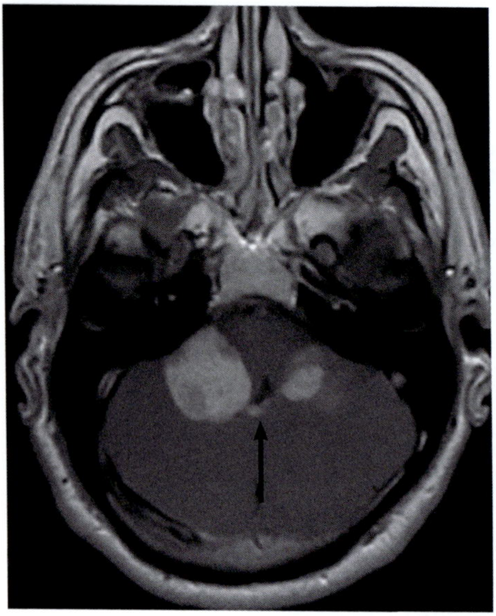

图 7.3　室管膜瘤

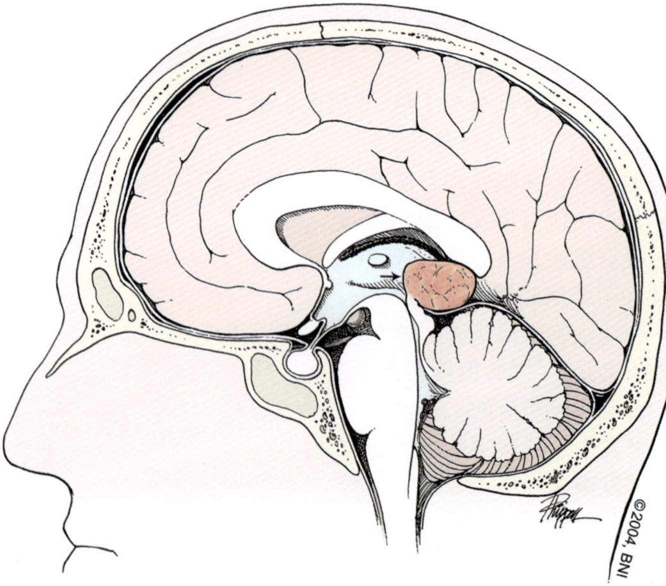

图 7.4　松果体肿瘤

- 可阻塞中脑水管和第三脑室导致脑积水
- 头痛和视觉障碍是常见症状
- 完全手术切除后预后良好

脉络丛乳头状瘤

- 源自脉络丛
- 可在任意脑室中发现,但最常见于第四脑室
- 脑积水伴颅内压升高是最常见的临床表现
- 可发生于任何年龄段
- 可能是低级别的或间变性的

7.2.2 脑膜肿瘤

脑膜瘤

- 源自脑膜(图 7.5)
- 很少侵入脑组织

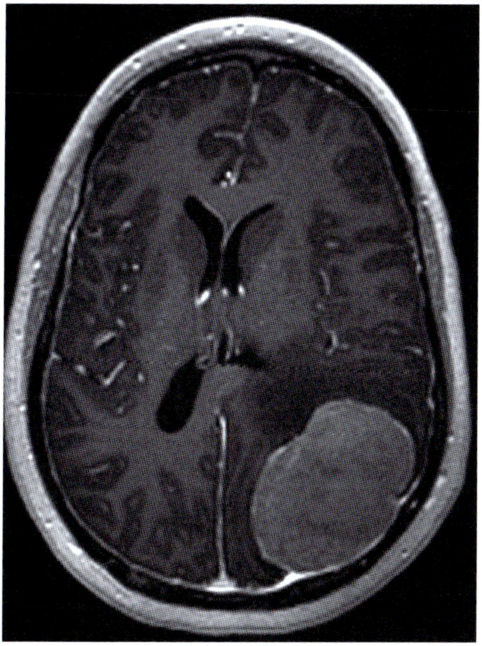

图 7.5 脑膜瘤

- 根据恶性程度分为Ⅰ级、Ⅱ级或Ⅲ级(表 7.3)
- 生长非常缓慢
- 恶性的罕见,但若为恶性可具有侵袭性
- 可位于大脑的功能区而导致神经功能缺损
- 组织学良性的脑膜瘤也可能导致神经功能缺损(框 7.3 和框 7.4)

表 7.3 肿瘤分类:脑膜瘤

肿瘤类型	平均好发年龄	临床表现	治疗方法	预后
WHO Ⅰ级 良性	40～60 岁	因肿瘤的位置和大小而异 癫痫发作 头痛	取决于肿瘤大小和临床症状 未引发临床症状且较小的肿瘤推荐保守治疗 病变引发临床症状时推荐外科手术治疗 肿瘤进展、复发或有残留时推荐放射疗法	完全切除之后预后较好
WHO Ⅱ级 非典型	40～60 岁	因肿瘤的位置和大小而异 症状与Ⅰ级肿瘤相似,但病理更快	外科手术 放射疗法/放射外科治疗	预后差异性较大
WHO Ⅲ级 恶性	40～60 岁	因肿瘤的位置和大小而异 症状与Ⅰ级肿瘤相似,但疾病进展更快	外科手术 放射疗法 化学疗法(实验性)	治疗后平均生存期在 2～9 年

框 7.3 良性肿瘤

- “良性”一词可能会引起误解,位于如脑干、语言中枢等大脑功能区的良性肿瘤,即便其可能由良性组织构成,但仍可导致严重的神经功能缺损
- 组织学良性不一定意味着临床良性疾病

框 7.4 临床不良的脑膜瘤

尽管大多数脑膜瘤在组织学上呈良性，但它们仍可造成不良影响。使这些肿瘤变得麻烦重重的情况包括：

- 未完全切除（由于肿瘤的大小或位置）
- 复发
- 多发脑膜瘤
- 位于大脑功能区（如桥小脑角）可能导致神经功能缺损，如脑神经功能障碍（如吞咽障碍）
- 巨大肿瘤（可能需要分几个阶段进行切除）
- 可能引发血管源性水肿
- 恶性脑膜瘤

7.2.3 鞍区肿瘤

鞍区肿瘤少见恶性，它们可分为几种不同的类型（表 7.4）。

垂体腺瘤

- 这类肿瘤最常见于垂体前叶（图 7.6）
- 大多数是良性的
- 分为无功能型（不分泌激素）和功能型（分泌激素）两类。功能型垂体腺瘤可以根据其分泌激素的类型进一步分类。

表 7.4 肿瘤分类：鞍区肿瘤

肿瘤类型	平均好发年龄	临床表现	治疗	预后
垂体腺瘤	不定	激素水平是否异常取决于垂体被累及的区域 视觉障碍 头痛	药物治疗 可能需外科手术治疗 可能需放射疗法	良好
颅咽管瘤	不定	视觉障碍 尿崩症 肥胖 垂体功能减退	外科手术 放射疗法	切除后预后良好 高复发率
颅颊裂囊肿（即 Rathke 囊肿）	不定	可能引发垂体卒中 可能无症状	外科手术引流	良好

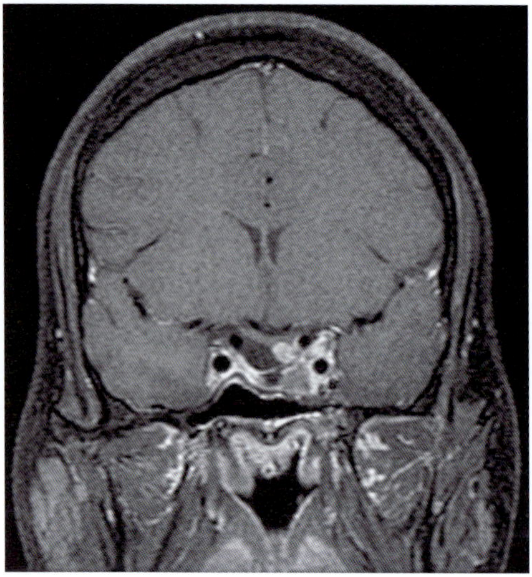

图 7.6　垂体腺瘤

- 泌乳素型，激素水平升高可能引发
    - 闭经
    - 泌乳
- 促肾上腺皮质激素型，激素水平升高可能引发
    - 库欣病
- 生长激素型，激素水平升高可能引发
    - 肢端肥大症
- 促甲状腺激素型，激素水平升高可能引发
    - 心率加快
    - 焦虑
    - 体重下降

- 垂体腺瘤也可按腺瘤的大小分类
    - 微腺瘤：$<$10 mm
    - 大腺瘤：$\geqslant$10 mm
    - 巨大型：$\geqslant$40 mm
- 症状可由激素分泌引发，也可能由肿瘤压迫其周围组织而引发，见第 1 节中的表 1.1
- 视力减退可以是最早出现的症状
- 可出现垂体卒中（框 7.5）

框 7.5 垂体卒中

- 垂体卒中是由垂体腺瘤出血或梗死引起，它可发生于正常垂体或鞍区的其他区域（如颅颊裂囊肿）
- 临床表现可包括神经功能迅速衰退，尤其是视力减退、头痛和意识水平下降
- 垂体卒中的最佳治疗方法是快速评估和治疗激素异常，包括服用类固醇。另外，手术减压可有助于保护视力和治疗潜在脑积水

- 可进行药物治疗或外科手术治疗（表 7.5）

表 7.5 垂体瘤：注意事项

并发症	提示	护理措施	原理
烦渴和多尿	DI	监测患者化验结果，尤其是血清钠、血浆渗透压和尿钠水平 严格控制摄入和排出 检测患者的尿比重 遵医嘱给予醋酸去氨加压素药物治疗	DI 是垂体瘤的常见症状之一，可能是由 ADH 分泌水平的变化、垂体后叶的术中损伤或下丘脑的潜在损伤所致
低血压	皮质醇缺乏引发的肾上腺危象	监测患者血清皮质醇水平 报告新出现的异常改变 使用激素（如泼尼松、地塞米松和氢化可的松）	肾上腺素可能无法生产足够的皮质醇来维持血压和调节手术应激，所以须用药来控制皮质醇在合适水平
视力减退	脑水肿或视神经萎缩 垂体卒中	视力检查 报告新出现的视力异常改变	视力下降可能是由肿瘤压迫视神经，或术后脑水肿、梗死或出血（脑卒中）造成
脑脊液漏	手术原因导致脑脊液漏	监测患者有无脑脊液鼻漏发生，询问患者是否感觉舌咽后部有滴漏情况，或患者口腔是否有咸味	有感染和脑膜炎的风险
		指导患者避免用吸管喝水、擤鼻涕、打喷嚏和避免使用诱发性肺计量器 报告新发现的异常，包括体位性头痛加重和脑膜刺激征等	用来封闭硬脑膜缺损的脂肪垫可因经吸管喝水、擤鼻涕、打喷嚏和使用诱发性肺计量器导致其移位的风险增加，从而引发颅内积气或脑脊液漏

缩写：ADH，抗利尿激素；DI，尿崩症。

第3部分

- 通常预后良好

颅咽管瘤

颅咽管瘤经常会影响到抗利尿激素的分泌水平，所以应该对颅咽管瘤患者进行尿崩症的监测。

- 先天性
- 良性
- 囊性
- 可能出现在第三脑室附近从而导致梗阻或脑积水（图 7.7）
- 虽然他们经常出现在功能区，但也可通过手术切除
- 手术切除后预后良好

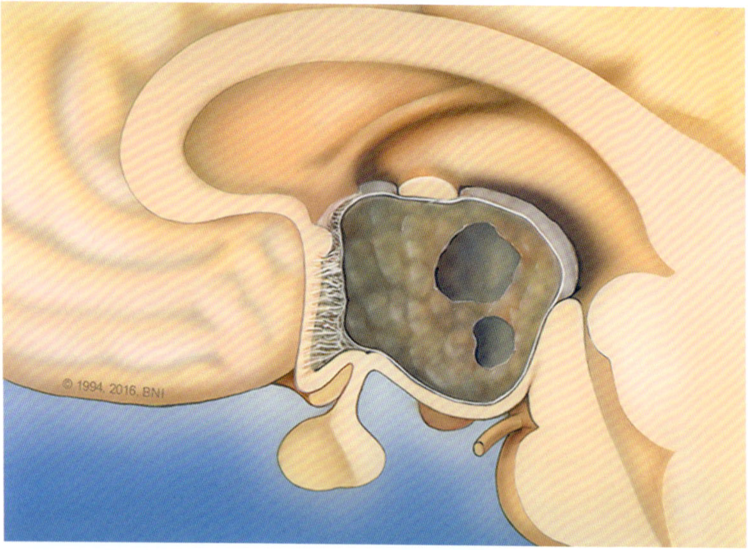

图 7.7　颅咽管瘤

Rathke 囊肿

- 是囊肿，不属于肿瘤
- 来自鞍内颅颊囊的残余组织
- 囊肿内部囊液的颜色和黏稠度类似于机油
- 最佳治疗方法是引流

7.2.4 发育性肿瘤

皮样和表皮样肿瘤

- 先天性
- 囊性
- 通常包含上皮组织、牙齿和毛发
- 手术切除后预后良好

7.2.5 脑神经和脊神经肿瘤

神经鞘瘤

施万细胞瘤

- 源自围绕每条神经的施万细胞，其中也包括脑神经在内（图7.8）
- 通常为良性
- 最常见的施万细胞瘤被称为“听神经瘤”
- 脑神经功能障碍可能是始发症状

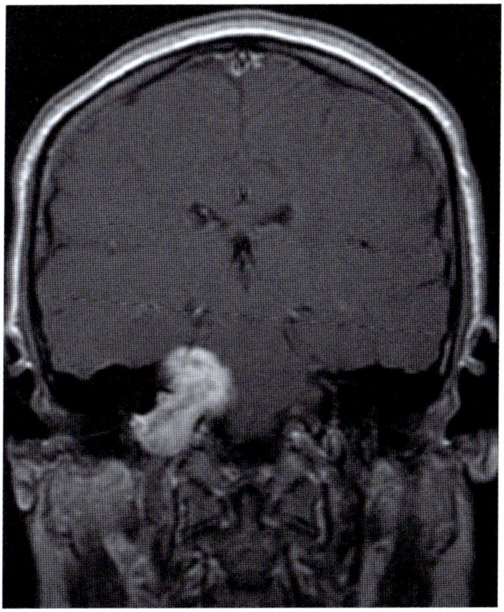

图 7.8 神经鞘瘤

听神经瘤最常引起面神经和前庭蜗神经功能障碍(分别为第Ⅶ对脑神经和第Ⅷ对脑神经)(表 7.6 和表 7.7)。

表 7.6 肿瘤分类：听神经瘤

肿瘤类型	平均好发年龄	临床表现	治疗	预后
听神经瘤	40～60 岁	听力丧失 面神经功能衰退 前庭症状(如头晕和平衡失调)	肿瘤小且无症状时进行保守治疗 外科手术 肿瘤残余可行放射疗法 肿瘤小或有肿瘤残余可行伽马刀治疗	良好

表 7.7 听神经瘤：注意事项

并发症	提示	护理措施	基本原理
听力丧失	脑水肿	评估双侧听力功能	听神经瘤通常表现为听力下降
		报告新出现的术后异常改变	听力下降虽然在术后并不罕见，但若患者先前没有听力衰退的情况，应立即上报医师
面部无力	脑水肿	评估患者双侧面部无力和面部功能状况	必须确定患者术前是否已经有面部无力的情况
		需要为眼睑闭合不全的患者做好患侧眼部的防护	角膜干燥可能造成角膜出现不可逆损伤，所以为避免角膜干燥，进行眼部防护(如塑料泡沫贴)尤为重要
		确定患者是否正在使用激素，若在使用，记录其药物类型、剂量和持续时间 报告新出现的异常症状	如果患者新发了面部无力，可以使用地塞米松减轻脑水肿来缓解症状

神经纤维瘤

- 由施万细胞组成
- 与施万细胞瘤的区别在于病变中存在轴突
- 通常为良性的周围神经鞘肿瘤
- 与神经纤维瘤病 1 型(neurofibromatosis 1，NF1)相关(见第 7.6 节)

第3部分

- 可发展为恶性肿瘤

7.2.6 原发性中枢神经系统淋巴瘤

- 源自非神经组织
- 原发于中枢神经系统，不会从全身系统淋巴瘤转移而来
- 免疫功能正常的患者可发生，但在免疫功能低下的患者中更为常见
- 通过组织活检确诊
- 原发性中枢神经系统淋巴瘤占所有原发性脑肿瘤的 3.3%
- 确诊年龄中位数为 59 岁（表 7.8）
- 如果不进行治疗，原发性中枢神经系统淋巴瘤作为一种高度恶性肿瘤，可在中枢神经系统迅速扩散
- 未经治疗则预后差（生存期约 3 个月）
- 化疗是治疗这些放射敏感肿瘤的适用方法，很少建议直接行外科手术切除
- 确诊后使用激素可有助于该类患者的治疗

表 7.8　肿瘤分类：原发性中枢神经系统淋巴瘤

肿瘤类型	发病年龄中位数	临床表现	治疗	预后
原发性中枢神经系统淋巴瘤	59 岁	取决于所在位置	不建议手术治疗 外科手术不常用 放射疗法（全脑） 化学疗法（氨甲蝶呤） 激素（确诊后）	如果迅速且积极地进行治疗，则可缓解病情 未经治疗则预后很差

7.2.7 其他原发性肿瘤和囊肿

脊索瘤和软骨肉瘤

- 可发生于颅骨和脊柱中的恶性肿瘤（图 7.9），临床表现相似，但治疗效果和预后有所不同
- 最常见的症状包括视觉障碍、后组脑神经功能缺陷和头痛
- 外科手术之后结合放射治疗
- 软骨肉瘤对放疗更敏感，所以软骨肉瘤比脊索瘤预后更好
- 软骨肉瘤的五年生存率接近 100%

第3部分

- 不治疗的脊索瘤患者的平均生存期约为 2 年，治疗后的平均生存期为 4～6 年
- 脊索瘤和软骨肉瘤都具有高复发率的特点

生殖细胞瘤

- 发生在松果体区
- 好发于年轻男性患者，年龄通常在 10～21 岁
- 采用放射治疗
- 治疗的预后良好
- 少数患者由于未治疗或放疗失败引发肿瘤播散，可导致死亡

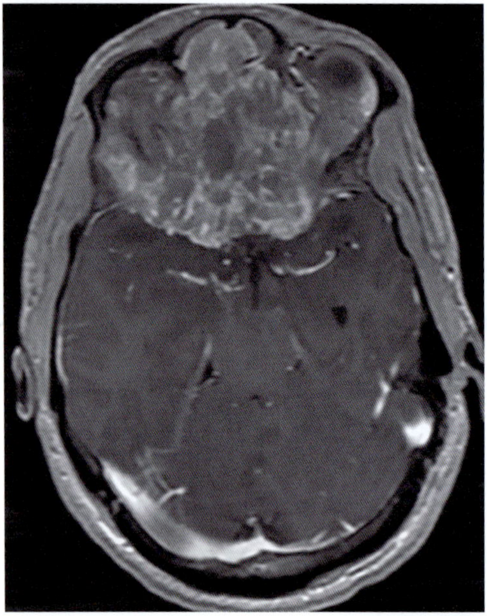

图 7.9 脊索瘤

7.3 转移性肿瘤

- 起源于身体的其他部位，通过静脉系统到达大脑(框 7.6)
- 可以是单个的，也有约 50%的患者是多发的(图 7.10)
- 转移性肿瘤是大脑肿瘤的最常见类型(表 7.9)

框 7.6　颅内转移瘤的常见原发癌

- 肺癌
- 乳腺癌
- 肾癌
- 肝癌
- 结肠癌
- 黑色素瘤

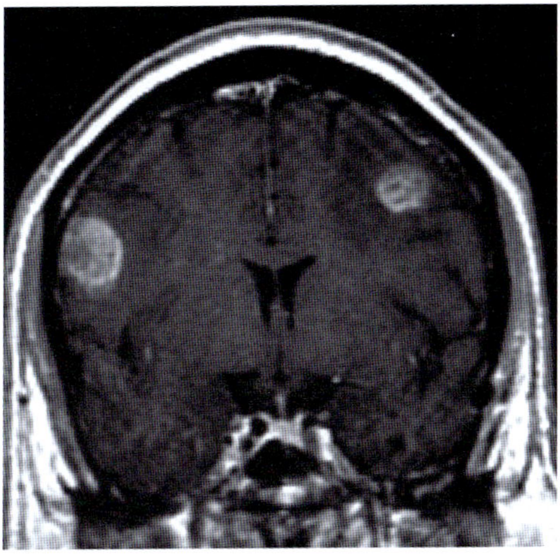

图 7.10　多发脑转移

表 7.9　肿瘤分类：转移性肿瘤

肿瘤类型	平均好发年龄	临床表现	治疗	预后
转移性肿瘤	可发生于各年龄段	因肿瘤位置、大小和数量而异	孤立性转移瘤或肿瘤引发症状时采用外科手术 放疗 伽马刀 化疗	通常预后不良 取决于肿瘤数量、病变单发和多发，以及原发性病变的类型、鉴别和严重程度

7.4　脊髓肿瘤

肿瘤也可以起源于脊髓(图 7.11)。脊柱或脊髓其他疾病的相关信息，请见第 11 节。

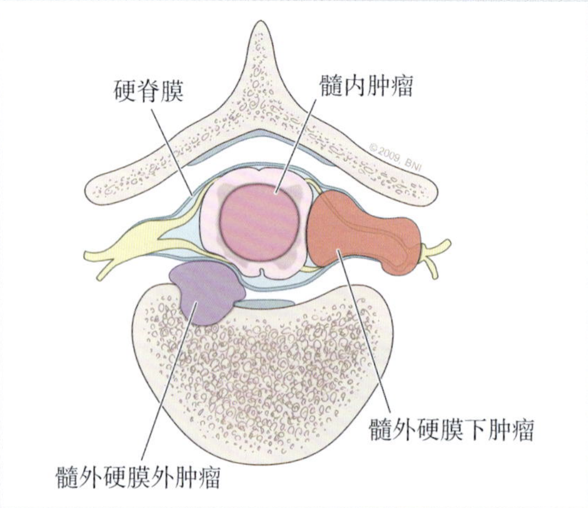

图 7.11 脊髓肿瘤

7.4.1 硬膜下髓内肿瘤

- 这类肿瘤发生在脊髓内
- 硬膜下髓内肿瘤有许多类型

星形细胞瘤

- 与颅内星形细胞瘤类似，根据其恶性程度进行分级
- 脊髓星形细胞瘤通常是低级别肿瘤
- 根据肿瘤级别，治疗通常采用外科手术切除后结合化疗或放疗

室管膜瘤

- 室管膜瘤是最常见的硬膜下髓内病变，在成人患者中占37%～60%
- 最常见的临床表现为与病变程度相对应的疼痛和运动障碍
- 采用外科手术治疗，复发时可采用放疗

血管母细胞瘤

- 良性血管病变
- 由红细胞前体细胞衍化而来
- 几乎可以出现在身体的任何地方，但最常见于脊髓和后颅窝
- 占所有髓内肿瘤的 1%～6%
- 常见于 Hippel-Lindau 综合征患者
- 外科手术是唯一的治疗方案

转移性病变

- 在脊髓中相对罕见
- 转移病灶最常见的原发部位是肺，乳腺、肾脏和黑色素瘤也可见
- 治疗方式包括手术切除和系统性疾病治疗

7.4.2 硬膜下髓外肿瘤

硬膜下髓外肿瘤发生在脊髓的硬膜内，但并不侵入脊髓。

脊膜瘤

- 女性：男性为 4：1
- 通常会出现疼痛和运动障碍等症状
- 通常组织学上呈良性
- 采用外科手术治疗

神经鞘瘤

- 通常为良性
- 大多数为施万细胞瘤和神经纤维瘤
- 出现症状时进行外科手术治疗

施万细胞瘤

- 是最常见的硬膜下髓外病变类型
- 占所有神经鞘瘤的 85%

神经纤维瘤

- 占所有神经鞘瘤的 15%
- 与 1 型神经纤维瘤病相关

7.5 软脑膜癌

- 软脑膜癌，又称癌性脑膜炎，为癌种扩散至脑膜和脊膜所致
- 最常见于转移性脑肿瘤患者，尤其是起源于乳腺或肺组织的肿瘤，但也可见于淋巴瘤和原发性肿瘤患者
- 可影响整个中枢神经系统，因此，治疗范围必须涵盖整个中枢神经系统
- 癌症分期可通过大脑和脊髓的 MRI 检查，以及包括细胞学检查在内的 CSF 检测来确诊
- 临床表现包括大脑半球、脑神经和脊髓受累后引发的相关症状
- 治疗包括外科手术（放置脑室内导管，如 Ommaya 储液囊）、化学治疗（包括鞘内注射）和放射治疗

- 由于软脑膜瘤的预后很差，治疗在本质上属于姑息治疗

7.6 家族性肿瘤综合征

大多数肿瘤属于自发新生肿瘤，家族性肿瘤综合征既可发生在中枢神经系统，也可发生在身体的其他部位。基因突变可遗传于父母一方，也可以在出生前自发产生。几乎所有病例都表明该病属于常染色体显性遗传，其后代遗传该病的概率为 50%（框 7.7）。

框 7.7 临床警示：家族性肿瘤综合征

- 必要时鼓励家族性肿瘤综合征（如 NF1、NF2 和 von Hippel-Lindau 病）患者的家庭成员接受基因检测和咨询

7.6.1 神经纤维瘤病 1 型(NF1)

- NF1 是最常见的常染色体显性遗传肿瘤综合征，每 3 000 人中约有 1 人会发病
- 临床表现包括出现牛奶咖啡斑（皮肤上出现棕褐色扁平斑点）、皮下神经纤维瘤和各种赘生物

7.6.2 神经纤维瘤病 2 型(NF2)

- NF2 典型疾病表现是双侧听神经鞘瘤
- 其皮肤症状的发生比 NF1 少
- 比 NF1 更少见

7.6.3 von Hippel-Lindau(VHL)综合征

- 常染色体显性遗传
- 特征性病变为累及中枢神经系统或身体其他部位（如视网膜和肾脏）的血管母细胞瘤
- 通常为多发病变
- 外科手术治疗

7.7 中枢神经系统肿瘤的临床表现和影响

肿瘤的临床表现取决于多种因素，包括肿瘤的位置、大小和组织学性质。有些肿瘤，如脑膜瘤，生长缓慢并可存在几十年。这类生长缓慢的肿瘤使大脑有时间进行调整并适应它，所以其症状发生可能较

轻微或迟缓。而对于生长快且具侵袭性的肿瘤，如高级别胶质瘤，症状会出现得较早。

肿瘤的位置非常重要（见第1章）。肿瘤位于大脑非功能区相比较于功能区（如脑干和语言中枢）产生的症状可能更加不易察觉。

7.7.1 诊断

- 病史
- 影像学检查
    - MRI（使用或不使用钆剂）
- 病理学（框7.8）

框7.8 临床警示：诊断

- 影像学检查可以确认肿瘤是否存在，但只有病理检查才能确诊肿瘤类型和性质

7.7.2 危险因素

关于原发性脑肿瘤的危险因素存在很大争议。很多因素都曾被评估过，如环境、职业、饮食习惯、病史等因素。比较显著的危险因素包括：

- 辐射暴露：儿童时期的电离辐射暴露史会使日后脑膜瘤的发生率增高
- 某些家族或遗传因素：如前所述，这些因素可能增加某些肿瘤的发生风险（框7.9）

框7.9 神经上皮源性肿瘤的发生

肿瘤干细胞假说指出，神经干细胞在经历异常分化后成为神经胶质细胞瘤。这些神经干细胞被认为：

- 起源于侧脑室下区和海马齿状回颗粒细胞下层
- 预期寿命长，分裂频繁，这使得它们容易在细胞分裂过程中受到基因突变和分裂异常的影响
- 成为肿瘤干细胞（干细胞在基因突变或环境改变后获得形成肿瘤的能力）

这些细胞的潜在缺陷包括：

- 分子信号通路的错误引起功能失调，导致肿瘤的发生、发展和肿瘤细胞的扩散

- 可诱导肿瘤细胞像干细胞一样行为的转录因子
- 微环境：有助于肿瘤维持、生长和转化的分子通路

7.7.3 治疗

脑肿瘤的治疗方法取决于：

- 肿瘤组织学、位置和切除范围
- 既往肿瘤史和治疗
- 患者年龄和症状

大多数肿瘤可选择手术切除，但也有例外。如小且无症状的脑膜瘤可能只需要连续的 MRI 观察。在某些情况下，肿瘤所在部位太危险而无法进行切除（如脑干或语言中枢）时可选择活检，因为病理分析可决定最佳的治疗方案。

手术切除

手术切除的目的是：

- 缩小（减少）肿瘤的范围
- 获取组织样本进行病理诊断
- 缓解症状

药物治疗

根据肿瘤的大小和位置，药物治疗可作为手术切除的辅助治疗方法（表 7.10）。

表 7.10 脑肿瘤的药物治疗

药名	种类	肿瘤类型	目的	护理要点
地塞米松	类固醇	恶性肿瘤，尤其是 GBM 某些转移性肿瘤 并发严重血管性水肿的各类肿瘤	减轻血管源性水肿	确保患者不漏用剂量 可能导致高血糖和白细胞升高 可能导致类固醇性精神病
苯妥英钠（狄兰汀） 左乙拉西坦（开浦兰） 卡马西平（得理多）	抗癫痫药	并发癫痫的各类肿瘤	降低癫痫发作阈值	监测血药浓度，见第 6 章

（续表）

药名	种类	肿瘤类型	目的	护理要点
羟考酮（奥施康定） 氢可酮（维柯丁） 氢吗啡酮（地劳迪德） 吗啡（卡地安） 曲马多（妥美度）	阿片类药物	所有肿瘤	控制疼痛	监测患者的疼痛，遵医嘱用药并进行用药效果评价 避免用药过度
依诺肝素（克赛） 肝素	抗凝剂	所有肿瘤，尤其是多形性胶质母细胞瘤	降低深静脉血栓风险	侵入性操作前必须停用
醋酸去氨加压素（desmopressin acetate/vasopressin，DDAVP）	垂体激素替代药物	垂体相关肿瘤，在发生尿崩症的情况下使用	降低血清钠浓度	有多种给药方法 监测实验室指标，尤其是血清钠、血清及尿液渗透压 监测尿比重 严格监测摄入量和排出量
氢化可的松	类固醇	垂体相关肿瘤	弥补类固醇缺乏 保护机体直至出现内源性类固醇 可预防肾上腺危象（低血压、休克和死亡）	确保患者遵医嘱服用，不漏服剂量

第3部分

化学治疗

- 旨在破坏肿瘤细胞
- 可通过静脉、口服或鞘内给药（通常注入内置导管，如 Ommaya 储液囊）
- 肿瘤类型决定了使用药物的类型、剂量和给药途径（框 7.10）
- 化疗药物也可损害正常细胞（框 7.11）
- 通常与放射治疗联合使用

框 7.10 脑肿瘤的常用化疗药物

- 替莫唑胺(替莫达)
- 亚硝基脲类药物
- 卡莫司汀(BiCNU)
- 洛莫司汀(CCNU)
- 贝伐单抗(阿瓦斯汀)

替莫唑胺和亚硝基脲类药物已被美国食品药品管理局批准用于治疗恶性胶质瘤

框 7.11 化疗药物的不良反应

- 白细胞计数减少,感染风险增加
- 脱发
- 恶心和(或)呕吐
- 疲劳
- 口腔溃疡
- 食欲下降
- 便秘

放射治疗

肿瘤切除术后,或不能安全切除或不能完全切除的肿瘤,可使用放射治疗或高能 X 射线治疗。放射治疗可作为对射线敏感的肿瘤或功能区肿瘤的首选治疗方案(见第 16 章)。

立体定向放射外科治疗

立体定向放射外科治疗是一种射线从不同方向集中照射肿瘤的方法。在射线交汇处,将释放出强大的局部辐射剂量(见第 16 章)。

- 包括伽玛刀或直线加速器(如 LINAC)放射外科治疗
- 对多种肿瘤有效,包括:
  - 不适合手术切除的小肿瘤
  - 残余肿瘤组织
  - 转移性肿瘤瘤床

MRI 导航下的立体定向激光诱导热疗

- 激光诱导热疗可用于多种情况,包括:
  - 小肿瘤复发
  - 小且深的病变的初始治疗
  - 放射性坏死
- 在全麻下进行

- 需要在与 MRI 兼容的头固定装置中进行严格的头部固定
- 在术中 MRI 引导下，激光能量被传输到靶区
- 允许组织活检后进行消融治疗
- 通常需要 24 小时的住院治疗，但不需要进 ICU
- 术中使用地塞米松，并在术后 1～2 周内逐渐减量

7.7.4 伦理和临终问题

诊断出脑肿瘤，特别是恶性肿瘤，会引起患者及家属的一系列情绪反应。常见的情绪包括恐惧、震惊、怀疑和无助。脑肿瘤不仅仅只是肿瘤，还通常引起神经退行性改变。对于恶性脑肿瘤患者而言，预后可能会出现神经功能的持续性衰退。与这样的患者进行沟通和照护需要委婉表达，可能还要考虑许多伦理问题。

生活质量

生活质量(quality of life, QOL)是对健康、快乐以及生活满意度方面感知幸福感的一种概念性评估。为了尽可能提高生活质量，患者需要根据他们想接受的护理和能够承受的疾病负担做出明智的抉择。从患者的角度考虑，神经外科脑肿瘤手术成功切除并不完全代表疾病预后良好(框 7.12)。

框 7.12 伦理问题

- 对于许多被诊断患有恶性脑肿瘤的患者来说，生活质量比生存时间更有意义
- 要记住的是临终问题往往受到种族或文化价值观的影响，而医务人员必须要做到将个人的观点或价值观与患者及其家庭的观点或价值观区分开来
- 在所有医疗决策中都应考虑并尊重患者的自主权和尊严

预先指示

预先指示(如生前遗嘱)是一份概述了患者治疗意愿的书面声明，以防患者届时无法进行语言表达。理想情况下，在患者住院治疗前就应制订好，但通常情况下没有人会这么去做。如果可以，患者应先填写一份预先指示，用以表达他们出现病情恶化时的治疗意愿。

放弃治疗和临终

有时，患者和家属考虑是否放弃治疗或其他一些临终问题，如器官捐献等，协助患者及其家属做出决定是肿瘤患者照护阶段的重要环节。这是一项不能掉以轻心的重大责任。

恶性肿瘤患者可能会接受多次外科手术、放疗以及化疗。在某个时候，患者可能会做出放弃积极治疗的决定。无论是对于患者、家属，还是医护人员而言，这都是一个艰难的抉择(框 7.13)。

框 7.13 精神支持

- 当患者及其家属面临艰难的医疗抉择时(如决定放弃治疗或处理其他临终问题)应考虑给予精神支持
- 满足患者和家庭的精神需求非常重要。患者的宗教信仰须得到满足和尊重，但精神需求不仅局限于此

7.8 中枢神经系统肿瘤患者的护理

本章穿插了对中枢神经系统肿瘤患者的护理管理建议。以下内容中，您可获得对于大多数中枢神经系统肿瘤患者的普适性建议。更加全面的护理管理表格见附录 A5。

本章旨在为中枢神经系统肿瘤患者的床旁照护提供基本参考。读者可以查阅本章末尾的推荐阅读获取更多信息。它们提供了丰富的信息，将有助于读者更好地了解这个复杂的主题。

7.8.1 神经系统评估

- 评估意识水平(见第 2 章)
- 评估运动、感觉和脑神经功能
- 认知测试(KPS 评分)
- 采取护理措施维持正常颅内压，必要时可行颅内压监测(见第 3 章)
- 了解肿瘤所在部位很重要，因为肿瘤部位将有助于预判患者会出现怎样的神经功能缺损
- 如果患者的治疗包括了开颅手术，那么了解手术的入路可提高对该入路相关并发症的认识(例如，经蝶入路治疗垂体瘤可能导致脑脊液漏)，更多相关信息见第 15 章

7.8.2 呼吸系统评估

- 评估患者的气道
- 观察呼吸频率和节律
- 必要时进行动脉血气分析以及血氧饱和度监测

- 将呼吸系统评估与意识水平相关联

7.8.3 心血管评估

- 适时进行血流动力学监测
- 监测心电图是否有心律失常迹象
- 将心血管评估意识水平相关联

7.8.4 水、电解质评估

- 严格监测出入液量，特别是垂体瘤患者
- 跟进血清钠水平，观察患者是否有低钠血症迹象，并报告新出现的或异常的结果
- 如果患者正在服用类固醇，则需监测血糖水平，必要时给予患者药物治疗以维持血糖在适当的水平
- 见第 5 章

7.8.5 癫痫发作

- 记录任何癫痫发作史，包括类型、发作时的表现和发作频率
- 必要时了解患者是否正在服用抗癫痫药物，并注意药物的相互作用和药物浓度
- 对患者和家属就癫痫发作时的安全预防措施进行健康宣教
- 见第 6 章

7.8.6 活动受限

- 在没有禁忌证的情况下使用依诺肝素（克赛）等抗凝剂
- 为患者提供循序加压装置
- 要注意的是，早期活动对于接受过中枢神经系统肿瘤手术的患者而言至关重要
- 观察患者有无深静脉血栓形成的症状和体征，如有异常，须及时报告（框 7.14）

框 7.14　临床警示：多形性胶质母细胞瘤患者深静脉血栓形成

- 多形性胶质母细胞瘤患者较容易形成深静脉血栓和肺栓塞。应该尽快使用抗凝剂（如依诺肝素），并确保患者尽早活动

7.8.7 患者和家属教育

- 根据需要向患者和家属提供合适的宣教材料(附录 B5)
- 向患者和家属介绍有帮助的疾病支持小组网站
- 缓和照顾
- 给予患者出院指导(附录 B5、附录 B6 和附录 B7)

7.8.8 协同管理

中枢神经系统肿瘤患者需要进行多个领域的协同管理。神经专科护士在照护这些患者中起着关键的作用,包括协调和促进针对这些特殊患者的多维度专业咨询。以下为可以共同合作为患者提供最佳照护的专业领域:

- 护理学
- 神经外科学
- 放射肿瘤学
- 神经肿瘤学或医学肿瘤学
- 放射外科学
- 癫痫管理相关神经内科
- 视觉障碍和(或)失明相关眼科学
- 适宜的治疗技术,包括
  - 物理疗法
  - 作业疗法
  - 必要时进行包括吞咽评估在内的语言训练
  - 必要时进行康复咨询
- 神经心理学
- 精神支持
- 必要时给予缓和照顾或临终关怀

(王怡　金莺译,宋剑平审校)

推荐阅读

[1] American Association of Neuroscience Nurses. Care of the Adult Patient with a Brain Tumor. AANN Clinical Practice Guideline Series. Chicago, IL: American Association of Neuroscience Nurses; 2014
[2] American Brain Tumor Association. http://www.abta.org. Accessed June 20,2017
[3] American Cancer Society. http://www.cancer.org. Accessed June 20,2017
[4] Burger PC. Classification and biology of brain tumors. In: Youmans J, ed. Neurological Surgery: A Comprehensive Reference Guide for the Diagnosis and

Management of Neurosurgical Problems. 3rd ed. Philadelphia, PA: WB Saunders; 1990: 2967 - 2999
[5] Carpentier A, Chauvet D, Reina V, et al. MR-guided laser-induced thermal therapy (LITT) for recurrent glioblastomas. Lasers Surg Med. 2012;44(5): 361 - 368
[6] Central Brain Tumor Registry of the United States. http://www.cbtrus.org. Accessed June 20, 2017
[7] Chamberlain MC. Diagnosis and treatment of neoplastic meningitis. In: Prados M, ed. Atlas of Clinical Oncology: Brain Cancer. London: BC Decker, Inc.; 2002: 391 - 405
[8] House JW, Brackmann DE. Facial nerve grading system. Otolaryngol Head Neck Surg. 1985;93(2): 146 - 147
[9] Huttner A. Overview of primary brain tumors: pathologic classification, epidemiology, molecular biology, and prognostic markers. Hematol Oncol Clin North Am. 2012;26(4): 715 - 732
[10] Illerhaus G, Marks R, Ihorst G, et al. High-dose chemotherapy with autologous stem-cell transplantation and hyperfractionated radiotherapy as first-line treatment of primary CNS lymphoma. J Clin Oncol. 2006;24(24): 3865 - 3870
[11] Kalkanis SN, Rosenblum ML. Malignant gliomas. In: Bernstein M, Berger M, eds. Neuro-oncology: The Essentials. 3rd ed. New York, NY: Thieme; 2014: 254 - 265
[12] McDermott MW, Quinones-Hinojosa A, Bollen FW, Larson M. Meningiomas. In: Prados M, ed. Atlas of Clinical Oncology: Brain Cancer. London: BC Decker; 2002: 333 - 364
[13] National Brain Tumor Society. http://www.braintumor.org. Accessed June 20, 2017
[14] National Cancer Institute. https://www.cancer.gov. Accessed June 20, 2017
[15] Rao MS, Hargreaves EL, Khan AJ, Haffty BG, Danish SF. Magnetic resonance-guided laser ablation improves local control for postradiosurgery recurrence and/or radiation necrosis. Neurosurgery. 2014;74(6): 658 - 667, discussion 667
[16] Roonprapunt C, Silvera VM, Setton A, Freed D, Epstein FJ, Jallo GI. Surgical management of isolated hemangioblastomas of the spinal cord. Neurosurgery. 2001;49(2): 321 - 327, discussion 327 - 328
[17] Sanai N, Polley MY, McDermott MW, Parsa AT, Berger MS. An extent of resection threshold for newly diagnosed glioblastomas. J Neurosurg. 2011;115(1): 3 - 8
[18] Schiestel C, Ryan D. Quality of life in patients with meningiomas: the true meaning of "benign." Front Biosci (Elite Ed). 2009;1: 488 - 493
[19] Taylor MD, Nakahara Y. Familial tumor syndromes. In: Bernstein M, Berger M, eds. Neuro-oncology: The Essentials. 3rd ed. New York, NY: Thieme; 2014: 418 - 428

8　血管性疾病

Vascular Disorders

Denita Ryan

【摘要】 中枢神经系统血管性疾病病变位于大脑和脊髓，包括缺血性和出血性卒中、动脉瘤和其他神经血管畸形，如海绵状血管畸形和动静脉畸形。血管性疾病患者的护理需求专业的技能和理论。护士和医疗团队的其他人员应掌握血管性疾病的分类和相应的症状、并发症和治疗。

【关键词】 动脉瘤；动静脉畸形；颈动脉狭窄；海绵状血管畸形；缺血级联反应；再灌注损伤；脑卒中

8.1　概述

CNS 的血管性疾病包括脑血管畸形，如海绵状血管畸形和动静脉畸形（arteriovenous malformations, AVMs）、动脉瘤和脑卒中。这些疾病会带来一系列极具挑战性的困境，改变患者及其家人的生活。患有血管性疾病的患者通常并发多种医学状况，如蛛网膜下腔出血、癫痫发作、脑积水、血钠异常以及心脏和呼吸问题。

8.2　脑血管畸形

脑血管系统畸形被认为是胚胎畸形。最常见的类型是海绵状血管畸形和动静脉畸形，可发生于 CNS 的任何部位。

8.2.1　海绵状血管畸形

海绵状血管畸形是由异常的窦状血管丛簇集而成。他们的特征包括：

- 密集纤维组织，很少或几乎没有中间脑实质
- 大小不一
- 可能有不同量的出血，且处于血栓或降解的不同阶段
- 边界清楚
- 颜色从深红色到紫色不等
- 具有“桑葚状”外观的多叶状团块（图 8.1 和图 8.2）

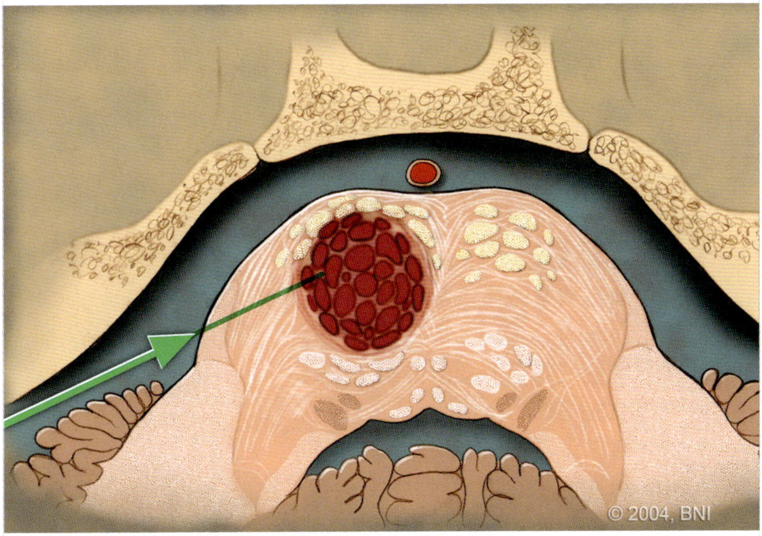

图 8.1　海绵状血管畸形

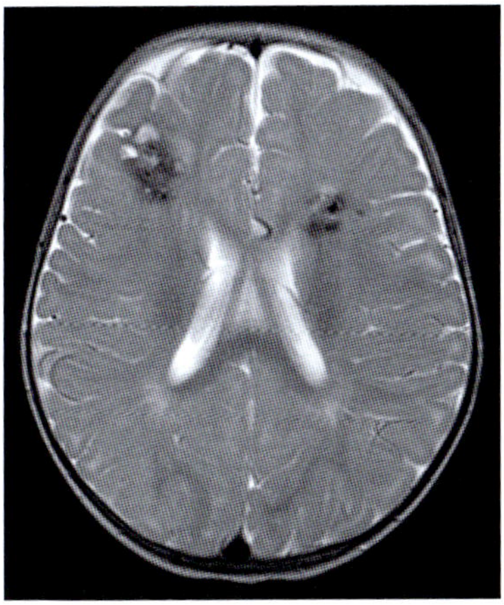

图 8.2　海绵状血管畸形 MRI

过去，海绵状血管畸形通常被误认为是肿瘤性病变，如同血管母细胞瘤，而不是一种畸形。它们被称为：

- 海绵状血管瘤
- 毛细血管瘤
- 海绵状瘤

海绵状血管畸形有两种类型：散发型和遗传型（家族型），多个基因被证实与这两种类型的海绵状血管畸形相关。

海绵状血管畸形的流行病学

两种海绵状血管畸形有一些共同特征，如下：

- 占所有颅内占位性病变的 1%
- 占所有脑血管病的 5%～10%
- 通过尸检或常规影像学检查在人群中的检出率为 0.4%
- 年出血率为 0.1%～22.3%
- 深部病变或脑干病变的出血率更高
- 年再出血率约为 5%
- 各年龄层人群均可患病，但 20～50 岁最常见
- 大多数无症状
- 由于海绵状血管畸形属于低压力性病变，通常出血量少
- 出血发生可能相隔数月或数年
- 每次发生出血，患者可能会出现神经功能损伤，这种情况在刚发作时会恶化，随着血液吸收而逐渐改善，但患者可能永远无法完全恢复到原来的神经功能状态

海绵状血管畸形的位置

大多数海绵状畸形发生在脑部，但也可发生在脊髓。常见病变部位如下：

- 幕上占 80%
- 幕下占 15%
    - 脑干和小脑占比相当
- 脊髓占 5%

海绵状血管畸形的临床表现

海绵状血管畸形的症状取决于病变大小和位置。海绵状血管畸形患者会表现出与其他神经系统疾病患者类似的症状：

- 癫痫发作
- 头痛
- 运动或感觉障碍
- 脑神经功能损伤

根据海绵状血管畸形部位的不同，出血患者表现为不同程度的神

经功能损伤。额叶少量出血的患者可能仅有轻微的神经功能主诉，如头痛，然而位于颈髓或脑干的出血病变可出现灾难性的神经功能损伤。另可见第 2 章。

海绵状血管畸形的诊断

既往史

- 家族遗传史
- 近期或既往病史，包括癫痫发作

影像学检查

- MRI 是最为明确的影像学检查手段(图 8.2)
- MRI 扫描阴性率可能高达 50%
- CT 能显示病变和位置，但无法鉴别病变类型(如海绵状畸形或肿瘤)
- 血管造影不能用于诊断，因为海绵状血管畸形属于低血流量病变，血管造影不能很好成像

海绵状血管畸形的治疗方法

药物治疗

- 无症状的小型海绵状血管畸形可先随访观察，但应定期通过 MRI 扫描监测病灶的生长
- 伴有癫痫症状的患者可以服用抗癫痫药物，详见第 6 章

手术治疗

手术的目的是切除病灶以预防再出血和控制神经系统症状，如癫痫发作等(框 8.1)。放射治疗不是海绵状血管畸形的标准治疗方法。手术适应证如下。

- 难治性或不断恶化的癫痫发作
- 神经系统症状加重
- 出血或再出血
- 占位效应

框 8.1　海绵状血管畸形出血和神经功能

- 海绵状血管畸形出血后或术后的神经功能可能会比出血前或术前更差
- 神经功能预改善是值得期待的，但多数无法恢复到先前水平

家族型海绵状血管畸形

- 遗传因素对家族型海绵状血管瘤的发生起着重要作用

- 为常染色体显性遗传
- 常伴随多发性病变及癫痫家族史
- 在墨西哥裔美国人中更为流行

治疗方法

- 家庭成员每年 MRI 扫描持续随访
- 家族型海绵状血管畸形患者需进行子女和兄弟姐妹遗传咨询
- 单发和多发病变的手术指征相同，但在多发病变的患者中，外科手术主要针对出现症状的病变部位

8.2.2 动静脉畸形

动静脉畸形是一个畸形血管团，动脉血通过血管巢（中心部分）直接流入静脉，而非通过毛细血管床（图 8.3）。

- 动静脉畸形表现为相互缠绕的血管团块
- 血管巢位于动静脉畸形的中央或焦点部位
- 动静脉畸形中的血管不含正常血管结构
- 动静脉畸形中没有正常脑组织
- 动静脉畸形是一个动脉血流直接进入静脉系统的高血流量体系

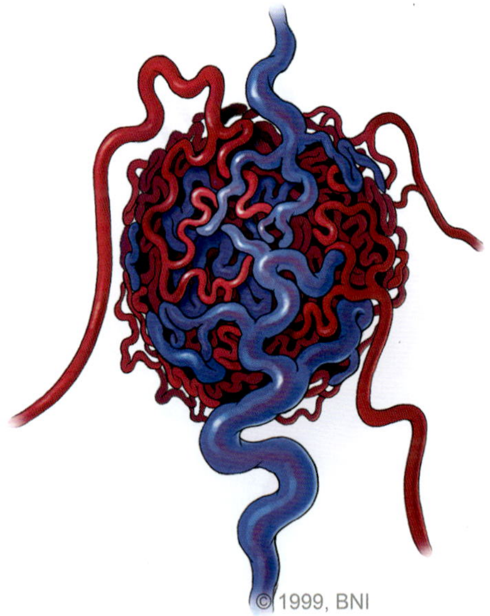

图 8.3 动静脉畸形

- 出血通常是动静脉畸形的首发症状

动静脉畸形的流行病学

- 发生率为 3/10 万人
- 男性发病率略高于女性
- 蛛网膜下腔出血中约 8.6%由动静脉畸形引起
- 可发生于神经系统的任何部位

动静脉畸形的临床表现

- 出血常是首发症状
- 这种占位性病变可能随着病灶增大而压迫正常脑组织,因此症状会随病灶的增大而缓慢发展
- 即使动静脉畸形没有破裂出血,占位效应或盗血也可能会引起神经系统症状
- 当通过动静脉畸形的血流速度极快时,可从正常脑区域吸取血流产生盗血
- 突然快速出血可能导致严重的神经损害、昏迷甚至死亡
- 相关的神经功能缺损的严重程度取决于出血量和是否位于大脑功能区
- 癫痫发作常见

动静脉畸形的分类

动静脉畸形的分类主要取决于三大因素:

- 大小
- 是否位于大脑功能区
- 引流静脉

Spetzler-Martin 分级量表

Spetzler-Martin 分级量表用于帮助临床医师做出动静脉畸形的治疗决策(图 8.4)。确定治疗方案时还必须考虑是否伴有动脉瘤。

- Spetzler-Martin 分级量表将动静脉畸形的大小、是否位于功能区和引流静脉特点赋予分值
- 动静脉畸形的分级基于这些分数
- 低级别动静脉畸形病残率较低;高级动静脉畸形病残率较高(表 8.1)

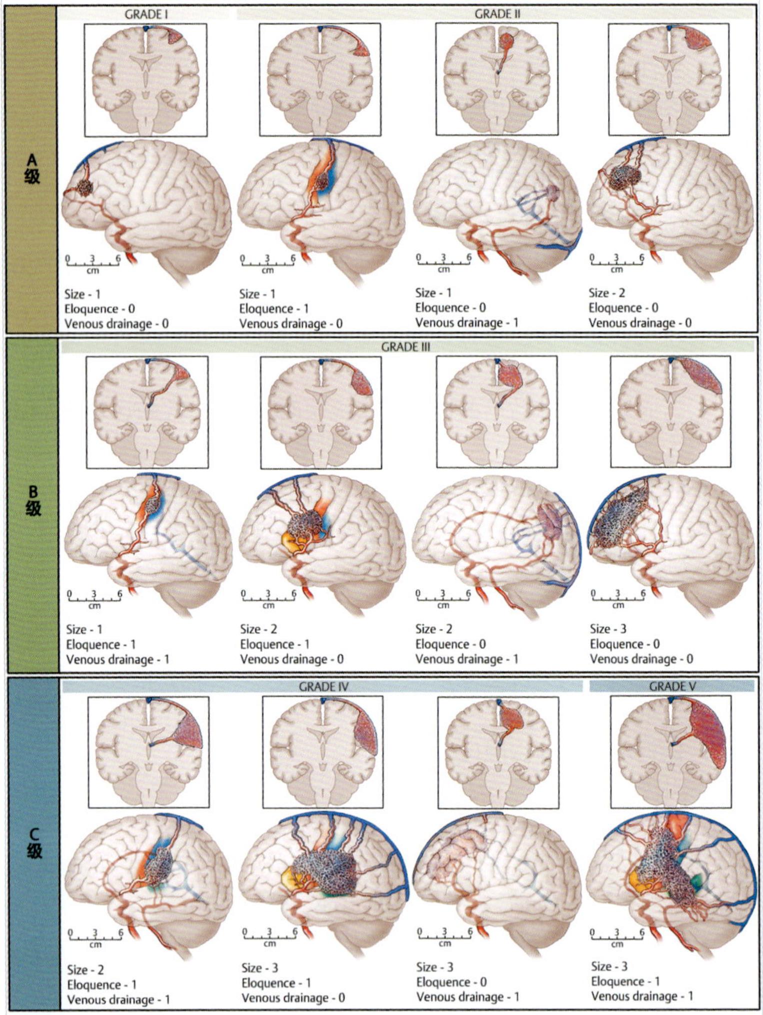

图 8.4 Spetzler-Martin 分级量表(由 Spetzler RF, Martin NA 授权使用。A grading system for arteriovenous malformations. J Neurosurg 1986;65: 476 – 483, 经允许引自 The American Association of Neurological Surgeons)

size,大小;eloquence,位于功能区;venous drainage,引流静脉

表 8.1 动静脉畸形 Spetzler-Martin 分级量表

分级特性	分值
大小	
小型(<3 cm)	1
中型(3～6 cm)	2
大型(>6 cm)	3
位于大脑功能区	
否	0
是	1
引流静脉	
浅表	0
深部	1

动静脉畸形的诊断

- 既往史
- 影像学检查
  - MRI 是最佳方法诊断
  - 脑血管造影术可确定脑血管结构的受累情况，包括是否并发动脉瘤

动静脉畸形的治疗方法

治疗方法包括手术、血管内栓塞、放射治疗和保守治疗。最佳治疗方案根据 Spetzler-Martin 分级确定。

- Ⅰ级和Ⅱ级：手术切除术是首选治疗方法，应在常规进行大量脑血管手术的中心进行
- Ⅲ级：手术切除、栓塞或放射治疗，取决于病例特点的个性化分析(例如，动静脉畸形的特点、患者年龄及其并发疾病、是否有常规进行此类复杂手术的中心)
- Ⅳ级和Ⅴ级：首选替代治疗，如栓塞、放射治疗和保守治疗，即使是由经验最丰富的外科医师进行的手术切除，较高级动静脉畸形的手术切除也具有较高的发病率和死亡率

药物治疗

- 药物治疗的目的是治疗动静脉畸形的伴随症状

- 药物治疗包括癫痫发作控制及疼痛治疗

手术治疗

手术的目的是闭塞动静脉畸形内的动脉瘤和其他高血流区域。在治疗高级别动静脉畸形方面，可采用分期手术或与介入、放射治疗相结合的复合手术治疗方案。

- 开颅切除术（可能同时需夹闭动脉瘤）
- 血管内介入术（见第 14 章）
  - 弹簧圈填塞
  - 栓塞
- 伽玛刀放射治疗（见第 16 章）
  - 可用于手术治疗难以抵达的病变
  - 可与手术结合以治疗较大或更高级别的动静脉畸形

8.2.3 其他血管畸形

动静脉瘘

- 动静脉瘘（arteriovenuous fistula，AVF）是指扩张的动脉直接与静脉相连（图 8.5）
- 高血流量、高压力病变
- 出血率低
- 通常可以进行血管内介入治疗

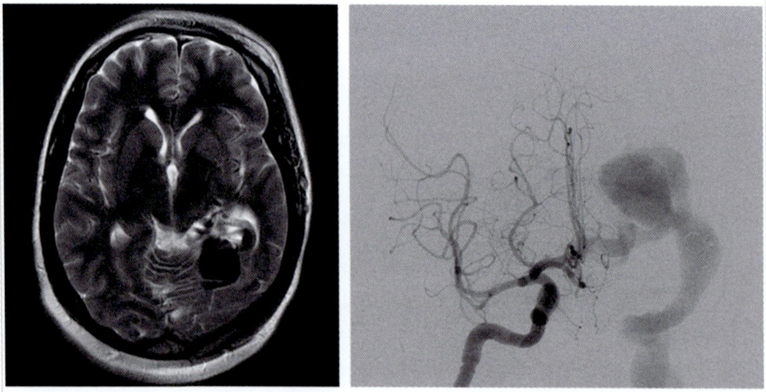

图 8.5 动静脉瘘

硬脑膜动静脉瘘

- 硬脑膜动静脉瘘是一种与硬脑膜直接相关的动静脉瘘(图8.6)
- 大多数动静脉瘘是硬脑膜动静脉瘘

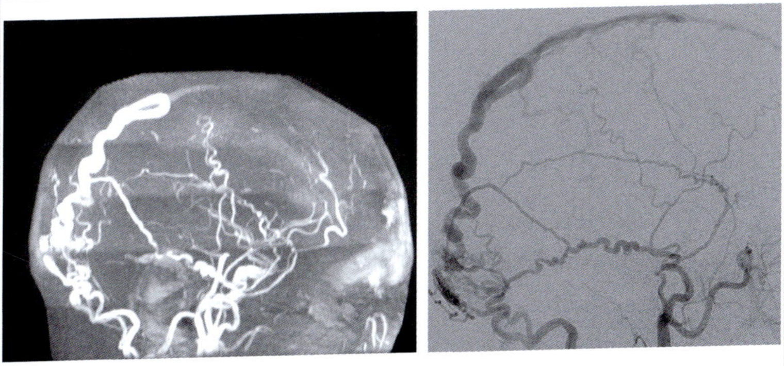

图8.6 硬脑膜动静脉瘘

颈动脉海绵窦瘘

- 颈动脉海绵窦瘘是颈内动脉与海绵窦之间的直接高血流量分流
- 多是由颈内动脉海绵窦段破裂引起
- 大多数由创伤引起,但也可能自发
- 症状包括眼部疼痛、眼球突出和视力下降
- 治疗方案可以是手术或介入

毛细血管扩张

- 毛细血管扩张是由血管簇组成的小毛细血管病变
- 最常见于脑桥
- 表现为扩张的毛细血管
- 临床意义不大

8.3 颅内动脉瘤

动脉瘤这个词来源于希腊语"aneurysma",意思是变宽。动脉瘤是动脉的凸起,常被描述为类似于囊、水疱或球囊。最常见的动脉瘤类型是囊状或浆果样动脉瘤。

8.3.1 动脉瘤分类

- 形状
  - 囊状(浆果样)(图 8.7)
    - 具有独特瘤颈
    - 最常见的动脉瘤
  - 梭形(图 8.8)
    - 血管壁的一部分向外扩展
    - 没有明确的瘤颈

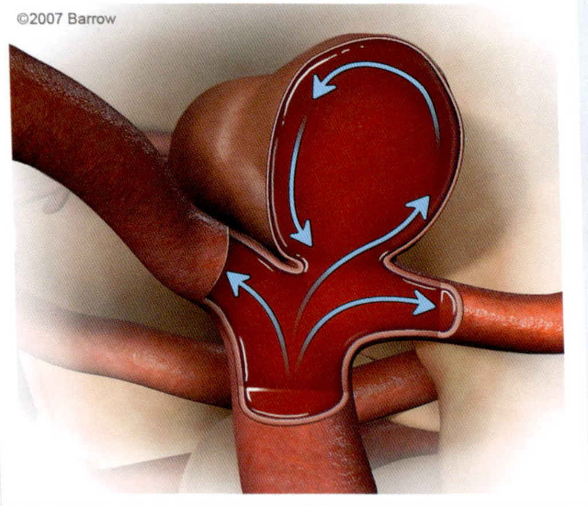

图 8.7 囊状动脉瘤

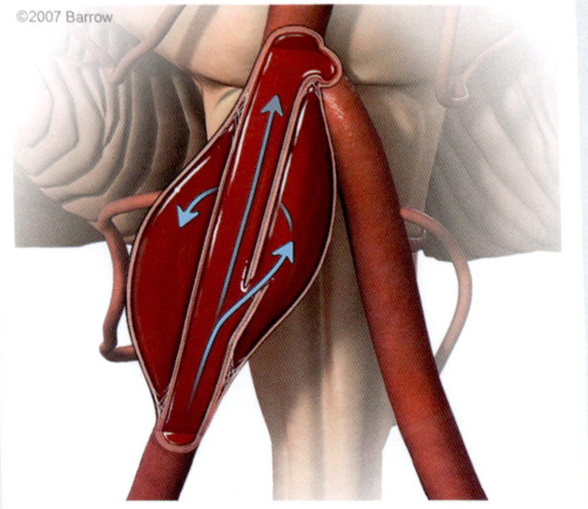

图 8.8 梭形动脉瘤

- 大小
  - 通常小于 10 mm
  - 也可大于 25 mm(巨大动脉瘤)
- 位置
  - 前循环(85%)
  - 大多数前循环动脉瘤位于 Willis 环上(图 8.9)
  - 后循环(15%)(框 8.2)

框 8.2　动脉瘤好发部位

- 前交通动脉
- 后交通动脉
- 大脑中动脉
- 颈内动脉
- 基底动脉顶端
- 眼动脉

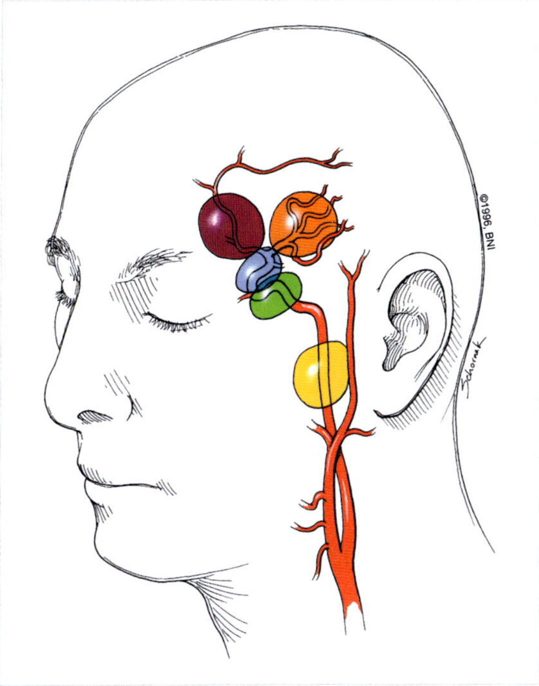

图 8.9　动脉瘤好发部位

8.3.2 动脉瘤的流行病学

- 发病率约占总人口的 5%(框 8.3)
- 平均发病年龄约 50 岁
- 女性略高于男性
- 家族型动脉瘤占 7%～20%
- 多发动脉瘤占 10%～20%
- 家族型动脉瘤患者的一级或二级亲属中,至少有两位家属存在动脉瘤
  - 破裂或未破裂
  - 发病率约为 10%
  - 极有可能存在遗传因素

框 8.3 颅内动脉瘤危险因素

- 吸烟
- 高血压
- 动脉瘤家族史
- 年龄(>40 岁)
- 结缔组织病
- 血管损伤(解剖损伤)
- 女性略多见

8.3.3 动脉瘤的临床表现

大多数动脉瘤直到破裂才显现出症状,因此只有极少数被偶然发现(框 8.4)

- 动脉瘤可因患者一些模糊或轻微的主诉而被偶然发现(如频繁头痛、恶心、呕吐和精神不振)
- 较大的动脉瘤可能会引起占位效应,压迫周围脑组织而引起局灶性神经系统症状
- 动脉瘤破裂症状包括:
  - 剧烈头痛
  - 躯体一个或多个部位突发功能障碍
  - 癫痫发作
  - 意识水平降低
  - 死亡

框 8.4 动脉瘤的临床表现(破裂及未破裂)

未破裂动脉瘤
- 新发的或不同于既往的头痛
- 不明原因的恶心和呕吐
- 新发神经功能损伤

破裂动脉瘤
- 头痛伴颈强直
- 突发严重神经功能损伤
- 突发“一生中最剧烈的头痛”
- 癫痫发作

8.3.4 动脉瘤的常见并发症

颅内动脉瘤有很多相关并发症。

蛛网膜下腔出血

- 颅内动脉瘤破裂后血液进入蛛网膜下腔(表 8.2 和图 8.10)
- 出血可能破入脑室(脑室内出血)
- 蛛网膜下腔出血量决定了 Hunt&Hess 评分，稍后讨论
- 蛛网膜下腔出血致死率为 40%～50%
- 美国每年发生约 30 000 例
- 蛛网膜下腔出血患者的典型主诉是“我一生中最剧烈的头痛”

表 8.2 蛛网膜下腔出血：注意事项

问题	提示	护理措施	原理
神经功能下降	出血	进行详尽的神经功能评估，与基线比较，间隔一定时间重复评估 观察 ICP 增高的征象(见第 3 章)	如果动脉瘤未进行干预治疗，SAH 患者有再出血的风险
		监测实验室检查，尤其是血清钠[血清钠的目标值可高于正常值(>145 mmHg)]	低钠血症，通常由 SAH 中脑性耗盐综合征引起，可加重脑水肿并升高 ICP
	血管痉挛	需要完善脑血管造影检查来排除血管痉挛	SAH 患者在出血后 3～10 天是血管痉挛的危险期

（续表）

问题	提示	护理措施	原理
神经功能下降	脑积水	需要完善头颅CT检查	SAH患者因脑脊液吸收不良，存在脑积水风险
	癫痫发作	监测实验室检查，尤其是血药浓度 监测脑电图 及时报告神经功能评估中的异常变化	非抽搐性癫痫持续状态可表现为意识水平的降低
高血压/低血压	"3H"疗法	对接受"三高"疗法的患者，须了解其目标血压值	大多数SAH患者从较高的血压水平中获益（高于基线20～30 mmHg）
		遵医嘱使用血管活性药物以维持血压	可能需要血管活性药物和血流动力学监测
		注意防止"过度"	可能超过目标值
		必须全力避免低血压	适当的血压（可高于正常水平）是维持足够的CBF所必需的，低血压会增加脑灌注不足和神经功能进一步受损的风险
高血容量	"3H"疗法	遵医嘱静脉输液 严格控制出入液量 监测实验室指标，尤其是血钠和血浆渗透压 警惕由于容量过多所致心脏负荷过重	增加脑血流
高血液稀释度	"3H"疗法	监测实验室指标，尤其是全血细胞计数（血细胞比容）	增加脑血流

缩写：CBF，脑血流量；SAH，蛛网膜下腔出血。

第3部分

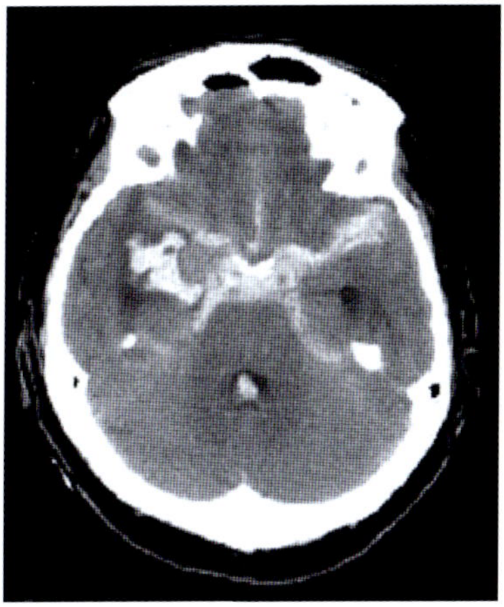

图 8.10 蛛网膜下腔出血

脑血管痉挛

- 只发生在动脉中，由蛛网膜下腔的血液触发
- 引起动脉收缩，限制血流（图 8.11）
- 可能导致神经功能障碍（框 8.5）
- 脑血管痉挛的风险通过 Fisher 分级量表评分来反映（见下一部分）。血流量越大，发生血管痉挛的风险越大
- 蛛网膜下腔出血后 4～14 天发生脑血管痉挛的风险最大
- 其在 SAH 患者中的发病率和致残率约为 20％

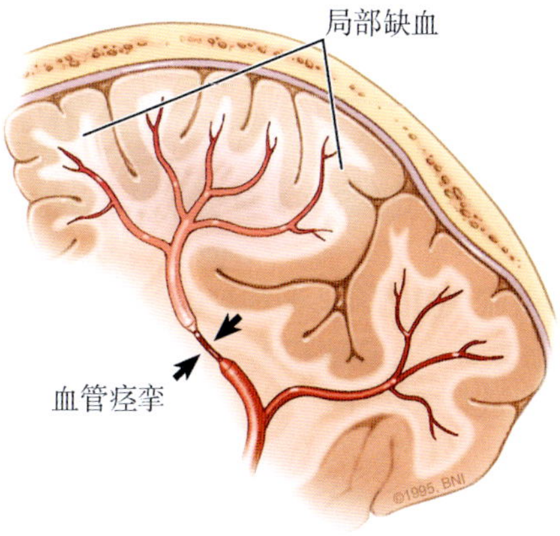

图 8.11 脑血管痉挛

- 通过血管造影或经颅多普勒超声检测发现
- 3H疗法是预防血管痉挛的金标准
  - 高血压
    - 血管活性药物使平均动脉压高于基线20～30 mmHg
  - 高血液稀释度
    - 补液扩容
  - 高血容量
    - 补液扩容

框8.5 脑血管痉挛的临床表现

- 可能无症状
- 意识模糊
- 意识水平下降
- 局灶性神经功能障碍，包括失语和运动功能障碍，取决于痉挛血管的位置
- 可能表现为脑卒中

再出血

- 所有破裂的动脉瘤都有再次出血的危险
- 风险随时间的推移而增加
- 在初次出血24小时内风险最高；4%～10%的动脉瘤在出血后24小时内再次出血
- 20%～25%的患者在初次出血2周内再次出血
- 高血压会增加出血风险
- 可能危及生命
- 动脉瘤再出血会降低生存的可能性
- 早期闭塞动脉瘤是防止再出血的关键

脑积水

- 当蛛网膜下腔的血液引起蛛网膜颗粒对脑脊液吸收不良时发生脑积水，见第4章
- 初期需要通过脑室外引流来控制和监测脑积水
- 1/3的蛛网膜下腔出血患者会出现脑积水
- 大多数脑积水患者需要进行永久性分流

癫痫发作

- 见于20%～40%的SAH患者
- 可能是暂时发作

- 用抗癫痫药物治疗，见第 6 章

低钠血症

当血液中的钠含量过低时会发生低钠血症（框 8.6），也见第 5 章。

- 脑性耗盐综合征
  - 最常见于 SAH 患者
  - 钠尿肽水平增加时发生，导致钠和水从体内丢失
  - 消耗体内的体液和钠
  - 补钠（口服或静注）
- 抗利尿激素分泌失调综合征
  - 抗利尿激素分泌过多所致
  - 导致血液中血钠的稀释
  - 治疗方法是液体限制

框 8.6　蛛网膜下腔出血所致低钠血症

- 意识模糊、嗜睡或癫痫发作可能是低钠血症的症状
- 监测血钠水平
- 监测出入液量，包括静脉补液量
- 当血钠低于 135 mg/L 或低于目标值时需报告
- 低钠血症患者有癫痫发作的风险
- 脑性耗盐综合征较抗利尿激素分泌失调综合征更多见，见第 5 章

心脏顿抑

- 约 5%的蛛网膜下腔出血患者会发生
- 可表现为心电图一过性紊乱、危及生命的心律失常或心肌梗死
- 心脏顿抑的机制尚不清楚

8.3.5　动脉瘤和蛛网膜下腔出血的诊断

- 病史
- 腰椎穿刺确定蛛网膜下腔出血是否存在
- 影像学检查
  - CT 或 MRI 显示大动脉瘤或蛛网膜下腔出血
  - 脑血管造影是确定动脉瘤位置以及动脉瘤是否破裂的金标准（图 8.12 和图 8.13）

第3部分

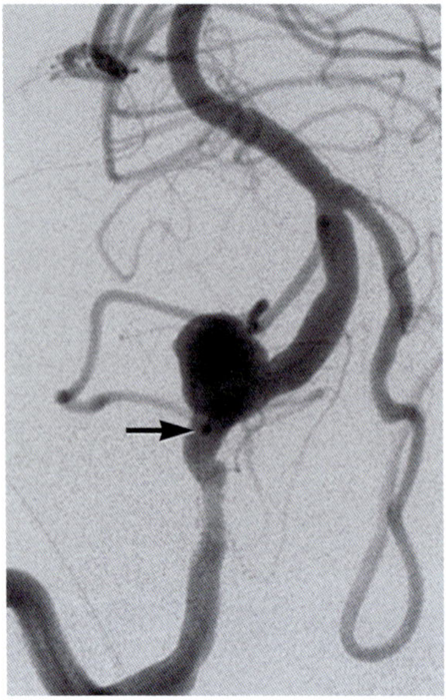

图 8.12　未破裂动脉瘤(箭头表示动脉瘤的底部,它起源于椎动脉 V4 段)

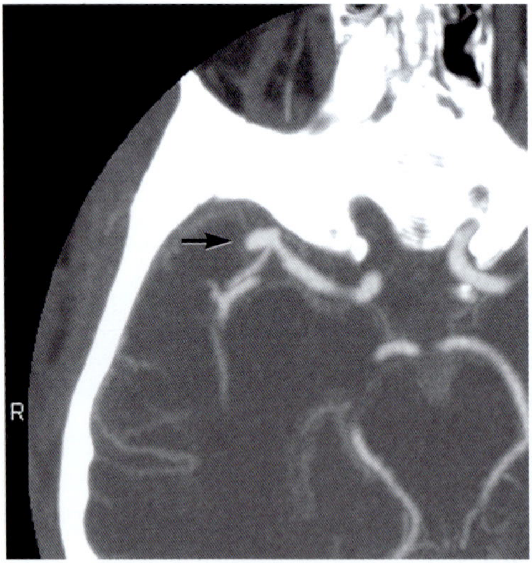

图 8.13　破裂动脉瘤(蛛网膜下腔出血灶内)

8.3.6 评分量表

下面的分级量表提供了通用的分类系统，以促进医务人员之间的交流和标准化诊断术语。

- Fisher 分级
  - 预测血管痉挛的风险
  - 评分基于 CT 扫描所见出血的量和位置
  - 评分越高，血管痉挛的风险越大
- SAH 的 Hunt&Hess 分级
  - 评分基于神经系统评估
  - 分级越高，SAH 程度越重
  - 可用于指导治疗（表 8.3）

表 8.3 蛛网膜下腔出血 Hunt&Hess 分级

分级	描　述
0	未破裂
Ⅰ	无症状或轻微头痛，轻度颈部僵直
Ⅱ	脑神经麻痹，中度至重度头痛，颈部僵硬
Ⅲ	轻度病灶缺损、昏睡或意识混乱
Ⅳ	麻木，中度至重度偏瘫，以及去大脑强直
Ⅴ	深度昏迷，去大脑强直，垂死状态

注：来源于由 Hunt WE，Hess RM 授权使用。Surgical risk as related to time of intervention in the repair of intracranial aneurysms. J Neurosurg 1968;28(1)：14－20.

8.3.7 动脉瘤的治疗

动脉瘤的治疗取决于几个因素。决定合适的治疗方法的重要因素是动脉瘤是否破裂。其他需要考虑的因素如下。

- 患者的年龄
- 患者的身体状况
- 动脉瘤的物理特征
  - 大小
  - 形状（囊状或梭状）
  - 位置

    ○ 动脉瘤数量(单个或多个)

未破裂动脉瘤

- 偶然发现
- 或因出现占位效应症状而发现(因为动脉瘤是一种占位性病变)
- 有几种治疗选择,包括:
    - ○ 观察,定期行 MRI 监测动脉瘤大小
    - ○ 手术夹闭动脉瘤
    - ○ 血管内弹簧圈填塞或栓塞

破裂动脉瘤

- 由于有再出血的风险,救治时间很重要
- 手术夹闭动脉瘤
- 血管内栓塞治疗
- 某些动脉瘤(由于大小或其他生理特性)更偏向于适合某一种治疗方式
- 目的是彻底闭塞动脉瘤

外科治疗

国际未破裂颅内动脉瘤研究协作组(International Study of Unruptured Intracranial Aneurysms, ISUIA)发现蛛网膜下腔出血死亡率(66%)远远超过手术风险(死亡率 2.6%;致残率 10.9%)。ISUIA 的建议是,手术治疗是未破裂的动脉瘤最好的选择。脑动脉瘤的开颅手术必须由经过专门训练的脑血管外科医师进行。

- 直接夹闭
    - ○ 最常用的方法
    - ○ 动脉瘤夹直接放置于动脉瘤颈部(图 8.14)
    - ○ 通常可完全闭塞动脉瘤
    - ○ 是大或巨大动脉瘤患者的优选治疗
- 孤立
    - ○ 动脉瘤夹放置于载瘤动脉,孤立动脉瘤,使其血栓化
- 重建
    - ○ 由于解剖结构的特殊性,一些动脉瘤需要对载瘤动脉部分进行重建
    - ○ 这个手术是复杂和精细的
- 心脏停搏
    - ○ 在极端情况下,会设法暂时停止心脏搏动使外科医师能够安全地闭塞动脉瘤

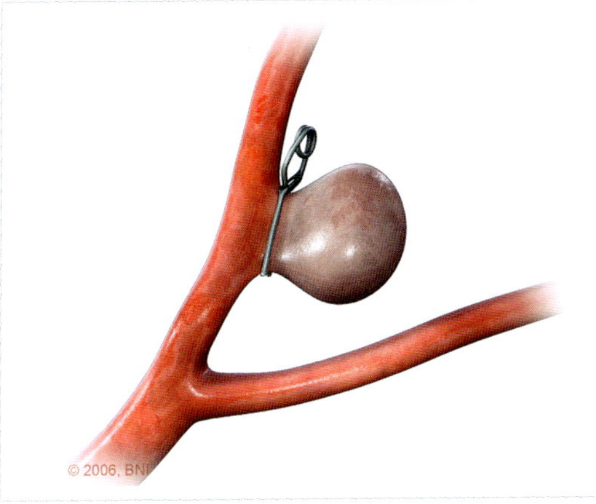

图 8.14 夹闭动脉瘤

○ 只有在极端特殊的情况下，由专门接受过此等手术训练的外科团队来操作

血管内介入治疗

有几种方法可用于血管内动脉瘤的治疗。这些方法包括通过股动脉插管，导丝引导导管抵达载瘤动脉（见第 14 章）。

- 将特制弹簧圈（铂金材质常见）置入动脉瘤，填充动脉瘤以减缓血液流动
- 目的是闭塞动脉瘤，阻断载瘤动脉的血流进入瘤体
- 或动脉瘤段血管内放置支架，切断流向动脉瘤的血液
- 偶尔也会联合使用这些方法（图 8.15）

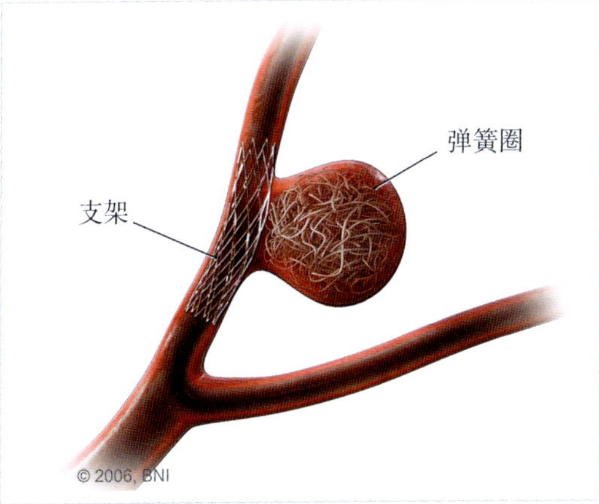

图 8.15 填塞动脉瘤

血管内介入治疗和外科手术治疗比较

有时,闭塞动脉瘤的最佳方法是开颅手术治疗和血管内栓塞术相结合。

- 血管内介入治疗不需要开颅手术,避免了开颅手术的风险
- 血管内介入治疗可以缩短一些患者的住院时间
- 血管内治疗后动脉瘤可能复发,需要额外治疗
- 血管内治疗一般只针对较小的动脉瘤,并不是所有类型动脉瘤的最佳治疗方案

8.4 脑卒中

脑卒中是一种脑部疾病(表 8.4)。"时间就是大脑"这句话说明医护人员和公众已将脑卒中视为医疗紧急情况。能否得到及时的治疗可能意味着神经功能恢复或终身残疾。

表 8.4 美国国家卒中协会脑卒中预防指南

指导方针	您能做什么
每年检查血压	遵医嘱服用抗高血压药物 低盐低脂的饮食有助于降低血压 开始并保持一个锻炼计划
检查是否患有房颤	房颤由心电图诊断 血液稀释剂如华法林或阿司匹林可以降低脑卒中的风险
戒烟	戒烟可以将脑卒中的风险降低一半
适量饮酒	若饮酒,每天不要超过两杯 若不饮酒,请保持
了解您的胆固醇水平	高胆固醇可以通过饮食和运动来控制 遵医嘱服用降低胆固醇的药物
如确诊糖尿病,学习如何管理糖尿病	糖尿病可以通过饮食或药物控制,或者两者都可以 保持锻炼计划
定期锻炼	均衡的运动养生法有助于预防脑卒中
坚持低钠低脂肪的饮食	限制钠、糖和固体脂肪的摄入
循环系统问题管理	如果出现循环系统症状,或者有贫血或镰状细胞性贫血病史,请咨询医师
了解脑卒中的症状	了解脑卒中的症状和体征,如怀疑脑卒中,应立即呼叫急救人员

脑卒中被定义为与大脑特定部位相关的神经功能下降。这种下降可以是快速的，也可以是渐进的。当流向某区域的血流受到限制时，该区域脑组织接收不到其所需的血液量而发生脑卒中。

8.4.1 脑卒中的流行病学

- 脑卒中是美国第五大死亡原因
- 每年报告约 79.5 万例脑卒中
- 非裔美国人脑卒中的患病率几乎是白种人的 2 倍
- 大约 10%的脑卒中发生在 18～50 岁
- 大约有 400 万人是脑卒中幸存者
- 女性比男性更易死于脑卒中(约 60%∶40%)

8.4.2 脑卒中的类型

脑卒中的发生有两种方式

- 缺血性脑卒中
  - 堵塞的血管阻断了血液流向大脑特定的区域
  - 栓子
  - 血栓形成
- 出血性脑卒中
  - 动脉出血，阻断血液流向大脑特定的区域

这两种类型都会导致脑缺血，并伴有与受累大脑区域相应的神经功能缺陷。

- 长期缺氧的脑细胞开始死亡(梗死)
- 缺氧的大脑会失去功能，这取决于大脑受影响的区域
- 受损的功能可能包括运动、感觉、语言和认知

缺血性脑卒中

缺血性脑卒中是最常见的脑卒中类型(图 8.16)。它占所有脑卒中的 80%～87%。动脉粥样硬化是缺血性卒中的主要诱因。缺血性脑卒中根据其机制可进一步分类。

- 心源性血栓(20%)
  - 心脏瓣膜受损或心房纤颤造成的血凝块
  - 血液凝块脱落并进入血液流动缓慢的区域
- 血栓形成(20%)
  - 动脉粥样硬化引起的动脉斑块

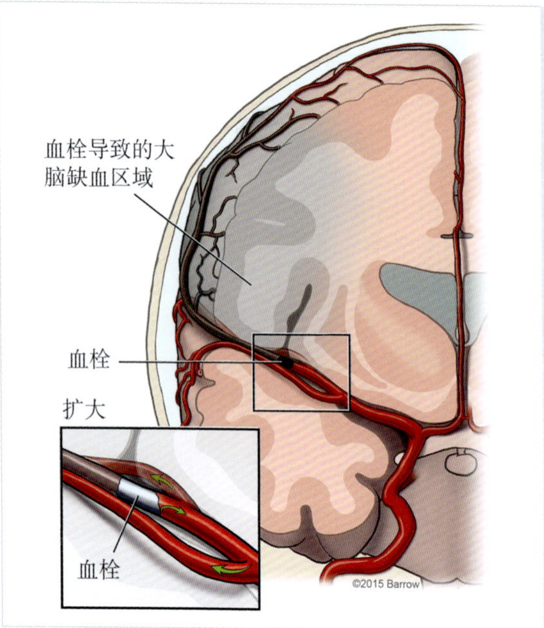

图 8.16 缺血性脑卒中

- 腔隙性(25%)
  - 小血管疾病
  - 血管被脂质化合物包裹,这个过程被称为管壁脂肪玻璃样变,它会导致管腔增厚并限制血流
  - 与高血压相关
- 不明原因引起(30%)
  - 没有发现脑卒中的原因
- 其他(5%)
  - 凝血障碍
  - 血管炎
  - 吸毒
  - 感染

与缺血性脑卒中相关的专业术语

颈动脉狭窄

- 颈动脉由于动脉粥样硬化斑块形成而狭窄
- 动脉腔变窄,这可能会限制血液流动,导致脑血供不足
- 如果不治疗,可能导致短暂性脑缺血发作(transient ischemic

attack，TIA)或脑卒中
- 颈动脉闭塞可有侧支血流代偿，偶可避免神经损伤
- 超过 70%的颈动脉闭塞症可受益于外科手术治疗

短暂性脑缺血发作

TIA 是与大脑某一特定部位相关的暂时性局灶性神经功能障碍。
- 被称为脑打击
- 由血管性疾病引起
- 大多数 TIA 在一个小时内缓解
- 许多患者在脑卒中之前会有一次或多次 TIA
- 将近一半(40%)的 TIA 患者会发生脑卒中
- 短暂性脑缺血发作可能是暂时的，但引起 TIA 的血管性疾病不是暂时的
- 短暂性脑缺血发作通常是脑卒中发作前的警告信号(框 8.7)

框 8.7 美国国家卒中协会短暂性脑缺血发作的处理指南

- 发病后 24～48 小时内住院
- 诊断后 24～48 小时内进行专科临床评估
- 24～48 小时内通过影像学进行医学评估
  - 影像学包括 CT、CT 血管成像(computed tomography angiography，CTA)、MRI、磁共振血管成像(magnetic resonance angiography，MRA)和经颅多普勒超声
  - 颈动脉影像检查(头颈部超声、MRA、CTA)
  - 脑血管造影术
- 心脏评估
  - 当患者年龄小于 45 岁且头颈部检查未发现明显 TIA 病因时，行包括超声心动图等检查
- 非心源性血栓 TIA
  - 立即抗血小板治疗(氯吡格雷)
- 心源性血栓 TIA(伴房颤)
  - 口服抗凝(华法林)，目标国际规范化比率为 2.5
  - 阿司匹林
- 窦性心律患者不使用抗凝药物，除非存在其他风险(近期心肌梗死或瓣膜置换术)

缺血半暗带

- 未梗死且可通过及时改善灌注可恢复的无功能区(图 8.17)
- 因特定区域脑组织缺氧而引起的神经损伤

第3部分

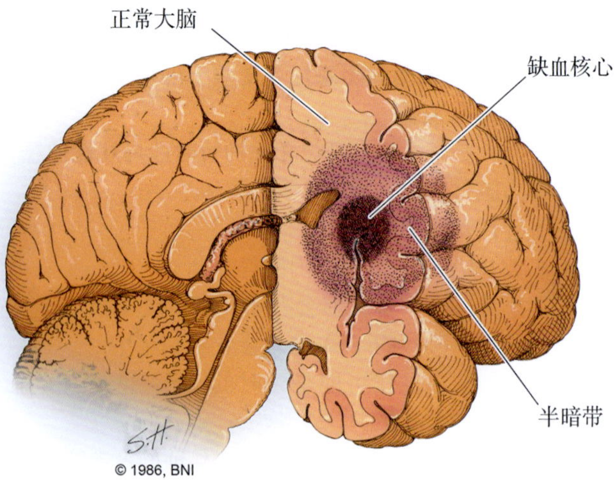

图 8. 17　半暗带

- ○ 脑组织在缺氧一定时间后会梗死
- ○ 坏死的组织被称为梗死灶
- 半暗带位于梗死灶核心区域周围

缺血级联反应

- 细胞缺氧会引起一系列反应(框 8. 8)
- 基于电解质异常活动和细胞内肿胀
- 脑缺血后,脑水肿和 ICP 升高进一步加重
- 脑水肿是缺血性脑卒中后死亡的主要原因

框 8. 8　缺血级联反应

- 半暗带位于梗死核心区域周围
- 缺血半暗区吸收低血流量、低氧和低代谢物,如葡萄糖
- 由于低代谢因素,局部自动调节受损
- 导致三磷酸腺苷的减少
- 细胞膜通透性增加,导致钠和钾的摄入
- 导致细胞内肿胀
- 缺血面积增加
- 梗死面积增加

再灌注损伤

- 大脑缺氧区域恢复血供之后，激活的氧自由基对受损细胞造成进一步的损伤(框 8.9)
- 导致脑水肿、ICP 增高

框 8.9 再灌注损伤

再灌注损伤可能发生在许多神经外科手术后，包括：
- 颈动脉内膜切除手术
- 动静脉畸形切除术
- 搭桥手术，如颞浅动脉-大脑中动脉(superficial temporal artery to middle cerebral artery, STA - MCA)

缺血性脑卒中的临床表现

- 依受累血管的位置及闭塞程度而定(表 8.5)

表 8.5 脑卒中或动脉闭塞的临床表现与缺血区域有关

血管位置	临床表现
前循环	
大脑前动脉	对侧麻痹和(或)下肢感觉缺损 步态不稳 失禁 认知障碍 情感迟钝 记忆缺失
颈内动脉	对侧运动和感觉缺陷 失语症(如优势半球) 失用症；失明(非优势半球) 视野缺损 脑神经功能缺陷
大脑中动脉(最常见)	对侧运动和感觉障碍 上肢和面部受损比下肢多 失语症(如优势半球) 同侧偏盲
后循环	
椎/底动脉	共济失调；协调不良 脑神经缺陷(眼球运动障碍，吞咽困难)

- 几乎和 TIA 症状一致
- “完全”脑卒中导致不可逆的损害

缺血性脑卒中的诊断

- 病史(症状持续时间)
- 影像学检查(表 8.6)
    - 脑血管造影显示血管系统的细节

表 8.6 脑血管性疾病诊断检查

检查项目	结果	原理
血清电解质	低钠血症	增加脑水肿的危险 蛛网膜下腔出血和血管痉挛时更甚
	高血糖	可由类固醇(地塞米松)药物导致 存在脑缺血的显著风险因素
血气分析	缺氧;高碳酸血症	神经系统状态低下也可影响呼吸状态;氧分压降低和二氧化碳潴留可能会导致 ICP 升高 缺氧是神经功能预后不良的预测指标
脑血管造影	血管异常(脑动脉瘤和动静脉畸形)	血管造影是动脉系统可视化的金标准
MRI 弥散加权成像(DWI)	缺血性血管异常 海绵状血管畸形	MRI 可显示 CT 扫描未见的小病变 显示缺血部位
磁共振血管造影(MRA) (另见第 14 章)	血管异常	显示血管系统和大动脉瘤
腰椎穿刺	血性脑脊液(SAH) 随着时间的推移,脑脊液中血液分解,呈现黄色,这可提示曾有 SAH	在排除占位性病变之前,禁止腰椎穿刺
脑电图(EEG)	癫痫发作	常见于蛛网膜下腔出血和血管畸形,脑电活动发生改变
CT	出血 脑积水 水肿	CT 扫描可作为脑出血、脑积水或危及生命的脑水肿的第一步检查 一旦证实为蛛网膜下腔出血,就需要做进一步的检查

- 必须行 CT 检查排除出血性脑卒中(但 CT 不能诊断早期缺血性脑卒中)
- 颈动脉超声诊断颈动脉狭窄

缺血性脑卒中的治疗

脑卒中的最佳治疗是预防(框 8.10)。

- 识别危险因素
- 降低危险因素
- 健康教育

内科治疗

- 风险因素管理
- 体重管理
  - 健康饮食
  - 锻炼
- 戒烟
- 抗血小板治疗
  - 抑制血小板向受伤血管壁聚集
  - 现有抗血小板药物：阿司匹林、氯吡格雷(表 8.7)

框 8.10　脑卒中的危险因素

- 可干预的
  - 高血压
  - 房颤
  - 高脂血症
  - 糖尿病
  - 瓣膜病
  - 冠状动脉疾病
  - 过度饮酒
  - 久坐不动的生活方式
  - 肥胖
  - 吸烟
- 不可干预的
  - 家族史
  - 年龄
  - 性别
  - 种族

表 8.7 脑血管性疾病药理学

药物	类别	作用	护理要点
多巴胺 多巴酚丁胺 去氧肾上腺素 去甲肾上腺素 肾上腺素	血管收缩剂 心脏兴奋剂	升血压	可致高血压 应进行血流动力学监测(中心静脉导管和动脉导管) 必须在ICU或加护病房
拉贝洛尔 美托洛尔 肼苯哒嗪 硝酸甘油 硝普酸 依那普利	降压药	降血压	可致低血压 必须在ICU或加护病房进行静脉注射 应进行血流动力学监测(如中心静脉导管和动脉导管)
尼莫地平 尼卡地平	钙通道阻滞剂	降血压 减少血管痉挛	可致低血压
氯吡格雷 阿斯匹林 阿哌沙班 利伐沙班	抗血小板药物	减少TIA、脑卒中、支架和瓣膜置放时的血小板聚集	监测血小板功能 必须在手术操作前暂停
华法林(香豆素) 伊诺肝素(肝素) 肝素钠 阿哌沙班 利伐沙班	抗凝剂	深静脉血栓形成/肺栓塞 房颤 血栓性脑卒中	监测PT/INR(华法林)或PTT(肝素) 居家使用者做好宣教
组织型纤溶酶原激活物(t-PA) 溶栓酶	抗血栓形成药物	闭塞动脉的再通,恢复氧合和脑血流	必须符合使用指征 增加出血或再灌注损伤的风险 入加护病房(框 8.11)
甘露醇	高渗溶液	减轻脑水肿	入加护病房 监测血清钠和血浆渗透压水平
法莫替丁 雷尼替丁	H_2 受体阻滞剂	减少胃酸分泌	血小板减少症

第3部分

（续表）

药物	类别	作用	护理要点
苯妥英 卡马西平 丙戊酸钠 加巴喷丁 拉莫三嗪 苯巴比妥 氯硝西泮 乙琥胺 左乙拉西坦 拉科酰胺	抗癫痫药物	预防癫痫发作	血小板减少症 过敏反应(可能很严重) 牙龈炎 在适当的时候监测血药浓度 可产生药品-食物相互作用

缩写：INR，国际标准化比率；PT，凝血酶原时间；PTT，部分凝血酶时间；TIA，短暂性脑缺血发作。

- 抗凝治疗
    - 阻止血栓的进一步形成
    - 动脉内溶栓
    - 大血管闭塞史患者的辅助治疗
    - 现有溶栓药物：组织型纤溶酶原激活酶（tissue-type plasminogen activator，t-PA）、溶栓激酶和链激酶（框 8.11 和表 8.8）

表 8.8 溶栓治疗后注意事项

问题	提示	护理措施	原理
导管穿刺点出血	出血可能	监测导管穿刺点的出血情况	导管穿刺点可能会出血
神经功能下降	出血可能	密切监测神经功能评估 监测 ICP 增加的迹象 报告所有新的异常发现	ICH 可能

缩写：ICH，颅内出血。

第3部分

框 8.11 溶栓治疗的准入标准

纳入标准

- 症状出现：3 小时内
- 年龄：18 岁以上
- 临床诊断为缺血性脑卒中，且根据美国国立卫生研究院脑卒中量表测量出有缺陷
- CT 证实无脑出血

排除标准

- 3 个月内有脑卒中或头部外伤史
- 收缩压超过 185 mmHg 或舒张压超过 110 mmHg
- 血糖水平低于 2.8 mmol/L 或超过 22 mmol/L
- 血小板计数小于 $100 \times 10^9/L$
- 神经系统状态迅速改善或减退
- 近期心肌梗死
- 近期肝素治疗
- 怀孕

血管内介入治疗

治疗有明显神经系统改变的血管性病变，包括各种形式。由介入放射医师或血管内治疗外科医师执行，详见第 14 章。

- 经皮动脉成形术
  - 在狭窄处用充盈球囊分解动脉粥样硬化斑块
- 血管内支架植入
  - 常与经皮血管成形术联合使用
  - 用于维持血管通畅

手术治疗

- 颈动脉内膜切除手术
  - 颈动脉闭塞率超过 70%者适用(表 8.9)
- 搭桥(血运重建)手术
  - 直接或间接增加脑灌注不足区域血流量
  - 直接方法
    - 颅外-颅内旁路
    - 多为 STA - MCA 吻合
    - 该治疗方法目前仍存在争议，但如果外科医师有高超的血管重建技术，可达到不错的治疗效果
  - 间接方法
    - 脑-硬脑膜-颞浅动脉敷贴术或肌肉血管吻合术

- 自体组织被放置在大脑表面，通过血管再生实现从移植物到血管系统的血管重建
- 被称为贴敷术

○ 血管重建手术，如 STA－MCA 搭桥也用于大动脉瘤患者，此时必须牺牲某些动脉以防发生毁灭性动脉瘤破裂（框 8.12）

表 8.9　颈动脉内膜切除术术后注意事项

问题	提示	护理措施	原理
呼吸异常和/或吞咽困难	术后出血	在到达病房时测量颈围，在最初的 24 小时内至少每小时测量一次 监测切口是否肿胀和血肿 观察患者是否存在吞咽困难 观察有无因肿胀或出血而出现气管偏移	术区出血可能，导致气管偏移和呼吸困难
神经功能下降	脑卒中或出血	术后至少每小时进行一次神经功能评估，然后遵医嘱进行评估	栓塞性脑卒中或出血可能

框 8.12　重点关注：烟雾病

- 较为罕见的脑血管闭塞性疾病
- 以颈内动脉末端及其分支的进行性闭塞为特征
- 导致动脉储备能力严重受损
- 临床表现与 TIA 或脑卒中一致
- 表现可单侧或双侧
- 有症状的烟雾病的对症治疗方法是血管重建手术
- 所有人群均可发生，主要见于东亚人群
- 日语翻译为“烟雾团”

出血性脑卒中

出血性脑卒中，也称为脑实质内出血或脑出血（intracerebral hemorrhage，ICH），最常见的原因是血管破裂（图 8.18 和图 8.19）。

- 占所有脑卒中的 15%～20%
- 半数脑出血患者在出血后 2 天内死亡
- 脑出血后 30 天内死亡率为 35%～50%

- 最常见的原因是高血压
- 蛛网膜下腔出血是 ICH 的一种，稍后将对此进行更详细的讨论
- 创伤患者也会发生脑出血

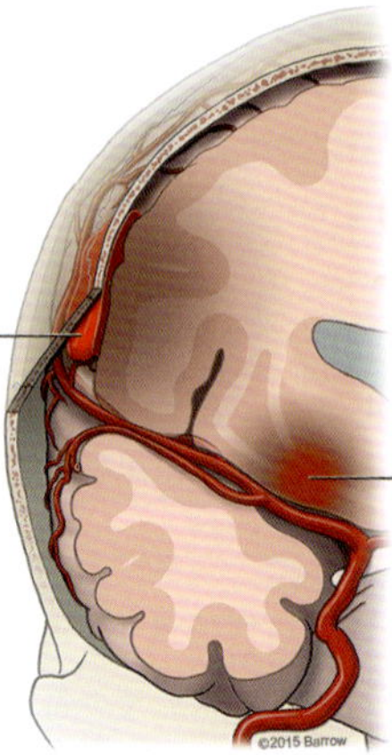

图 8.18　出血性脑卒中

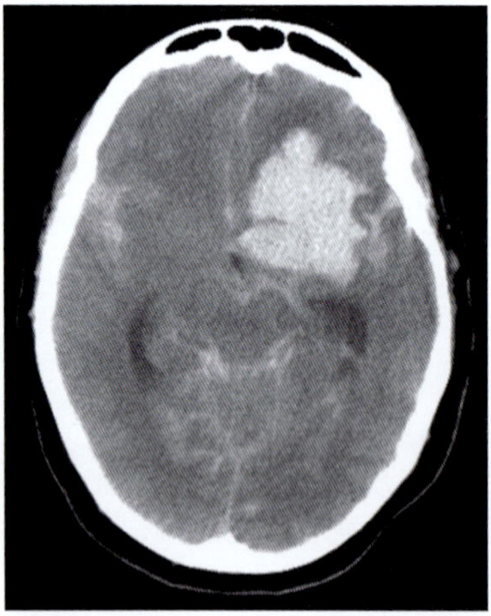

图 8.19　脑出血

出血性脑卒中的临床表现

- 体征和症状迅速出现，通常无征兆（表 8.10）
- 症状取决于受累大脑区域
- 头痛是常见的症状
- 好发于脑壳核和内囊周围（大约 50%的 ICH 患者），主要受高血压影响
- 神经系统损害进展迅速，所以昏迷或死亡可能是第一症状
- 如果 ICH 量大，症状可能是 ICP 增加和脑疝，另见第 3 章

出血性脑卒中的诊断

病史

- 风险因素
  - 高血压
  - 高龄

表 8.10 脑卒中注意事项

问题	提示	护理措施	原理
神经功能下降	脑水肿 出血	进行完整的神经系统评估，并与先前的评估相比较；检查生命体征（血压、心率和呼吸频率） 检查当前的实验室值，特别是血清钠、血浆渗透压浓度和 CBC 检查呼吸状态，包括血氧饱和度、动脉血气、呼吸频率和呼吸模式	缺血性脑卒中加重或出血性脑卒中再出血可能 低钠血症或高血糖可促进脑水肿 低血红蛋白意味着红细胞携氧能力低，导致脑缺氧和水肿 全身氧合不良提示脑缺氧，可导致脑水肿
	癫痫发作	脑电图	非抽搐性癫痫持续状态是意识水平降低的原因
	脑积水	CT	脑卒中后常见脑积水
呼吸异常	呼吸衰竭	进行呼吸评估，包括血氧饱和度、动脉血气、呼吸频率和节律以及肺听诊 做好插管和机械通气准备	意识水平降低的患者可能无法保护气道，有误吸、肺不张和肺炎的危险

缩写：CBC，全血细胞计数。

  - 凝血功能障碍
  - 酗酒
  - 吸毒(如安非他明和可卡因)

影像学检查

- CT
- MRI

出血性脑卒中的治疗

内科治疗

- 预防
  - 改善风险因素
    - 高血压
    - 肥胖
    - 糖尿病
- 血压管理
- 抗凝引起的出血可能需要逆转凝血功能
- 颅内压升高的处理(见第 3 章)
- 保守治疗是大出血后的一种选择

手术治疗

- 脑室外引流并监测 ICP
- 开颅术清除血肿(见第 15 章)
- 颅骨切除术(移除骨瓣)以降低 ICP

非动脉瘤性蛛网膜下腔出血

蛛网膜下腔出血是出血性脑卒中的另一种形式。

- 非动脉瘤性、非创伤性蛛网膜下腔出血与动脉瘤性蛛网膜下腔出血的病程差异很大
- 约占 SAH 总数的 10%
- 临床表现轻,预后好
- 可能一直找不到病因
- 外伤也可引起蛛网膜下腔出血
  - SAH 最常见的形式
  - 临床病程与其他出血性脑卒中相似

8.5 脑血管性疾病患者的护理

这一章概述了脑血管性疾病患者的独特的护理挑战。以下概括了适用于大多数脑血管疾病患者的治疗准则(框 8.13、框 8.14、附录

A6 和附录 A7)。

本章旨在为神经系统脑血管病患者的护理提供基本参考。欲知更多信息,请阅读本章末尾的参考资料。

框 8.13 临床急救:医疗紧急情况

- 神经系统出现症状表明处于脑卒中紧急情况
- 如出现任何脑卒中的新症状,请立即通知主治医师
- 立即启动脑卒中治疗方案

框 8.14 急性脑卒中的临床路径

- 记录患者脑卒中出现的时间(即患者最后没有脑卒中症状的时间),通知脑卒中治疗组(脑卒中症状小于 6 小时),并通知主治医师
- 行头部 CT 和头颈部 CTA
- 开通两条静脉通路(18G 规格):一路为 100 mL/h 生理盐水;另一路为尼卡地平(卡地尼)
- 抽血检验全血细胞计数、凝血功能和基本代谢谱(CT 扫描前)
- 动脉导管
- 经鼻导管供氧,使氧饱和度维持在 95%以上
- 每 15 分钟评估生命体征和神经系统功能
- 持续心电监护
- 降压治疗:首选
  - 收缩压(systolic blood pressure, SBP):>185 mmHg 和<200 mmHg 时,尼卡地平 5 mg/h 起
  - 收缩压:>200 mmHg 和<220 mmHg 时,尼卡地平 9 mg/h 起
  - 收缩压>220 mmHg,尼卡地平 13 mg/h 起
- 每 5 分钟调整尼卡地平 5 mg/h,以保证血压在目标范围,即<185/110 mmHg
- 降压治疗:次选
  - 如果收缩压 200~220 mmHg,应用 1 份硝化甘油(nitroglycerine, NTG)药膏和每 10 分钟拉贝洛尔 10 mg 静脉注射或肼屈嗪(肼酞嗪)每 20 分钟 5 mg 静脉注射
  - 如果收缩压>200 mmHg,应用 1 份 NTG 药膏和每 10 分钟拉贝洛尔 20 mg 静脉注射或每 20 分钟肼屈嗪 10 mg 静脉注射

8.5.1 神经系统评估

- 获取详尽的病史和家族史
- 评估 LOC(见第 2 章)
- 测试运动、感觉、认知和脑神经功能

- 评估危险因素
- 查阅美国国立卫生研究院卒中量表进行全面评估(表 8.11)
- 密切监测患者神经功能前后变化
- 采用适当的护理措施维持 ICP,并在适当的情况下进行 ICP 监测(见第 3 章)

表 8.11　NIH 修订的脑卒中量表*

项目	命名	反应
1A	意识水平	0=警觉
		1=不警觉,但容易唤醒
		2=不警觉,嗜睡
		3=无反应
1B	提问	0=答对两题
		1=答对一题
		2=都不对
1C	指令	0=正确执行两个任务
		1=正确执行一个任务
		2=不能正确执行任务
2	凝视	0=正常
		1=部分凝视麻痹
		2=完全凝视麻痹
3	视野	0=无视力损失
		1=部分偏盲
		2=完全偏盲
		3=双侧偏盲
4	面瘫	0=正常
		1=轻度瘫痪
		2=部分瘫痪
		3=完全瘫痪
5	上肢肌力 a: 左 b: 右	0=无移动
		1=10 秒前移动
		2=10 秒前坠落

(续表)

项目	命名	反应
5	上肢肌力 a：左 b：右	3=不能对抗重力 4=无反应
6	下肢肌力： a：左 b：右	0=无移动 1=5 秒前移动 2=5 秒前坠落 3=不能对抗重力 4=无反应
7	共济失调	0=没有 1=单肢 2=双肢
8	感觉	0=正常 1=轻微缺失 2=严重缺失
9	语言	0=正常 1=轻度失语 2=严重失语 3=无声或完全失语
10	构音障碍	0=正常 1=轻度 2=严重
11	消退和不注意	0=正常 1=部分 2=严重

* 引自 Meyer BC，Lyden PD. The Modified National Institutes of Health Stroke Scale (mNIHSS)：Its time has come. Int J Stoke 2009；4(4)：267－273.

第3部分

8.5.2 呼吸功能评估

- 进行气道评估和保护
- 记录和监测呼吸频率和节律

- 评估动脉血气，必要时使用血氧饱和度监测仪来监测氧饱和度
- 将呼吸评估结果与患者 LOC 相关联

8.5.3 心血管评估

- 控制血压，根据需要给药，使其保持在适当的范围内
- 进行血流动力学监测
- 对蛛网膜下腔出血患者使用“三高”疗法
- 监测心律不齐（注意心脏顿抑）
- 将心血管评估结果与患者 LOC 相关联

8.5.4 液体和电解质的评估

- 监测血糖水平并遵医嘱给药，以维持血糖在目标水平
- 严格监测出入液量
- 监测血清钠水平，注意低钠血症，并报告异常值
- 另见第 5 章

8.5.5 癫痫发作评估

- 病史（类型、发病、频率）（见第 6 章）
- 药物治疗（若有需要，注意药物间相互作用和血药浓度）
- 患者安全

8.5.6 活动受限评估

- 酌情给予依诺肝素
- 使用序贯加压装置
- 鼓励活动——尽早下床活动很重要
- 观察深静脉血栓形成的迹象和症状，若有，立即报告

8.5.7 患者与家属健康教育

- 提供合适的宣教材料
- 提供患者和家属健康教育网站
- 提供全面的出院指导
  - 颈动脉内膜切除术（附录 B9）
  - 动脉瘤栓塞的术中影像图片（附录 B19）
  - 动脉瘤开颅夹闭术（附录 B8）

8.5.8 协作管理

在脑卒中最初的急性阶段之后，护理人员、患者和家属必须合作处理神经系统损害。无论何种类型的血管异常，从轻微到毁灭性神经功能缺损都有可能发生。许多辅助服务可以为这些有困难的患者提供帮助。包括以下不同领域：

- 护理
- 神经外科
- 癫痫发作或脑卒中的神经内科治疗
- 内科或神经重症科
- 眼科，处理视力障碍或视力丧失
- 专业治疗
  - 物理治疗
  - 作业治疗
  - 语言治疗，包括认知评估和吞咽评估
- 康复治疗
- 神经心理学，认知评估
- 社会服务或个案管理
- 精神支持
- 缓和照顾或临终关怀

（陈蓓妮　任学芳译，倪伟审校）

推荐阅读

[1] American Association of Neuroscience Nurses. http://www.aann.org. Accessed June 29, 2017

[2] American Association of Neuroscience Nurses. Guide to the care of the patient with ischemic stroke: AANN Reference Series for Clinical Practice. Glenview, IL: American Association of Neuroscience Nurses; 2004

[3] American Heart Association. http://www.heart.org. Accessed June 29, 2017

[4] American Stroke Association. http://www.strokeassociation.org. Accessed June 29, 2017

[5] Barrow Neurological Institute. http://www.thebarrow.org. Accessed June 29, 2017

[6] Benjamin EJ, Blaha MJ, Chiuve SE, et al. American Heart Association Statistics Committee and Stroke Statistics Subcommittee. Heart disease and stroke statistics — 2017 update. A report from the American Heart Association. Circulation. 2017;135:e146 - e603

[7] Broderick JP, Brott T, Tomsick T, Miller R, Huster G. Intracerebral hemorrhage more than twice as common as subarachnoid hemorrhage. J Neurosurg. 1993;78(2):188 - 191

[8] Buckley DA, Hickey JV. Cerebral aneurysms. In: Hickey JV, ed. The Clinical Practice of Neurological and Neurosurgical Nursing. 7th ed. Philadelphia, PA:

Lippincott Williams & Wilkins, a Wolter Kluwer business; 2014
[9] Fisher CM, Kistler JP, Davis JM. Relation of cerebral vasospasm to subarachnoid hemorrhage visualized by computerized tomographic scanning. Neurosurgery. 1980;6(1): 1-9
[10] Frangione-Edfort E, American Association of Neuroscience Nurses. A guideline for acute stroke: evaluation of New Jersey's practices. J Neurosci Nurs. 2014;46(6): E25-E32
[11] Hauck EF, Wohlfeld B, Welch BG, White JA, Samson D. Clipping of very large or giant unruptured intracranial aneurysms in the anterior circulation: an outcome study. J Neurosurg. 2008;109(6): 1012-1018
[12] Herrmann LL, Zabramski JM. Nonaneurysmal subarachnoid hemorrhage: a review of clinical course and outcome in two hemorrhage patterns. J Neurosci Nurs. 2007;39(3): 135-142
[13] Jandial R, Aryan HE, Nakaji P. Neurosurgical Essentials. St. Louis, MO: Quality Medical Publishing, Inc.; 2004
[14] Johnston SC, Nguyen-Huynh MN, Schwarz ME, et al. National Stroke Association guidelines for the management of transient ischemic attacks. Ann Neurol. 2006;60(3): 301-313
[15] Juvela S. Prehemorrhage risk factors for fatal intracranial aneurysm rupture. Stroke. 2003;34(8): 1852-1857
[16] Kaminogo M, Yonekura M, Shibata S. Incidence and outcome of multiple intracranial aneurysms in a defined population. Stroke. 2003;34(1): 16-21
[17] Khurana VG, Spetzler RF. The Brain Aneurysm: A Comprehensive Resource for Brain Aneurysm Patients, Their Families, and Physicians. Bloomington, IN: AuthorHouse; 2006
[18] Kokuzawa J, Kaku Y, Watarai T, Tanaka T, Hatsuda N, Ando T. Pure vasogenic edema caused by cerebral hyperperfusion after superficial temporal artery to middle cerebral artery anastomosis — case report. Neurol Med Chir (Tokyo). 2010;50(3): 250-253
[19] Kurashvili P, Olson D. Temperature management and nursing care of the patient with acute ischemic stroke. Stroke. 2015;46(9): e205-e207
[20] National Stroke Association. http://www.stroke.org. Accessed June 29,2017.
[21] North American Symptomatic Carotid Endarterectomy Trial Collaborators. Beneficial effect of carotid endarterectomy in symptomatic patients with high-grade carotid stenosis. N Engl J Med. 1991;325(7): 445-453
[22] Passacantilli E, Zabramski JM, Lanzino G, Spetzler RF. Cavernous malformations: genetics, molecular biology, and familial forms. Operative Techniques in Neurosurgery. 2002;5(3): 145-149
[23] Raaymakers TW, Rinkel GJ, Limburg M, Algra A. Mortality and morbidity of surgery for unruptured intracranial aneurysms: a meta-analysis. Stroke. 1998;29(8): 1531-1538
[24] Ryan D. Cavernous malformations. J Neurosci Nurs. 2010;42(5): 294-299
[25] Schievink WI. Genetics of Intracranial Aneurysms. In: Winn HR, ed. Youmans Neurological Surgery. 5th ed. Philadelphia, PA: WB Saunders; 2004
[26] Society of Neurointerventional Surgery. Brain Aneurysms. http://www.brainaneurysm.com. Accessed June 29,2017
[27] Söderman M, Andersson T, Karlsson B, Wallace MC, Edner G. Management of patients with brain arteriovenous malformations. Eur J Radiol. 2003;46(3): 195-205
[28] Spetzler RF, Martin NA. A proposed grading system for arteriovenous malformations. J Neurosurg. 1986;65(4): 476-483
[29] Vajkoczy P. Moyamoya disease: collateralization is everything. Cerebrovasc Dis. 2009;28(3): 258

[30] Zabramski JM, Han PP. Epidemiology and natural history of cavernous malformations. In: Winn HR, ed. Youmans Neurological Surgery. 5th ed. Philadelphia: WB Saunders; 2004
[31] Zabramski JM, Henn JS, Coons S. Pathology of cerebral vascular malformations. Neurosurg Clin N Am. 1999;10(3): 395 - 410
[32] Zabramski JM, Wascher TM, Spetzler RF, et al. The natural history of familial cavernous malformations: results of an ongoing study. J Neurosurg. 1994;80(3): 422 - 432

9 颅脑损伤

Traumatic Brain Injury

Denita Ryan

【摘要】 颅脑损伤(traumatic brain injury，TBI)是一个涵盖多种诊断的术语，范围从轻症的脑震荡到重型颅脑损伤，如颅内血肿或弥漫性轴索损伤。重型颅脑损伤会对患者产生致命的影响。任何类型的TBI都会改变患者的生活，对个人、生理和社会经济造成严重后果。颅脑损伤的症状或体征有可能轻微，也有可能很明显能被立即识别。神经科护士需要熟悉颅脑损伤的分类，并采取合适的干预措施和治疗方法。

【关键词】 脑震荡；弥漫性轴索损伤；硬膜外血肿；脑疝；脑内血肿；硬膜下血肿

9.1 概述

几个世纪以来，颅脑损伤一直是一个严重威胁健康的问题。考古学家发现，100万年前就已经出现了棍棒打击伤的记载。长期以来，颅脑损伤被认为是致命的。20世纪70年代以前，颅脑损伤患者的死亡率约为90%。如今，颅脑损伤死亡率低于20%。即使死亡率较之前有明显下降，但颅脑损伤患者仍面临长期残疾或死亡的重大风险。

急性头部损伤的伤情轻重不一。损伤程度从相对简单的、几乎不需要治疗的头皮撕裂伤到颅脑严重损伤、住院时间长和永久性致残甚至死亡的重型颅脑损伤。

9.1.1 流行病学

美国疾病控制和预防中心(Centers for Disease Control and Prevention，CDC)估计，美国每年约有275 000例颅脑损伤患者入院，有52 000例患者因颅脑损伤死亡。美国CDC在2017年报告称，2013年约有282 000例颅脑损伤患者，其中近50 000人死亡。

颅脑损伤的病因

尽管导致颅脑损伤的原因有很多，但在性别、年龄和发生地的分布上有显著特点。

- 男性发生颅脑损伤的可能性是女性的 3 倍
- 在所有种族中，美洲印第安人或阿拉斯加原住民颅脑损伤发生率最高；非裔美国人排第二
- 在美国，枪击伤等穿透伤的发生率高于世界上任何其他发达国家
- 军事人员较普通百姓更易遭受爆炸性袭击引起的颅脑损伤
- 机动车事故是造成 5～24 岁人员死亡的主要原因
- 因跌倒导致颅脑损伤并最终死亡的 75 岁以上老年人比例较高

颅脑损伤的代价

颅脑损伤的实际花费是无法估量的。在美国，颅脑损伤患者治疗和康复的直接和间接费用每年大约为 483 亿美元，其对患者及其家人和社会造成的代价是无法估量的（框 9.1）。

框 9.1 TBI 的风险因素

- 年龄：18～25 岁或≥70 岁
- 男性∶女性≈1.5∶1
- 酗酒或吸毒
- 现役军人
- 未采取有效的安全防护措施（如戴头盔或系安全带）
- 参加某些运动（如足球等）

9.2 颅脑损伤的类型

颅脑损伤分为闭合性颅脑损伤和开放性颅脑损伤，其中闭合性损伤更为常见。它们通常是由加减速事故引起的，头部撞击一侧颅骨，再反弹撞击另一侧颅骨。这种颅脑损伤又被称为冲击伤和对冲伤。（图 9.1）。闭合性颅脑损伤可导致血肿、脑挫裂伤、脑震荡或弥漫性轴索损伤。

开放性颅脑损伤是指颅腔破裂，脑组织受损。这些损伤通常因跌倒、机动车事故或枪伤等穿透性损伤引起颅骨骨折。

颅脑损伤患者通常存在几种类型的头部损伤，可同时存在开放性和闭合性损伤（框 9.2）。

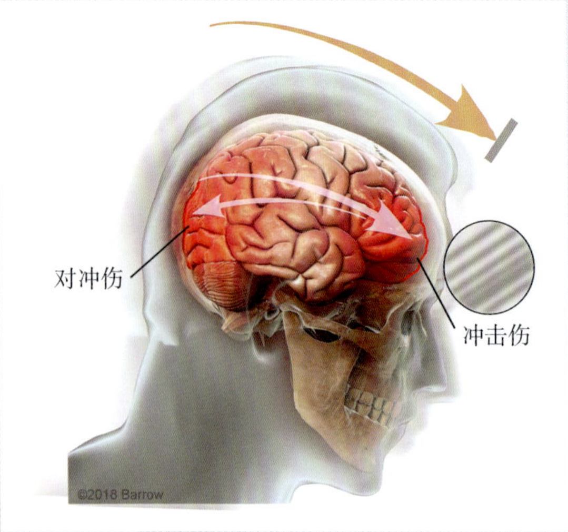

图 9.1 冲击伤和对冲伤

框 9.2 TBI 的发生机制

- 加减速损伤
  - 机动车事故
  - 摇晃婴儿综合征
  - 跌倒
- 头部撞击伤
  - 跌倒
  - 运动伤
  - 打架斗殴
  - 高空坠物
- 穿透伤
  - 枪伤
  - 刀刺伤

可能是多种机制的组合

9.2.1 头皮损伤

头皮损伤的患者同样需要治疗与护理。虽然头皮伤不是脑损伤，但通常合并 TBI 发生(框 9.3)。

- 颅骨由五层头皮组织覆盖(图 9.2)
- 帽状腱膜下间隙是血液汇集之处，形成“鹅蛋样血窦”
- 头皮具有丰富的血管，外伤时可导致大出血

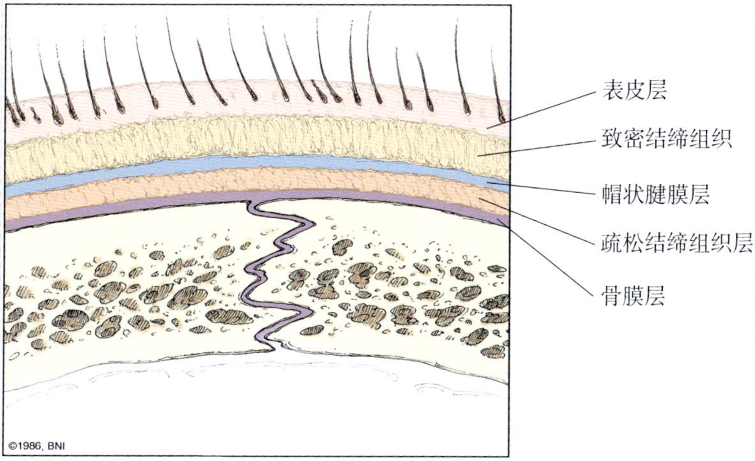

图 9.2 头皮层结构

框 9.3 临床预警：头皮裂伤

头皮裂伤可提示：

- 大量失血
- 头皮裂伤下的颅骨骨折
- 潜在感染

- 头皮裂伤的治疗取决于损伤的程度
- 头皮裂伤还可能提示头皮下方存在颅骨骨折

9.2.2 颅骨骨折

头骨是容纳大脑的骨性结构。

- 由额骨、颞骨、顶骨和枕骨组成
- 包括多个颅面骨
- 颅骨的底部称为颅底，粗糙且凹凸不平
- 不对称性
- 厚薄不匀

颅骨骨折分类

颅骨骨折按骨折形态分为：

- 线形骨折
- 粉碎骨折

- 颅底骨折
- 凹陷骨折

线形颅骨骨折

- 简单断裂，无骨移位(图 9.3)
- 最常见于低速撞击事故

粉碎颅骨骨折

- 颅骨碎裂(图 9.4)
- 由多次线形骨折所致

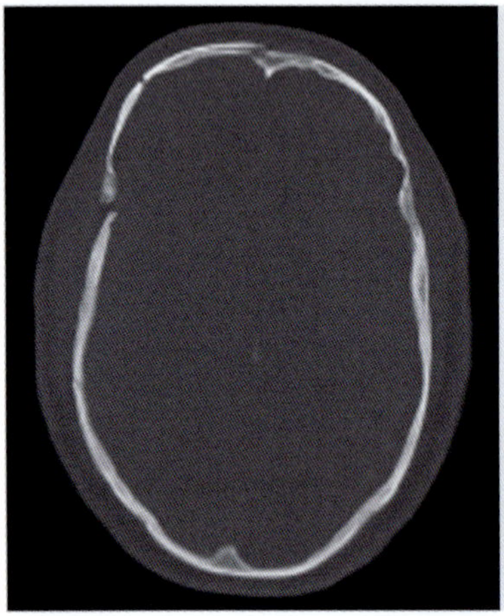

图 9.3　线形骨折

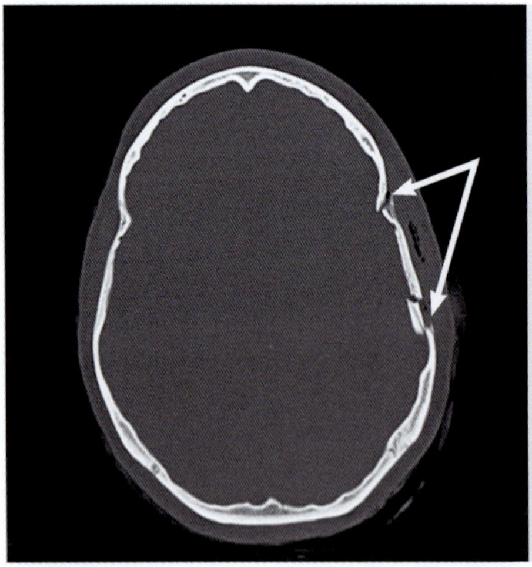

图 9.4　CT 示粉碎骨折(箭头所指)

颅底骨折

- 颅骨底部的线形断裂(图 9.5)
- 骨折时，颅骨凹凸不平的底部将硬脑膜撕裂，导致 CSF 外漏(框 9.4)

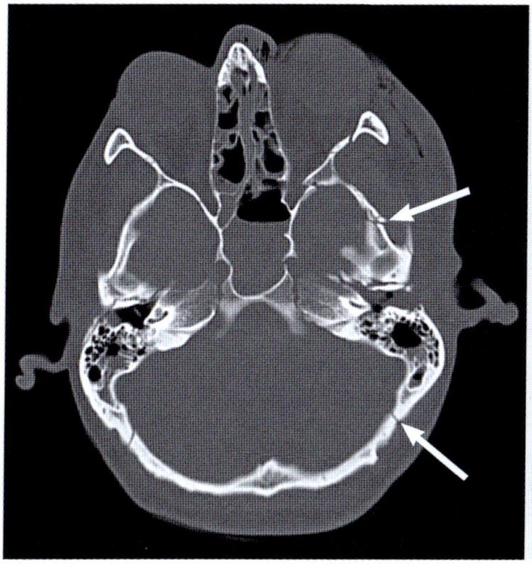

图 9.5 CT 示广泛性颅底骨折(箭头所指)

框 9.4 脑脊液漏的原因和临床表现

- CSF 漏的原因：
  - 某些手术入路(例如，经后乙状窦、经蝶窦)(见第 15 章)
  - 颅底骨折
- CSF 漏的表现：
  - 鼻漏
    - 从鼻内流出澄清液体
    - 自觉有液体流入咽部
    - 喉咙里有腥味
  - 耳漏
    - 从耳内流出澄清液体
  - Halo 征
    - 从伤口、鼻子或耳朵流出的液体将床上用品或衣服弄脏
    - 液体澄清，有光晕样浸渍圈
  - 贮水征
    - 向前倾斜时会从鼻子里流出液体

- 颅底骨折的特征，可见第 2 章
  - Battle 征（乳突区瘀斑）
  - 熊猫眼（眶周瘀斑）

凹陷颅骨骨折

- 粉碎骨折移位（图 9.6）
- 通常伴有其他损伤，如脑挫伤或脑裂伤
- 神经系统损伤的程度取决于颅脑损伤的部位和严重程度

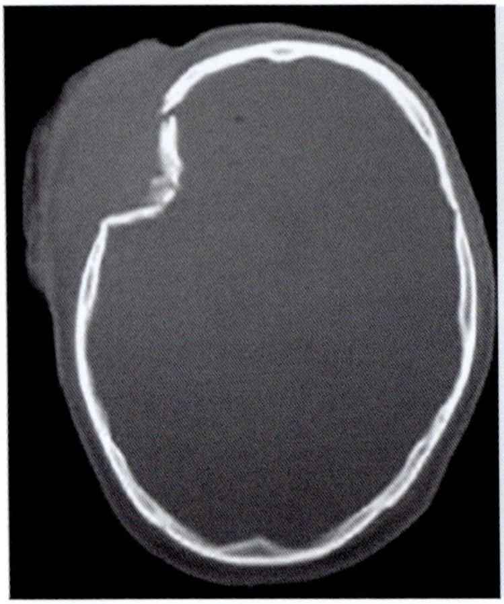

图 9.6 凹陷骨折

颅骨骨折的临床表现

仅颅骨骨折不会引起神经系统症状。

- 颅骨骨折常与其他类型的颅脑损伤同时发生
  - 颅内血肿
  - 脑挫裂伤
  - 穿透伤（如枪伤）（图 9.7）
- 不同类型颅骨骨折的颅脑损伤其临床表现亦不同

9.2.3 颅内血肿

血肿是局部血液凝结聚集所形成。颅内血肿取决于发生部位（图 9.8 和表 9.1）

- 硬膜外血肿
- 硬膜下血肿
- 脑内血肿

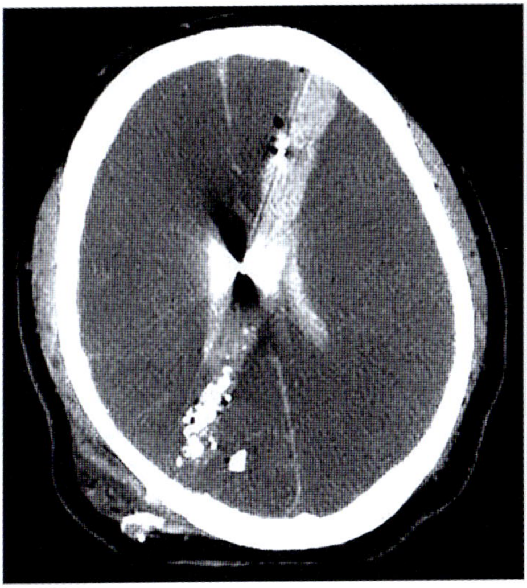

图 9.7　枪击伤

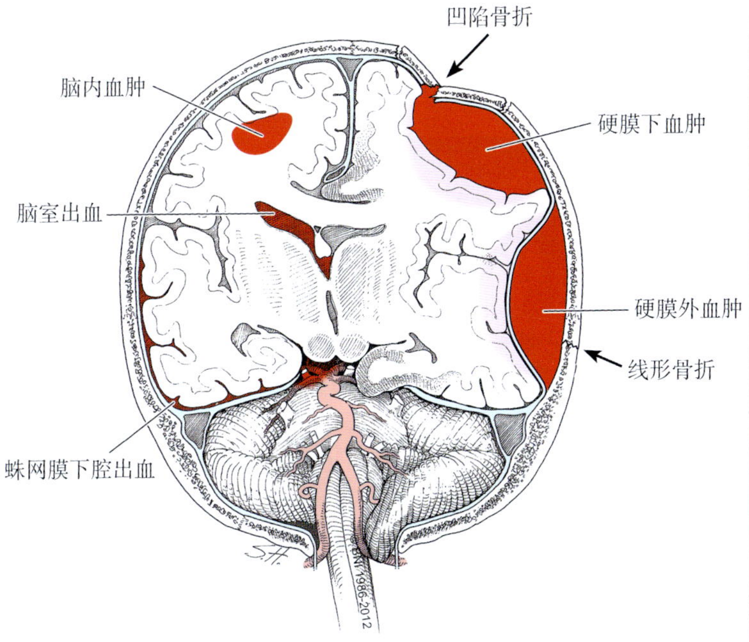

图 9.8　出现血肿的位置

表 9.1 血肿的特征

血肿类型	症状发作	CT 表现
EDH	立即发作,最初失去知觉,随后是清醒,然后昏迷(中间清醒期)	梭形高密度影
IPH	立即	高密度影,常在额叶或颞叶
急性 SDH	伤后 48 小时内	高密度影
亚急性 SDH	伤后 48 小时至 3 周内	等密度影
慢性 SDH	伤后 3 周到几个月	低密度影

缩写：EDH，硬膜外血肿;IPH，脑内出血;SDH，硬膜下血肿。

硬膜外血肿

- 血液进入颅骨与硬脑膜间隙形成的血肿(图 9.9)
- 多由动脉或静脉撕裂引起
  - 约 85%的硬膜外血肿(epidural hematoma，EDH)是由动脉出血引起的

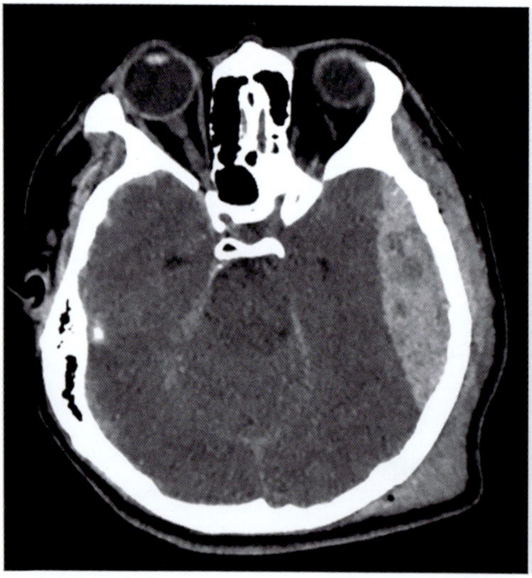

图 9.9 硬膜外血肿

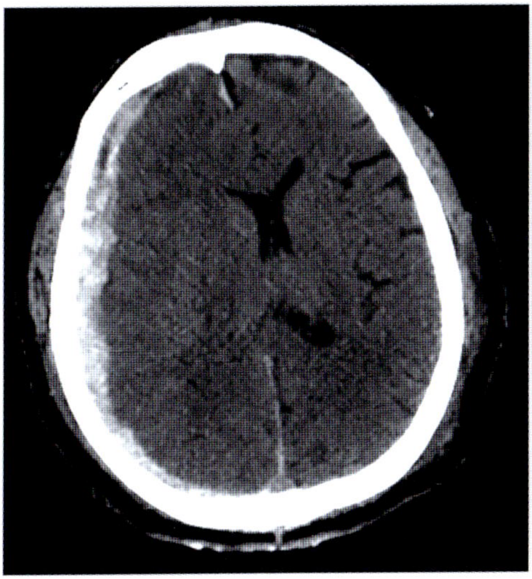

图 9.10　硬膜下血肿

硬膜下血肿

- 硬脑膜和蛛网膜之间的血肿(图 9.10)
- 通常是由大脑表面的桥静脉撕裂引起的
- 患者可表现为多种出血类型[如急性和慢性硬膜下血肿(subdural hematoma, SDH)]
- 根据原发损伤到患者出现症状和体征所经历的时间长短将硬膜下血肿分为:
  - 急性
    - 伤后 48 小时内出现症状
  - 亚急性
    - 伤后 48 小时至 3 周内出现症状
  - 慢性 SDH
    - 伤后 3 周或更长时间出现症状
    - 最常见于老年人
    - 由于血液黏稠度较高

脑内血肿

- 脑内血肿(intraparenchymal hematoma, IPH)也称为颅内血肿
- 是脑组织内的出血引起的脑组织内血液凝结
- 蛛网膜下腔出血或脑室内出血也属于脑内出血
- 在加减速事故中,剧烈的剪切力使血管破裂可致脑内出血

- 常见于高血压所致的 TBI。第 8 章图 8.18 显示了脑内出血，也称为出血性脑卒中

颅内血肿的临床表现

硬膜外血肿的经典临床表现是意识丧失、中间清醒，后出现神经功能的下降。是由于随着血肿的不断增大，ICP 会迅速增加，并向大脑周围的组织施加压力，这种现象也称为占位性效应。另请参见第 3 章。硬膜外血肿的临床表现取决于受伤的部位，其常见的临床表现为：

- 同侧瞳孔扩大
- 运动障碍
- 癫痫发作
- 头痛加剧

9.2.4 脑挫裂伤

脑挫裂伤是脑实质的挫伤。

- 可与其他类型的颅脑损伤（如颅骨骨折或血肿）同时发生
- 因钝器、加减速伤或穿透伤所致

冲击伤

冲击伤是指大脑损伤侧在着力部位。对冲伤是损伤处在着力点对侧，即由脑组织反弹撞击对侧颅骨所致。

- 是由于脑组织在颅骨内移动所致
- 其他原因包括：
  - 加减速损伤
  - 摇晃婴儿综合征
  - 跌倒

脑挫裂伤的临床表现

临床表现因损伤的部位、损伤严重程度以及脑水肿程度而不同（见第 2 章）。临床表现包括：

- 认知障碍
- 运动和（或）感觉障碍
- 头痛
- 癫痫发作

9.2.5 脑震荡

脑震荡是有神经和认知症状的轻度颅脑损伤。它通常由头部钝

性损伤引起。引起脑震荡的原因可能为：

- 运动损伤
- 机动车事故
- 跌倒
- 打架斗殴

脑震荡的临床表现

- 意识混乱
- 头痛
- 认知障碍(如记忆力减退)
- 通常为非局部的损伤(如弥漫性损伤)
- 患者可能会失去知觉
    - 当患者失去知觉的时间较长时，须住院进一步检查，以排除更严重的 TBI

二次冲击综合征

二次冲击综合征是一种罕见的、严重的颅脑损伤，是指当患者首次颅脑损伤恢复前，又经受了第二次的头部损伤。

- 由初次受伤后大脑血液供应的自动调节功能丧失所致。另请见第 3 章
- 可导致脑水肿和死亡
- 致残率和死亡率高
- 脑震荡后继续做危险行为或活动的患者有二次冲击综合征的风险(框 9.5)

框 9.5 美国神经病学协会对运动性脑震荡的声明

基于二次冲击综合征的严重性，美国神经病学协会针对重返高风险运动的运动员发表声明

- 疑似有脑震荡的运动员应立即停止体育活动
- 运动员出现任何脑震荡表现时必须由经过专业培训的医务人员进行评估
- 重返体育运动的运动员需得到医疗专业人员的许可

脑震荡后综合征

- 发生于脑震荡后
- 出现一种或多种症状(框 9.6)
- 可能需要几个月的时间才能彻底康复
- 采用多学科治疗

  - 对症治疗
  - 心理咨询
  - 认知测试
  - 患者及家属的健康教育

框 9.6 脑震荡后综合征的症状

- 头痛
- 头晕或各种类型的眩晕
- 视物模糊
- 听力下降或耳鸣(如电话铃声或嗡嗡声)
- 焦虑
- 抑郁
- 食欲低下
- 睡眠形态紊乱
- 性格改变
- 对光或声音敏感
- 认知能力下降

9.2.6 弥漫性轴索损伤

弥漫性轴索损伤是因剪切力使脑内小血管、轴索断裂引起的大脑白质损害,又称剪切伤。

弥漫性轴索损伤的临床表现

- 临床症状取决于患者的损伤程度和部位
- 损伤程度从轻度认知障碍到严重神经系统损伤,甚至致死。

9.3 颅脑损伤的诊断

颅脑损伤可通过患者的病史和医学检查,常用影像学检查进行诊断(表 9.2)。

9.3.1 病史

- 包括可能的损伤机制(如机动车交通事故,则需记录事故中安全带的使用情况,事故发生时的细节,如是翻车还是正面碰撞、是否是急救人员将伤者从受损车辆中救出)
- 记录具体的受伤时间

表 9.2 颅脑损伤的诊断

方法	预期结果	原理
影像诊断		
X 线	骨折(如颅骨、脊柱、四肢、肋骨)	诊断骨折的最好方法是 X 线检查
CT	颅内血肿、脑挫裂伤、脑积水/CT 的结果会受到时间的影响,因为血液的密度是随着时间变化而变化的	CT 是判断颅内血肿、脑水肿和 CSF 异常的最佳方法
MRI	弥漫性轴索损伤	MRI 可显示 CT 不能发现的微小病灶
脑电图	癫痫活动期	常用于颅脑外伤脑的脑电波会发生改变
实验室检查		
血电解质	血钠异常:低钠血症或高钠血症	低钠血症是增加脑水肿发生率的危险因素 高钠血症伴低血压可提示脱水
	血糖升高	
全细胞计数	白细胞计数升高	提示发生感染
	血细胞比容降低	提示由于外伤使患者失血过多,尤其是头皮损伤
血中酒精、毒品含量筛查	血液或尿液中存在酒精或毒品	毒品或酒精会影响神经系统检查
ABG	低氧血症或高碳酸血症	神经功能减退可导致呼吸抑制 氧分压降低和二氧化碳分压增高可引起 ICP 增高

缩写:ABG,动脉血气。

- 记录患者的症状及症状持续时间

9.3.2 影像学检查

- 通过 X 线诊断颅骨骨折
- 通过 CT 图像来排除或寻找潜在的颅脑损伤,包括:

    - 颅内血肿
    - 脑积水
    - 脑挫裂伤
    - 脑水肿
- MRI
    - 弥漫性轴索损伤(CT 不能显示)

9.3.3 颅脑损伤的治疗方法

颅脑损伤患者的治疗方法取决于颅脑损伤的种类、发生部位以及严重程度。可以是保守治疗、手术,或是临终关怀。

药物治疗或保守治疗

线形骨折一般无须干预,但应注意预防感染。目前针对脑震荡,尚无具体治疗方法,只能对症治疗。

如果患者存在较长时间的认知障碍,需进行神经心理评估和认知测试。即使是轻度颅脑损伤患者也会出现神经系统或认知后遗症,应密切监测(框 9.7)。

- 如果有污染伤口,应先处理感染
- 如果是血肿较小且没有引起神经系统损伤,严密观察病情即可
- 对患者进行个性化评估并密切观察,防止进一步损伤
- CT 检查可用于监测脑水肿、颅内血肿或脑挫裂伤
    - 伤后 3 天左右患者挫裂伤可进一步扩大,同时伴随神经功能减退
- 初次进入 ICU 的患者需进行密切监测

框 9.7 循证实践:轻度颅脑损伤

- 轻度颅脑损伤占脑外伤的 75%
- 由于症状较轻,容易被忽视,如:
    - 记忆力改变
    - 注意力改变
    - 性格改变
    - 其他认知障碍
    - 头痛
- 轻度颅脑损伤的治疗主要在于对症治疗
- 对患者及其家属进行早期筛查和健康教育,可以更有效地控制及缓解轻度颅脑损伤患者的迟发症状和功能缺陷

- 无癫痫发作者,通常不建议常规使用抗癫痫药(框 9.8)
- 不建议使用类固醇
- 治疗方法视情况而定,可采用多种疗法相结合(见第 17 章)
    - 物理疗法
    - 作业疗法
    - 认知疗法

框 9.8 临床预警:抗癫痫药和颅脑损伤

- 无癫痫发作的颅脑损伤患者是否需要预防性使用抗癫痫药仍有争议
- 如果认为发生癫痫的可能性很大,可使用抗癫痫药,但建议控制在 7 天之内

外科治疗

颅脑损伤较重的患者需通过手术清创、修复颅骨骨折或降低颅内压。具体包括以下内容:

- 清创
    - 颅骨粉碎骨折或凹陷骨折所致的伤口污染
    - 枪伤或任何穿透伤
- 开颅术
    - 凹陷骨折的修复术
    - 血肿清除术(如 SDH、EDH 和 IPH)
    - 硬膜下血肿引流术(即钻孔引流术)
- 脑室外引流
    - ICP 监测
    - 脑积水
- 颅骨切除术(或半颅切除术)
    - 伤口减压,降低颅内压
    - 去除骨瓣
- 分流
    - 用于排出脑脊液,减轻脑积水

临终关怀

颅脑损伤常常会对患者造成无法挽回、不可逆转的损害。在医疗专业人员的帮助和支持下,患者的家人或医疗授权代理人必须做出极其困难的决定。

- 考虑患者的生活质量

- 讨论预先指示
- 如果可能,可与家人讨论器官捐赠,联系当地的器官捐赠组织
- 脑死亡判定(见第 2 章)

9.4 与颅脑损伤相关的专业术语

9.4.1 原发/继发损伤

由突发事件造成的 TBI 称为原发损伤。原发损伤后机体所出现的不良反应为继发损伤

原发损伤

- 原发的机械性颅脑损伤
- 脑震荡、脑挫裂伤、颅内血肿或弥漫性轴索损伤

继发损伤

颅脑损伤患者的主要治疗目标为预防继发颅脑损伤。

- 很多事件最终均可导致脑缺血
- 由单个或多个事件引起,例如:
  - 呼吸功能不全
  - 缺氧
  - 低血压
  - 代谢紊乱(如高血糖或低钠血症)
  - 败血症
  - ICP 增高
  - 癫痫发作
  - 脑积水

9.4.2 脑疝

脑疝是继发损伤的一种(见第 2 章和第 3 章)。由于颅内压增高,颅腔内容物(大脑、脑脊液和血管)受压而移位,形成脑疝。

- 最常由颅脑损伤后脑组织肿胀、脑卒中或脑肿瘤引起
- 会对神经系统造成毁灭性的损伤

9.5 颅脑损伤患者的护理

对颅脑损伤患者来说,神经系统评估是至关重要的。神经学评估在第 2 章中有详细说明。怀疑或确诊颅脑损伤患者的评估必须包括以下内容。若神经系统评估结果有变化时,须立即通知医师,以便采

取合适的治疗方案(表 9.3)。

表 9.3 创伤性颅脑损伤：注意事项

临床问题	提示	护理措施	原理
神经系统功能下降，有潜在继发损伤的可能	ICP 升高 脑水肿 脑出血	头部 CT 排除颅内出血、脑水肿加重、脑疝、脑积水	任何类型的颅脑损伤都会给患者带来继发损伤的风险，包括脑水肿加重、ICP 升高、神经系统评分下降。首先必须排除威胁生命的因素，如脑水肿的加重和脑疝，通常采用 CT 扫描
		寻找导致意识水平降低的其他原因，如低氧血症、贫血、感染/发热，癫痫(包括非惊厥性癫痫持续状态)(详见第 6 章) 低钠血症(详见第 3 章)	非神经系统因素也可导致意识水平下降
呼吸抑制	呼吸衰竭 肺不张 肺炎	进行呼吸系统评估，包括呼吸频率和节律、血氧饱和度、ABG 和肺部听诊	意识水平下降的患者因误吸、肺炎和(或)气道保护能力低下而存在呼吸衰竭的风险
		必要时补充氧气	气管插管并进行呼吸机辅助通气的患者存在呼吸机相关性肺炎的危险
鼻漏、耳漏 床单上会有“光晕”样痕迹	颅底骨折导致 CSF 漏	床头抬高 45° 如有新的临床发现，及时通知医师	CSF 漏有导致颅内感染的危险

缩写：ABG，动脉血气。

颅脑损伤患者的护理重点是管理患者的颅内压，详见第 3 章。颅脑损伤患者可能同时合并其他方面的损伤，因此必须对患者进行全面检查以发现其他合并伤——而不仅仅是神经系统的损伤(框 9.9)。

本章旨在为颅脑损伤的护理提供基本参考。请参见本章末尾的推荐阅读，其提供了更多的相关信息。同时我们希望读者可阅读推荐阅读中提及的文章,进一步获得感兴趣的信息,更全面的护理管理表格可参见附录 A8。

框 9.9 与颅脑损伤相关的示例

- 面部损伤或骨折
- 脊椎损伤或骨折
- 脊髓损伤
- 肋骨骨折,连枷胸或可见
- 气胸
- 血胸
- 脾脏破裂
- 腹膜后出血
- 肾挫伤或肾裂伤
- 肌肉骨骼损伤或骨折

9.5.1 神经学评估

- 评估意识水平(见第 2 章)
- 判断认知、运动、感觉和脑神经功能
- 神经心理学评估

9.5.2 呼吸评估

- 意识水平下降的患者常发生呼吸衰竭
- 保护气道
- 监测动脉血气

9.5.3 心血管评估

- 血流动力学监测
- 监测心电图
- 观察是否有贫血症状,失血后可出现

9.5.4 肌肉骨骼评估

- 检查患者是否有其他部位骨折(常见于颅脑损伤患者)

9.5.5 胃肠道评估

- 检查胃肠道出血

- 检查是否有应激性胃肠道不适

9.5.6 内分泌评估

- 监测血糖
- 注意高血糖并对症治疗
- 监测血清钠(见第 5 章)
- 注意低钠血症并对症治疗

9.5.7 营养评估

- 尽早营养支持

9.5.8 凝血功能评估

- 监测凝血功能
- 监测有无深静脉血栓形成
- 在排除禁忌证的前提下,可给予依诺肝素钠预防性治疗深静脉血栓
- 在排除禁忌证的前提下,让患者尽早活动来预防深静脉血栓

9.5.9 患者和家庭宣教

- 对患者及其家属进行健康宣教
- 提供并发放健康宣教资料(见附录 B10 和附录 B11)。

9.5.10 协同管理

颅脑损伤患者的医疗团队由不同专业的人员构成。

- 护理学科
- 神经外科
- 神经内科(癫痫管理)
- 呼吸科和重症监护学科
- 内科
- 心内科(必要时)
- 内分泌科(血糖异常和血钠异常管理)
- 其他治疗,包括:
  - 物理疗法
  - 作业疗法
  - 语言治疗

- 康复专家或康复师
- 神经心理学(监测认知)
- 缓和照顾或临终关怀工作者
- 社会工作者或病案管理人员

(王欢欢 汪慧娟译,孙一睿审校)

推荐阅读

[1] American Association of Neuroscience Nurses. Care of the Patient with Mild Traumatic Brain Injury. AANN and ARN Clinical Practice Guideline Series. Chicago, IL: American Association of Neuroscience Nurses; 2011

[2] Bay E, McLean SA. Mild traumatic brain injury: an update for advanced practice nurses. J Neurosci Nurs. 2007;39(1): 43-51

[3] Bay EH, Chartier KS. Chronic morbidities after traumatic brain injury: an update for the advanced practice nurse. J Neurosci Nurs. 2014;46(3): 142-152

[4] Burnett DM, Kolakowsky-Hayner SA, Slater D, et al. Ethnographic analysis of traumatic brain injury patients in the national Model Systems database. Arch Phys Med Rehabil. 2003;84(2): 263-267

[5] Cantu RC. Second impact syndrome: immediate management. Phys Sportsmed. 1992;20: 55-66

[6] Centers for Disease Control and Prevention. Brain injuries and mass trauma events. 2015; http://www.cdc.gov/masstrauma/factsheets/public/braininjuries_public.pdf. Accessed 01/19/2016

[7] Centers for Disease Control and Prevention. Rates of TBI-Related Emergency Department Visits, Hospitalizations, and Deaths — United States, 2001-2010. 2016; http://www.cdc.gov/traumaticbraininjury/data/rates.html. Accessed June 21, 2017

[8] Centers for Disease Control and Prevention. http://www.cdc.gov. Accessed August 3, 2017

[9] Evans RW, ed. Neurology and Trauma. 2nd ed. New York, NY: Oxford University Press; 2006

[10] Finkelstein E, Corso P, Miller T. The incidence and economic burden of injuries in the United States. New York, NY: Oxford University Press; 2006

[11] Gamble KH. A new game plan for concussion: as new research on the dangers of concussions is uncovered, treatment on sports sidelines is changing — from the little leagues to the professional level. Neurol Now. 2011;7(1): 28-31, 35

[12] Greenberg MS. Handbook of Neurosurgery. 8th ed. New York, NY: Thieme Medical Publishers, 2016

[13] Hwang DY, Yagoda D, Perrey HM, et al. Assessment of satisfaction with care among family members of survivors in a neuroscience intensive care unit. J Neurosci Nurs. 2014;46(2): 106-116

[14] Meier C. Airway management in patients with brain injury. Emerg Nurse. 2013;21(8): 18-23

[15] Rutland-Brown W, Langlois JA, Thomas KE, Xi YL. Incidence of traumatic brain injury in the United States, 2003. J Head Trauma Rehabil. 2006;21(6): 544-548

[16] Senelick RC. Living with Brain Injury: A Guide for Families. 3rd ed. Birmingham, AL: HealthSouth Press; 2012

10　感染性疾病

Infectious Diseases

Denita Ryan

【摘要】 感染性疾病可发生在 CNS 的任何位置。细菌、病毒、真菌或寄生虫等可通过各种各样的途径进入人体，导致中枢系统感染，如损伤、外科手术、昆虫或者其他传染病。CNS 感染症状可轻微或严重。治疗方式因感染的种类和位置的不同而有所不同，并需与患者其他合并症的治疗相符。早期识别和干预是治疗 CNS 感染性疾病的关键。

【关键词】 脑脓肿；脑炎；脑膜炎；神经囊尾蚴病；朊病毒感染；分流管感染

10.1　概述

CNS 易受到许多感染性疾病的攻击。脑膜炎、脑炎和脑脓肿均是由各种细菌、病毒或真菌病原体导致的 CNS 感染例子。感染性疾病可能为社区获得性感染或医院内感染。

医院内感染是指在住院期间获得的感染。常见的例子包括肺炎、尿路感染或术后伤口感染。大多数医院感染发生在 ICU。

虽然 CNS 感染可发生于神经外科手术患者，但大多数不需要神经外科处理，而是由感染疾病专家来治疗。

10.2　脑膜炎

脑膜炎是脑膜的炎症（图 10.1），它可以由细菌、病毒或真菌导致。最常见的种类为细菌性脑膜炎或病毒性脑膜炎。

10.2.1　细菌性脑膜炎

- 由细菌病原体引起（框 10.1）
- 多见于非常年少或非常年老的个体
- 发病率各有不同，取决于具体的感染病原体
- 糖尿病患者更易患细菌性脑膜炎
- 经治疗预后良好，未经治疗预后差（框 10.2）

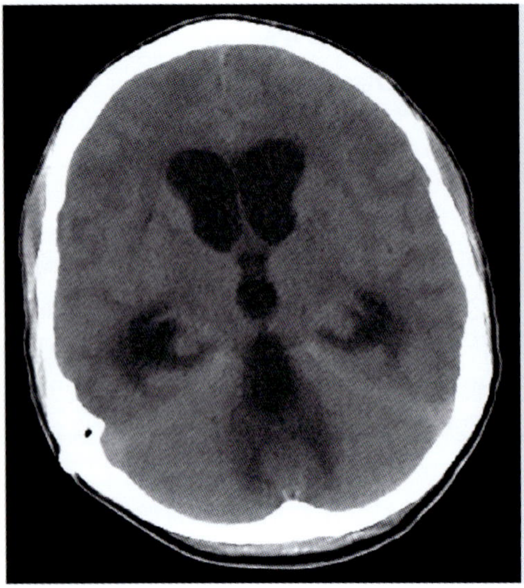

图 10.1　脑膜炎

框 10.1　常见的细菌病原体

- 社区获得性感染
  - 肺炎链球菌
  - 脑膜炎奈瑟菌
  - 流感嗜血杆菌
  - 单核细胞性李斯特菌
- 医院内感染
  - 金黄色葡萄球菌
  - 铜绿假单胞菌
  - 葡萄球菌种
  - 其他革兰阴性菌

框 10.2　细菌性脑膜炎的死亡率

- 未治疗的细菌性脑膜炎患者死亡率超过 70%

10.2.2　病毒性脑膜炎

- 由病毒病原体引起(框 10.3)
- 任何年龄段的患者均可发病
- 发病率和类型受地理区域位置影响

- 可单个发病,也可引起流行性传播
- 获得性免疫缺陷综合征(acquired immune deficiency syndrome, AIDS)的致病病毒会干扰免疫系统,可导致多器官系统感染,其中包括 CNS 感染(框 10.4)

框 10.3 常见的病毒病原体

- 单纯疱疹病毒 1 型和 2 型(HSV-1 和 HSV-2),也被称为人疱疹病毒 1 型和 2 型
  - 普通感冒
  - 生殖器疱疹
- 带状疱疹,也被称为人疱疹病毒 3 型(human herpesvirus 3, HHV-3)
  - 带状疱疹
- 虫媒病毒(虫媒传播)
  - 西尼罗病毒
  - 寨卡病毒
- 肠道病毒
  - 柯萨奇病毒
  - 埃可病毒
  - 脊髓灰质炎
- 病毒感染后
  - 麻疹
  - 腮腺炎
  - 水痘

框 10.4 重点关注:AIDS 中枢神经系统感染的临床表现

- 40%~60%的 AIDS 患者会出现神经系统症状
- 最常见的情况包括:
  - 弓形体病
  - 原发中枢神经系统淋巴瘤
  - 隐球菌脑脓肿
  - 进行性多灶性白质脑病
  - 神经梅毒
- HIV 感染患者最常见的 CNS 表现包括:
  - AIDS 脑病
  - AIDS 痴呆
  - 脑神经病变
  - 脑膜炎(无菌性)

第3部分

10.2.3 真菌性脑膜炎

- 由真菌病原体引起
- 隐球菌和球孢子菌感染(局部)最为常见

10.2.4 脑膜炎的流行病学

- 包括脑膜、蛛网膜下腔和 CSF 的炎症
- 脑室炎是一种累及脑室系统的感染
- 细菌通过各种方式进入脑膜。导致脑膜炎的细菌通常在外科创伤、外科手术或腰椎穿刺术后通过 CSF 传播。然而,细菌也可以通过以下途径到达脑膜:
  - 血液(菌血症)
  - 黏膜定植菌通过通道(如窦道)侵入黏膜下层
  - 连续传播
  - 牙科手术
  - 心内膜炎

10.2.5 临床表现

- 脑膜刺激征,又称为假性脑膜炎,是脑膜刺激的临床表现。它表现为:
  - 颈项强直(颈部僵硬)
  - Kerning 征,见第 2 章
  - Brudzinski 征,见第 2 章
- 头痛
- 发热
- 意识改变
- 癫痫发作
- 脑膜炎球菌性脑膜炎可见皮疹
- 化学性脑膜炎是脑膜的炎症反应,但不是由细菌引起的(框 10.5)

框 10.5 化学性脑膜炎

- 化学性脑膜炎,也叫作无菌性脑膜炎,是一种脑膜的炎症反应
  - 不是由感染引起的
  - 经常发生于蛛网膜下腔出血后(蛛网膜下腔内的血液为刺激物)

- 化学性脑膜炎的临床表现包括：
  - 头痛（通常很严重）
  - 恶心呕吐
  - 脑膜刺激征（如颈项强直、畏光、腰背痛）
  - 发热不是化学性脑膜炎的临床表现
- 治疗方案包括：
  - 随时间治愈
  - 对症治疗（如疼痛缓解、镇吐药）
  - 地塞米松通常是有用的

10.2.6 诊断

在获得完整病史和进行体格评估后，还需进行各种实验室检查来诊断脑膜炎。

实验室检查

- 腰椎穿刺（lumbar puncture, LP），行 CSF 检查和培养（表 10.1）
- 血清 C 反应蛋白（C-reactive protein, CRP）对细菌性脑膜炎有很高的阴性预测价值
- 全血细胞计数（complete blood count, CBC）和红细胞沉降率（erythrocyte sedimentation rate, ESR）
- 聚合酶链反应（polymerase chain reaction, PCR）是肠道病毒性脑膜炎的高度预测因子
- 血培养

表 10.1 中枢神经系统感染的脑脊液检查

分类	开放压力 (cmH_2O)	透明度	细胞数 (细胞数/μL)	蛋白质 (mg/L)	葡萄糖	培养
正常	8～18	清	0～5	<450	血糖水平的 60%	无细菌生长
细菌性脑膜炎	升高	清或浑浊	>100	升高 (>500)	降低 (<血糖水平的 50%)	细菌病原体
病毒性脑膜炎	正常或升高	清或浑浊	10～1 000	略微升高 (>500)	正常或略微降低	病毒病原体

- 降钙素原(框 10.6 和表 10.2)

框 10.6 降钙素原

- 降钙素原升高是炎症反应的早期反应，高度提示感染，特别是术后伤口感染
- 降钙素原水平高与不良预后密切相关
- 降钙素原水平在受到刺激后 3～6 小时内会升高，可在血液中检测到

表 10.2 血液中降钙素原水平升高的可能原因

水平(ng/mL)	可能原因
＜0.05	正常；可能是局部炎性反应；非系统性疾病
≥0.05，＜2	感染引起的全身炎症反应
≥2，＜10	脓毒症可能
＞10	严重脓毒症或感染性休克 器官功能障碍 死亡风险高

10.2.7 治疗

内科治疗

- 感染科会诊
- 细菌性脑膜炎抗生素治疗(框 10.7)，病毒性脑膜炎抗病毒药物治疗和真菌性脑膜炎抗真菌药物治疗
- 在病程早期给予地塞米松可降低死亡率(框 10.8)
- 减轻疼痛或发热等症状
- 极端严重的病例可能需要呼吸系统和循环系统支持
- 癫痫发作时用抗癫痫药物(框 10.9)
- 除脑膜炎球菌性脑膜炎外，无需单独隔离(普通预防措施足以)

框 10.7 启用抗生素

- 早期治疗是保证良好结局的必要措施
- 一旦被怀疑为细菌性脑膜炎，应立即采集相应标本，进行培养和敏感性分析，然后使用对应的抗生素治疗
- 不能让辅助检查推迟抗生素的使用

框 10.8 血管源性水肿

- 血管源性水肿常见于脑膜炎或脑炎
- 可伴有 ICP 增高
- 地塞米松可改善预后

框 10.9 抗癫痫药和抗生素

- 一些抗生素会干扰某些 AED(如苯妥英)的吸收和代谢
- CNS 感染患者容易癫痫发作，应注意监测 AED 血药浓度

- 美国感染病学会制订了治疗指南

外科手术

- 脑室炎患者可能需要脑室外引流(external ventricular drain, EVD)
  - ICP 升高的处理，见第 3 章
  - 鞘内注射抗生素

10.3 分流管感染

10.3.1 流行病学

- 感染率约为 6%
- 可在分流术后 2 周内出现
- 迟发感染也并不少见(如：可分流术后 6 个月后)
- 葡萄球菌是最可能的致病原

10.3.2 临床表现

- 全身不适
- 发热
- 恶心呕吐
- 腹痛(脑室-腹腔分流术可见)
- 可表现为分流失败

10.3.3 诊断

- 分流管头端或 EVD 采集的脑脊液培养呈阳性

10.3.4 治疗

- 必要时拔除所有感染的分流管，并进行静脉抗菌治疗
- 只有在 CSF 培养在特定的一段时间内保持阴性后，才能重新置入分流管
- 如果不能拔除分流管，可通过分流储液囊或者 EVD 将抗生素泵入脑室内治疗

脑室(鞘内)抗生素

- 有潜在毒性
- 美国食品药品管理局尚未批准具体的抗生素
- 仅在常规静脉治疗无效时使用

10.4 脑炎

脑炎是一种脑组织的炎症，症状与脑损伤相似并经常与脑膜炎共同出现。

- 病因可能是细菌、病毒(最常见)、真菌或寄生虫
- 具体的病原体种类受地理位置影响较大
- 美国最常见的种类是病毒感染(单纯疱疹)
- 病毒病原体同脑膜炎
- 病毒性疾病如麻疹、腮腺炎和水痘后也会引起脑炎
    - 急性播散性脑脊髓炎是感染后脑炎或疫苗接种后脑炎的一个例子

10.4.1 临床表现

症状取决于病毒类型，但是通常与脑膜炎的症状相同。但通常脑炎的症状比脑膜炎更明显，尤其是意识变化更大。

- LOC/感觉改变
- 严重头痛
- 发热
- 恶心呕吐
- 可能出现局灶性缺陷，如运动无力
- 癫痫发作
- ICP 增高的体征
- 脑积水

10.4.2 诊断

实验室检查

- 行腰椎穿刺 CSF 检查，包括培养
- 血培养
- CBC，CRP，ESR，PCR

影像学检查

- MRI 可显示异常（如小出血）（表 10.3）

10.4.3 治疗

内科治疗

- 抗病毒药物
- 地塞米松
- 改善症状（如疼痛、发热、癫痫）
- 美国感染病学会制订了治疗指南

外科手术

- 脑炎影响的脑组织很少需要活检
- 由于脑积水经常发生，该类患者需经常放置分流管

10.5 脑脓肿

脑脓肿是一种从身体其他部位转移至大脑的局部感染。

- 通常是细菌性的
- 最常见的原因如下。
    - 鼻窦、内耳或口腔感染
    - 牙科手术
    - 创伤，如穿透性头部外伤
    - 神经外科手术
    - 心内膜炎（框 10.10）

10.5.1 临床表现

- 取决于脓肿的位置和大小
- 头痛
- 恶心呕吐
- 意识改变
- 局灶性神经系统体征，如运动无力和语言困难

表 10.3 中枢神经系统感染患者的诊断测试

检查	表示	护理要点
CBC	白细胞增高提示机体感染	关注感染的症状和体征
ESR	炎症	关注感染
CRP	体内存在炎症，尤其是术后感染	关注感染
电解质	低钠血症，尤其是脑水肿的患者	监测低钠血症的实验室数值 遵医嘱，使用盐补充剂 遵医嘱严格监测出入液量
	地塞米松使用后可导致高血糖	监测血糖水平 遵医嘱使用胰岛素 新发血糖升高，通知医师
LP	疑似脓肿的患者，禁止测量开放压力	协助患者保持正确体位
	CSF 检查，包括培养	无菌操作
血培养	提示血液中存在细菌或真菌病原体（菌血症或真菌血症）	根据医嘱使用抗生素 长时间使用抗生素时，可考虑 PICC 常与 CSF 感染同时出现，如脑膜炎或脑室炎
MRI	神经囊尾蚴病、脑脓肿或脑炎引起的出血区域病变 排除其他神经系统疾病引起的病变	
EEG	识别癫痫体征	遵嘱使用 AED 遵照癫痫安全协议。见第 6 章

缩写：AED，抗癫痫药物；CBC，全血细胞计数；CRP，C 反应蛋白；EEG，脑电图；ESR，红细胞沉降率；LP，腰椎穿刺；PICC，外周中心静脉导管。

框 10.10 静脉吸毒者脑脓肿

- 静脉吸毒者脑脓肿疾病的发病率和死亡率特别高

- 癫痫发作
- 脑脓肿可能导致占位效应

10.5.2 诊断

病史

- 用药史
- 外科手术史
- 牙科手术史
- 旅居史

影像学检查

- CT
- MRI
- 怀疑心内膜炎者，行超声心动图检查（框 10.11）

框 10.11 临床警告：禁忌诊断试验

- 怀疑脑脓肿患者绝对禁止腰椎穿刺。脓肿是一种占位性病变，因此可能会引起脑疝

10.5.3 治疗

内科治疗

- 抗生素
- 类固醇
- 疼痛和发热的处理
- 必要时 ICP 管理（见第 3 章）

外科手术

- 脓肿引流（如果可能的话）
- 开颅术
- 必要时 ICP 管理

10.6 寄生虫

10.6.1 囊虫病

囊虫病是一种寄生虫病，其在世界各地包括美国的某些区域被发现。当它影响到 CNS 时，被称为神经囊尾蚴病（图 10.2）。有时也被称为脑蠕虫。

- 由链状带绦虫的囊状虫(如幼虫)引起,一种常在猪身上发现的绦虫
- 绦虫卵是通过受感染的水或者食物进入人体(粪-口传播),然后在胃肠道内孵化
- 一旦孵化,绦虫会进入血液中并感染 CNS 组织,如大脑实质

临床表现

- 寄生虫活着时,宿主通常无症状
- 当寄生虫在其充满液体的包囊中死去时,宿主的免疫系统被激活
- 当包囊钙化时,宿主出现症状(如癫痫、脑积水或精神状态改变)
- 症状取决于包囊在大脑中的位置
- 病变经常引起血管源性水肿

诊断

病史

- 包括旅居史(框 10.12)

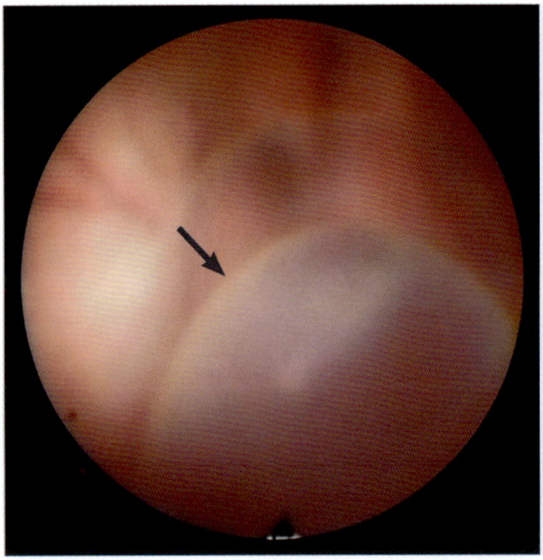

图 10.2　神经囊尾蚴病(箭头)

框 10.12　神经囊尾蚴病

- 在美国，神经囊尾蚴病在移民人口众多的地区更为常见，尤其是来自第三世界国家的移民
- 对任何怀疑寄生虫病的患者必须获得其旅居史
- 对曾经去过美国以外地方旅行的患者，尤其是去过墨西哥和中南美洲旅行的患者可怀疑寄生虫病

影像学检查

- MRI
- CT(图 10.3)

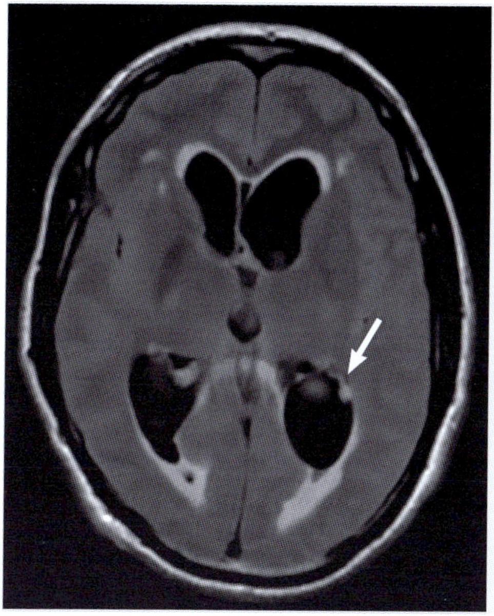

图 10.3　神经囊尾蚴病患者的 CT 扫描(箭头)

治疗

内科治疗

- 抗寄生虫药，如阿苯达唑
- 对症治疗，如癫痫发作时使用 AED

外科手术

- 切除神经囊尾蚴病病变的开颅手术

10.7 朊病毒感染

朊病毒感染也被称为传染性海绵状脑病。人体朊病毒感染是一种影响人类和动物的致命的神经系统变性疾病。

- 以存在异常的、突变的细胞蛋白为特征
- 感染机制尚未明确
- 通常为偶发，约 10%为遗传性
- 由摄入受朊病毒感染的动物组织引起
- 最常见的朊病毒感染疾病是克-雅病（Creutzfeldt-Jakob disease，CJD）

10.7.1 CJD

临床表现

- 肌阵挛是 CJD 的标志性症状
- 性格变化
- 记忆丧失
- 步态共济失调
- 幻觉
- 快速性进行性痴呆

诊断

- CJD 唯一的确诊方法是通过活检或尸检行脑组织病理分析（框 10.13）

框 10.13 朊病毒感染

- 朊病毒感染疾病如 CJD 具有传染性，但不会发生感染
- 由于朊病毒可传染且不易被破坏，诊断性活检存在争议
- CJD 常通过病史和体格检查诊断，但只有通过脑组织活检或尸检才能确诊

治疗

- 目前没有治疗或治愈 CJD 的方法

- 治疗目的是减轻症状
- 死亡是不可避免的,通常发生在 1 年内

10.8 其他感染性疾病

10.8.1 骨髓炎

- 骨髓炎是骨头的感染(图 10.4)
- 可发生于颅骨或脊柱(终板或椎体)
- 椎间盘炎和骨髓炎经常同时发生
- 椎间盘炎是椎间盘间隙的炎症或感染(图 10.5)
- 脊柱骨髓炎最好发于腰椎

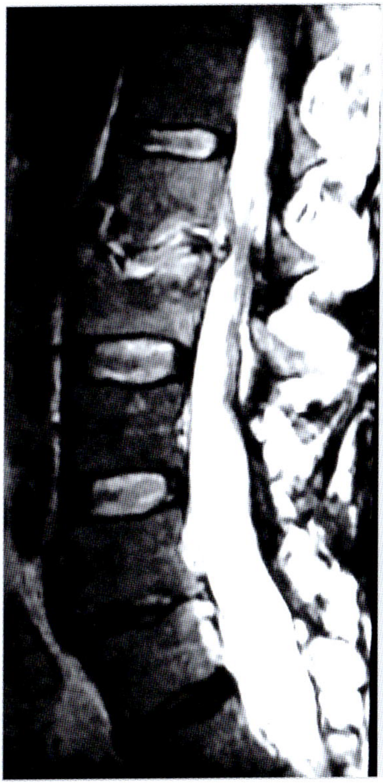

图 10.4 骨髓炎

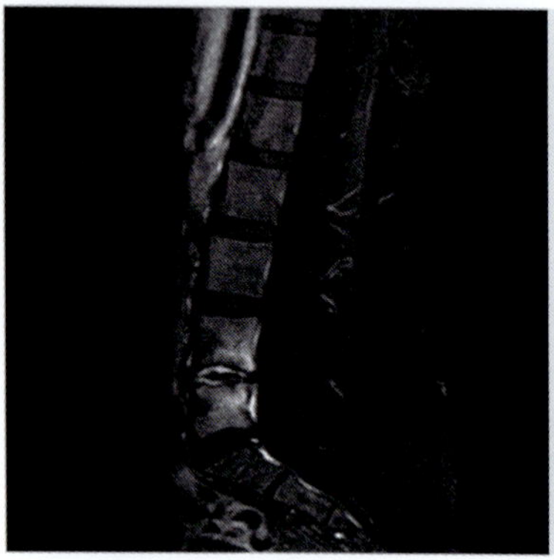

图 10.5 腰椎间盘炎

病因

- 可发生在手术后
- 可由伤口感染或身体其他部位感染引起，并通过血液传播
- 金黄色葡萄球菌是细菌性骨髓炎最常见的致病菌(框 10.14)

框 10.14 骨髓炎的危险因素

- 高龄
- 静脉药物滥用
- 糖尿病
- 血液透析

临床表现

- 随活动而加重的局部疼痛
- 神经根疼痛
- 颈部或背部痉挛
- 活动幅度受限，体育活动不耐受
- 部分患者出现发热和寒颤

10.8.2 硬膜外脓肿

- 常伴有椎间盘炎和(或)骨髓炎
- 硬膜外脓肿好发于胸椎
- 分为急性和慢性
  - 急性
    - 暴露后 16 天内出现临床症状

  - 败血症和硬膜外脓肿常见
- 慢性
  - 脓肿已存在数月后出现症状
- 与免疫功能减弱有关
- 与糖尿病、慢性肾衰竭、静脉吸毒和酒精中毒有关

临床表现

- 严重的背部疼痛
- 发热和寒颤
- 脑病
- 脑膜刺激征
- 肌无力

病因

- 通过血液传播(最常见)
- 皮肤感染
- 静脉吸毒
- 细菌性心内膜炎
- 尿路感染
- 呼吸道感染
- 牙脓肿
- 术后感染(脊柱手术后)
- 背部创伤
- 从周围组织直接蔓延(褥疮,颈部、背部或腹部伤口)

病原体

- 金黄色葡萄球菌最常见
- 慢性感染(如结核病,真菌或寄生虫感染)
- 多种微生物感染

脊柱感染的治疗

- 约 90%的病例可通过抗生素和固定(背部支架)治疗
- 极少数患者需要手术来固定脊柱

10.9 感染性疾病患者的护理

本节旨在为 CNS 感染性疾病的患者护理提供参考。读者可以参考本章末列出的推荐阅读,从而进一步了解更多信息(表 10.4、表 10.5 和附录 A9)

表 10.4 中枢神经系统感染患者的药理学

药物	类别	适应证	护理要点
苯妥英或其他 AED(见第 6 章)	抗癫痫药	癫痫发作	监测血药浓度 注意抗生素和苯妥英或其他 AED 的潜在相互作用 AED 存在很多不良反应
地塞米松	类固醇皮质激素	减轻血管源性水肿	增高 WBC 增高血糖水平 可能会抑制伤口愈合 可能会导致精神病
吗啡 羟考酮 二氢吗啡酮 氢可酮 枸橼酸芬太尼	麻醉剂	缓解疼痛	可能会降低呼吸频率 可能会掩盖神经系统状态 可能会引起谵妄或意识错乱，尤其是老年人
对乙酰氨基酚 布洛芬	解热药	降温 轻微缓解疼痛	肝病患者慎用；监测每日最大剂量 可能会引起胃部刺激
阿苯达唑	抗寄生虫药	有效对抗神经囊尾蚴病	
阿昔洛韦	抗病毒药	有效对抗疱疹病毒	监测肾功能
抗生素[1]	抗菌药		注意与其他药物，尤其是 AED 的潜在相互作用 注意潜在的药物过敏 有些抗生素很贵，不是所有的医保都能纳入

缩写：AED，抗癫痫药。

[1]抗生素在不断进化，所以新的、更有效的药物的数量也在不断增加。因此本表不列出具体的抗生素。

10.9.1 神经系统评估

- LOC 评估(见第 2 章)
- 警惕 ICP 增高的迹象(见第 3 章)
- 评估运动、感觉和脑神经功能

表 10.5 中枢神经系统感染注意事项

问题	提示	护理要点	原理
神经系统功能评估下降	感染所致 ICP 增高	见第 3 章	
脑膜刺激征/发热	脑膜炎	进行完整的神经系统评估 监测生命体征，包括当前体温 准备 LP 有新发现通知医师	早期诊断是良好结局的阳性预测指标 根据 CSF 的实验室检查作出诊断

缩写：LP，腰椎穿刺。

- 观察脑膜刺激征（如颈项强直、Kerning 征、Brudzinski 征）

10.9.2 呼吸系统评估

- 进行气道评估
- 记录和监测呼吸频率和节律
- 动脉血气分析（适时监测血氧饱和度）

10.9.3 心血管评估

- 适时监测血流动力学
- 心电图监测心律失常

10.9.4 液体和电解质评估

- 监测血钠浓度，关注低钠血症，有新发现通知医师。见第 5 章
- 监测血糖水平，尤其是服用类固醇的患者。根据医嘱使用胰岛素

10.9.5 发热管理

- 监测生命体征，及时发现体温升高和脓毒症的征象
- 遵医嘱给予退烧药
- 遵医嘱进行标本培养（如血培养、痰培养、CSF 培养或伤口培养）
- 遵医嘱使用抗生素

10.9.6 疼痛管理

- 遵医嘱给予止痛药
- 注意环境变化，必要时保持患者房间的黑暗和安静
- 如需要可使用冰袋促进患者舒适

10.9.7 癫痫发作评估

- 药物治疗，包括药物的相互作用和血药浓度
- 保障患者安全(见第 6 章)

10.9.8 活动受限

- 若无禁忌，使用依诺肝素钠
- 使用序贯压缩泵
- 鼓励患者早期步行，强调活动的重要性
- 注意深静脉血栓形成的症状和体征

10.9.9 患者和家庭教育

- 如果可以的话，建议居家治疗，特别是对于需要长期静脉抗生素治疗的患者
- 如果选择居家静脉治疗，且无专业人员辅助者，一定要对静脉注射抗生素的方法提供全面的指导

10.9.10 协同管理

CNS 感染性疾病的患者经常需要其他专科领域专家的支持，尤其是感染性疾病专家。其他经常合作的团体包括：

- 神经外科
- 管理癫痫发作的神经内科
- 治疗
  - 物理治疗
  - 职业治疗
  - 言语(认知)治疗
- 康复治疗
- 精神支持
- 缓和照顾

(徐山山　黄莺译，毛日成审校)

推荐阅读

[1] Gambetti P, Parchi P, Chen SG. Hereditary Creutzfeldt-Jakob disease and fatal familial insomnia. Clin Lab Med. 2003;23(1): 43-64

[2] Greenberg BM. Central nervous system infections in the intensive care unit. Semin Neurol. 2008;28(5): 682-689

[3] Greenberg MS. Handbook of Neurosurgery. 8th ed. New York, NY: Thieme Medical Publishers, 2016

[4] Hill M, Baker G, Carter D, et al. A multidisciplinary approach to end external ventricular drain infections in the neurocritical care unit. J Neurosci Nurs. 2012;44(4): 188-193

[5] Johnson KG. Spinal epidural abscess. Crit Care Nurs Clin North Am. 2013;25(3): 389-397

[6] Meiner Z, Gabizon R, Prusiner SB. Familial Creutzfeldt-Jakob disease. Codon 200 prion disease in Libyan Jews. Medicine (Baltimore). 1997;76(4): 227-237

[7] Simpson DM, Tagliati M. Neurologic manifestations of HIV infection. Ann Intern Med. 1994;121(10): 769-785

[8] Slazinski T. Brain abscess. Crit Care Nurs Clin North Am. 2013;25(3): 381-388

[9] Smith DL, Levin SA, Laxminarayan R. Strategic interactions in multi-institutional epidemics of antibiotic resistance. Proc Natl Acad Sci U S A. 2005;102(8): 3153-3158

[10] Smith-Bathgate B. Creutzfeldt-Jakob disease: diagnosis and nursing care issues. Nurs Times. 2005;101(20): 52-53

[11] Tunkel AR, Glaser CA, Bloch KC, et al. Infectious Diseases Society of America. The management of encephalitis: clinical practice guidelines by the Infectious Diseases Society of America. Clin Infect Dis. 2008;47(3): 303-327

[12] Tunkel AR, Hartman BJ, Kaplan SL, et al. Practice guidelines for the management of bacterial meningitis. Clin Infect Dis. 2004;39(9): 1267-1284

[13] Tunkel AR, Pradhan SK. Central nervous system infections in injection drug users. Infect Dis Clin North Am. 2002;16(3): 589-605

[14] Tuppeny M. Viral meningitis and encephalitis. Crit Care Nurs Clin North Am. 2013;25(3): 363-380

[15] van de Beek D, Schmand B, de Gans J, et al. Cognitive impairment in adults with good recovery after bacterial meningitis. J Infect Dis. 2002;186(7): 1047-1052

[16] Van Demark M. Acute bacterial meningitis: current review and treatment update. Crit Care Nurs Clin North Am. 2013;25(3): 351-361

[17] Van Demark MV, Lovasik DA, Neatherlin JS, Omert T. Infectious and autoimmune processes. In: Bader MK, Littlejohns LR, eds. AANN Core Curriculum for Neuroscience Nursing. 4th ed. St. Louis, MO: W. B. Saunders; 2004

11 脊柱疾病

Spinal Disorders

Charlotte S. Myers, Simon Parkinson

【摘要】 脊柱疾病相对常见，包括椎间盘突出症、椎管狭窄和脊柱关节病等。这些类型和其他类型的脊柱疾病在颈椎、胸椎和腰椎中都可以发生。这些脊柱疾病会引起多种症状，包括疼痛、运动或感觉障碍。治疗包括观察、内科或手术干预。护士应对不同类型的脊柱疾病、脊柱受累节段和相关症状有足够的了解。

【关键词】 退行性椎间盘疾病；椎间盘突出症；脊髓病；神经根病；椎管狭窄；椎体滑脱；脊柱关节病

11.1 概述

脊柱疾病可能由外伤、先天性因素、潜在疾病或正常的退行性改变引起。许多急性和慢性疼痛都可以归因于脊柱疾病。尽管与年龄有关的退行性改变是最常见的原因，但脊柱疾病还包括其他原因（框11.1）。

框 11.1 非退行性脊柱疾病的原因

- 外伤
  - 骨折
  - 血肿
  - 韧带拉伤
  - 脱臼
- 肿瘤
  - 神经鞘瘤
  - 室管膜瘤
  - 转移瘤
- 血管
  - 动静脉畸形
  - 海绵状血管畸形
  - 栓塞
- 感染

- ○ 骨髓炎
- ○ 硬膜外脓肿
- 系统性疾病
- ○ 类风湿关节炎
- ○ 强直性脊柱炎

本章将讨论常见的脊柱退行性疾病，主要包括临床表现、治疗和护理注意事项。

11.2 脊柱疾病的类型

11.2.1 退行性椎间盘疾病

退行性椎间盘疾病(degenerative disk disease, DDD)是随年龄增长而发生的不可逆的自然老化过程(框 11.2)，其退变大约开始于 30 岁。退行性椎间盘疾病可导致椎间盘高度丢失，纤维环撕裂或裂开，骨赘形成，神经根和关节突关节受压以及椎体终板的改变。它可能是其他脊柱疾病的前兆，包括：

- 椎间盘突出症
- 脊柱关节病
- 脊柱滑脱
- 椎管狭窄

DDD 是由于椎间盘失去正常的弹性和张力，但其他因素也可加速退变的过程：

- 吸烟
- 久坐
- 肥胖
- 重复性损伤
- 先天性异常

框 11.2 退行性椎间盘疾病

- 退行性椎间盘疾病是自然老化的结果
- 椎间盘退变可能不会引起明显的疼痛或神经损伤
- 许多没有症状的人会有偶发的异常 MRI 成像(例如，椎间盘突出、退行性改变、椎管狭窄)

退行性椎间盘疾病的病因

- 随着年龄的增长，纤维环柔韧性下降，更容易产生裂隙（图 11.1）

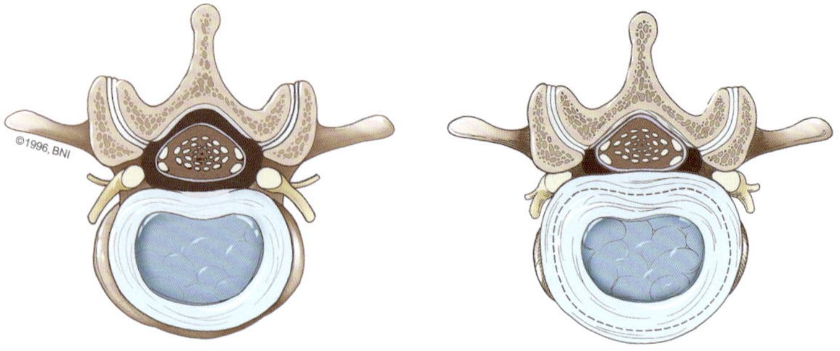

图 11.1　正常椎间盘与退行性椎间盘的比较

- 髓核开始皱缩，导致椎间盘高度丢失
- 由于椎间盘退变，整个脊柱活动度下降

退行性椎间盘疾病的流行病学

- 影响约 20%的美国人口
- 在女性中更为普遍
- 最常见于 45～75 岁的人群
- 导致行动不便和严重的身体残疾

11.2.2　脊柱关节病

脊柱关节病是指脊柱骨关节炎，但它通常用于描述任何形式的脊柱退行性改变。它指椎体边缘的骨质增生（图 11.2）。它可以发生在脊柱的任何节段，并根据受累的节段（即颈椎，胸椎或腰椎）进行分类。

脊柱关节病的病因

- 椎间盘退行性改变的结果
- 椎间盘变硬，使骨性终板承受更大的负荷和动态应力，导致骨质增厚和硬化，久而久之形成骨赘。
    - 骨赘影响椎体周围的其他结构，如周围韧带（如前纵韧带、后纵韧带和黄韧带）、椎间盘、关节突关节和椎板

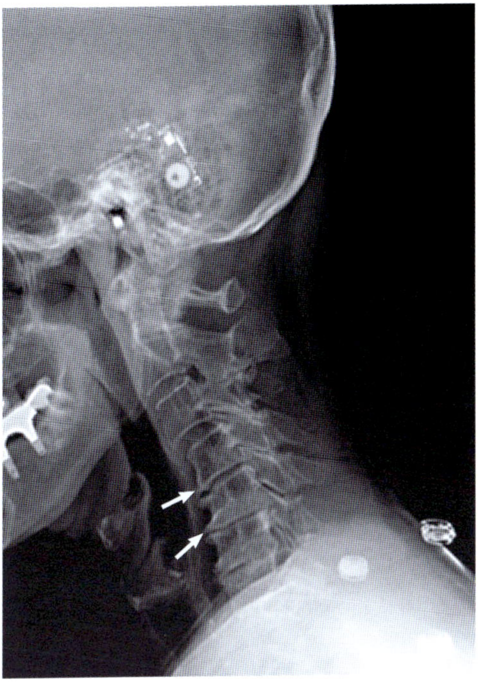

图 11.2 脊柱关节病，箭头所指为下颈椎的骨赘

- 骨赘可发生在椎体前方或后方
- 前部骨赘很少产生症状
- 后方骨赘可导致椎管狭窄或椎间孔狭窄

脊柱关节病的流行病学

- 美国27%～37%的人口患有无症状的腰椎退行性改变
- 到50岁时50%～75%的美国人口受到此病的影响，60岁时90%的美国人口受到此病的影响
- 大约74%的女性和84%的男性存在椎体边缘骨赘（通常在T9－T10或L3）
- 大约28%的女性和30%的男性在55～64岁之间存在腰椎骨赘

11.2.3 椎间盘突出症

突出的椎间盘物质为突出的髓核（框11.3）。椎间盘突出症可由外伤引起，尽管DDD通常是一个促成因素。

框 11.3 椎间盘突出症的术语

- 椎间盘突出
- 髓核突出
- 椎间盘膨出
- 椎间盘脱出
- 椎间盘破裂
- 椎间盘游离

椎间盘突出症的病因

- 纤维环破裂，髓核隆起或完全突出
- 突出可以是侧向型或中央型（图 11.3 和图 11.4），但中央型较少见
- 椎间盘突出症可导致椎间盘碎裂（即在椎间盘间隙外发现椎间盘碎片，通常位于硬膜外间隙）
- 椎间盘突出症引起的神经根压迫可能导致神经根疾病（即压迫或炎症引起的神经根疾病）
    - 神经根疾病导致疼痛从特定的脊椎节段向远端部位辐射（即如果颈神经根受压，疼痛会蔓延到手臂或手部；如果胸神经根受到压迫，则会辐射到躯干区域；如果腰神经根受到压迫，则会导致臀部、腹股沟或下肢）
    - 神经根疾病是指符合椎间盘突出方向及脊神经特定支配范围的功能障碍

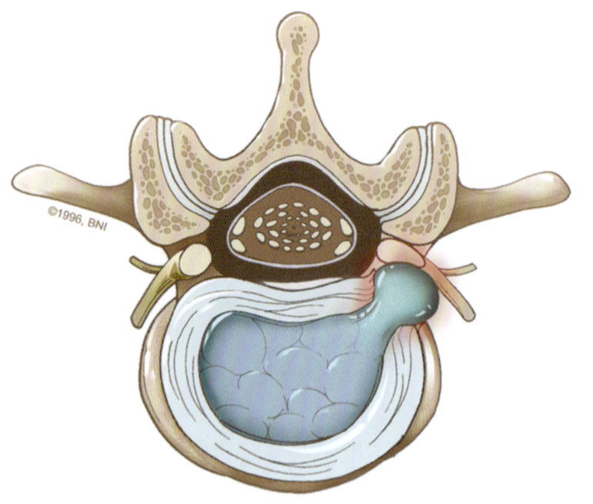

图 11.3 侧方型椎间盘突出

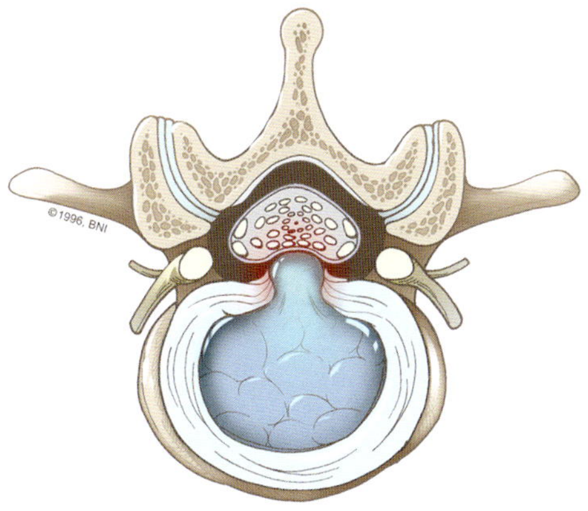

图 11.4 中央型椎间盘突出

椎间盘突出症的流行病学

- 男性发病多于女性
- 发病的平均年龄为 30～50 岁
- 腰椎的发生率高于颈椎，很少发生在胸椎
- 约 10％的患者出现多个节段的突出

第3部分

11.2.4 脊椎滑脱

一节椎体异常移动或滑移到下方椎体上被称为脊椎滑脱（图 11.5）。

- 滑脱的程度可以使用 Meyerding 分级系统（表 11.1）。该分级根据滑脱椎体对应其下方椎体滑移的百分比来判断严重程度。该分级系统有助于选择合适的方案
- 最严重的脊椎滑脱称为脊椎下垂。这种罕见的情况的特点是 L5 完全位于 S1 终板的前部

脊椎滑脱的病因

- 可能是先天性的或发育性的（即出生时存在或在儿童时期发育成熟）
- 可能来自日常压力或施加在脊柱上的力量（如关节炎、创伤、过度使用或感染引起的并发症）

脊椎滑脱的流行病学

- 可发生在脊柱任何节段，但最常见于下腰椎
- 影响 5％～6％的男性和 2％～3％的女性

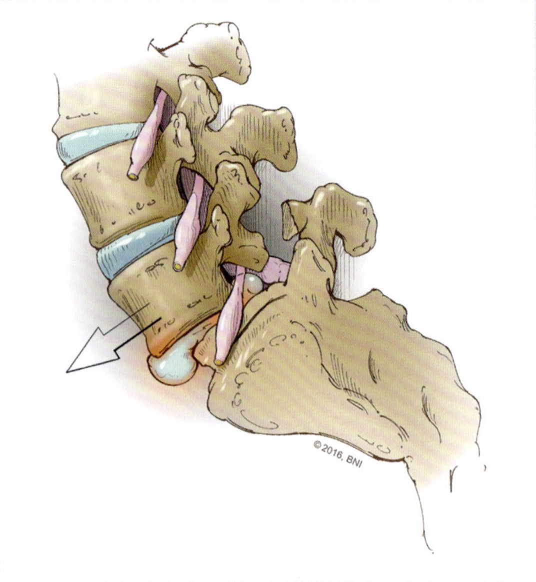

图 11.5 L5 椎体滑脱至 S1

表 11.1 腰椎滑脱的 Meyerding 分级系统

等级	滑脱程度
Ⅰ	0～25%
Ⅱ	26%～50%
Ⅲ	51%～75%
Ⅳ	76%～99%
Ⅴ	100%

- 最常见于从事高强度体力活动或运动的人（如体操运动员、举重运动员和足球运动员）
  - 脊椎滑脱的症状在男性中更为常见，因为他们参与高强度体力活动的可能性更大

11.2.5 椎管狭窄

椎管狭窄是指椎管或椎间孔变窄，导致脊髓或脊神经根受压（图 11.6）。

- 中央管狭窄按脊柱节段分类

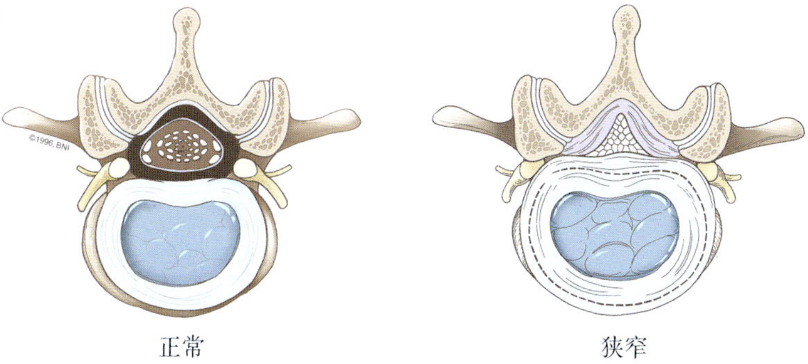

图 11.6　正常椎管与伴有中央管和神经根管狭窄的椎管

- 椎间孔狭窄可发生在左侧、右侧或双侧任何节段，并据此分类
- 椎间孔狭窄会导致单个脊神经根受压
- 神经系统症状与受影响的脊髓节段有关
- 狭窄可能无症状；如果出现症状，则根据被压迫的结构而有所不同
- 症状可能涉及神经根病或脊髓病（框 11.4）
  - 神经根病可发生在任何节段，通常是由于椎间孔狭窄和由此引起的神经根受压
  - 脊髓病变是由严重的中央管狭窄导致脊髓压迫所致

第3部分

框 11.4　脊髓病与神经根病

- 脊髓病
  - 脊髓压迫
  - 症状轻微，进展缓慢
  - 未经减压手术不能改善
  - 由于患者没有疼痛，他们通常不会提早就医
  - 导致虚弱，随后可能出现行走困难
- 神经根疾病
  - 疼痛
  - 通常由椎间盘突出症引起
  - 采用保守治疗有较好的转归
  - 符合特定皮节

- 严重的中央管狭窄伴腰椎多个下行神经根受压称为马尾综合征，本章第 11.5.2 节对此进行了描述

椎管狭窄的病因

椎管狭窄通常是由先天因素和后天因素共同造成的。

- 先天性
  - 脊柱裂
  - 椎管狭窄
- 后天性
  - 脊柱外伤或骨折
  - 椎间盘退行性病变、关节突肥厚、黄韧带增生
  - 脊柱关节病
  - 脊椎滑脱或半脱位

椎管狭窄的流行病学

- 下腰椎比颈椎更常见
- 很少发生在胸椎

11.3 颈椎病

11.3.1 颈椎间盘突出症

- 男人比女人更容易受影响
- 约 70%的颈椎间盘突出发生在 C5～C6 或 C6～C7
- 约 90%的患者在不进行手术的情况下会有所改善

颈椎间盘突出症的临床表现

- 症状与以下各种因素有关：
  - 突出的大小
  - 受影响的颈椎节段
  - 脊髓受压的程度
  - 症状可能因已知的诱发事件而突然发作，或者随着时间的推移而缓慢发展
- 椎间盘突出症的检查可包括以下内容：
  - 与受累颈椎节段相关的颈部或手臂神经根病（尽管椎间盘中央突出可能导致双侧手臂症状）
  - 手臂肌肉无力，可能伴有肌肉萎缩
  - 与受影响颈椎节段相关的麻木或感觉减退
  - 颈部、肩部和手臂的活动范围减小

    ○ 某些头部运动引起的头痛(有时称为颈源性头痛)

脊髓型颈椎病可伴随脊髓压迫而发生,导致运动或感觉功能紊乱,伴有或不伴有脊髓病理改变(框 11.5)。

框 11.5 颈椎病的症状

- 颈部僵硬
- 颈部疼痛
- 手臂或肩部疼痛(即神经根型颈椎病)
- 行走时僵硬或笨拙
- 腿部有沉重感
- 精细运动下降(如扣衬衫扣子或写字)
- 屈颈时,手臂和腿部产生间歇性的触电样感觉(Lhermitte 征)

颈椎间盘突出症的治疗

- 保守疗法
    - 卧床休息;通常不超过 2 天
    - 止痛药(非处方药或处方药)和肌肉松弛剂应严格管理(表 11.2)。止痛药可采取口服、局部外用或注射形式
    - 外用止痛药直接应用于患处皮肤,以减轻因关节炎或肌肉酸痛而引起的疼痛
        - 局部治疗,如 Icy Hot, ArthriCare cream, Zostrix, Aspercreme, Bengay 等
        - 止痛贴片,如 Flector 贴片
    - 硬膜外类固醇或镇痛剂注射
    - 物理疗法
    - 颈椎牵引
- 手术治疗
    - 当保守治疗失败时,可能需要手术治疗。这个可能适用于脊髓病、严重的中央管狭窄患者或疼痛难以控制的患者。可能的外科手术包括:
        - 颈椎前路椎间盘切除融合术
        - 前路或后路椎间孔切开术,见第 15 章

第3部分

表 11.2 脊柱疾病的药理学原理

药物	分类	适应证	护理要点
布洛芬类 萘普生类 酮咯酸类	NSAID	轻度、中度背部或颈部疼痛、压痛、炎症和僵硬	可能会刺激胃，应与食物一起服用 老年患者、肾病、高血压患者慎用 有轻微的血液稀释作用 有一些静脉注射制剂可用
塞来昔布（西乐葆）	COX－2 抑制剂（NSAID 的亚类）	关节炎性疼痛	按处方使用 避免长时间使用
对乙酰氨基酚（泰诺）	止痛药	轻、中度疼痛	与食物一起服用 注意限制剂量
甲泼尼龙（美卓乐）	皮质类固醇	炎症或刺激引起的疼痛	可能会刺激胃，应与食物一起服用
氨酚羟考酮 氢可酮与对乙酰氨基酚（维柯丁，洛他布）	阿片类镇痛药	中、重度疼痛 急性疼痛 术后疼痛	镇静剂 呼吸抑制剂 可能导致尿潴留、便秘 对神经病理性疼痛无效 额外准备缓释和静脉注射药物
巴氯芬 卡利普多 环苯扎林	肌松剂	肌肉僵硬或痉挛	注意镇静剂的不良反应，尤其是与麻醉剂一起使用时
地西泮（安定）	苯二氮䓬类	用于更严重的痉挛	最强的镇静剂；存在潜在的药物依赖性

缩写：COX－2，环氧合酶－2；NSAID，非甾体类抗炎药。

11.3.2 颈椎管狭窄

颈椎管狭窄的临床表现

- 症状与颈部受累的节段有关（图 11.7）
- 症状通常是隐匿性的和进行性的，可能包括：
  - 颈部和手臂疼痛
  - 运动功能和灵活性下降
  - 感觉功能改变

- ○ 脊髓压迫伴严重狭窄
- ○ 行走困难
- ○ 脊髓压迫无疼痛或轻微疼痛
- ○ 可能导致脊髓受压相关症状

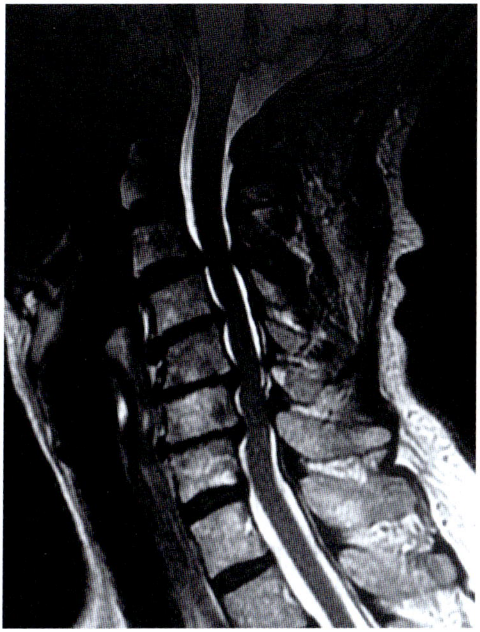

图 11.7　多节段退行性椎间盘疾病导致的颈椎管狭窄

颈椎管狭窄的治疗

- 外科治疗(见第 15 章)
  - ○ 椎板减压切除术
  - ○ 颈椎前路椎间盘切除术

11.4　胸椎疾病

胸椎疾病多伴有突发性创伤事件。

- 椎间盘退行性病变可能是外伤性椎间盘突出症的易感因素
- 即使是比较小的胸椎间盘突出也可能引起明显的神经受损症状

11.4.1 胸椎间盘突出症

胸椎间盘突出症的流行病学

- 男性比女性更常见
- 胸椎间盘突出症在所有椎间盘突出症中占比不到 1%

胸椎间盘突出症的临床表现

胸椎间盘突出症患者无特征性表现(图 11.8)。这种情况经常被误诊为心绞痛、胸膜炎、胆囊炎、关节炎、肌肉劳损或纤维肌痛。

- 症状多种多样,包括:
  - 上背部或胸部局部疼痛
  - 麻木、虚弱或痉挛
  - 神经根性疼痛
  - 通常先于神经系统症状的疼痛
  - 脊髓病变
  - 反射亢进,如阵挛和巴宾斯基征

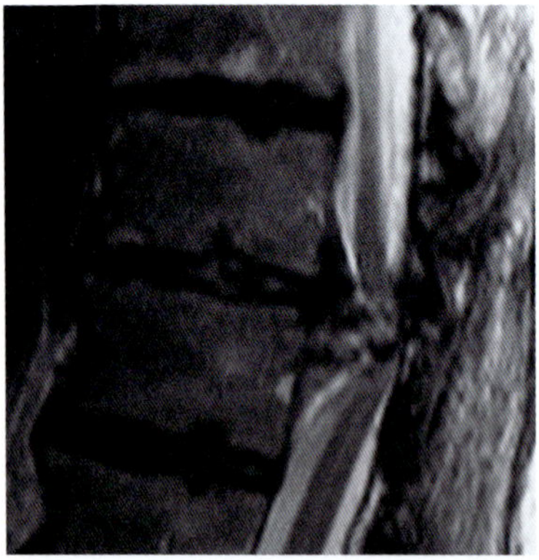

图 11.8　胸椎间盘突出压迫脊髓

胸椎间盘突出症的治疗

对于疼痛难以忍受或伴有脊髓功能障碍者,可采用手术治疗(第 15 章)。

- 手术治疗
  - 前路
    - 胸腔镜手术

- 经胸开放椎间盘切除术，融合或不融合
○ 后路
  - 经肋横突入路
  - 经椎弓根椎间盘切除融合术，伴或不伴前方植骨

11.5 腰椎疾病

11.5.1 腰椎间盘突出症

- 腰痛的常见原因（图 11.9）
- 通常症状不明显

腰椎间盘突出症的流行病学

- 通常发生于多个节段
- 最常见于 L4～L5 和 L5～S1
- 突出通常位于后外侧

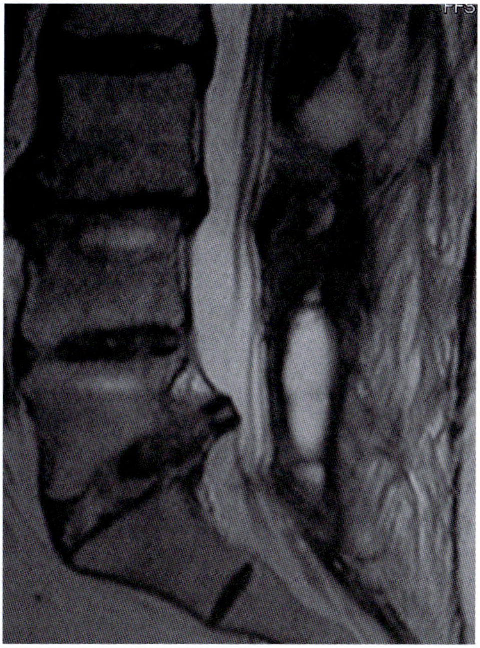

图 11.9　腰椎间盘突出症

腰椎间盘突出症的临床表现

腰椎间盘突出症患者可能无症状，或有神经根性症状，严重者可出现马尾综合征。腰椎间盘突出症的患者通常包括以下症状：

- 腰痛
- 放射性腿痛
- 相关皮节无力或麻木
- 感觉异常
- 大小便功能障碍

腰椎间盘突出症的治疗

- 保守疗法
  - 与腰痛相同，详见后文
  - 硬膜外类固醇注射(框 11.6)
- 手术指征
  - 保守治疗 1～2 个月后无效
  - 无法控制的疼痛
  - 进行性神经系统症状加重
    - 出现足下垂
    - 尿潴留
    - 马尾综合征
- 外科治疗(见第 15 章)
  - 椎间盘切除术
  - 微创椎间盘切除术

框 11.6　硬膜外类固醇注射

- 硬膜外类固醇注射已被证明可短期缓解疼痛
- 对慢性腰背痛治疗无明显的长期疗效

11.5.2　马尾综合征

马尾神经由 10 对脊神经组成：4 对腰神经，5 对骶神经，1 对尾神经(图 11.10)。它因其马尾状外观而得名，由脊髓末端(即脊髓圆锥)下方的脊神经根形成，脊髓末端位于 L1～L2 椎体水平附近。马尾综合征是指腰骶部脊神经在马尾水平受到严重压迫而引起的一组症状(图 11.11)。

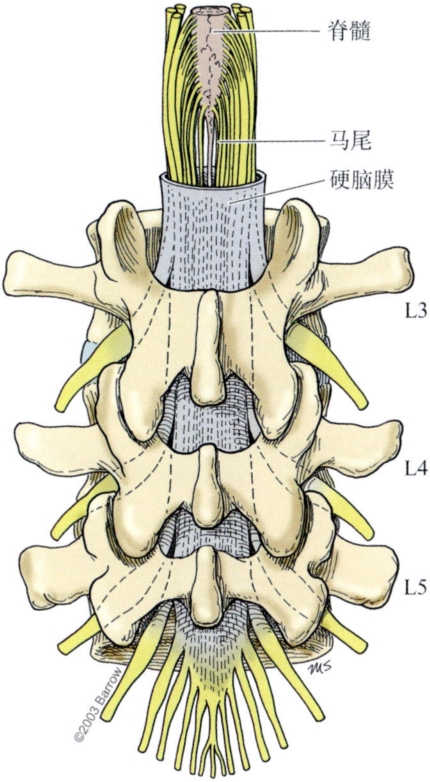

图 11.10 马尾

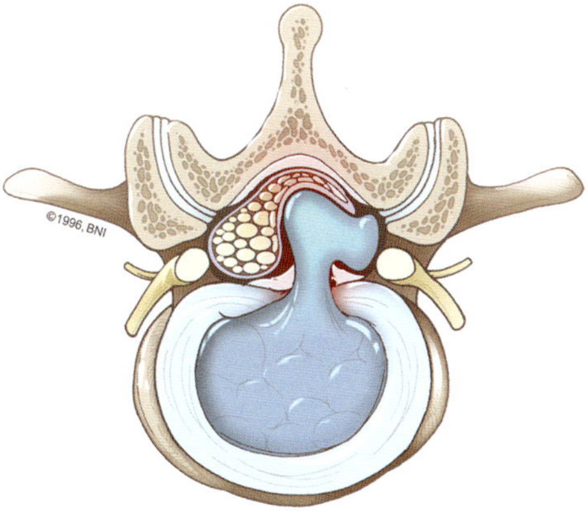

图 11.11 巨大中央型椎间盘突出引起马尾综合征

马尾综合征的病因

- 最常见的原因是 L4～L5 或 L5～S1 巨大中央型椎间盘突出
- 外伤
- 血肿
- 硬膜外脓肿
- 肿瘤

马尾综合征的临床表现

- 鞍区感觉障碍(即会阴和臀部失去知觉或感觉减退)
- 下肢运动或感觉异常
- 大小便功能障碍
- 新发马尾综合征具有急诊手术指征(框 11.7)

框 11.7 临床预警：马尾综合征具有急诊手术指征

- 提示马尾综合征的临床表现
  - 新发鞍区感觉异常
  - 双下肢无力
  - 下肢感觉障碍
  - 大小便失禁
- 症状出现后 48 小时内进行减压手术可显著降低神经功能长期损害的可能性

马尾综合征的治疗

- 急诊手术减压，避免造成永久性损伤
- 如果不及时治疗，可能会导致大小便失禁或瘫痪

11.5.3 腰椎管狭窄症

腰椎管狭窄症的病因

- 先天性
- 外伤
- 后天导致
- 脊柱关节病
- 脊椎滑脱

腰椎管狭窄症的临床表现

- 腰痛
- 下肢无力和感觉丧失
- 行走乏力

- 神经源性跛行
  - 可以是双侧或单侧
  - 臀部、大腿或小腿疼痛、不适或无力
  - 可能因长时间站立或行走引起
  - 疼痛通常通过改变姿势或向前屈曲来缓解。疼痛不能简单地通过休息来缓解(不像血管性跛行,仅通过休克就可以缓解症状)
  - 神经源性跛行患者通常在躯体前屈时症状可缓解(如推购物车、骑自行车或爬楼梯)
  - 在严重神经源性跛行患者中,与神经源性跛行相关的疼痛总是持续存在,而不是间歇性的

腰椎管狭窄症的治疗

- 保守治疗方法:同腰痛(框 11.8)
- 手术治疗,另见第 15 章
  - 椎板切除减压术
  - 置入棘突间减压装置

框 11.8　椎管狭窄症的保守疗法

- 减轻部分椎管狭窄症患者的症状
- 无明显神经功能障碍(如下肢无力、膀胱或直肠功能障碍)的患者可选择保守疗法
- 在恢复正常活动后,颈部、背部或神经根性疼痛的复发,可能需要进行减压手术

11.5.4　腰痛

在美国普通民众中,腰痛是一个常见的和具有挑战性的健康问题。这是导致残疾和工作时间损失的一个主要原因,而且成本相当高。多达 80%的美国成年人一生中至少经历过一次腰背痛,5%的人经历过慢性腰背痛。在美国,工人腰背痛估计要花费雇主 7 美元,每年 40 亿(框 11.9)

- 对男性和女性均有影响,可能是隐痛,也可能是严重剧烈的疼痛
- 通常是非特异性的
- 发病可能是突然的,如因外伤或举起重物而突然发作

框 11.9 腰痛的发生率和成本

- 高达 80%的人在一生中会经历颈部或背部疼痛
- 有 20%~40%的人表示在某个时候会有腰背痛
- 最常见的与工作相关的残疾原因，也是导致缺勤的主要因素
- 腰背痛患者每年在医疗保健方面的支出超过 900 亿美元，占美国伤残索赔支出的 33%

- 疼痛可能会随着时间的推移而发展，如与年龄相关的退行性脊柱疾病患者
- 久坐的生活方式可能导致腰背痛
- 通常会导致身体姿势受限，无法进行某些活动
- 通常是急性的，只持续几天或几周。几乎所有患者(约 90%)在 4~6 周内痊愈
- 当患者经过保守治疗并限制可能加剧疼痛的活动时，症状会自行缓解
  - 大多数急性腰痛是由机械损伤引起的(例如，椎骨、肌肉、椎间盘或神经的异常运动或异常排列)
    - 亚急性腰痛是暂时性的，通常持续 4~12 周
    - 慢性腰痛是指病程持续 12 周或更长时间，即使最初的伤害或病因已经得到治疗

腰痛的保守治疗

- 休息或活动量减少
  - 卧床休息通常不超过 2 天
  - 限制活动(例如，避免弯曲、抬举、扭曲)
- 止痛药(如对乙酰氨基酚、非甾体类抗炎药和麻醉药，很少用于严重、对非麻醉药无反应的顽固性疼痛)
- 短期服用类固醇可能有助于缓解神经根病症状
- 肌肉松弛剂
- 物理疗法
- 锻炼：拉伸、力量训练和低强度的有氧运动可帮助预防腰痛，避免症状再次加重，保持肌肉的强度和柔韧性
- 硬膜外注射
- 经皮神经电刺激仪
- 超声波治疗
- 按摩

- 人体力学：适当的提举技巧，支撑性鞋类以及避免长时间坐着或站着
- 改变生活方式的教育（如减肥、戒烟）
- 脊椎推拿（框 11.10）

框 11.10 替代疗法：针灸

- 针灸可能会影响人体的电磁场，从而改变体内的化学神经递质
- 数据不足以判断针刺治疗腰背痛的临床疗效

11.6 脊柱疾病的诊断

11.6.1 病史

- 识别可能的突发事件
- 记录先前已知的脊柱疾病
- 记录当前用于治疗脊柱疾病的药物
- 记录症状，包括以下内容：
  - 疼痛，感觉或运动改变的发生时间
  - 疼痛部位，包括放射性疼痛的部位
  - 对疼痛的描述（如钝痛、酸痛、深部疼痛、锐痛、灼痛、搏动性疼痛、刺痛）
  - 麻木的描述
  - 加剧或改善症状的描述（即改变位置、活动、热疗、冷疗、休息）
  - 膀胱和直肠功能障碍（即神经源性膀胱、神经源性肠道功能异常）
    - 大小便失禁
    - 尿潴留或便秘
    - 频率增加
  - 功能损害或生活方式改变

11.6.2 临床评估

脊柱疾病患者的临床评估包括体格检查、运动和感觉评估，特别注意反射检查。有关这些评估的详细说明（见第 2 章）。

- 体格检查

第3部分

  - 肌肉质量和对称性
  - 脊柱弯曲正常或异常
  - 脊髓疼痛或肌肉痉挛的局部区域
  - 通过步态分析量化足部、腿部、臀部和躯干的无力或痉挛
- 运动评估
  - 通过特定肌肉群评估力量
    - 肌力分级量表(表 11.3)
- 感觉评定,皮感觉测试
- 反射
  - 是否存在阵挛
  - 反射亢进或消失

表 11.3 脊神经根运动评估

节段	关键肌	肌肉功能
C4	膈肌	呼吸
C5	三角肌	肩外展
	肱二头肌	屈肘
C6	桡侧腕伸肌	腕背伸
C7	肱三头肌	伸肘
	指伸肌	伸指
C8	指深屈肌	握拳
	手指固有肌	外展小指
L2	髂腰肌	屈髋
L3	股四头肌	伸膝
L4	内侧腘绳肌	踝背伸
	胫骨前肌	
L5	外侧腘绳肌	屈膝
	胫骨后肌	足内翻
	踇长伸肌	踇趾背伸
S1	腓肠肌	踝跖屈
S2	膀胱	膀胱张力
	肛门括约肌	直肠张力

- 对于脊柱疾病，临床医师可通过特殊试验，来进一步评估(表 11.4)

表 11.4 脊柱疾病的特殊检查

检查项目	适应证	检查方法
Lasègue 试验(又称直腿抬高试验)	腰椎间盘突出症	患者仰卧，抬起患肢，保持膝盖伸直。如果患者感到在抬高 30°～70°时腿背部疼痛，则测试呈阳性(即坐骨神经的神经根可能受到压迫或刺激) 如果疼痛发生小于 30°，疼痛很可能不是椎间盘突出造成的 如果在健肢上进行直腿抬高试验，患肢出现疼痛，进一步确认了试验结果
Lhermitte 试验	颈髓压迫 多发性硬化症 维生素 B_{12} 缺乏 横贯性脊髓炎	被动屈颈时，如果产生刺痛感或闪电样感觉，从颈部放射至背部，则为试验阳性
Spurling 试验	颈椎间盘突出伴或不伴有椎管狭窄神经根型颈椎病	患者端坐，头后仰并偏向患侧，术者用手掌在其头顶加压，出现颈痛并向患手放射者，则为试验阳性
Hoffmann 试验	脊髓型颈椎病 脊髓受压	检查者以右手的示、中两指夹持患者的中指中节，使其腕关节背屈，其他指各处于自然放松半屈状态，然后检查者以拇指迅速弹刮患者中指指甲，若出现其他各指的掌屈运动，即为试验阳性

第3部分

11.6.3 影像学诊断

评估一个疑似脊柱疾病的患者，最常用的影像学技术包括 X 线片、CT 和 MRI(表 11.5)(见第 14 章)。

- X 线片
  - 可以评估枕骨以及椎体间的排列和间隙
  - 张口位片可显示 C1～C2 关节
  - 游泳者体位评估颈胸交界处
  - 过屈过伸位，有助于识别异常半脱位或提示节段不稳
- CT
  - 评估骨质解剖、脊柱排列、骨折和错位最佳的影像学方法
  - 适用于由于存在心脏起搏器或其他金属植入物或曾经有过

脊柱手术导致无法进行 MRI 检查的患者

表 11.5　脊柱疾病的诊断

检测类型	可视化结构	护 理 重 点
脊髓造影术(颈椎、胸椎、腰椎)	椎间盘突出的大小和位置	患者必须禁食 使用造影剂 手术结束后,患者可能需要平躺在床上 2~6 小时
MRI	对确定椎间盘突出、肿瘤、出血、感染和水肿的程度具有高度特异性	如果幽闭恐惧症或疼痛需要镇静剂,患者必须禁食 禁止使用金属植入物的患者(即起搏器或金属工作史) 可使用造影剂
CT	有助于确定骨结构,包括骨赘、游离骨化灶和骨排列	可使用造影剂
X 线片	脊柱骨折 骨性排列	

- MRI
  - 用于评估椎间盘疾病、脊髓和神经根疾病以及大多数其他脊柱疾病
  - 在没有造影剂的情况下进行,用于评估脊柱椎间盘、神经根、骨折和退行性疾病
  - 造影剂用于评估脊柱感染、椎管肿瘤、多发性硬化、其他脊髓炎和空洞的原因
  - 用于评估以下各项:
    - 韧带
    - 椎间盘突出
    - 神经根
    - 脊髓压迫
    - 马尾
    - 椎管

11.7　其他脊柱疾病

11.7.1　骨质疏松症

骨质疏松症是一种以骨骼变薄为特征的疾病。随着年龄的增长,

骨骼自然变薄,这一过程减少了骨骼所能承受的重量和所能承受的外部应力。在2005年至2008年的美国国家健康和营养检查调查中,美国疾病控制和预防中心报道,9%的50岁以上的成年人患有腰椎或股骨颈骨质疏松症。在这9%的人中,大约一半的人腰椎或股骨颈的骨量较低,另一半人两个部位的骨量正常。

女性比男性更容易出现低骨量和骨质疏松症,而且骨质疏松患病率随着年龄的增长而增加。

- 骨质疏松症最常见于绝经后的白种人妇女。大约40%的人在50岁以后可能会发生髋部、脊椎或手腕骨折
- 在美国,大约70%的女性在80岁之前就会有骨质疏松症

骨质疏松症的治疗

- 最好的治疗是预防
    - 钙和维生素D补充剂
        - 50岁以下的成年人应摄入1 000 mg/d的钙和400～800 IU/d的维生素D;50岁以上的成年人应摄入1 200 mg/d的钙和800～1 000 IU/d的维生素D
    - 良好的营养,包括适量的乳制品、蛋白质、水果和蔬菜
    - 正常体重指数为20～25
    - 锻炼。一个全面的锻炼计划应该包括以下三个要素:
        - 强化训练(如步行、跑步)
        - 力量训练(如举重、阻力训练)
        - 平衡训练(如舞蹈、瑜伽)
    - 戒烟
    - 酒精限制
- 有助于减缓骨质流失和保持骨量的药物
    - 双膦酸盐[如阿仑膦酸钠(福善美)、伊班膦酸盐、利塞膦酸盐、唑来膦酸]
    - 选择性雌激素受体调节剂(如雷洛昔芬)
    - 降钙素
    - 激素替代疗法(如雌激素)不应是首选的治疗方法

11.7.2 骨质疏松性椎体压缩骨折

骨质疏松症患者在没有外伤的情况下,存在仅因日常活动导致胸椎或腰椎压缩性骨折的风险(图11.12)。因此,在创伤环境中,他们面临着巨大的骨折风险。事实上,在美国,大约40%的白种人女性

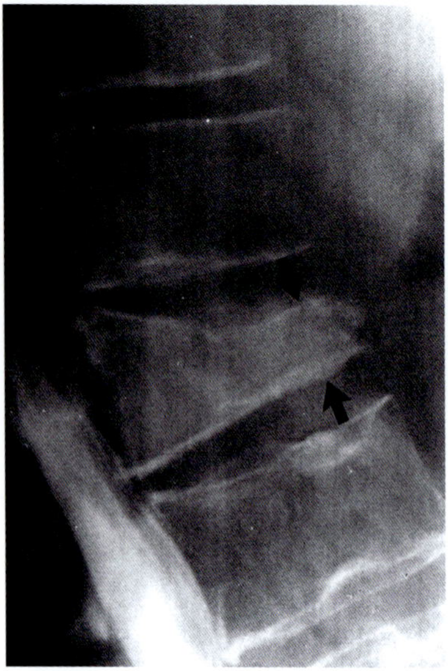

图 11.12　压缩性骨折

和 13%的白种人男性在 50 岁以后至少会经历一次“脆性骨折”(即由低创伤事件导致的骨折)。骨质疏松性椎体压缩性骨折是大多数椎体骨折的原因，通常由跌倒或机动车事故引起。这种类型的骨折会增加今后椎体和非椎体骨折的风险。随着骨折愈合，相关疼痛会随着时间的推移及骨折的愈合而减少。

骨质疏松性骨折的治疗

- 腰骶部支具或胸腰骶支具
- 控制疼痛(对乙酰氨基酚、非甾体类抗炎药、肌肉松弛剂、麻醉剂)
- 热疗法或冷疗法
- 物理疗法
- 支具保护下进行早期活动
- 带上支具的患者进行站立和仰卧位胸腰段 X 线片，以确定脊柱骨折的稳定性
- 预计骨折可在 8～12 周内愈合
- 患者出现一次压缩性骨折更容易再次发生
- 椎体成形术(即经皮将医用级丙烯酸水泥注入骨折椎体)或后凸成形术(即经皮插入球囊式装置修复压缩椎体以恢复高度，

然后注射聚甲基丙烯酸骨水泥修复压缩椎体）可用于顽固性疼痛

11.7.3 病理性脊柱骨折

病理性骨折发生在由于长期使用皮质类固醇而被潜在的疾病或条件削弱的骨骼中。这些骨折可能是由轻微的外伤事件或正常活动引起。一个骨折、虚弱的椎骨有坍塌的危险（即压缩性骨折）。这种类型的损伤可以发生在任何脊柱节段，但最常见于胸椎和腰椎。与病理性脊柱骨折相关的疼痛可能是急性的和进行性的，只有在基础病理得到治疗和解决后，疼痛才可能减轻。

导致病理性脊柱骨折的疾病过程

病理性脊柱骨折可导致神经功能损害，并伴有或不伴有脊髓损伤。各种疾病过程会导致病理性脊柱骨折，包括以下几点：

- 骨转移灶（最常见），3/4 的病例转移自乳腺癌（图 11.13）
- 多发性骨髓瘤
- 脊索瘤
- 代谢性骨病（如骨质疏松症、骨软化症、甲状旁腺功能亢进、肾性骨营养不良）
- 骨结核

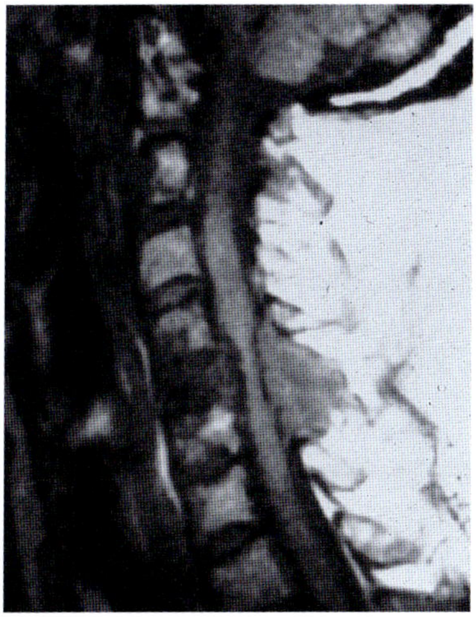

图 11.13 转移性病变导致颈椎骨折

- 骨髓炎(即感染引起的骨炎症)
- 佩吉特骨病,称为变形性骨炎,其特征是骨吸收增加,导致骨骼变弱
- 骨纤维结构不良,其特征是皮质变薄,正常骨髓被含有针刺样骨性结构的纤维组织所替代

病理性脊柱骨折的治疗

- 基础疾病的治疗至关重要
- 如果怀疑骨髓炎或未知的原发性肿瘤,则应进行穿刺活检
- 骨髓炎所致骨折的患者不宜行椎体成形术或后凸成形术
- 根据原发过程和患者是否有脊髓神经受压,可采用支具固定、手术干预或放射治疗
- 疼痛和肌肉痉挛的治疗

11.7.4 类风湿关节炎相关的颈椎病

- 类风湿关节炎(rheumatoid arthritis, RA)会导致颈椎滑膜关节及周围骨和软骨的炎症及破坏性改变
- 类风湿关节炎在病程早期就开始累及颈椎
- 类风湿关节炎相关肉芽组织可导致脊髓压迫
- 类风湿关节炎产生的酶加速了骨、韧带和肌腱的破坏,导致更多的不稳定

类风湿关节炎特有的颈椎骨折

寰枢椎不稳(C1~C2 前方半脱位或不稳)

- 由寰椎前弓与枢椎齿状突异常分离导致
- 颈椎屈曲时 C1 在 C2 上的移位更为明显,可导致脊髓受压
- 继发于类风湿关节炎相关的 C1 和齿状突关节炎症引起的横韧带松动

寰枢椎垂直不稳(寰枢椎嵌顿、基底内陷和垂直半脱位)

- C2 齿状突向上移位进入大孔,脑干和椎动脉受压
- 由 C1 侧块的炎症和骨质破坏引起
- 会导致四肢瘫痪
- 类风湿关节炎患者中的发病率为 3%~4%

类风湿关节炎相关骨折的治疗

- 脊柱固定手术,可能需要减压(见第 15 章)
- 矫正支具(见第 12 章)
- 疼痛和肌肉痉挛的治疗

- 全身性疾病的治疗
- 治疗和康复，见第 17 章

11.7.5 强直性脊柱炎

强直性脊柱炎是一种少见的风湿性关节炎性疾病，滑膜累及脊柱和头部、躯干的骨骼结构（框 11.11）

- 发病年龄为 25～35 岁
- 引起脊椎和骨盆关节发炎和疼痛
- 从炎症开始，导致骨质侵蚀和强直（即关节活动受限导致脊柱僵硬），最终导致受累关节融合和后凸畸形
- 脊柱僵硬和骨质疏松症增加了脊椎骨折的风险

框 11.11 强直性脊柱炎

- 血液检测可以确定 HLA - B27 基因的存在，这种基因在大约 90%的强直性脊柱炎患者中被发现
- 遗传 HLA - B27 基因的人中只有 10%～15%的会发展成强直性脊柱炎
- 目前正在开发药物来抑制某些免疫系统细胞，这些细胞称为细胞因子，这些细胞似乎会引起强直性脊柱炎的一些症状

强直性脊柱炎的临床表现

- 疼痛
- 僵硬，主要在早晨出现功能受限
- 可能导致进行性后凸畸形（即脊柱异常向外弯曲，导致背部驼背）
- 可能会妨碍直立

强直性脊柱炎的诊断

- 病史
- 医学评估
  - 活动受限

影像学检查

- X 线片可较好地显示融合关节

11.7.6 腰椎手术失败综合征

腰椎椎板切除术或椎间盘切除术后持续或恶化的疼痛以及身体限制被称为腰椎手术失败综合征。

- 腰椎手术失败综合征影响约 15%的患者
- 可能原因
  - 误诊或不适当的首次手术
  - 第一次手术减压不足
  - 瘢痕组织
  - 复发性椎间盘突出症
  - 体力要求高的工作或生活方式
  - 吸烟
  - 心理因素
- 可能导致永久性残疾

腰椎手术失败综合征的治疗

- 再次手术,在 50%的患者中会成功
- 疼痛管理
- 物理治疗

11.7.7 椎间盘炎

椎间盘炎是一种椎间隙感染。

- 可能导致骨髓炎或脓肿
- 最常见的原因是脊柱手术后
- 可能会从身体的另一个部位感染到骨骼
- 影像引导下穿刺活检诊断病原菌

椎间盘炎的治疗

- 静脉注射抗生素,感染科会诊
- 疼痛管理,因为椎间盘炎会导致剧烈疼痛和椎旁肌肉痉挛
- 矫形支具
- 物理治疗
- 外科清创术偶尔用于难治病例或神经压迫(见第 10 章)

11.7.8 脊柱侧弯

脊柱侧弯的特征是脊柱的矢状、冠状和(或)轴向弯曲异常(图 11.14)。它可能是先天性的或特发性的,也可能是退行性的。

先天性脊柱侧弯

先天性脊柱侧弯是出生时出现的一种异常情况,其特征是脊柱侧弯。据估计只有万分之一的新生儿发生这种情况,但可能要到青春期才能确诊。在特发性脊柱侧凸患者中,这种情况通常是无痛的,而且

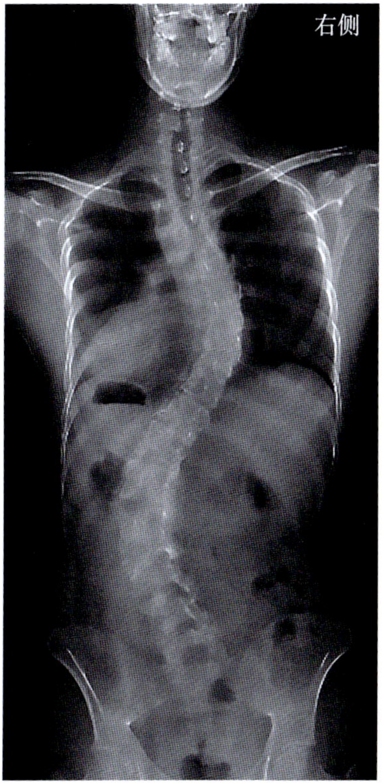

图 11.14　脊柱侧弯

可能会被忽视。

特发性脊柱侧弯

特发性脊柱侧弯多见于儿童和青少年。确切的病因尚不清楚，但一直是有许多争论和研究的主题。在女性患者中更常见。

退行性脊柱侧弯

退行性脊柱侧弯通常发生在腰椎间盘退变和脊柱后关节突关节炎时。这种情况的特点是下背部的侧弯和前凸曲度的丧失。退行性脊柱侧弯通常影响老年患者（65 岁以上的人），并且随着年龄的增长而恶化。随着脊柱的退化和关节突关节日益形成关节炎，关节变大，进而使椎管变窄，导致椎管狭窄。

脊柱侧弯的诊断

- 病史
- 医学评估

- 体检应包括以下内容：
  - 前屈试验，使任何脊柱畸形更加明显。在这项测试中，要求患者向前倾斜或弯曲，并检查脊柱
- 脊柱侧弯患者，检查结果可能包括：
  - 肩部倾斜或不平
  - 一侧肩胛骨突出
  - 一侧肋骨突出
  - 腰部不平/臀部不等高
  - 出现向一侧倾斜或明显的脊柱弯曲异常
- 患者可能出现虚弱或麻木，这表明神经或脊髓受压
- 患者可能会有背痛和(或)肌肉痉挛
- 患者可能会出现衣服不合身
- 严重情况下，患者可能会出现胸部扩张受限

- 影像学研究
  - X线片：脊柱全长正侧位片，左右侧屈位片，站立位片
  - 根据患者病史和检查结果，也可由CT或MRI来诊断
- 排除其他可能引起腰痛的原因

脊柱侧弯的临床表现

许多脊柱侧弯患者没有背痛；但在疼痛患者中，疼痛往往是慢性的。

- 如果出现疼痛，它通常是逐渐发展的
- 站立时关节突关节承受最大的压力
- 坐着或躺着可以消除关节的大部分压力
- 患者在早晨时症状更为明显

脊柱侧弯的治疗

- 疼痛管理
- 物理治疗
- 支具或手术治疗

11.8 脊柱疾病患者的护理

本章旨在为脊柱疾病的神经科患者提供床旁护理的基本参考。如需进一步了解，读者应查阅本章末尾的推荐阅读，以了解更多感兴趣的主题(表11.6和附录A10)。

表 11.6 脊柱疾病患者的护理

问题	护理措施	基本原理
神经功能异常 运动或感觉功能下降 步态异常	神经功能评估，包括运动和感觉功能评估	水肿或出血可能导致功能恶化
尿潴留	准确记录摄入和排出量 检查排尿后残余尿量 定时排尿(每 4～6 小时一次) 通知医疗小组任何新的尿潴留或尿失禁症状	尿潴留是腰椎手术或腰椎脊髓病变的常见并发症 也可能是阿片类药物所致 尿潴留或尿失禁可能是马尾综合征的一种症状
疼痛	根据患者疼痛程度和医嘱使用止痛药和肌肉松弛剂 评估患者对药物的反应 尽可能使用其他止痛方法(如冰疗、热疗、按摩、复位)	疼痛可能导致患者活动受限
患者及家属教育	评估危险因素(如吸烟、超重、缺乏锻炼) 关于正确生物力学的教育 关于适当锻炼计划的教育 建议戒烟	许多脊柱疾病(如退行性椎间盘疾病、椎间盘突出症)因错误的生物力学而加重 吸烟对一般健康以及骨骼健康和愈合都是有害的

11.8.1 神经系统评估

- 患者病史(见第 2 章)
- 运动评估
- 感觉评估
- 反射评估
- 颈部和背部痉挛、压痛、萎缩和柔韧性评估
- 步态分析

11.8.2 活动能力评估

- 评估活动能力并鼓励术后早期下床活动
- 观察深静脉血栓形成的症状和体征(是否为急性期)
- 根据需要协助患者定时翻身

11.8.3 皮肤评估

- 注意由于固定不动或矫形器导致皮肤破损的症状和体征

- 进行适当的皮肤护理，并适当使用衬垫填充矫正装置

11.8.4 疼痛管理

- 麻醉剂、非甾体类抗炎药，或按医嘱使用对乙酰氨基酚
- 类固醇
- 抗痉挛药物
- 普瑞巴林或加巴喷丁缓解神经源性疼痛
- 根据需要进行冷热疗法
- 按摩

11.8.5 患者教育和家庭支持

- 教育患者和家属如何协助活动（如转移，协助行走）
- 培训患者和家属使用支具或辅助设备
- 教育患者和家庭适当使用麻醉剂
- 常规出院指导，请参阅附录 B，尤其是附录 B12、附录 B13、附录 B14，以及附录 B15

11.8.6 协作管理

脊柱疾病患者的治疗需要一组特定的专家，包括以下各专业：

- 护理
- 神经外科
- 内科
- 神经病学（用于不需要手术的疼痛或病情）
- 与合并疾病的专科医师（如风湿病、传染病、慢性疼痛专家）
- 矫形师
- 生理、职业和康复治疗
  - 康复咨询
- 精神支持

（雷玮　曹艳佩译，王洪立审校）

推荐阅读

[1] American Academy of Orthopaedic Surgeons. Congenital scoliosis. OrthoInfo 2010; http://orthoinfo.aaos.org/topic.cfm?topic=A00576. Accessed March 7,2016

[2] American Academy of Pain Medicine. The cost of pain to business and society due to ineffective pain care. 2016; http://www.painmed.org/patientcenter/cost-of-pain-to-businesses/. Accessed March 7,2016

[3] American Association of Neuroscience Nurses. Cervical Spine Surgery: A Guide to

Preoperative and Postoperative Care. Glenview, IL: American Association of Neuroscience Nurses; 2007

[4] American Association of Neuroscience Nurses. Thoracolumbar Spine Surgery: A Guide to Preoperative and Postoperative Patient Care. Chicago, IL: American Association of Neuroscience Nurses; 2014

[5] Caridi JM, Pumberger M, Hughes AP. Cervical radiculopathy: a review. HSS J. 2011;7(3): 265 - 272

[6] Crow WT, Willis DR. Estimating cost of care for patients with acute low back pain: a retrospective review of patient records. J Am Osteopath Assoc. 2009;109(4): 229 - 233

[7] Dawodu ST. Cauda equina and conus medullaris syndromes. 2017; http://emedicine.medscape.com/article/1148690-overview. Accessed June 29, 2017

[8] Deyo RA, Tsui-Wu YJ. Descriptive epidemiology of low-back pain and its related medical care in the United States. Spine. 1987;12(3): 264 - 268

[9] DeWitt D. Medications for back pain and neck pain. 2016; http://www.spine-health.com/treatment/pain-medication/medications-back-pain-and-neck-pain. Accessed June 29, 2017

[10] Florence R, Allen S, Benedict L, et al. Diagnosis and Treatment of Osteoporosis. Bloomington, MN: Institute for Clinical Systems Improvement (ICSI); 2013

[11] Garfin SR. Rheumatoid arthritis of the cervical spine: overview of rheumatoid spondylitis. 2015; http://emedicine.medscape.com/article/1266195-overview. Accessed December 28, 2015

[12] International Osteoporosis Foundation. International Osteoporosis Foundation: Facts and Statistics. 2015; http://www.iofbonehealth.org/facts-statistics # category-23. Accessed 12/28/2015

[13] Jones J, Gaillard F. Spondylolisthesis grading system. 2016; http://radiopaedia.org/articles/spondylolisthesis-grading-system. Accessed March 7, 2016

[14] Kishner S. Degenerative disk disease. 2017; http://emedicine.medscape.com/article/1265453-overview#showall. Accessed June 29, 2017

[15] Lønne G, Johnsen LG, Rossvoll I, et al. Minimally invasive decompression versus x-stop in lumbar spinal stenosis: a randomized controlled multicenter study. Spine. 2015;40(2): 77 - 85

[16] Looker AC, Borrud LG, Dawson-Hughes B, Shepherd JA, Wright NC. Osteoporosis or low bone mass at the femur neck or lumbar spine in older adults: United States, 2005 - 2008. NCHS Data Brief. 2012(93): 1 - 8

[17] Mayo Clinic Staff. Osteoporosis. 2016; http://www.mayoclinic.org/diseases-conditions/osteoporosis/home/ovc-20207808. Accessed July 19, 2017

[18] Mehlman CT, Talavera F, Shaffer WO, Goldstein JA. Idiopathic scoliosis. 2016; http://emedicine.medscape.com/article/1265794-overview # a4. Accessed February 29, 2016

[19] Patel RK. Lumbar degenerative disk disease. 2016; http://emedicine.medscape.com/article/309767-overview. Accessed June 29, 2017

[20] Prendergast V. Spine disorders. In: Bader MK, Littlejohns LR, eds. AANN Core Curriculum for Neuroscience Nursing. 5th ed. St. Louis, MO: Saunders; 2010

[21] Rajiah P. Idiopathic scoliosis imaging. 2015; http://emedicine.medscape.com/article/413157-overview. Accessed December 28, 2015

[22] Reed Group. Fracture, vertebra (pathological). MD Guidelines 2016; http://www.mdguidelines.com/fracture-vertebra-pathological. Accessed July 19, 2017

[23] Rodts M. Spondylolisthesis: back condition and treatment. 2017; http://www.spineuniverse.com/conditions/spondylolisthesis/spondylolisthesis-back-condition-treatment. Accessed June 29, 2017

[24] Rothschild BM. Lumbar spondylosis. 2016; http://misc.medscape.com/pi/iphone/

medscapeapp/html/A249036-business. html. Accessed February 29,2016

[25] Strayer AL, Hickey JV. Back pain and spinal disorders. In: Hickey JV, ed. The Clinical Practice of Neurological and Neurosurgical Nursing. 7th ed. Philadelphia, PA: Lippincott Williams & Wilkins, a Wolter Kluwer business; 2014

[26] Ullrich PF. Spondylosis: what it actually means. 2008; http://www. spine-health. com/conditions/lower-back-pain/spondylosis-what-it-actually-means. Accessed June 29,2017

[27] Wheeler SG, Wipf JE, Staiger TO, Deyo RA, Jarvik JG. Evaluation of low back pain in adults. 2017; http://www. uptodate. com/contents/evaluation-of-low-back-pain-in-adults. Accessed June 29,2017

12 脊柱创伤

Traumatic Spine Injury

Charlotte S. Myers, Laurie Baker

【摘要】 脊柱创伤有不同的严重程度，从轻微的颈部劳损到完全的脊髓损伤。脊柱损伤可能是由外伤引起的，如车祸或潜水事故；或是疾病引起，如肿瘤或脓肿。由于脊柱创伤可能会对患者和家庭造成毁灭性的影响，因此需要一个多学科医疗团队（如外科医师、护士、职业治疗师、言语治疗师和物理治疗师、医务人员和病例管理人员），以确保最佳恢复及康复效果。

【关键词】 自主神经反射异常；马尾综合征；脊髓中央损伤综合征；脊髓损伤；脊柱骨折；脊髓休克

12.1 概述

脊柱创伤包括脊髓、脊神经、韧带、椎体、血管损伤或这些损伤同时存在。许多外伤性脊柱创伤会对患者造成严重的影响，无论是最初的还是长期损伤。长期损伤的远期预后受损伤类型、节段和严重程度影响。在所有的脊柱损伤中，脊髓损伤是最具灾难性的。

12.2 脊髓损伤

脊髓损伤（spinal cord injury, SCI）是毁灭性的，改变生命的事件，可能是由外伤、肿瘤、出血、感染或脊柱退行性改变引起。骨性骨折或脱位常伴有脊髓损伤。它会导致严重的致残率，并且带来高昂的卫生经济成本（表 12.1）。SCI 不仅会造成身体上的损伤，还会导致严重的心理压力，并可能导致生活方式的重大改变。脊髓损伤将改变患者的独立性、经济安全性、身体形象、生活方式和整体生活质量。

脊髓损伤患者对床旁护士提出了一系列独特的挑战。与这类损伤相关的许多情绪和生理反应可能影响身体的不同系统。脊髓损伤的恢复程度取决于一系列变量，包括损伤节段、患者的个人特征、是否接受及时的、基于证据的治疗，以及是否能够进行神经康复。有些患者可能没有明显的神经功能障碍，而不幸的是，另一些患者却经历了严重的永久性残疾。

表 12.1 脊髓损伤的费用：估计脊髓损伤患者的年平均医疗保健费用和生活费用

损伤类型	第一年	随后的每一年
C1～C4 损伤	1 044 197 美元	181 328 美元
C5～C8 损伤	754 524 美元	111 237 美元
截瘫	508 904 美元	67 415 美元
不完全瘫痪	340 787 美元	41 393 美元
在 2013 年，估计脊髓损伤的年度间接成本（即工资、就业福利和生产力损失）为 70 575 美元		

注：数据来自美国国家脊髓损伤统计中心(http://www.nscisc.uab.edu)。

12.2.1 脊髓损伤的病因

脊髓损伤可由事故、疾病或发育异常引起(框 12.1)。以下是一些常见的原因：

- 机动车事故
- 坠落伤
- 暴力行为(如枪伤)
- 运动损伤

框 12.1 脊髓损伤的病因

- 脊髓损伤的病因
  - 车辆事故：38%
  - 坠落伤：30%
  - 暴力：14%
  - 运动损伤：9%
  - 医疗/外科：5%
  - 其他：4%
- 不到 10%的脊髓损伤是由医学原因引起的(如肿瘤或血管异常引起的出血)
- 自 2000 年起，出院时的 SCI 分类如下。
  - 不完全瘫痪：45%
  - 完全性瘫痪：14%
  - 不全性截瘫：21%
  - 完全性截瘫：20%

数据来自美国国家脊髓损伤统计中心(http://www.nscisc.uab.edu)。

- 肿瘤
- 出血
- 感染

脊髓损伤的流行病学

- 仅在美国，每年会有约 1.25 万例新的 SCI 病例（框 12.2）
- 2014 年，美国超过 27.5 万人患有 SCI
- 大约 80%的 SCI 患者是男性
- 大部分是白种人，其次是非裔美国人，然后是西班牙裔

框 12.2　脊髓损伤的危险因素

- 男性（美国 80%的 SCI 患者是男性）
- 16～30 岁之间
- 参加某些体育活动，特别是足球、橄榄球、摔跤、体操、骑马、跳水、冲浪、溜冰、在线滑冰、冰球、下坡滑雪和滑雪
- 潜在的骨或关节疾病
  - 相对较小的意外会导致合并关节炎或骨质疏松症的患者出现 SCI

12.2.2　脊髓损伤的类型

震荡

- 由于脊柱受到撞击震动脊髓而引起
- 导致神经功能短暂丧失，这种损伤可能持续数小时或数天

挫伤

- 由骨折、脱位或直接外伤引起的脊髓挫伤
- 脊髓组织坏死可能是由于最初的创伤或后来由出血或水肿引起的压迫
- 所造成的功能障碍取决于挫伤的严重程度

压迫

- 由脊髓的收缩或压迫引起
- 压迫可能是短暂的（如过伸伤）或是持续性的（如骨碎片、肿瘤、出血或椎间盘突出引起的占位效应）
- 压迫可能导致脊髓挫伤、震荡、撕裂或横断

撕裂伤

- 部分撕裂或切入脊髓
- 损伤是永久性的和不可逆的

横断

- 完全撕裂或切断脊髓
- 损伤水平以下神经功能永久丧失

出血

- 脊髓或其周围组织内出血
- 脊髓受压,对脊髓神经造成刺激

梗死

- 血流中断导致脊髓缺血
- 脊髓受压或灌注血管损伤所致

12.2.3 脊髓损伤的机制

屈曲过度

- 当头部和颈部受到猛烈的向前挤压时,会发生过度屈曲
- 减速损伤。当运动突发停止时,如被迎面的机动车碰撞或潜水事故中
- C5 和 C6 通常承受最大的应力
- 压缩性骨折和楔形骨折是最常见的与过度屈曲相关的骨折(稍后将详细讨论)
- 只有当后方韧带撕裂、关节突关节骨折或脱位时,才会出现神经功能缺损

伸展过度

- 头部和颈部突然向后用力时发生
- 加速损伤。当一个人突然从停止状态至运动状态时发生,如汽车追尾碰撞或面部朝下的高处坠落,伴下巴向后移动(常见于老年人)
- C4 和 C5 承受的压力最大
- 软组织损伤(即挥鞭样损伤)是常见的
- 由于拉伸而造成脊髓挫伤或缺血的可能性较小,但也可能发生
- 脊髓受损可能导致神经功能缺损
- X 线片不能诊断,因为韧带通常保持完整,这种类型的损伤既没有骨折也没有脱位

挤压

- 轴向负荷或直接施加在椎骨上的力造成的损伤(图 12.1)
- 可能是从高处摔下来,用脚或臀部着地

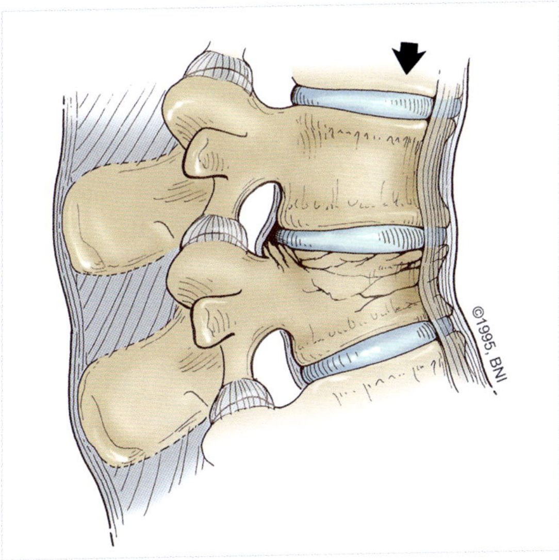

图 12.1 压缩性骨折

- 压迫性损伤通常导致胸椎或腰椎爆裂性骨折或楔形骨折
- 通常没有相关的神经功能缺损

旋转

- 在头部或颈部极度扭曲时发生
- 后韧带可能撕裂或破裂，导致一个或多个关节突关节脱位
- 如果仅有一个关节突关节受累，则无神经功能损伤；然而，如果两个或多个关节突关节发生绞索，则可能出现神经功能缺损

贯穿伤

- 异物（如子弹或刀子）刺穿脊柱时的结果
- 伴有软组织损伤，可能导致脊椎或脊髓横断性损伤
- 如果脊髓受累，可能会出现神经功能缺损

12.2.4 脊髓损伤的分类

完全性脊髓损伤

- 损伤程度以下的自主运动和感觉功能完全丧失
- 脊髓不可逆、永久性损伤
- 四肢瘫痪（图 12.2）
  - 颈脊髓损伤所致
  - 导致双上肢、双下肢的运动和感觉功能丧失，膀胱和肠道功能丧失

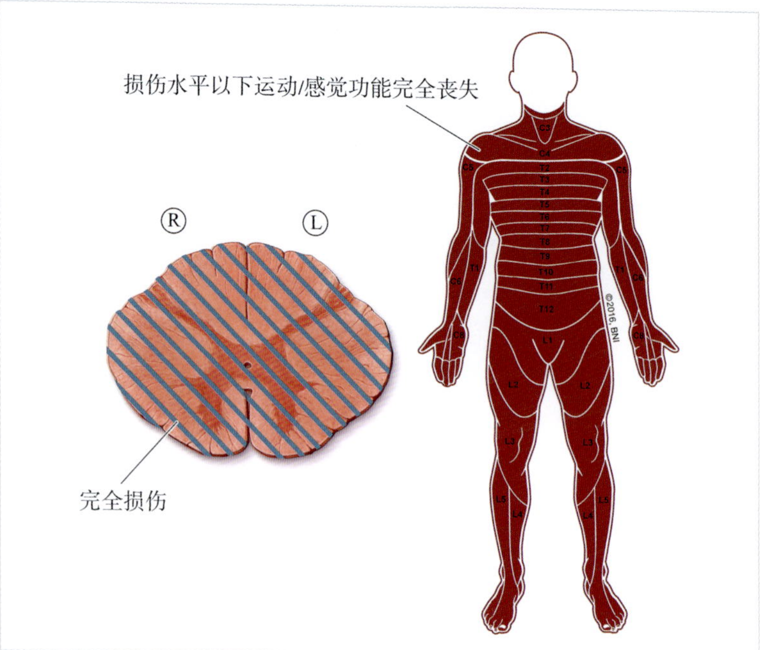

图 12.2 颈椎水平的完全性脊髓损伤

- 截瘫
  - 胸腰椎脊髓损伤的结果
  - 导致下肢运动和感觉功能丧失，膀胱或肠道功能丧失（图 12.3）

不完全性脊髓损伤

- 保留损伤平面以下的某些感觉或运动功能
- 残存的部分传导束可以提供部分神经传导信号
- 以下脊髓损伤是不同类型不完全性脊髓损伤的描述性分类（表 12.2）
  - 脊髓中央损伤综合征
    - 不完全性脊髓损伤最常见的亚型（图 12.4）
    - 可发生在任何年龄段，但最常见于有颈椎退变和颈椎管狭窄的老年患者。另见第 11 章
    - 通常由过伸伤引起，导致脊髓中央部分的神经纤维受损，以上肢功能障碍为主

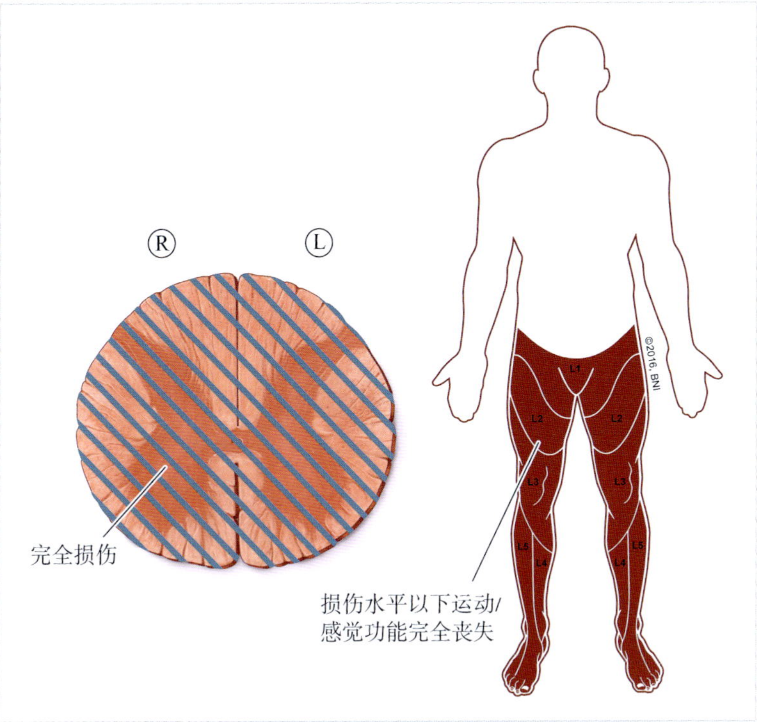

图 12.3 腰椎水平的完全性脊髓损伤

表 12.2 脊髓损伤：临床症状

类型	损伤区域	临床症状	预后
脊髓中央损伤综合征	脊髓中央部分	上肢功能障碍	多变
脊髓前角损伤综合征	脊髓前方	损伤平面以下瘫痪，温觉、痛觉丧失，轻触觉、震动觉和本体感觉得以保留	多变，但一般预后较差
脊髓半切综合征	脊髓横切面	损伤平面以下的同侧瘫痪和本体感觉丧失；对侧痛觉和温觉丧失	多变，但总体可观

第3部分

（续表）

类型	损伤区域	临床症状	预后
马尾综合征	L1 以下神经根	下肢无力；伴或不伴感觉丧失；大小便功能、性功能障碍；鞍区感觉障碍；涉及的特定神经根不同导致不同的临床症状	预后较好，早期手术至关重要
脊髓圆锥损伤	脊髓圆锥	下肢无力；伴或不伴感觉丧失；膀胱功能/性功能障碍	依据具体治疗情况而定

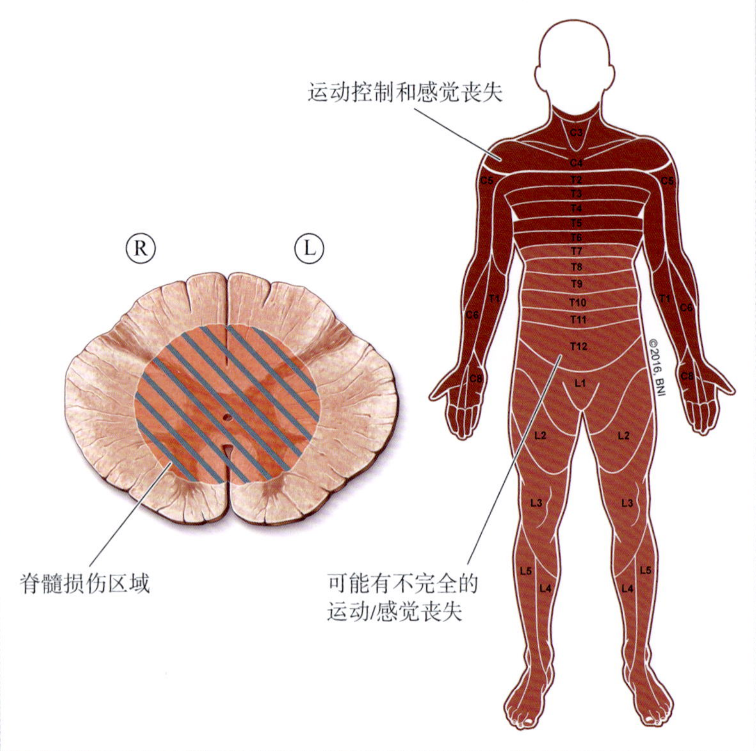

图 12.4　脊髓中央损伤综合征

- 上肢的运动和感觉功能的丧失比下肢更严重（例如，患者可以走到门口，但不能打开门）。可能会导致膀胱功能障碍

- 通常先恢复下肢功能，然后再恢复膀胱功能
- 手内在功能的恢复具有可变形，通常是最后恢复的功能

○ 脊髓前角损伤综合征

- 由脊髓前部直接损伤或脊髓前动脉破裂引起，可导致脊髓前 2/3 的缺血和梗死(图 12.5)
- 急性椎间盘突出或过伸伤可导致直接损伤，并伴有椎体骨折脱位
- 在损伤平面以下，有瘫痪、痛觉和温觉丧失
- 由于这些神经传导束位于脊髓的背侧，脊髓后动脉提供血供，因此可以保留轻触觉、震动觉和本体感觉

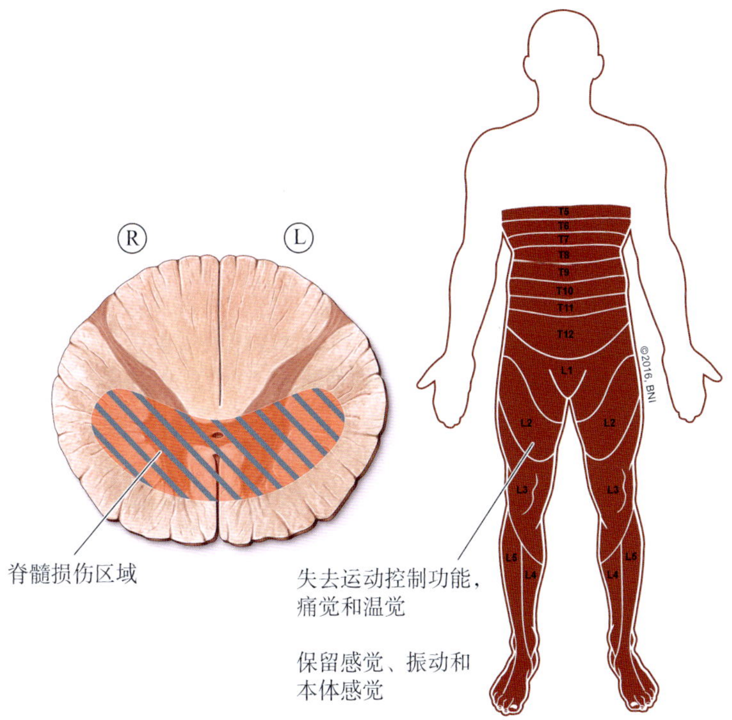

图 12.5 脊髓前角损伤综合征

- 恢复的预后各不相同，但通常是不利的
- ○ 马尾综合征
  - 马尾综合征是一种需要紧急干预的神经外科急症，它是由 L1 以下的马尾神经根压迫引起的(框 12.3)
  - 最常见于 L4/L5 巨大椎间盘突出，通过椎管压迫下行的马尾神经根
  - 损伤因涉及的特定神经根而定，但可能包括骨盆器官(即膀胱、肠道和性功能障碍)和下肢的运动和感觉功能丧失
  - 恢复结果具有可变性，但早期诊断和及时的外科治疗与预后有关
- ○ 脊髓圆锥综合征
  - 由脊髓圆锥受压引起。肿瘤生长、脊柱损伤、感染或脓肿、退行性关节炎或其他因素可能是脊髓圆锥受压的原因
  - 症状包括腰痛、腹股沟或大腿内侧麻木、腿或脚麻木或无力、尿失禁、行走困难和阳痿
  - 治疗取决于根本原因，可能包括皮质类固醇消肿、减压手术或脊柱肿瘤放疗
- ○ 脊髓半切综合征
  - 在所有 SCI 中占比不到 4%，很少单独发生
  - 由炎症性脊髓损伤或脊髓横断的穿透性损伤引起(图 12.6)
  - 损伤侧出现瘫痪和本体感觉丧失(负责运动功能和本体感觉的脊髓束在到达大脑时不穿过脊髓)
  - 对侧痛温觉障碍(痛温觉传入神经在脊髓内交叉至对侧，上行至脑部)
  - 功能恢复程度不同，但往往是有利的

框 12.3 临床预警：马尾综合征

- 马尾综合征的症状可能包括以下：
  - ○ 鞍区感觉障碍(即会阴和臀部失去知觉或感觉减退)
  - ○ 下肢运动或感觉异常
  - ○ 大小便功能障碍
- 如果您的患者出现任何此类症状，请立即报告，因为可能需要紧急手术减压
- 超过 24 小时未治疗的症状可能会成为永久性症状

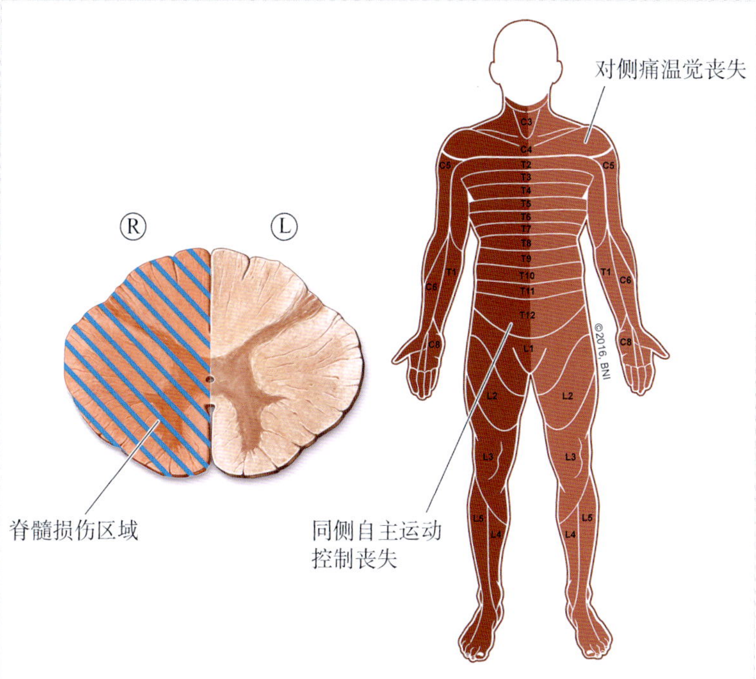

图 12.6 脊髓半切综合征

- ○ 无影像学异常的 SCI
  - 包括创伤事件后的 SCI，在平片、CT 或脊髓造影中没有骨折、脱位或韧带损伤的迹象
  - MRI 将显示在标准 X 线摄影中不明显的软组织或脊髓异常
  - 常见于有椎管狭窄的老年患者

12.3 脊髓损伤相关条件

12.3.1 颈部拉伤（挥鞭样损伤）

- 过伸性损伤
- 在美国很常见，每年约有 100 万例加速性（挥鞭样）损伤
- 可能发生在高能量或低能量损伤后
  - ○ 高能量损伤会导致头部发生挥鞭样改变，这样的损伤机制会引起颈部肌肉和韧带过度牵拉

  ○ 减速损伤并不容易归因于一个精确的事件，可以是急性的也可以是慢性低能量
- 颈部劳损可能是由不自然的颈部姿势引起的（例如，头顶上方作画或坐在剧院前排）
- 平片不能诊断
- 治疗可能包括颈托、休息、止痛药和非甾体类抗炎药

12.3.2 椎体骨折

骨折类型

单纯性骨折

- 通常在一个椎体、棘突、关节突或椎弓根上出现单一的断裂（图 12.7）
- 椎体排列无明显改变
- 通常无神经损害

压缩性骨折

- 由轴向负荷引起（图 12.8）

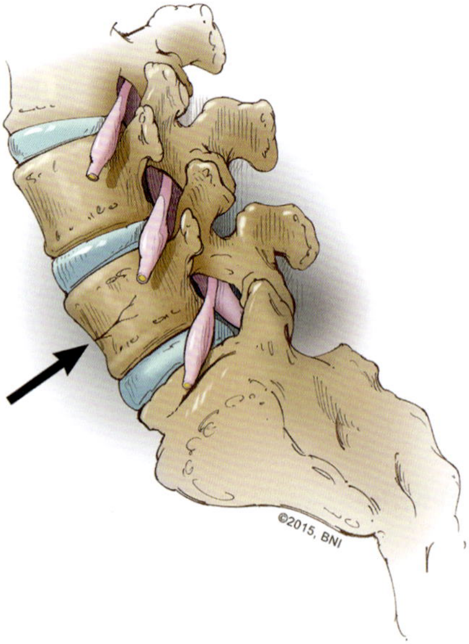

图 12.7 单纯性腰椎骨折

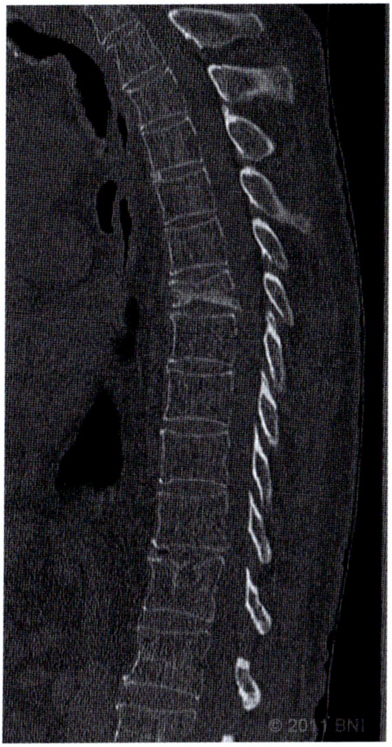

图 12.8 压缩性骨折

- 可进一步分为爆裂型骨折（图 12.9）、楔形骨折或泪滴状骨折（稍后将更详细地讨论）

脱位

- 当一个椎体滑过另一个椎体时发生，同时伴有一侧或双侧关节突骨折（图 12.10）
- 可伴有或不伴有骨折
- 半脱位
  - 部分脱位
  - 可能导致脊髓损伤

颈椎骨折

- 一个或多个颈椎骨折
- 颈椎骨折是大多数脊柱损伤的原因，可能导致脊髓、脊神经或椎动脉损伤

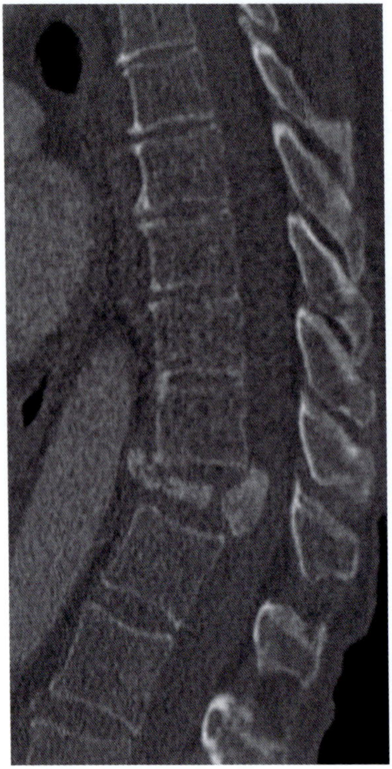

图 12.9 爆裂性骨折

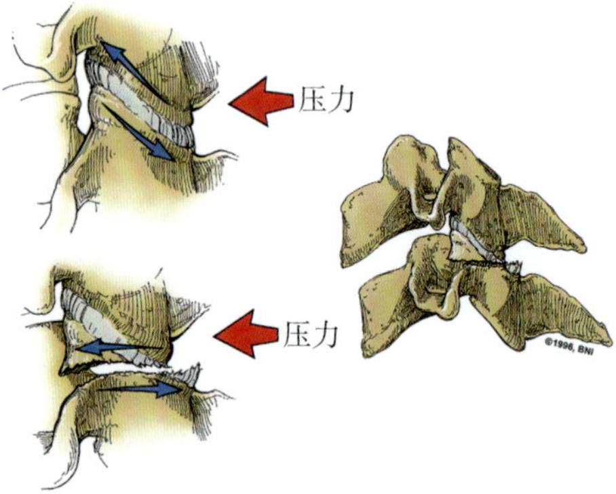

图 12.10 颈椎骨折和脱位

解剖学简述

- 颈椎由 7 个椎体组成(C1～C7)
- 颅骨的枕髁位于 C1 侧块上,形成寰枕关节,该关节负责颈部的大部分屈曲和伸展(大约 25°)
- C1(寰椎)和 C2(枢椎)共同构成上颈椎
- 寰枢椎区(即 C1 和 C2 之间的关节)形状独特,活动性极强,周围韧带结构稳定
- C1 无椎体,C2 的齿状突(也称为 dens)从椎体向上突出,与 C1 形成关节,C1 提供了大部分的头颈部侧向旋转
- 椎动脉穿过 C1,在颈部外伤时容易受伤
- C3～C7 形成下颈椎
- 下颈椎的主要活动是屈伸活动,解剖上允许各个或任何方面的运动

病理生理学

- 颈椎由前柱和后柱组成(图 12.11)
- 前柱负责负重,包括后纵韧带及其前方的所有结构

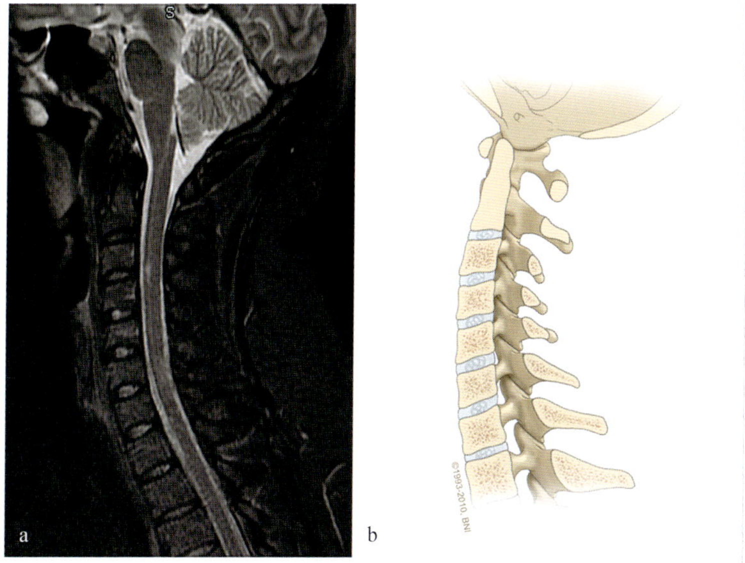

图 12.11　颈椎

- 颈椎后柱包括椎弓根、椎板、关节突关节、棘突和后方韧带复合体（黄韧带、棘间韧带和棘上韧带）
- 后柱可抵抗张力，在极度屈曲时，后柱会失效，可能与前柱损伤有关

颈椎骨折的病因

- 通常是由头部和颈部外伤引起
- 常见原因包括跳入浅水池、机动车事故或坠落造成的高速创伤或颈部突然严重扭曲（框 12.4）

框 12.4 颈部骨折的危险因素

- 颈部肌肉无力
- 不系安全带
- 老年人
- 类风湿关节炎
- 骨质疏松症
- 参加接触性运动（如足球、曲棍球、摔跤）

颈椎骨折的临床表现

- 颈部或头部的活动能力受限
- 颈部疼痛、僵硬或痉挛
- 颈部瘀伤和肿胀
- 手臂或手失去知觉
- 放射至肩部或手臂的烧灼感或疼痛
- 头痛或后脑勺疼痛
- 四肢无力

颈椎骨折的类型

- 寰枕脱位（颅颈交界处损伤）
  - 约占颈椎损伤的 1%；常发生于严重的头颈屈曲性损伤和分离性损伤，并导致明显的不稳（图 12.12）
  - 分离可能是完全的（脱位的）或不完全的（半脱位）
  - 通常是致命的，因为下脑干损伤通常导致呼吸停止
  - 可能发生非创伤性寰枕半脱位，这通常与唐氏综合征和类风湿关节炎有关。另见第 11 章
  - 治疗方法为 Halo 矫形器（例如，光环和背心支架）（图 12.19）或枕颈融合手术

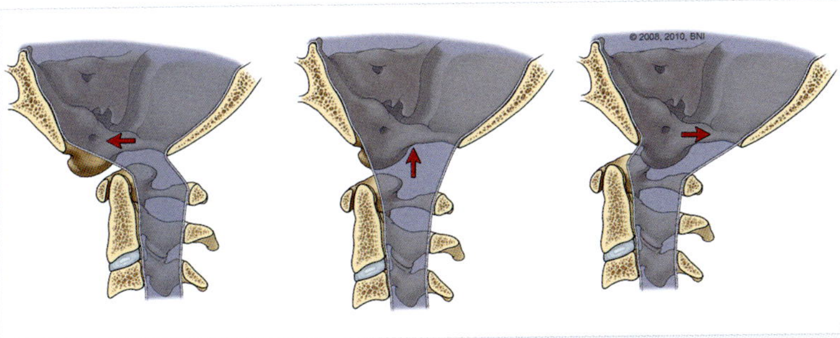

图 12.12 寰枕脱位

- 寰枢椎脱位(寰枢椎不稳)
  - 由椎体或韧带异常引起的,导致 C1 和 C2 交界处过度运动
  - 治疗可包括 Halo 支架或内固定术
- C1(寰椎)骨折
  - C1 杰斐逊型骨折(C1 爆裂型骨折)
    - 这些骨折占颈椎损伤的 10%,是由于头部通过枕部受到轴向负荷而导致的 C1 爆裂型骨折(图 12.13)
    - 最常见的原因是潜入浅水区,撞击到行驶车辆的车顶上,以及重物坠落在头部
    - 可能包括 C1 的前弓或后弓的单侧或双侧骨折
    - 后柱的成分可以转移到脊髓中
    - 神经损伤很少发生,因为 C1 的脊髓非常宽。但是,椎动脉损伤是可能的
    - 用外部矫形器固定头部和颈部
    - 不稳定骨折可能需要手术

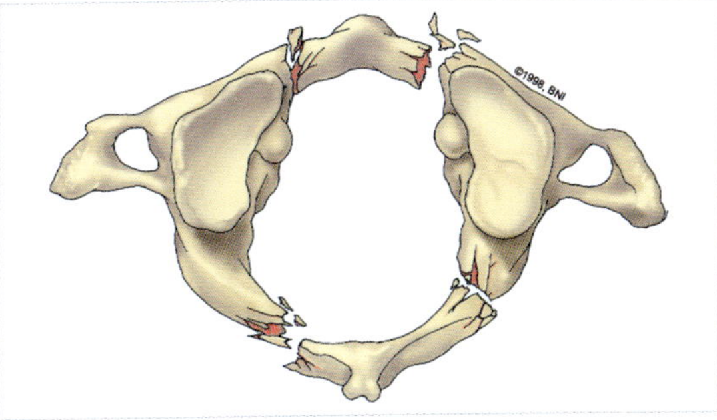

图 12.13 杰斐逊型骨折

- C2(枢椎)骨折
  - 齿状突骨折
    - 由于头颈部极度弯曲、旋转或伸展造成的
    - 齿突随着年龄的增长越来越容易骨折(图 12.14)
    - 很少与 SCI 有关
    - 枕部疼痛和颈部肌肉痉挛是常见症状(表 12.3)
  - Hangman 骨折(图 12.15)
    - 之所以这样命名,是因为这种损伤可能是由于绞刑造成的
    - 在老年人中,这种骨折的原因包括跌倒和机动车事故

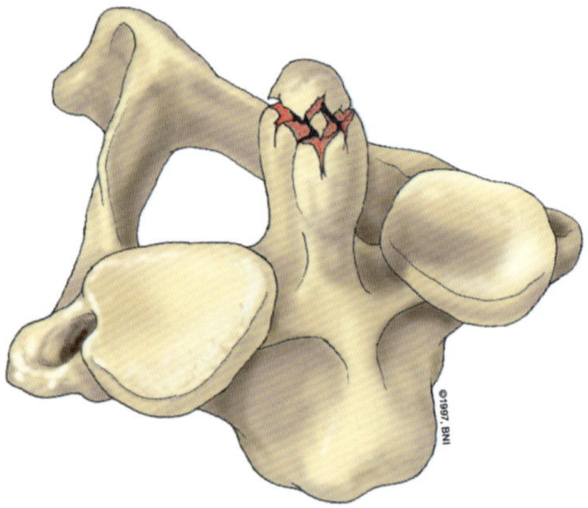

图 12.14　齿状突骨折 I 型

表 12.3　齿状突骨折的类型

骨折类型	描述	骨折稳定性	神经功能缺损	治疗
I 型	齿状突尖端撕脱骨折可累及寰枕脱位	稳定	通常没有	使用硬颈托或者 Halo 矫形器进行固定
II 型	穿过齿状突基底部的横向或斜向骨折常向前或向后移位	不稳定	可能导致虚弱或瘫痪	齿状突螺钉固定或 C1～C2 融合
III 型	枢椎椎体部骨折	稳定	通常没有	Halo 矫形器牵引

  - 由颈部过伸和 C2 椎体的轴向负荷引起(表 12.4)
  - C2 椎弓根骨折,伴或不伴 C3 半脱位
  - C3 与 C2 之间严重半脱位时出现骨髓受压

- 下颈椎骨折
  - 累及从 C3 到 C7 的骨折
  - 高能量创伤(如机动车事故、体育活动或暴力)是年轻患者(即 15~24 岁)下颈椎骨折的可能原因
  - 低能量创伤(如地面跌倒)最常见于 55 岁以上的患者
  - 年龄相关性颈椎病使椎管变窄,容易导致颈椎损伤
  - 泪滴状骨折
    - 因椎体前缘的泪滴状骨碎片而得名

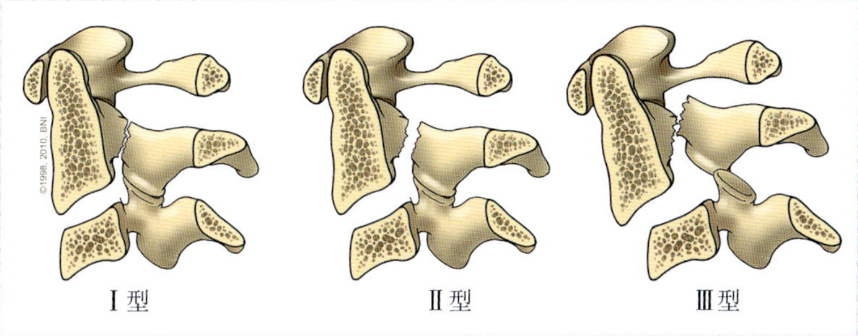

图 12.15 Hangman 骨折的类型

表 12.4 Hangman 骨折的类型

骨折类型	置换	骨折稳定性	治疗
Ⅰ型	<3 mm 半脱位	稳定	制动 硬颈托 halo 矫形器 椎弓根螺钉固定
Ⅱ型	>4 mm 半脱位 >11°成角	不稳定	牵引复位 Halo 矫形器 如果骨折不能复位,行后路 C2~C3 融合
Ⅲ型	完全脱位	不稳定	C2~C3 融合

  - 由于颈部的压缩和弯曲导致(例如,潜水事故或头部直接着地)
  - 由于韧带和椎间盘破裂而不稳定
  - 常因骨碎片后移而导致四肢瘫痪
  - 后路融合术是最常见的治疗方法
- ○ 关节突交锁(也称为关节突对顶或跳跃)
  - 由颈部弯曲和分离引起
  - 发生在关节突关节破裂,上椎体的关节突关节向前移过下椎体时(图 12.16)
  - 可能是单侧或双侧,可导致相邻节段椎间盘突出
  - 通常导致脊髓损伤
  - 不稳定骨折通常采用手术进行闭合复位

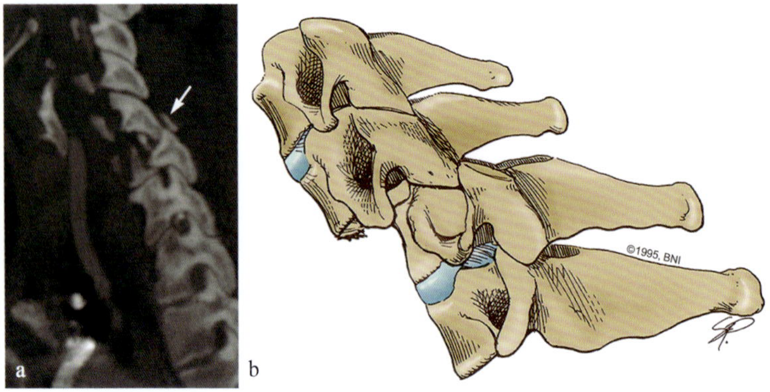

图 12.16 关节突交锁

胸腰椎骨折

解剖学简述

胸腰椎分为三个承重柱(前、中、后),有助于脊柱的稳定性。多个柱的损伤通常会导致不稳定,最终导致神经损伤。

- 前柱包括以下内容:
  - ○ 前纵韧带
  - ○ 椎体前半部分

- 中柱包括以下内容：
  - 后纵韧带
  - 椎体后半部分
- 后柱包括以下内容：
  - 关节突关节
  - 黄韧带
  - 椎板
  - 棘突
  - 棘间韧带

胸腰椎骨折类型

- 单纯骨折
  - 平片可见单柱损伤
  - 单个椎骨断裂
  - 骨折通常发生在棘突、横突、椎弓根，或关节面
  - 通常不会造成神经损伤
  - CT 影像可用来识别骨损伤
- 楔形骨折(也称为前方楔形压缩性骨折)
  - 最常见的胸腰椎骨折类型是前柱前屈和压缩的结果
  - 可导致前椎体高度降低 50%
  - 通常为稳定骨折
  - 很少伴有神经功能损害
  - 用胸腰骶椎矫形器(thoracolumbosacral orthosis，TLSO)或腰骶支具(lumbosacral orthosis，LSO)治疗
- 爆裂性骨折
  - 因轴向负荷引起的爆裂性骨折累及前后椎体高度的丧失
  - 常因跌倒造成
  - 如果累及后柱，骨折不稳定
  - 可能累及神经根、脊髓或自由漂浮性骨折造成的血管损伤(即椎管内脱落的碎片)
  - TLSO 或 LSO 支具或手术固定，伴或不伴有减压
- Chance 骨折(安全带骨折)
  - 由极度弯曲和分离性损伤引起
  - 也被称为安全带骨折，因为它经常发生在与机动车正面碰撞时，当上身向前抛出，而骨盆被安全带固定(图 12.17)

- 通常不稳定，需要手术稳定

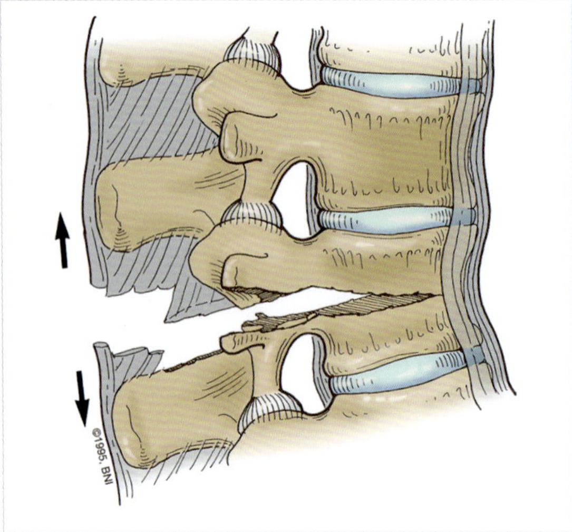

图 12.17 Chance 骨折

其他脊柱骨折病因

正如第 11 章所讨论的，类风湿关节炎可导致颈椎病。脊柱骨折也可能是病理性或骨质疏松性骨折。

12.3.3 原发性和继发性脊髓损伤

原发性脊髓损伤

- 外伤时脊髓的物理性损伤
- 初始损伤的程度与施加在脊柱上的力有关
- 最初的损伤范围从轻度的脊髓震荡导致暂时性功能丧失到严重的 SCI 导致完全永久性功能丧失
- 外伤会导致受伤平面脊神经结构损伤（包括上行和下行脊髓束传导束的神经细胞）
- 脊髓血管系统的破坏可能导致脊髓出血和缺血（图 12.18）

继发性脊髓损伤

- 脊髓损伤后立即出现的一系列事件
- 损伤邻近的神经组织会加重脊髓损伤的程度
- 原发性损伤时脊髓内缺血可导致额外的血管变化，从而破坏脊髓灌注

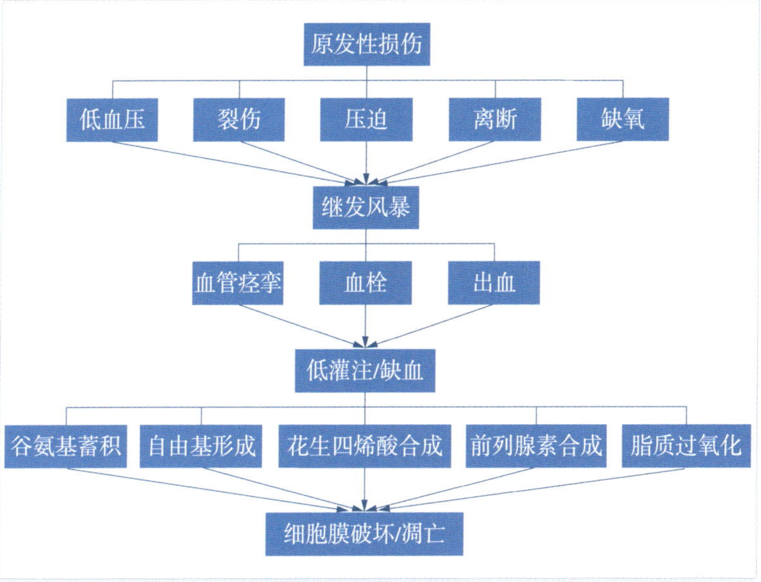

图 12.18　脊髓损伤后原发性和继发性损伤

- 由于细胞的钠钾泵功能紊乱，细胞膜通透性增加，最终导致细胞水肿和细胞死亡
- 炎症反应增加血管通透性、水肿和巨噬细胞活性，导致额外的组织损伤
- 目前 SCI 的治疗策略旨在限制继发性损伤的严重程度

继发性损伤的实例

- 脊髓休克
  - 源于原发性损伤的震荡效应，伴有体温降低和无反射状态(即损伤水平以下的所有运动、感觉和反射活动丧失)
  - 受伤后持续数小时至数周
  - 直到脊髓休克解决才能明确脊髓损伤的程度
  - 随着脊髓休克消退，肌肉痉挛和反射亢进变得明显
  - 肛周反射的恢复意味着脊髓休克的解除
- 神经源性休克
  - 脊髓损伤引起的交感神经输入的丧失会破坏自主神经的调节
  - 在 T6 或以上节段受伤更常见

  - 损伤平面以下出现感觉功能、肌肉力量和反应能力丧失
  - 交感神经系统起源于脊髓的胸腰段区域，在应激状态下引起心率和血压的升高以及周围血管系统的血管收缩（见第 1 章）
  - 来自脑干的正常脉冲被打断，中断了正常的交感神经流出，使迷走神经张力不受干扰
  - 会导致心动过缓、低血压和心排血量下降
- 自主神经反射亢进
  - 也被称为反射异常，这种情况是指损伤平面以下身体对疼痛或刺激的极端反应，导致血压急剧上升和相关症状（表 12.5）
  - 发生于脊髓损伤在 T6 或以上节段的患者脊髓休克缓解后
  - 尿潴留、尿路感染、便秘和紧身衣服是自主神经反射亢进的最常见原因
  - 伤害性刺激会触发交感神经反应，导致脊髓损伤平面以下的血管收缩
  - 血容量从脊髓损伤下方的血管系统转移到脊髓损伤上方的血管系统，导致血压升高，导致潮红、头痛和出汗
  - 冲动在脊髓损伤的水平被阻断，使血管收缩在损伤程度以下

表 12.5　自主反射障碍

临床表现	常见原因	护理干预	基本原理
严重高血压（通常>200 mmHg） 心动过缓（患者可能不知道） 面部、颈部、肩部大量出汗 心律不齐 呼吸急促 视觉障碍 鸡皮疙瘩 感觉末日即将来临 严重头痛 损伤平面以上皮肤潮红 瞳孔扩大 意识混乱 头晕 鼻塞	膀胱扩张 尿路感染 便秘 紧身衣物 压力性损伤	检查留置导管的状态，检查是否有收缩；放置导管，如果尚未放置；应避免触碰膀胱；膀胱充盈情况可通过床边膀胱扫描；送尿培养；考虑便秘或粪便嵌塞；寻找并脱掉紧身或限制性衣物或床单；监测血压，生命体征；使患者处于直立位，双腿做好支撑；服用抗高血压药，如有必要；立即通知医疗队	所有的行动都应以识别和排除可能的致病因素为导向，保持心血管参数的安全性。护理行动应以预防为主

不受抑制
- 持续到有害刺激被移除
- 被认为是医疗紧急情况，如果不及时治疗，可能导致视网膜出血、出血性脑卒中、蛛网膜下腔出血、癫痫发作或心肌梗死

12.4 脊柱肿瘤

脊柱肿瘤根据其在脊柱内的位置分类。根据组织学或细胞类型进一步分类，这在第 7 章中详细讨论。本节描述了脊柱内肿瘤生长如何损伤脊髓和脊髓神经（见图 7.11）。

12.4.1 髓内肿瘤

- 位于硬脑膜下方，直接生长至脊髓组织
- 常见例子包括成人室管膜瘤和儿童星形细胞瘤
  - 室管膜瘤常发生在脊髓圆锥和马尾
  - 星形细胞瘤常见于颈椎和胸椎

12.4.2 髓外硬膜下肿瘤

- 位于硬脑膜和脊髓之间
- 压迫，但不侵犯神经组织
- 常见的例子包括神经鞘瘤和脑膜瘤
  - 神经鞘瘤在胸椎稍多见
  - 脑膜瘤多见于胸椎和 40 岁以上的女性

12.4.3 硬膜外肿瘤

- 最常见的脊柱肿瘤
- 发生在硬脑膜外
- 多累及椎体，有转移性
- 削弱和破坏骨，导致脊柱不稳
- 这些肿瘤的肿块效应可压迫和损伤脊髓
- 肺癌是最常见的脊柱转移性病变，其次是乳腺癌，其他转移性脊柱肿瘤包括骨髓瘤、前列腺癌和淋巴瘤

12.5 脊髓损伤的诊断

脊髓损伤的正确诊断需要有完整的病史以及对诱发事件的详细描述（表 12.6）。深入的评估和影像学检查将有助于或确认可疑的诊断。

表 12.6 脊髓损伤诊断检查

检查	可见结构/可能的诊断	护理要点
X 线	椎骨排列完整 骨骼与关节的间距 骨结构的任何异常运动(不稳定或半脱位)	无
CT	骨性排列,骨折位置	评估是否对造影剂过敏
MRI	软组织、脊髓、神经根、椎间盘间隙、脑脊液流量流速和韧带	如果患者需要镇静剂(在已知的幽闭恐怖症患者中)则需要禁食 金属筛查 评估可能对造影剂过敏
脊髓造影	导致疼痛(神经根病)或虚弱(脊髓病)的神经压迫	通常是门诊手术 评估可能对造影剂过敏 可能出现穿刺后头痛;如果症状持续,患者可能需要血贴片

12.5.1 脊髓损伤的评估

- SCI 评估(框 12.5)。另见第 2 章
- 运动功能检查
  - 肌力
- 感觉评估
  - 皮肤组织
- 反射
- SCI 分级量表包括以下内容:
  - 美国脊髓损伤协会(American Spinal Injury Association, ASIA)运动评分标准(表 12.7)
  - ASIA 损伤分级(框 12.6)

框 12.5 基线评估

- 对于疑似脊髓损伤的患者,仔细的基线神经检查是至关重要的。这一初步评估将作为患者管理和随后确定神经状态变化的基础。基线评估应在患者接受止痛药、镇静剂或麻痹药之前进行,因为药物可能会干扰检查的准确性

表 12.7　ASIA 运动评分标准

右侧肌力	左侧肌力	神经节段	支配肌肉	运动检测
0～5	0～5	C5	三角肌	肩外展
			肱二头肌	屈肘
0～5	0～5	C6	桡侧伸腕长和短肌	伸腕
0～5	0～5	C7	肱三头肌	伸肘
0～5	0～5	C8	指深屈肌	中指指屈
0～5	0～5	T1	小指外展肌	小指外展
0～5	0～5	L2	髂腰肌	屈髋
0～5	0～5	L3	股四头肌	伸膝
0～5	0～5	L4	胫前肌	踝背伸
0～5	0～5	L5	足拇长伸肌	踇背伸
0～5	0～5	S1	腓肠肌和比目鱼肌	踝跖屈

框 12.6　ASIA 损伤分级

- A——完全性损害：在骶段无任何感觉运动功能保留
- B——不完全性损害：在神经平面以下包括骶段（S4～S5）存在感觉功能，但无运动功能
- C——不完全性损害：在神经平面以下存在运动功能，并且大部分关键肌的肌力<3 级
- D——不完全性损害：在神经平面以下存在运动功能，并且大部分关键肌的肌力≥3 级
- E——正常：感觉和运动功能正常

12.5.2　影像学检查

- X 线片
  - 整体评估脊柱及其排列以及骨和关节的间隙
  - 张口位 X 线片可以评估齿状突
  - 游泳者体位 X 线片可以评估颈胸交界处
  - 屈伸位片可以判断异常颈部活动范围内骨结构的运动（不稳定或半脱位）

- CT
  - 评估骨排列、骨折或脱位
- MRI
  - 评估软组织,如脊髓、脊髓神经和椎间盘间隙,以及韧带的完整性和脑脊液的流动
  - MRI 可显示神经损伤的原因,如脊髓挫伤或拉伸,这些损伤在平片或 CT 扫描中不可见

12.6 脊髓损伤的治疗

12.6.1 医疗干预

脊柱预防措施

脊柱预防措施是在创伤现场开始的,并一直持续到脊髓损伤排除,或直到做出适当的评估和恢复稳定性。

- 约 20%的患者患有多发性脊髓损伤,因此受伤患者的整个脊柱都被固定,以避免移动患者时造成额外的脊柱损伤。这个过程包括使用一个硬的颈托和一个固定头部和身体的平担架,还可能包括在患者头部旁边放置沙袋
- 滚动法,保持脊柱处于中立位置
- 警惕地监测气道和呼吸功能是必要的,因为固定在平担架上会使最大肺活量(即肺活量)减少 20%

预防二次损伤

- 保证足够的氧合
- 收缩压>90 mmHg,平均动脉压>85 mmHg,确保脊髓灌注充足(表 12.8)

表 12.8 脊髓损伤的药物治疗

药物	分类	适应证	护理要点
多巴胺 多巴酚丁胺 米多君 (普罗阿明)	升压	神经源性休克引起的低血压 直立性低血压 增加血压和心排血量	监测患者的血压 患者需要动脉导管,或者可能需要中心静脉导管

（续表）

药物	分类	适应证	护理要点
拉贝洛尔 肼苯哒嗪 氨氯地平（络活喜） 硝酸甘油	血管扩张剂	高血压	怀疑是自主反射亢进，确定并消除原因 监测患者以防出现低血压
依诺肝素 肝素	抗凝剂	DVT 或肺栓塞的防治	注意血小板减少症；监测血小板计数 使用电动剃须刀和温和的口腔护理来防止出血
兰索拉唑 奥美拉唑 泮托拉唑 艾美拉唑	质子泵抑制剂	抑制胃酸分泌	
法莫替丁	H_2 受体拮抗剂	预防胃应激性溃疡	注意血小板减少症 监测血小板计数
多库酯钠	大便软化剂	预防便秘	尽早开始肠道计划
番泻叶 比沙可啶	刺激性泻药	便秘 促进结肠定期排空	监测患者是否腹泻 确保充足的液体摄入
聚乙二醇	渗透性泻药	便秘 促进结肠有规律的排空	监测患者是否腹泻 确保充足的液体摄入
安定 阿普唑仑 劳拉西泮	抗焦虑	中枢系统抑郁	监测镇静效果、氧合情况和情绪 考虑其他放松方法
氟西汀 舍曲林 帕罗西汀	抗抑郁药	情绪低落	警惕自杀念头 监测患者的饮食摄入和体重
硫酸吗啡 氢吗啡酮 羟考酮 氢可待因	阿片类镇痛药	中度至重度疼痛 减少焦虑 促进快感和放松	使用数字疼痛评分法评估疼痛
加巴喷丁 普瑞巴林	神经病理性疼痛	调节兴奋性神经递质释放；抗神经病理性疼痛和抗癫痫作用	

（续表）

药物	分类	适应证	护理要点
巴氯芬 巴氯芬泵 （直接将药物应用于脊髓功能障碍区域的外科植入的贮存器）	肌肉松弛剂	痉挛	监测巴氯芬过量的迹象，如困倦、呕吐、虚弱、头晕、呼吸缓慢/浅呼吸、癫痫发作、意识丧失、昏迷 警惕巴氯芬戒断反应（框 12.7）

- 皮质类固醇强的松不再被推荐用于控制炎症，因为患者的风险大于益处

脊柱稳定性

- 根据骨和软组织损伤的类型和严重程度、脊柱稳定性和神经系统检查，脊柱稳定可能是保守治疗的首选方法
- 有些骨折可以用矫形器完全固定颈部直到骨愈合（通常在 8～12 周之间）
- 支架和颈托的设计是为了保持特定脊柱区域的中立和稳定性（表 12.9）

表 12.9 脊柱稳定性装置

装置类型	分类	适应证	脊柱损伤类型
颈托	硬性	防止颈部屈曲、伸展或旋转	稳定性骨折 颈部拉伤 颈椎前路或后路融合术后
软颈托	有弹性的	颈部疼痛/痉挛	颈部拉伤 颈椎前路或后路融合术后
Halo 支架	硬性；可用于牵引	减轻神经压迫 重新排列脊柱 减少脱位/半脱位	寰枢椎脱位 寰枢椎旋转脱位 关节交锁
CTO 支架（Minerva，SOMI）	硬性	稳定颈椎和胸椎的连接	脊柱固定术后骨折
定制：LSO 或 TLSO	硬性	稳定性骨折 疼痛/痉挛	胸腰椎压缩性骨折 脊柱侧凸 脊柱融合术后

（续表）

装置类型	分类	适应证	脊柱损伤类型
腰围	有弹性的	腰痛	退行性椎间盘疾病 创伤 姿势异常 腰椎间盘切除术或椎板切除术后的舒适性

缩写：CTO，颈椎矫形器；LSO，腰椎矫形器；SOMI，胸骨枕下颌骨固定器；TLSO，胸腰骶椎矫形器。

- 一些常见的脊柱稳定装置包括：
  - Halo 支架
    - 最坚硬的颈托，包括一个用销子直接固定在头骨上的金属环，以及一个用杆和螺丝固定在环上的硬塑料背心（图 12.19）
    - 最初可通过牵引减少脱位
    - 通常佩戴 8～12 周，或直到 X 线片上显示愈合

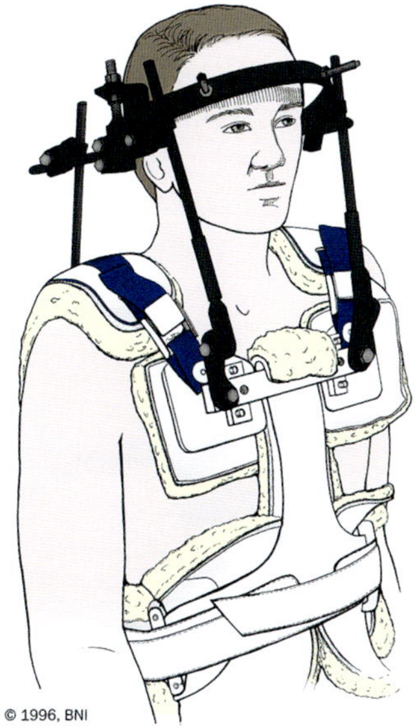

图 12.19　Halo 支架

- Philadelphia 或者 Miami J 颈托
  - 硬塑料颈托，防止颈部弯曲、伸展或头部旋转
- 软颈托
  - 具有柔韧性的颈托
  - 通常在硬颈托使用之后
  - 有助于缓解颈部劳损和肌肉痉挛（表 12.10）

表 12.10 脊柱矫形器患者的护理

矫形器	干预措施	理论基础
颈椎牵引	每班进行牵引针消毒	感染的可能性
	监测活动性及床上体位的限制情况	脊椎不稳可能导致神经功能恶化
	确保牵引重量悬挂不受限制	
	根据需要提供棱镜眼镜	患者的视野可能会因平卧位而受限
Halo 支架	每班进行牵引针消毒	感染的可能性
	确保应急扳手固定在 Halo 背心的前部	紧急拆除 Halo 背心时必须配备扳手
	检查皮肤是否有压力性损伤迹象	皮肤完整性受损的可能
	为患者和家属提供全面的 Halo 支架教育	
	切勿拉动 Halo 支架来帮助患者翻身	螺钉松动或移位的潜在风险
颈托	确保尺寸合适	增加舒适度，减少摩擦
	提供良好的皮肤护理，避免使用化妆水或粉剂，检查衣领下皮肤是否有压力性损伤迹象	
	如果颈托要戴几周，可在 TLSO 下穿棉质 T 恤	舒适
	对患者和家属进行支架放置和拆除方面的教育	大多数患者需要协助

12.6.2 手术干预

外伤性脊柱损伤的手术可能包括减少或重新排列脊柱的脱位，减压受损的神经组织，或融合骨骼以稳定骨折或脱位。这些干预措施见第 15 章(表 12.11)

表 12.11 颈椎骨折的手术方式

手术方式	描述	适应证	提示
牵引/复位	Halo 环固定在头部 患者在仰卧位时牵引	齿状突Ⅲ型骨折 关节突关节交锁	可能不会减少骨折 不应用于寰枕、hangmanⅡ型或 hangmanⅢ型骨折
枕颈融合术	C1 侧块螺钉和 C2 椎弓根螺钉 通过钉棒系统连接 C1 和 C2	寰枕脱位	丧失 30%的屈曲和伸展 丧失 50%的头部旋转
C1～C2 融合术	C1—C2 螺钉通过钉棒或钢丝进行连接	齿状突骨折、Jefferson 骨折、Hangman 骨折导致的寰枢椎不稳	丧失 50%头部旋转功能，必须戴上硬颈托或 Halo 支架约 12 周
齿状突螺钉固定术	通过前方入路采用长螺钉，经过 C2 椎体固定骨折的齿状突	齿状突Ⅱ型骨折	头部旋转功能保留
椎弓根螺钉固定术	通过后方入路，采用螺钉，将骨折的峡部向后牵拉复位	Hangman 骨折Ⅰ型	头部旋转功能保留

12.7 脊柱外伤患者的护理

本章将介绍脊柱外伤患者的护理建议，但适用于大多数 SCI 患者见表 12.12 和附录 A11。负责照顾患者的护士必须在同情心和对 SCI 及其后遗症发病机制的完全熟悉之间取得平衡。他们必须对 SCI 的功能水平有深入的了解，并具备全面的体格和神经系统检查的技能。

医疗和护理干预应始终遵循最新的循证实践指南。药物应该根据最新的药物参考来源进行检查，因为美国食品药品管理局经常更新他们对药物相互作用的发现。本章旨在为外伤性脊柱损伤的神经科

表 12.12　脊髓损伤：需要注意什么

问题	损伤类型	临床表现	护理行为	理论依据
神经损害	任何平面	运动或感觉功能下降 运动或感觉损伤平面上升 丧失肠道或膀胱功能	报告任何提示功能下降的新发现	功能减退可能由肿胀、血肿或梗死引起
	颈椎（通常 C5 及以上水平）	呼吸功能下降	可能需要呼吸机支持或补充氧气	呼吸所需的肌肉在 C4 处受神经支配
自主反射障碍	T6 及以上水平	高血压和潮红（最常见的症状）	作为医疗紧急情况处理去除刺激源（便秘、膀胱充盈限制性衣物）	可能发生在脊髓休克后，通常是对伤害性刺激的反应
呼吸窘迫	任何	呼吸速率增加缺氧喘息，低血压或高血压心动过速	氧气按医嘱立即报告	制动、插管或机械通气会使患者处于肺不张、肺炎或 PE 的高风险中
DVT/PE	任何	小腿疼痛、肿胀或发红 发热 呼吸短促/缺氧或胸痛	报告：每班立即检查小腿，必要时按指示服用依诺肝素或肝素，除非有禁忌	制动使患者处于血栓形成的高风险中

缩写：DVT，深静脉血栓；PE，肺栓塞。

患者提供床旁护理的基本参考。为了更多地了解感兴趣的特定主题，我们鼓励读者查阅本章末尾的参考资料。

12.7.1　神经评估

- 评估意识状态
- 评估运动和感觉功能
- 评估脑神经功能
- 监测患者是否有自主神经反射障碍的迹象（表 12.5）

12.7.2 呼吸评估

- 进行气道评估并监测患者保护气道的能力，尤其是高颈位损伤患者（C5 及以上）
- 记录呼吸频率和节律
- 测量动脉血气，在适当的情况下使用血氧饱和度监测仪
- 保持足够的氧合和通气
- 警惕长时间静止不动后可能导致的肺栓塞迹象。肺栓塞可表现为低血氧饱和度、胸痛、呼吸急促、低血压、发热或心率加快。预防下肢深静脉血栓（deep vein thrombosis，DVT）形成也是至关重要的。
- 呼吸衰竭
    - 无论损伤程度如何，肺不张和肺炎都是 SCI 后常见的并发症，可导致呼吸功能恶化
    - 机械通气增加发病率（即呼吸机获得性肺炎）和死亡率的风险
    - 呼吸道清理（如咳嗽、深呼吸，使用激励性肺活量测定法）非常重要
    - 尽可能经常移动和改变患者体位
    - 将床头抬高 30°以上
    - 用洗必泰进行口腔护理，并每天至少为患者刷牙两次

12.7.3 心血管评估

- 适当时进行血流动力学监测
- 监测心律失常的心电图
- 注意低血容量休克的风险增加
    - 最初外伤时失血过多、脱水或容量不足引起的结果
    - 症状包括心率加快和血压下降
    - 治疗可包括静脉补液、补充容量和卧床休息
- 神经源性休克
    - 在 T6 节的以上的脊髓损伤患者中，更常见
    - 治疗方法包括阿托品治疗心动过缓
    - 使用血管加压剂来增加心率、收缩血管和增加心排血量
- 直立性低血压
    - 当交感神经血管紧张和小动脉血管舒缩失去控制时发生，由

于外周血管张力降低，导致腹部和腿部血液聚集
  - 长时间静止不动和血管容量减少而恶化
  - 症状包括患者直立时血压下降、头晕、虚弱感
  - 治疗方法包括米多君、扩容器、支撑软管（患者起床前放置）、胶带、抬脚、缓慢改变姿势、倾斜台或倾斜轮椅

12.7.4　胃肠道评估

- 脊髓休克可导致胃轻瘫、蠕动减弱和肠梗阻
- 脊髓损伤患者患胃应激性溃疡的风险更大
- 按医嘱服用泻药和预防性消化性溃疡药物
- 建立肠道管理
  - 在急性护理期间开始肠道护理，并指导患者出院后继续进行肠道护理
  - 鼓励适当的液体、饮食和活动
  - 制订排便时间表（即肠道护理方案）
  - 包括使用粪便软化剂、纤维、化学刺激剂，如通便剂或栓剂，还有机械刺激，如直肠指刺激

12.7.5　泌尿生殖系统评估

- 脊髓损伤可导致正常膀胱反射丧失和排尿失控
  - 神经源性（无张力）膀胱导致尿潴留和膀胱扩张
  - 因扩张膀胱的尿液溢出而发生尿失禁（即溢出性尿失禁）
- 增加尿路感染、肾积水、肾功能下降或肾结石（即肾结石）的风险
- 膀胱训练
  - 每 4～6 小时定时排尿
  - 通过直接导尿或膀胱扫描检查尿后残余尿（应＜250 mL）。如果残余尿超过 250 mL，则应考虑更频繁地直接插管
  - 指导患者进行清洁的间歇性自我导尿

12.7.6　液体和电解质评估

  - 监测血糖水平，尤其是在患者服用类固醇的情况下
  - 严格的摄入和输出，另见第 5 章

12.7.7 皮肤评估

- 每天至少进行两次皮肤评估，尤其是骨隆突部位和颈托下的皮肤评估
- 皮肤发红和发白是压力性损伤的早期征兆
- 最易发生压力性损伤的区域是大转子、坐骨结节、骶骨、尾骨、脚跟和枕骨
- 预防压力性损伤可采取以下预防措施：减压垫、每2小时翻身一次、保持皮肤、衣物和床单清洁干燥，以及转移过程中避免摩擦

12.7.8 制动

- 深静脉血栓形成的最高风险发生在脊髓损伤后的前2～3个月内
- 应在患者护理期间尽早采取预防措施
- 使用依诺肝素或肝素预防血栓形成(除非禁忌证)
- 使用连续压缩设备
- 移动患者，鼓励患者尽早活动和走动
- 观察DVT的症状和体征，包括疼痛或压痛(通常是下肢)、发热、患肢肿胀、患肢温度变化和外周搏动消失
- 如果怀疑是深静脉血栓，应立即通知医疗小组，并要求静脉造影或双功能多普勒超声检查
- 可使用全剂量抗凝剂和(或)下腔静脉过滤器治疗DVT，以防发展成潜在致命的肺栓塞

12.7.9 疼痛管理

- 急性疼痛急性损伤后按医嘱服用镇静镇痛药物，然后逐渐减量
- 按医嘱服用抗痉挛药(如巴氯芬)，警惕巴氯芬停药的戒断反应(框12.7)

框12.7 巴氯芬戒断症状

巴氯芬戒断症状可能包括以下：

- 焦虑
- 谵妄和幻觉
- 癫痫发作

- 高烧
- 张力增高
- 肌肉僵硬
- 肌肉组织迅速破裂(这可能相当危险)
- 痉挛
- 心动过速
- 震颤
- 低血压
- 器官衰竭
- 丧失生命

- 按医嘱服用神经病理性疼痛药物(如加巴喷丁)
- 考虑添加助眠药、抗焦虑药或抗抑郁药。如果有必要,非药物干预(如按摩、重新定位、动员、引导想象、放松、芳香疗法、认知行为疗法或咨询)可能是有效的治疗疼痛的替代策略

12.7.10 心理社会因素、患者与家庭教学

- SCI 患者可能会改变对身体形象的感知,可能会对失去独立性、性取向、对周围环境的控制、经济安全和熟悉的生活方式,产生负面情绪
- SCI 也会给患者的人际关系带来压力。鼓励患者寻求朋友、家人和支持团体的情感支持
- 提供家庭教育和支持。鼓励家人提出问题,表达自己的感受,并酌情直接参与到患者的护理中。家庭参与在康复阶段尤其重要,另见第 17 章
- 鼓励患者讨论感受并参与护理决策
- 教授患者有效的应对策略,促进健康行为的发展,并鼓励患者回归独立(如果需要,可进行必要的适应)
- 教育患者使用辅助设备,如头部控制的呼叫铃、床控制装置、棱镜眼镜和通讯板
- 确保患者和(或)家属完全理解出院指示(附录 B16 和附录 B17)

12.7.11 协同管理

脊髓损伤患者需要一个多学科的治疗团队,包括以下专业的成员:

- 护理提供直接的患者护理和监测，教育患者和家属，并促进患者和其他护理提供者之间的交流
- 外科医师采取急性制动和多系统评估
- 神经外科进行手术干预和脊柱稳定性的手术
- 呼吸科或危重科进行心肺和呼吸机管理
- 呼吸机护理包括吸痰、有效咳嗽、健康教育
- 营养师确定营养需求
- 康复疗法
  - 恢复功能和运动的物理疗法
  - 生活技能训练的职业疗法和辅助行动的适应性设备
  - 言语治疗用于吞咽评估和确定吸入风险
- 康复医师(理疗师)
- 社会工作者确定资源以帮助他们回归社区
- 心理学家筛查抑郁症并帮助患者适应生活变化

(雷玮　曹艳佩译，王洪立审校)

推荐阅读

[1] Baker L. Caring for the patient with spinal cord injuries. In: Osborn KS, Wraa CE, Watson AS, Holleran RS, eds. Medical-Surgical Nursing: Preparation for Practice. 2nd ed. Boston, MA: Pearson; 2013

[2] Christopher and Dana Reeve Foundation. 2017; http://www.christopherreeve.org. Accessed July 6, 2017

[3] Davenport M. Cervical spine fracture. 2016; http://emedicine.medscape.com/article/824380-overview#a4. Accessed June 30, 2017

[4] Dawodu ST. Cauda equina and conus medullaris syndromes. 2017; http://emedicine.medscape.com/article/1148690-overview. Accessed June 30, 2017

[5] Consortium for Spinal Cord Medicine. Early acute management in adults with spinal cord injury: a clinical practice guideline for health-care professionals. J Spinal Cord Med. 2008;31(4): 403 - 479

[6] Flanders A. Spine: Thoracolumbar injury. 2009; http://www.radiologyassistant.nl/en/p4906c8352d8d2/spine-thoracolumbar-injury.html. Accessed June 30, 2017

[7] Foster MR. C1 fractures. 2017; http://emedicine.medscape.com/article/1263453-overview. Accessed June 30, 2017

[8] Goodrich JA. Lower cervical spine fractures and dislocations. 2017; http://emedicine.medscape.com/article/1264065-overview. Accessed June 30, 2017

[9] Greenberg MS. Spine injuries. Handbook of Neurosurgery. New York, NY: Thieme; 2010

[10] Jandial R, Aryan HE, Nakaji P. Neurosurgical Essentials. St. Louis, MO: Taylor & Francis; 2004

[11] Johnson K, Mowrey K, Bergman MJ. Neurotrauma: spinal injury. In: Barker EM, ed. Neuroscience Nursing: A Spectrum of Care. 3rd ed. St. Louis, MO: Mosby Elsevier; 2008: 368 - 402

[12] Leas DP. Atlantoaxial instability. 2017; http://emedicine.medscape.com/article/1265682-overview. Accessed June 30, 2017

[13] Magnus W. Cervical strain. 2015; http://emedicine.medscape.com/article/822893-overview. Accessed July 7,2017
[14] McIlvoy L, Meyer K, Mcquillan KA. Traumatic spine injuries. In: Bader MK, Littlejohns LR, American Association of Neuroscience Nurses, eds. AANN Core Curriculum for Neuroscience Nursing. St. Louis, MO: Saunders; 2004
[15] National Institute on Disability, Independent Living, and Rehabilitation Research (NIDILRR). http://www.acl.gov/about-acl/about-national-institute-disability-independent-living-and-rehabilitation-research. Accessed July 7,2017
[16] National Rehabilitation Information Center (NARIC). http://www.naric.com. Accessed July 7,2017
[17] National Spinal Association. http://www.spinalcord.org. Accessed July 7,2017
[18] National Spinal Cord Injury Statistical Center. Spinal cord injury (SCI) facts and figures at a glance. Birmingham, AL: University of Alabama at Birmingham; 2017; https://www.nscisc.uab.edu/Public/Facts%20and%20Figures%20-%202017.pdf. Accessed July 7,2017
[19] Newman DK, Willson MM. Review of intermittent catheterization and current best practices. Urol Nurs 2009;29(4): 239 - 246
[20] Paralyzed Veterans of America (PVA). http://www.pva.org. Accessed July 7,2017
[21] Spinal Cord Society. http://www.scsus.org. Accessed July 7,2017
[22] Strayer AL, Hickey JV. Spine and spinal cord injuries. In: Hickey JV, ed. The Clinical Practice of Neurological and Neurosurgical Nursing. 7th ed. Philadelphia, PA: Lippincott Williams & Wilkins; 2014

13 发育性疾病

Developmental Disorders

Denita Ryan

【摘要】 中枢神经系统的发育性疾病起源于胎儿的发育过程。这些疾病可导致患儿在成年后出现神经系统症状，如认知受损、感觉/运动障碍和疼痛。其治疗包括观察、药物或手术干预。了解发育性疾病的症状及其治疗和相关并发症，将提高医疗团队对这些患者的照护水平，以及在治疗和康复期间向患者家属提供的支持力度。

【关键词】 蛛网膜囊肿；Chiari 畸形；脑膨出；脊髓脊膜膨出；脊髓空洞症；脊髓栓系

13.1 概述

大多数发育性疾病在患者出生时就存在，而在新生儿或幼童阶段得到确诊。患有发育性疾病的儿童在成年后仍可能受到影响。也有患者在未成年时无症状，直到成年后才出现症状。脑积水可能是一种发育性疾病，也可继发于其他中枢神经系统疾病，如肿瘤、创伤或脑卒中（中风）。由于脑积水在神经护理中的重要性，我们在第 4 章中单独讨论。本章讨论成年患者可能遇到的一些其他发育性疾病。

13.2 蛛网膜囊肿

原发性蛛网膜囊肿是发生在胚胎发育过程中的先天性病变，通常发生在中颅窝。这些充满 CSF 的囊样结构位于脑或脊髓和蛛网膜之间。虽然它们可能很大，但并不一定会引起症状（图 13.1）。

- 在发育过程中蛛网膜分裂时形成
- 通常能够分泌 CSF
- 有些含有其他类型的组织，如胶质细胞或室管膜细胞
- 继发性蛛网膜囊肿并不常见，但可能是由头部外伤、脑膜炎、肿瘤或脑部手术所致

13.2.1 蛛网膜囊肿的流行病学

- 尸检报告发病率为 5‰

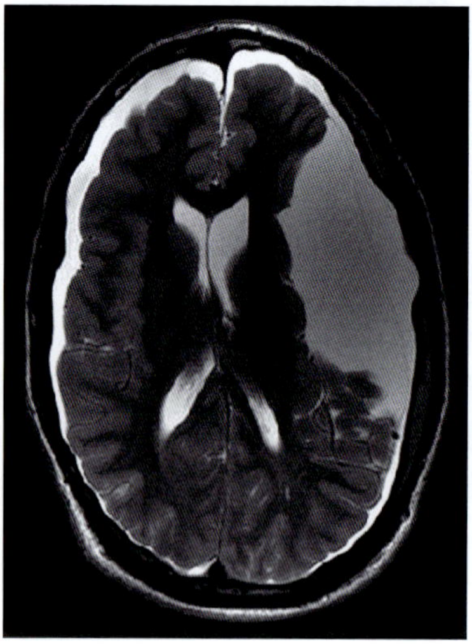

图 13.1 蛛网膜囊肿的 MRI

- 男性占多数(4∶1)
- 原发型通常发生在 20 岁之前,尤其是出生后的第一年

13.2.2 蛛网膜囊肿的临床表现

- 症状取决于囊肿的大小和位置
- 常见症状包括头痛、恶心和癫痫,有些患者可无症状
- 可有意识水平降低
- 可有脑积水症状(如头痛、恶心、嗜睡、视力模糊、易怒)

13.2.3 蛛网膜囊肿的诊断

- 病史
- 影像学检查
  - CT
  - MRI

13.2.4 蛛网膜囊肿的治疗

内科治疗

- 对于无症状或轻微症状的小囊肿可以观察
- 缓解症状(如止痛药)

外科治疗

- 囊肿开窗术(即穿孔)是首选的治疗方法
- 通过微创手术切除或切开囊肿膜引流脑脊液
- 脑积水分流术(与过去相比,现在使用得较少)

治疗的并发症

- 分流失效
- 囊肿再形成

13.3 Chiari 畸形

Chiari 畸形,有时被称为 Arnold-Chiari 畸形,指小脑和延髓突破枕骨大孔水平并侵犯脊髓所在空间。有三种类型的 Chiari 畸形:Ⅰ型和Ⅱ型最常见,Ⅲ型最严重,预后很差。由于Ⅲ型很罕见,在这一章里不作讨论。

13.3.1 Ⅰ型 Chiari 畸形

在Ⅰ型 Chiari 畸形患者中,小脑扁桃体向下移位到枕骨大孔水平以下,而延髓没有移位(图 13.2)。当小脑所处的骨性空间小于正常

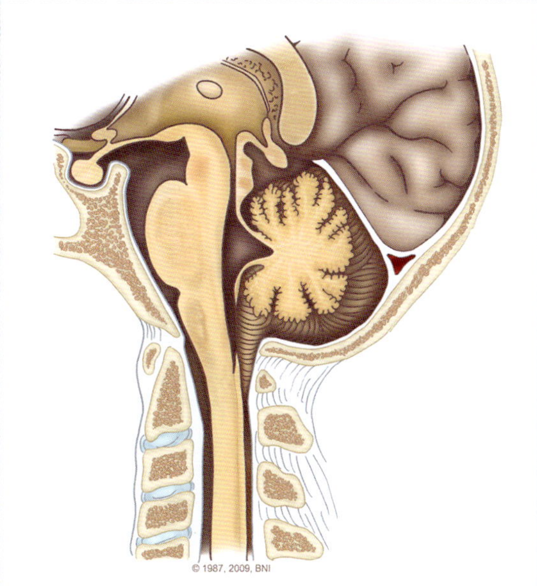

图 13.2 Ⅰ型 Chiari 畸形

时，就可能出现小脑和脑干向下推移的情况，从而可对小脑施压，导致脑脊液循环受阻。Ⅰ型通常是检查其他疾病时偶然发现。

Ⅰ型 Chiari 畸形的流行病学

- 出现症状的平均年龄约为 40 岁
- 女性略多于男性
- 可能与后颅窝蛛网膜囊肿有关

Ⅰ型 Chiari 畸形的临床表现

- 患者通常无症状
- 常见症状多样，包括以下方面：
  - 后脑头痛，因咳嗽加重
  - 运动/感觉变化
  - 头晕或共济失调

13.3.2 Ⅱ型 Chiari 畸形

Ⅱ型 Chiari 畸形是一种小脑扁桃体和脑干向下移位至枕骨大孔水平以下的异常。Ⅱ型 Chiari 畸形通常与脊髓脊膜膨出和脊柱裂有关(图 13.3)。

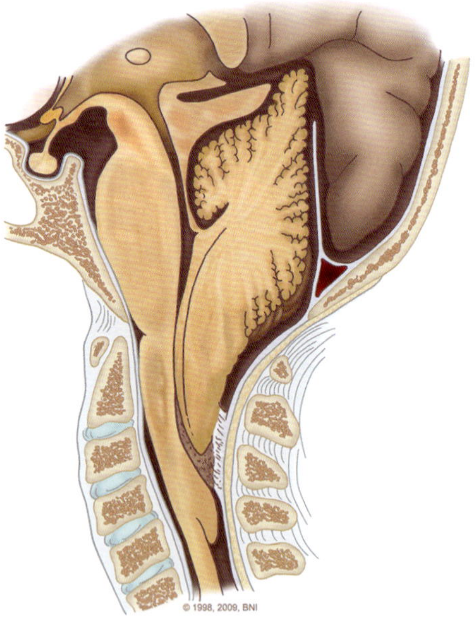

图 13.3 Ⅱ型 Chiari 畸形

Ⅱ型 Chiari 畸形的流行病学

- 最常见于儿童

Ⅱ型 Chiari 畸形的临床表现

- 脑干压迫症状
  - 脑神经，尤其是后组神经功能障碍
  - 周期性呼吸暂停
- 脑积水常见（因第四脑室阻塞引起）

Ⅱ型 Chiari 畸形的诊断

- 病史
- 影像学检查
  - CT
  - MRI

Ⅱ型 Chiari 畸形的治疗

内科治疗

- 病情初期可予观察
- 控制症状（如止痛药）

手术治疗

- 放置脑积水分流管
- 对有症状的患者进行 Chiari 畸形减压术

13.4 脑膨出

脑膨出是一种罕见的神经管缺陷，在出生前后都可能发生。它是由于胎儿发育过程中神经管无法闭合，颅内内容物（通常是脑膜和脑组织）通过颅骨的缺损处疝出。大多数病例在婴儿出生后可立即诊断，并伴发其他畸形，但有些可能在以后的生活中才出现。

13.4.1 脑膨出的临床表现

脑膨出的临床表现取决于病变的部位和大小。在产前超声检查中，脑膨出可能类似于囊肿。小的脑膨出（如在鼻窦和鼻子附近，或在前额上）可能在婴儿出生后不会立即被发现。脑膨出可伴发发育迟缓和神经功能缺陷。

13.4.2 脑膨出的诊断

- 病史
- 临床评估

- 影像学检查
  - CT
  - MRI

13.4.3 脑膨出的治疗

手术干预通常是必要的，但由于覆盖在脑膨出组织上的仅有一层菲薄的皮肤，手术可推迟数月后再进行。

- 如果无须立即手术则给予观察
- 如果患者出现症状则需要手术

13.5 其他发育障碍

13.5.1 脊髓空洞

脊髓空洞是一种在髓内的长条形、充满液体的囊状物，最常在胎儿发育期间形成，但也可能由外伤、脑膜炎、出血、肿瘤或蛛网膜炎引起（图 13.4）。脊髓空洞可随着时间的推移而逐渐扩张，损伤脊髓，导致脊髓空洞症。

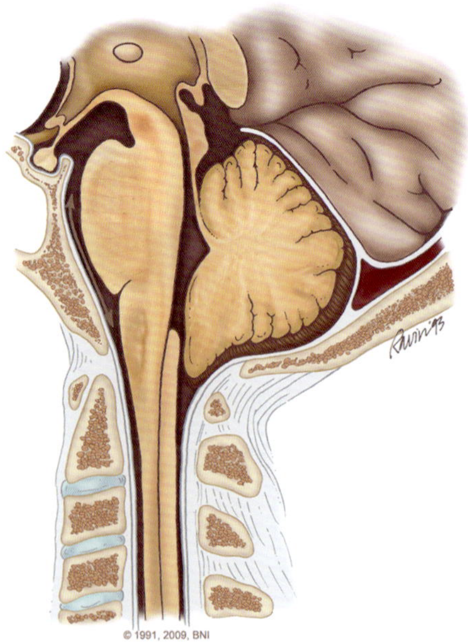

图 13.4 脊髓空洞症

- 与 Chiari 畸形以及其他病因有关(框 13.1)

框 13.1 与脊髓空洞相关的病因

- Chiari 畸形
- 脊髓损伤
- 脑脊液梗阻
- 出血
- 感染(如脑膜炎)
- 髓内肿瘤

- 头痛和运动/感觉障碍是最常见的症状
- 经 MRI 诊断
- 在颈部最常见
- 手术减压治疗
- 如果不及时治疗,脊髓空洞可导致四肢无力、双手失去知觉,以及严重的慢性疼痛

13.5.2 脊髓脊膜膨出

脊髓脊膜膨出是一种与背部中下方椎骨和椎管闭合不全引起的脊柱裂相关的先天缺陷(图 13.5)。

- 常伴有Ⅱ型 Chiari 畸形
- 症状包括运动/感觉障碍、肠道和膀胱控制失调

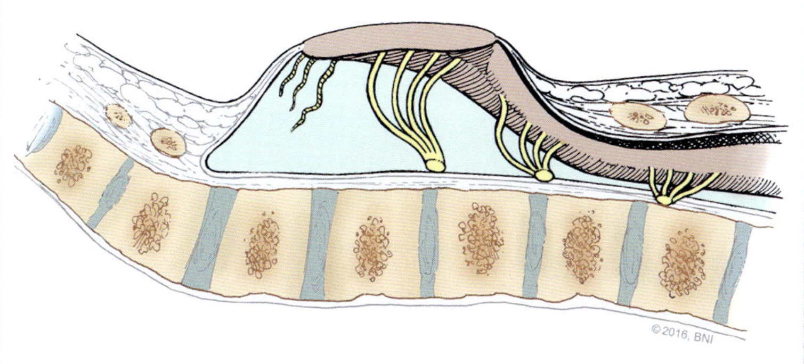

图 13.5 脊髓脊膜膨出

- 主要发生于儿童
- 每4 000名婴儿中有1名患病

13.5.3 脊髓栓系综合征

在脊髓栓系综合征中，脊髓通过组织附着在椎管上，好发于脊髓圆锥处（图13.6）。

- 脊髓牵拉引起疼痛、运动和感觉变化
- 通常为先天性，由胚胎发育期间神经管闭合不全引起
- 与脊柱裂有关
- 由病史、临床评估和MRI诊断
- 可能直到成年才被诊断出来
- 治疗通常采用手术解除栓系
- 时常需要治疗和康复

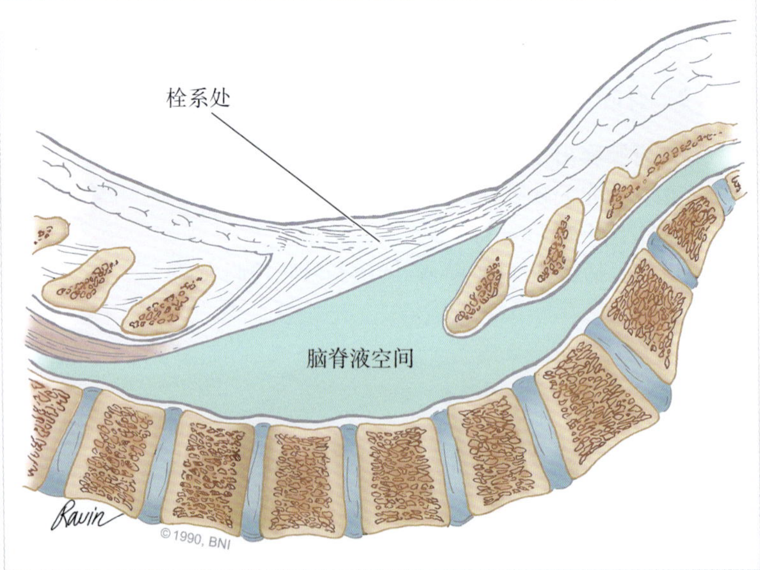

图13.6 圆锥水平的脊髓栓系

13.6 发育性疾病患者的护理

在照护发育性疾病患者时，进行全面的神经系统评估是必要步

骤，因为评估可揭示治疗过程中的神经功能变化情况（见第 2 章）。护理人员应警惕发育性疾病患者的脑积水症状，这些患者可能伴发其他相关疾病，其中一些可能是出生以来就存在的。因此，必须对患者进行全面检查，并密切监测其他系统（表 13.1）。

表 13.1 发育性疾病：注意事项

体征和症状	指征或位置	护理措施	原理
混乱 失禁 步态不稳 视觉障碍	脑积水	进行完整的神经系统评估，包括运动、感觉、脑神经和步态评估（若可行）	脑室系统阻塞导致脑积水的患者可存在发育性疾病
运动或感觉功能减退	脊髓空洞 脊髓栓系	完整的神经系统评估，包括运动和感觉功能检查	脊髓空洞的扩张可能导致运动或感觉缺陷
与病变部位相关的神经功能减退情况	水肿、出血或液体积聚引起的占位效应，其表现与所在部位有关	完整的神经系统评估，重点针对病变部位 知晓病变部位，以及缺陷所在位置	病变（如蛛网膜囊肿、脑膨出）可能存在于会导致特定缺陷的区域（例如，视神经区域的脑膨出会使患者面临视力丧失的风险。因此，评估患者的视力至关重要）

13.6.1 神经学评估

- 评估意识水平（见第 2 章）
- 注意脑积水的迹象（见第 4 章）
- 警惕脑神经功能缺损，特别是 Chiari 畸形患者的后组脑神经功能障碍
- 监测运动和感觉功能

13.6.2 呼吸评估

- 检查是否有吞咽障碍导致的呼吸抑制
- 保护患者的气道
- 监测动脉血气

13.6.3 胃肠道评估

- 应激可能导致胃肠道出血或功能抑制

13.6.4 营养评估

- 尽快摄入营养

13.6.5 活动受限的管理

- 监测 DVT 和肺栓塞，采取措施预防深静脉血栓形成
- 除非有禁忌，应使用依诺肝素
- 除非有禁忌，应尽快让患者下床活动

13.6.6 疼痛管理

- 获得全面的疼痛病史，包括为控制疼痛而服用的药物，以及减轻或加剧疼痛的运动或活动
- 疼痛管理可以是药物性或非药物性的（例如，热敷、冰敷、按摩）

13.6.7 患者及家属的健康教育

- 向家属提供支持和宣教材料
- 为 Chiari 畸形患者提供出院指导（附录 B18）

13.6.8 协作管理

发育障碍患者的管理需要专业团队，包括来自以下专业的专家组成：

- 护理
- 神经外科
- 内科
- 物理治疗
- 职业疗法
- 语言治疗
- 理疗（如康复专家）
- 缓和照顾
- 疼痛管理

（杨惠珊　沈劲松译，宋剑平审校）

推荐阅读

[1] Cesmebasi A, Loukas M, Hogan E, Kralovic S, Tubbs RS, Cohen-Gadol AA. The Chiari malformations: a review with emphasis on anatomical traits. Clin Anat. 2015; 28(2): 184 - 194

[2] Greenberg MS. Handbook of Neurosurgery. 8th ed. New York, NY: Thieme Medical Publishers, 2016
[3] Mueller DM, Oró JJ. Prospective analysis of presenting symptoms among 265 patients with radiographic evidence of Chiari malformation type I with or without syringomyelia. J Am Acad Nurse Pract. 2004;16(3): 134 - 138
[4] National Institute of Neurological Disorders and Stroke. https://www.ninds.nih.gov. Accessed June 26,2017
[5] Pradilla G, Jallo G. Arachnoid cysts: case series and review of the literature. Neurosurg Focus. 2007;22(2): E7
[6] Shim KW, Lee YH, Park EK, Park YS, Choi JU, Kim DS. Treatment option for arachnoid cysts. Childs Nerv Syst. 2009;25(11): 1459 - 1466
[7] University of California, Los Angeles. Neurosurgery. http://neurosurgery.ucla.edu. Accessed June 26,2017
[8] US National Library of Medicine. https://www.nlm.nih.gov. Accessed June 26, 2017

第 4 部分

中枢神经系统疾病的诊断和治疗

Diagnoses and Treatment of Central Nervous System Disorders

4

14 神经放射学和神经血管内介入治疗

Neuroradiology and Neuroendovascular Interventions

Manuel F. Mejia, Jr

【摘要】 神经放射学是放射学中专门关注诊断和鉴别神经系统疾病和损伤的一个领域。神经放射学检查包括无创检查，如平片、CT 和 MRI，也包括许多有创检查，如脑血管造影和骨髓造影。血管内介入治疗由专门从事这类治疗的神经放射学家和神经外科医师实施，包括动脉成形术、栓塞和支架植入。护士必须掌握这些手术及其适应证的专科知识，以便为患者提供专业护理。

【关键词】 脑血管造影；CT；栓塞；MRI；脊髓造影术；放射学；支架植入

14.1 神经放射学

神经放射学是放射学中研究中枢和周围神经系统异常的诊断和治疗的一门学科。这一领域包含许多影像和诊断方法，其中一些将在本章中讨论。神经血管内介入治疗神经系统疾病也将在本章节描述。

14.2 影像学

14.2.1 放射线摄片

放射线摄片，通常被称为平片或 X 线片，是在不使用造影剂的情况下获得的粗略的二维结构图像。

- 最基本的放射学形态
- 由于 CT 及 MRI 的进步，它在神经放射学中的作用降低

适应证

- 骨性结构损伤或骨折，包括以下情况：
  - 颅骨或脊柱骨折
  - 面部创伤
- 不正常的骨骼结构或位置，如屈伸损伤

- 窦炎

禁忌证

- 无(妊娠被认为是相对禁忌证,必须权衡潜在的风险和益处)

方法

- 按医院政策进行筛查
- 非侵入性

并发症

- 无

14.2.2 脊髓 X 线成像

脊髓 X 线成像是一种使用造影剂来显示脊髓异常的成像技术。

- 在 L3 和 L4 之间或 L4 和 L5 之间穿刺进入脊髓蛛网膜下腔
- 造影剂被直接注射到蛛网膜下腔,并拍摄相应脊柱部位(颈、胸、腰椎)的 X 线片

适应证

- 椎间盘突出症
- 脊柱狭窄
- 骨位移
- 肿瘤或血管畸形引起的脊髓压迫

禁忌证

- 确诊或怀疑颅内肿块,无论有无颅内压增高均可导致脑疝(另见第 3 章)
- 非交通性脑积水
- 凝血功能障碍
- 肾功能受损
- 造影剂过敏

方法

- 必须获得患者的知情同意
- 回顾患者的实验室检查,包括凝血功能
- 用药史(抗凝剂,如华法林应在脊髓 X 线成像前几天停用)
- 患者在手术前 2 小时内应禁食
- 需要镇静
- 如有必要,根据医院政策和流程对造影剂过敏的患者采取预防措施(框 14.1)

框 14.1 医院政策和流程

- 遵循医院关于造影剂过敏反应和抗凝剂拮抗的指南、政策和方案。常规的 CT 可以在有或没有造影剂的情况下完成，但 CTA 通常需要用造影剂。造影剂过敏的患者，只要准备充分，就可以接受检查

并发症

- 头痛（如体位性或“低颅压”头痛）
  - 患者直立时症状加重
  - 通常随时间、休息和补液而改善
  - 硬膜外血贴可能有帮助
  - 感染
- 镇静药或造影剂过敏
- 造影剂外渗（框 14.2）

框 14.2 临床警示：二甲双胍和造影剂

- 接受放射造影剂的患者不应服用二甲双胍
- 可能导致肾功能衰竭

14.2.3 计算机断层扫描

CT 是神经科学中最常用的神经成像方式。在 CT 成像中，X 线束以单一切片的形式投射到人体内。静置探测器从多个角度对信号进行测量和重构，通过信号和辐射衰减生成图像（图 14.1）。

计算机断层扫描血管造影

CTA 是将上述 CT 扫描与注射造影剂相结合的血管系统成像方式，可提供详细的血管图像。

衰减

衰减一词在影像学中指的是辐射光束穿过物质时其强度下降。

- 更大的密度意味着更大的衰减，所以更大密度的物体会有更大的衰减，因此会看起来更白/更轻
- 反之，密度越小，衰减越小，CT 上的图像越黑（表 14.1）

CT 和 CTA 的适应证

- 急性颅内出血
- 占位性病变
- 骨结构异常

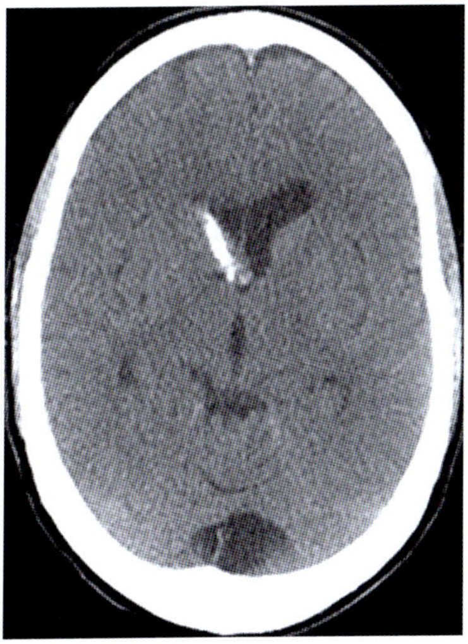

图 14.1　头部轴向计算机断层图

表 14.1　衰减度

物质	CT 上
骨	白色(+++)
血液(急性)	白色(++)
灰质(脑实质)	浅灰色(++)
白质(脑实质)	灰色(+++)
水或 CSF	深灰色/浅黑色(++)
空气	黑色(+++)

缩写：+++代表对颜色的充分显示；++代表对指定颜色的适度显示。

- 脊柱骨的排列、骨折或脱位
- 脑积水
- 缺血性或出血性脑卒中(CTA 是脑卒中管理的金标准)

禁忌证

- 怀孕是相对禁忌证
- 造影剂过敏，需要根据医疗机构政策和协议进行造影剂过敏检

查(框 14.1)
- 肾功能受损(只有在使用造影剂时存在)

方法
- 无创,普通的非增强 CT 不需要任何准备
- 遵循机构有关造影剂使用和造影剂过敏测试的指导方针和政策
- 患者平卧于检查台上,然后送进扫描仪,直到检查平面
- 检查通常不超过 5 分钟
- 横断面图像可以显示矢状面、轴向和冠状面视角

并发症
- 造影剂的延迟过敏反应
- 造影剂肾毒性引起的急性肾功能衰竭
  - 发生于大约 2%的普通人群、4.1%的肾功能不全患者(其血清肌酐为>1.5 mg/dL)以及 12%的肾功能不全合并糖尿病患者
- 造影剂外渗,可损伤组织或引起骨筋膜室综合征

14.2.4 MRI

MRI 是一种先进的无创性成像技术,它结合了射频波和磁场来可视化各种解剖结构,提供相关组成和位置的重要细节。

MRI 涉及一个磁场,使体内原本在没有磁场刺激的情况下会随机排列的氢离子对齐。将无线电波引入磁场,测量氢离子激发到静止状态的信号能量,并将其重构成具有不同灰色阴影的视觉矩阵。水和脑脊液在 T1 加权上呈暗色(图 14.2),在 T2 加权上呈白色(图 14.3)。增强是 T1 缩短的结果,T1 缩短由造影剂诱导(框 14.3)。

MRI 的类型

不同类型的 MRI 可以根据临床目的来选择。这些类型包括:
- MRA
  - 利用射频波和磁场结合来检查大脑血管系统的无创成像方法(图 14.4)
  - 可能需要使用钆剂(一种造影剂)
  - 图像是通过改变信号采集方法来增强大脑的血管成像获得的

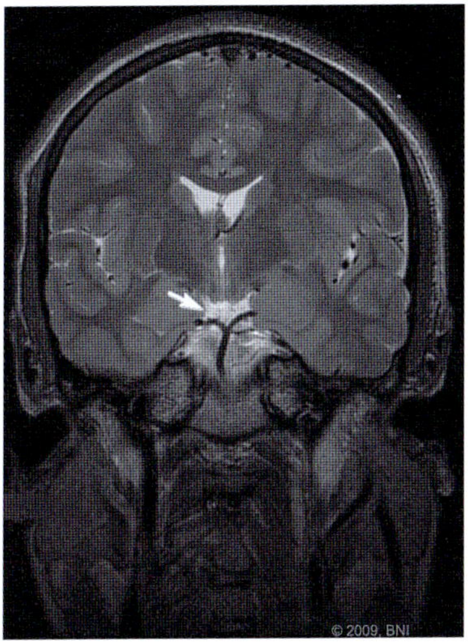

图 14.2　头部 T1 加权冠状 MRI

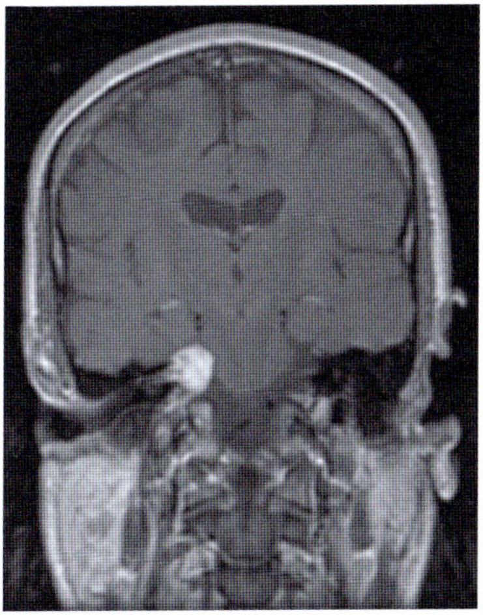

图 14.3　头部 T2 加权冠状 MRI

框 14.3　T1 和 T2 加权

- T1 和 T2 被定义为恒定的时间测量值，它代表了磁化物质恢复到静息状态所需的弛豫时间
  - T1＝纵向弛豫时间
  - T2＝横向弛豫时间

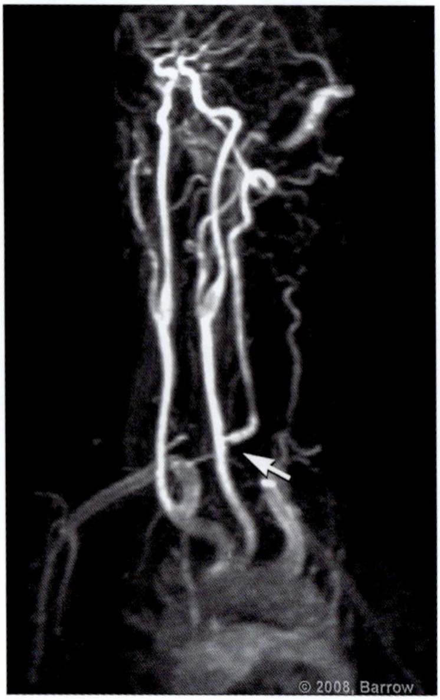

图 14.4　MRA 显示血管吻合口术后通畅

- 磁共振静脉成像
  - 静脉系统 MRI(图 14.5)
- 磁共振光谱

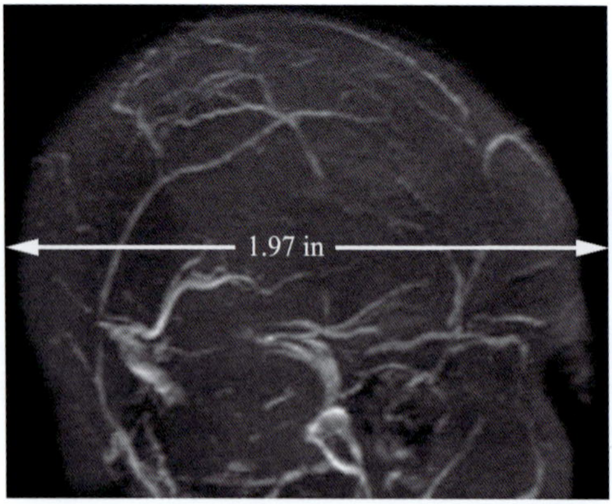

图 14.5　磁共振静脉成像

- MRI 用于确定脑组织中含有质子的化合物
- 鉴别脓肿与肿瘤、肿瘤与多发性硬化斑块、肿瘤与放射性坏死、术后强化灶与肿瘤复发

- 鉴别加权成像
  - 区分血管源性水肿、细胞毒性水肿和急性缺血性脑组织细胞
- 灌注加权成像
  - 微血管循环评估
- 功能 MRI
  - 术前大脑地形图绘制工具，以确定大脑功能区，如语言和运动皮质（图 14.6）
- 带导航系统的 MRI
  - 使外科医师看到目标解剖和周围正常结构的关系
  - 提高病灶定位的准确性

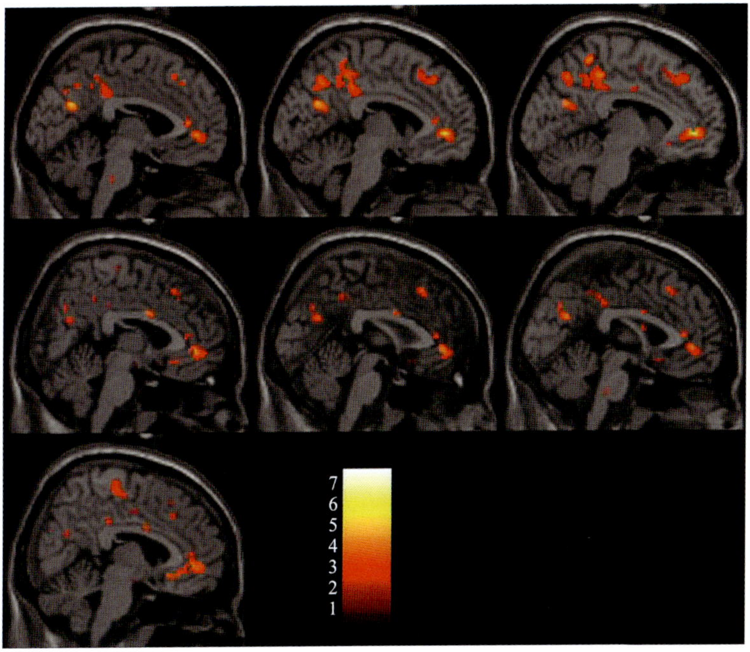

图 14.6　头部矢状面功能 MRI 图像

MRI 的适应证

- 肿瘤
- 感染
- 脑卒中
- 血管异常
- 脱髓鞘过程
- 脑积水
- 炎症进展
- 软组织可视化(如脊髓、脊神经、椎间盘间隙、脑脊液循环、韧带完整性)(图 14.7)

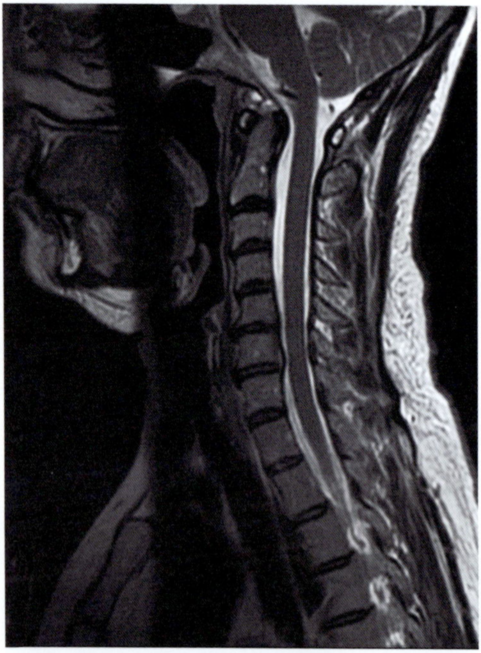

图 14.7 颈椎矢状位磁共振图像

禁忌证

- 怀孕是相对禁忌证(必须权衡潜在的风险和益处)
- 植入金属装置,如起搏器、除颤器、脊髓刺激器或药物泵;异物,如可移除的或永久的穿体装饰(穿透皮肤的装饰环)(表 14.2)
- 临床情景不稳定性(必须权衡潜在的风险和益处)(框 14.4)

表 14.2 MRI 兼容器械或物品

兼容	不兼容
可调式分流阀 脑深部刺激器 大部分鞘内泵 大部分手术夹、钢板	心脏起搏器 脊髓刺激器 金属工(任何有金属相关工作史的人在做 MRI 之前需做眼眶影像检查) 珠宝、身体植入物(包括皮肤植入物) 子弹、弹片

注：这只是一个部分列表。有关兼容设备的完整列表，请参阅 http://www.mrisafety.com，这是磁共振安全、教育和研究所的官方网站。MRI 检查时可能会发生植入物改变，应在检查后进行调整。

框 14.4 临床警示：临床情景不稳定性和 MRI

- 生命体征不平稳的患者可能不适合做 MRI 检查，原因如下。
  - 需要机械通气
  - 输液泵的使用(抗心律失常或血管加压药物)
  - 患者在检查时很难评估病情
    - 神经系统状态迅速恶化
    - 气道维持困难

方法

- 根据医院政策制订筛查表(框 14.5)
- 幽闭恐怖症患者使用镇静剂
- 镇静患者行 MRI 6 小时前禁食，或根据机构政策和规程规定的时间
- 根据医院政策，应全面检查包括肾小球滤过率在内的代谢谱；若需使用钆剂应筛查肾功能

框 14.5 MRI 安全性

- 护理职责仅为初步检查
- MRI 安全性的核实依赖于 MRI 技术员和放射科医师
- 有关 MRI 扫描仪允许使用的材料的更多信息，请参见以下内容：
  - http://www.mrisafety.com
  - http://www.imrser.org

- 遵循医院关于患者安全和患者选择的指导方针

并发症

- 造影剂过敏反应

14.2.5 诊断性脑血管造影

脑血管造影一直被认为是诊断和评估脑血管异常的最佳工具(图 14.8)。

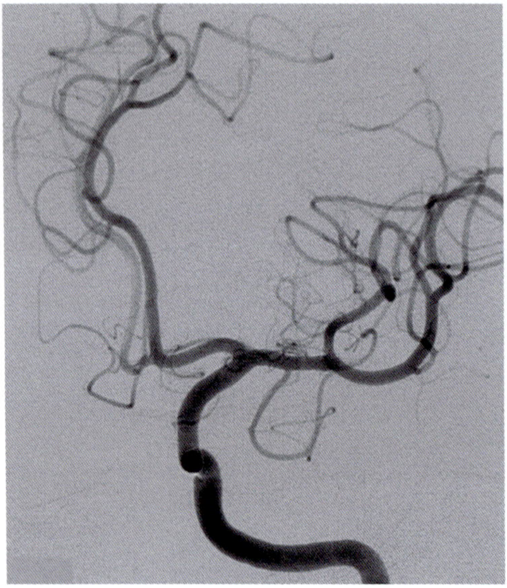

图 14.8 正常脑血管造影

数字减影血管造影

- 数字减影血管造影(digital subtraction angiography, DSA)是标准脑血管造影的改进版
- DSA 通过消除周围结构,可以使特定动脉可视化,便于治疗,如栓塞、支架植入术、血管成形术、血栓清除和溶栓治疗(下文将详细讨论)。

适应证

- 评估血管畸形
  - 动静脉瘘(图 14.9)
  - 动脉瘤
  - 动静脉畸形

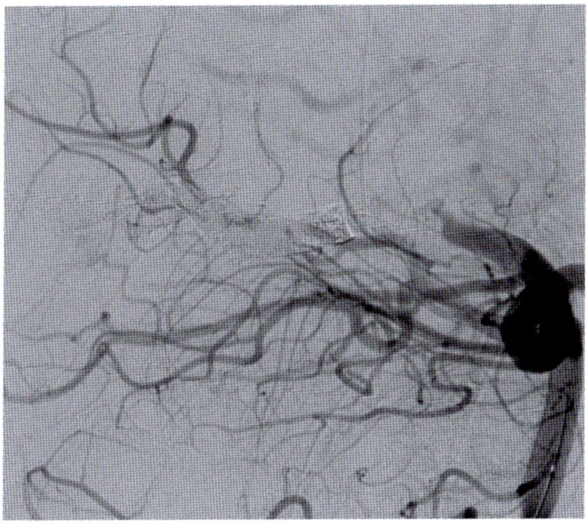

图 14.9 DSA 显示瘘管引流至静脉囊

- 血流研究(术前或术后)
  - 血流研究可显示狭窄、闭塞或血管痉挛
- DSA 是判断脑颈部血管疾病的金标准
- 用于血管痉挛、动脉或静脉创伤、脑卒中、动脉瘤、动静脉瘘、血管肿瘤、AVM、狭窄的介入或治疗

禁忌证

DSA 没有绝对的禁忌证。但是,必须考虑每个患者的风险和收益。相关禁忌证包括:

- 造影剂过敏
- 凝血功能障碍
- 怀孕
- 急性或慢性肾衰竭
- Ehlers-Danlos 综合征
- Marfan 综合征
- 病情不稳定

方法

- 患者应禁食 4～6 小时,或者按照医院政策规定的时间
- 获取患者的知情同意
- 回顾以前的实验室检查结果,包括凝血功能
- 动脉或静脉系统可以通过股动脉或股静脉(优选)进入。任何动脉或静脉,包括肱和桡动脉或静脉,如果其直径能容纳导管鞘,都可以使用

- 透视下引导导管通过血管系统
- 在传统的 4 V 脑血管造影诊断中，将导管放置在左右颈总动脉或左右颈内动脉来获取前循环的影像
- 将导管插入右或左椎动脉进入后循环
- 6 V 脑血管造影包括左、右颈外动脉
- 拔除导管鞘后，手工压迫维持 15～30 分钟，使血凝块稳定以实现止血，或者使用血管闭合装置

并发症

- 造影剂过敏
- 造影剂外渗
- 肾功能衰竭
- 穿刺部位血肿或出血
- 下肢血液循环受阻，导致皮肤变色或灌注减少
- 假性动脉瘤或动静脉瘘的形成
- 感染
- 腹膜后出血（框 14.6）
- DSA 导管会损伤动脉壁，阻断血流并导致脑卒中（这是一种罕见的并发症）

框 14.6　注意：腹膜后出血

- 腹膜后出血是股动脉造影的一种罕见但致命的并发症
- 通常是由于穿刺技术不佳、穿刺位置不佳或血管解剖异常
- 症状通常在 48 小时内出现，表现为：
  - 血红蛋白显著下降
  - 腹部、腹部或背部疼痛
  - 低血压
- CT 可以帮助识别血肿的存在和位置
- 可能需要输血、扩容或紧急血管手术来修复受损的动脉

14.3　其他诊断方法

14.3.1　腰椎穿刺

腰椎穿刺（lumbar puncture，LP）虽然不被认为是一种放射治疗方法，但对有神经系统疾病的患者而言是一个重要的诊断工具，它兼

有治疗和诊断的目的。

腰椎穿刺适应证

- 脑脊液评估
  - 感染诊断
  - 神经系统疾病的诊断(如脱髓鞘、感染或肿瘤)
- 测量 CSF 压力
- 引流脑脊液
- 药物治疗(如抗生素或化疗药物)或麻醉(如脊髓麻醉)

禁忌证

- 确诊或疑似颅内占位(无论有无颅内压增高),可引起脑疝。另见第 3 章
- 非交通性脑积水
- 凝血功能障碍

方法

- 获得患者的知情同意
- 回顾患者的实验室检查结果,包括凝血功能
- 大口径外周静脉穿刺用于镇静或造影剂给药
- 必要时可使用透视镜引导
- 要求无菌操作
- 局部麻醉(1%或 2%利多卡因)
- 将穿刺针插入 L3、L4 或 L4、L5 之间的蛛网膜下间隙(图 14.10)
- 测量压力,收集 1~4 管脑脊液
- 将脑脊液送检化验,包括:
  - 葡萄糖
  - 总蛋白
  - 收集的第一根和最后一根管子上的细胞计数(每 mm^3 细胞数)
  - 培养和药敏试验:如果鉴别诊断为感染性病因,单管至少收集 10 mL 进行培养和药敏试验
  - 其他医师要求进行的检查。CSF 化验正常值详见第 10 章表 10.1

并发症

- 头痛(即体位性或"低颅压"头痛)
  - 患者直立时疼痛加重

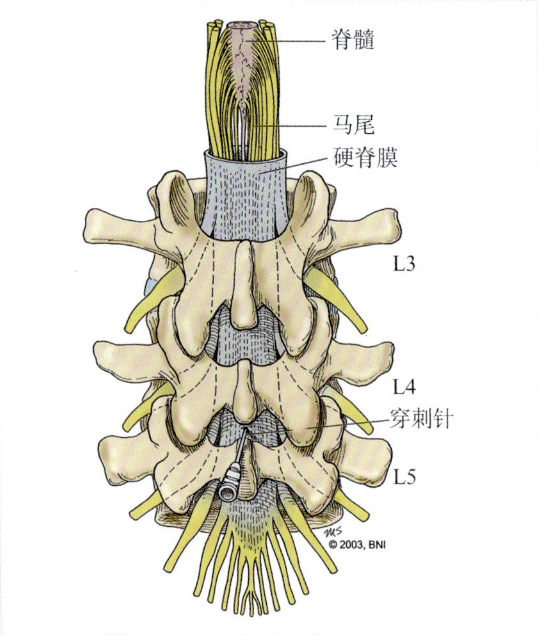

图 14.10 腰椎穿刺

- ○ 通常随着时间、休息和补液而改善
- ○ 硬膜外血贴可能有帮助
- 感染

14.4 神经血管内介入治疗

神经血管内介入治疗可以由神经外科、神经放射科或在该领域受过专门训练的神经内科医师执行。神经血管内介入治疗与脑血管造影在起始和结束部分有相似的过程，但术中部分有明显的差异。

14.4.1 栓塞

栓塞是治疗某些神经血管畸形和肿瘤的一种方法。栓塞的目的是永久性地阻断或闭塞病变处的血流(图 14.11)。

栓塞适应证

- 颅内外动脉瘤
- AVM
- 动静脉瘘
- 某些血管性肿瘤

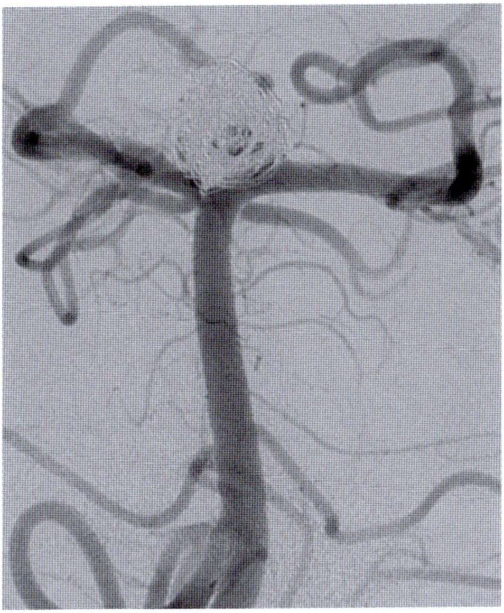

图 14.11　脑血管造影显示栓塞动脉瘤

方法

根据病变的类型和位置，可以使用不同类型的栓塞填充物。包括：

- 可脱式金属弹簧圈
- 球囊
- 组织粘合剂(胶水)
- 微粒(如聚乙烯醇)
- 乙烯-聚乙烯醇共聚物溶于二甲基亚砜液剂[如 onyx(ev3 Neurovascular, Irvine, CA)]
- 支架[如 Neuroform (Stryker Corp., Kalamazoo, MI)、Wingspan(Stryker Corp.)、Enterprise(Johnson & Johnson, Raynham, MA)]
- 血流导向装置；腔内装置；自膨胀、导流微支架[如，PipeLine (ev3Neurovascular, Irvine, CA) 或 Silk (Balt Extrusion, Montmorency, France)]

操作技术

- 选择适当的血管将导管送入血管系统。这与脑血管造影操作技术相同
- 将导管放置在动脉瘤开口处，并将可解脱的金属线圈或其他栓

塞填充物送入动脉瘤，使其闭塞

患者及家庭健康教育

术前

- 患者需要在手术前一晚和当天使用洗必泰清洁皮肤
- 患者必须在手术前禁食至少 6 小时
- 签署知情同意书

术中

- 可以在手术室或介入室进行手术
- 患者全麻并气管插管

术后

- 术毕，患者将被转移到苏醒室或术后病房，直到完全清醒
- 栓塞后需要在 ICU 观察一夜
- 见附录 B19

并发症

- 脑出血（约占 6.8%）
- 脑梗死（栓塞性脑卒中）
- 脑血管痉挛
- 伤口感染

14.4.2 血管成形术或经皮腔内血管成形术或支架植入术

经皮腔内血管成形术是对狭窄的血管进行血管重建（再通）。狭窄可能有许多原因，可为先天性或获得性（框 14.7）。

- 支架是一种放置在血管管腔或通道内以保持血管通畅和结构完整的装置（图 14.12）

框 14.7 血管狭窄的原因

- 动脉粥样硬化
- 放射治疗
- 移植血管狭窄
- 炎症
- 外伤性或自发性内膜剥离
- 假性动脉瘤
- 动脉瘤
- 血管痉挛

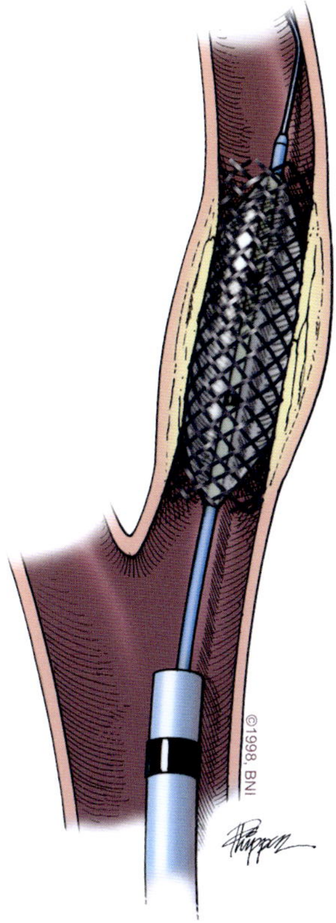

图 14.12 支架植入

- 在使用支架之前，狭窄性病变主要通过药物治疗或开颅手术治疗(框 14.8)。

框 14.8 颅内支架的使用

- 自 1999 年起支架在脑血管循环中的应用才在医学文献中被报道
- 它们的应用被认为是创新医学，许多将脑血管支架植入作为治疗手段的医疗中心都参与了该项临床试验
- 经皮腔内血管成形术及金属支架植入术在心脏及普通介入放射学领域已被广泛接受，但由于缺乏针对颅内病变的大型多中心研究，其在脑血管循环中的应用仍未被广泛接受

支架植入术的分类

- 支架植入分为两类：支架直接释放植入和支架间接释放植入
- 以有无血管成形术来区分两种支架植入方式
- 支架直接释放植入术无须血管成形术
- 支架间接释放植入术由于可用的器械空间减少，在放置支架之前需先进行血管腔球囊扩张（框 14.9）

> **框 14.9 动脉内用药**
>
> - 动脉内使用尼卡地平或盐酸罂粟碱用于治疗脑血管痉挛被认为是超说明书使用
> - 动脉内用药因医疗机构而异

适应证

- 严重动脉粥样硬化
- 放射治疗
- 移植血管狭窄
- 炎症
- 外伤性或自发性内膜剥离
- 假性动脉瘤
- 部分动脉瘤
- 血管痉挛

操作技术

- 采用与脑血管造影相同的技术，选择合适的动脉进入血管系统（图 14.13 和图 14.14）
- 将带有球囊的导管引导至病变血管
- 用生理盐水和造影剂的混合物使球囊充盈约 5 秒。这提供了透视下的可视化
- 同时，用压力测量装置监测血管内的压力
- 在一次治疗过程中，球囊可在血管内充盈 3 次

并发症

- 血管再狭窄
- 支架闭塞（框 14.10）

14.4.3 椎体成形术

椎体成形术是一种影像引导下的微创手术，旨在稳定椎体

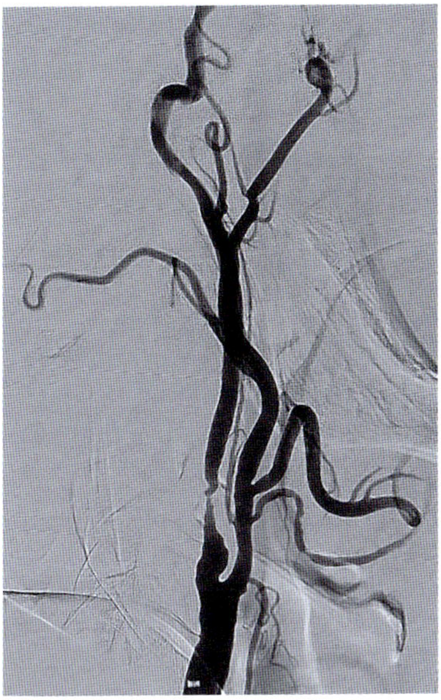

图 14.13　右颈动脉狭窄术前脑血管造影

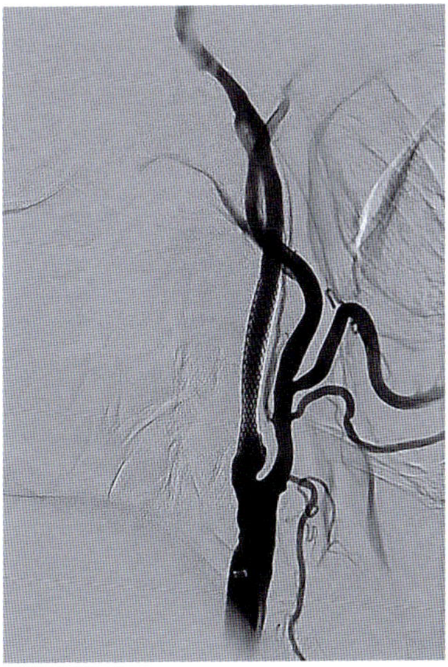

图 14.14　右颈动脉支架植入术后脑血管造影

框 14.10 支架植入术和血管成形术的并发症

- 支架植入术可能需患者接受 3～6 个月或终生口服抗凝或抗血小板治疗，以预防再狭窄或支架闭塞

骨折，改善脊神经压迫引起的背部或神经根疼痛（框 14.11 和图 14.15）。

框 14.11 椎体成形术和脊柱后凸成形术

- 椎体成形术和脊柱后凸成形术的应用似乎正在失去青睐，因为仅给予保守治疗（如支具和止痛剂的使用）的患者在 6 个月和 12 个月的随访中都显示了足够的疼痛缓解

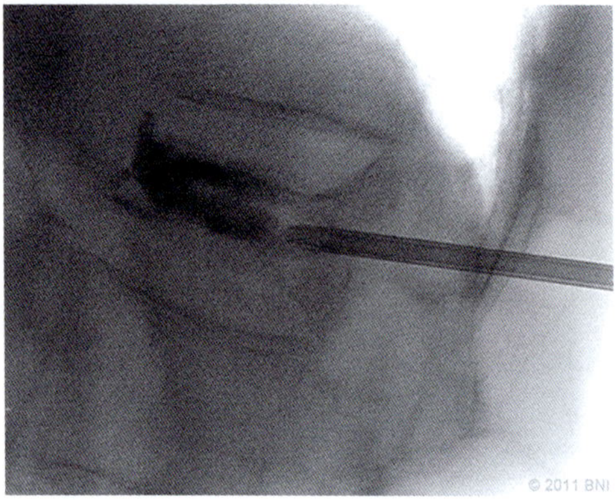

图 14.15
椎体成形术

适应证

稳定和缓解下列原因引起的疼痛：

- 腰椎或胸椎骨折
  - 骨质疏松骨折（最常见）
  - 压缩性骨折
  - 病理性骨折（如多发性骨髓瘤、血管瘤、转移瘤）
- 椎体不稳
- 疼痛导致明显的活动障碍，保守治疗无效

操作技术

- 局部麻醉

- 影像引导
- 后方入路
- 粗径针头经皮进入椎体；每一层治疗都需要单独穿刺
- 椎体内充满 2～20 mL 液体骨水泥(聚甲基丙烯酸甲酯)，骨水泥在椎体内逐渐固化
- 第一个小时患者应保持仰卧，然后在第二个小时可抬高 30°

并发症

- 下肢运动或感觉功能减退
- 疼痛强度或类型较前增加
- 液体骨水泥迁移引起肺栓塞

14.4.4 脊柱后凸成形术

脊柱后凸成形术被认为是椎体成形术的增强版。它与椎体成形术的不同之处在于其恢复或增加椎体高度的能力。

适应证

- 椎体骨折(即骨质疏松、压缩性骨折和一些病理性骨折)
- 治疗旨在恢复或增加椎体的高度
- 应用仅限于胸椎和腰椎中较大的椎体(由于术中使用器械较大且需要穿刺两个部位)

操作技术

- 与椎体成形术相同
- 球囊压缩椎骨形成空腔，然后用骨水泥填充，从而增加椎体高度

并发症

- 同椎体成形术

14.5 神经血管内介入治疗患者的护理

神经血管内介入治疗从最初的起步阶段不断发展成为目前主要的、可靠的、循证的治疗方法，成为开颅手术的微创替代方法。神经血管内介入治疗可以给那些因高龄、不能手术的部位或多种合并症而无法接受传统开颅手术治疗的患者带来希望，不仅是开颅手术的辅助性介入治疗，而且可以提供明确的治疗效果(表 14.3)。

大多数(几乎所有)神经外科患者极有可能在住院期间至少进行一次神经放射检查或治疗，在病程期间可能进行多次。护士必须熟悉所有神经血管内介入治疗，包括准备、监测、技术方面和可能出现的并

表 14.3 神经血管内介入治疗

过程	护理措施	原理
术前（栓塞术、血管成形术）	回顾最新的实验室检查结果，特别是凝血功能和 CMP	曾服用华法林或氯吡格雷的患者在手术前必须有 INR 和（或）氯吡格雷抑制试验达到可接受的水平
	检查药物，确定患者已经停止服用华法林和（或）氯吡格雷（如果合适的话）	可以进行拮抗治疗，而不是推迟手术
	检查是否过敏，注意是否对造影剂（或碘、贝类）过敏，报告已知的过敏，并按要求进行抗过敏准备	注意造影剂过敏，必要时进行适当的准备
	确认患者是否服用过二甲双胍，如果服用，须报告上级医师	在有造影剂的情况下使用二甲双胍（糖苷）可能会引起肾功能衰竭
术后	前 4 小时至少每小时进行神经功能评估，然后遵医嘱进行。遵循术后常规	有脑出血、梗死或血管痉挛引起神经系统恶化的可能性
	手术后患者必须保持平躺并制动 4 小时，如果保留鞘管，则需要更长制动时间。遵循术后常规	头部抬高时，患者可出现“低颅压”或脊髓性头痛
	检查穿刺部位是否有出血或血肿，检查患者是否有腹痛或侧腹痛	穿刺部位有出血的可能性，包括腹膜后出血
	监测穿刺侧下肢血液循环 检查足背动脉搏动 监测下肢的颜色和温度	穿刺部位有可能出现血栓，造成循环受阻
	监测心血管血流动力学趋势（血压、心率）	血压应维持在适当范围内，应避免高血压和低血压
	如果患者有 SAH，可能需要进行“三高”疗法（诱导性高血压、高血容量和高血液稀释）；见第 8 章	SAH 患者有脑血管痉挛的危险
针对血管痉挛的血管成形术	遵医嘱维持目标 MAP（MAP 通常＞60 mmHg）	有助于维持脑灌注

缩写：CMP，综合代谢检查；INR，国际标准化比率；SAH，蛛网膜下腔出血；MAP，平均动脉压。

第4部分

发症症状等。护士可能会被要求协助一些诊疗程序，而且必须随时为患者及其家属提供支持和教育。

接受神经放射或神经血管内操作的患者经常有严重的神经功能障碍。神经血管内操作也有风险。因此，必须对患者进行教育，让他们了解这类操作的风险、益处和选择。熟悉这些诊疗程序的护士可以帮助患者最大限度地减少其恐惧和忧虑，并提供相关的风险信息（表14.4）。

表 14.4　接受神经放射检查或治疗患者的护理

诊断程序	护理措施	原理
LP	知情同意	
	回顾实验室检查，特别是凝血功能	凝血功能障碍 GFR（如果使用造影剂）
	检查药物，确保患者在检查前4天停止使用华法林或氯吡格雷	华法林或氯吡格雷引起的凝血障碍
	教育患者有关操作流程和预期结果	减轻对检查的恐惧或忧虑
	协助医师为患者摆放体位	
	鼓励患者卧床休息约4小时，或遵照医嘱	低颅内压可能引起头痛，头部抬高后加重
	鼓励患者饮水 按医嘱服用治疗头痛或不适的药物	
	把CSF标本送到实验室做诊断试验	监测感染和其他异常
脊髓造影	同LP	
	在检查前禁食6小时	
	用大口径静脉导管建立静脉通道	造影剂的使用
	检查过敏情况，确定患者对造影剂不过敏，如果患者对造影剂过敏，通知医师并启动相应方案	造影剂过敏需要在手术前做好准备工作
	注意患者是否服用二甲双胍	二甲双胍可引起或加重肾功能衰竭

（续表）

诊断程序	护理措施	原理
CT	告知患者操作流程	减轻患者对检查的恐惧和忧虑
	如果使用造影剂则建立静脉通路	造影剂的使用
MRI	告知患者操作过程，包括患者必须保持不动所需的时间和检查仪器的封闭特性	幽闭恐怖症是常见的。患者可能需要镇静以减轻对检查的恐惧和忧虑
	开始静脉注射镇静剂或造影剂	使用造影剂和(或)镇静剂
	如果需要镇静，患者需要禁食	防止恶心
	MRI 检查形式	患者的安全与金属植入物有关
脑血管造影	知情同意 回顾实验室检查，特别是凝血功能 检查患者的药物，包括华法林；检查前确定患者已停止服用至少 5 天，或遵医嘱停服 检查患者的过敏情况，包括对造影剂的过敏，如果患者对造影剂过敏，告知医师 告知患者操作流程，包括在检查中使用镇静剂 术后适当禁食 术后让患者卧床休息大约 4 小时，或遵医嘱 遵医嘱进行神经学评估，或按医院常规 鼓励液体摄入 观察注射部位是否有血肿、出血、淤青或发红	脑血管造影应与开放手术一样谨慎
	观察造影肢体的足背动脉搏动、肢体颜色及毛细血管充盈情况；记录观察结果，如有异常应报告	穿刺部位出血或血肿 腹膜后出血的可能
	遵医嘱服用减轻头痛或不适的药物	
使用造影剂的诊断检查	测试前，确定患者对造影剂(或碘)不过敏。如果患者对上述任何一种过敏，请立即通知医师或放射科医师	

(续表)

诊断程序	护理措施	原理
	如果患者已知或怀疑对造影剂过敏，请按照医院规定进行准备 监测患者有无过敏反应迹象（如恶心、呕吐、潮红、皮疹、发汗、过敏反应）	
	检查 BUN 和肌酐	监测肾功能
	在使用造影剂后的规定天数内，不要给予二甲双胍	可能加重或引起肾衰

缩写：BUN，血尿素氮；GFR，肾小球滤过率；LP，腰椎穿刺。

本章旨在为接受神经放射检查或神经血管内介入治疗的患者提供床旁护理的基本参考。如需了解更多信息，本章末尾有推荐阅读，鼓励读者利用这些资源了解更多信息。

14.5.1 神经系统评估

- 意识水平
- 观察颅内压升高的迹象
- 血管造影后出现新的脑卒中症状（见第 8 章）
- 运动和感觉功能评估
- 脑神经评估
- 立即报告异常

14.5.2 呼吸评估

- 呼吸道评估
- 监测呼吸频率和节律
- 适当时监测血氧饱和度
- 将呼吸系统评估结果与神经系统评估结果以及伴随的创伤或合并症相关联

14.5.3 心血管评估

- 确定计划进行 MRI 检查患者的心血管状态，因为磁体可能会干扰患者的起搏器

- 调节可能与 MRI 不兼容的抗心律失常或血管加压药物的输液泵
- 观察血管造影的腹股沟伤口穿刺部位是否有血肿、淤血或出血
- 观察血管造影穿刺部位下肢的远端循环，包括评估足背动脉搏动、温度、毛细血管回流和肤色
- 将心血管评估结果与神经学评估结果相关联

14.5.4 疼痛管理

- 使用疼痛量表和非语言提示评估疼痛程度
- 酌情用药
- 鼓励患者在做 LP、脊髓造影或血管造影后保持平卧
- 鼓励“水化”
- 报告随体位改变而加重的头痛（站立或抬高床头）

14.5.5 患者与家庭健康宣教

- 宣教患者和家属以下内容：
  - 检查所需时间
  - 检查后患者是否需要禁食，需要禁食多久
  - 检查后的活动限制
- 确定患者的过敏史，特别是对碘或贝类的过敏（造影剂过敏）
- 如果患者要接受造影剂或任何抗血小板或抗凝血药物，请检查患者的药物，尤其是二甲双胍（框 14.12）
- 告知家属影像科的位置和预计检查时间
- 对接受 MRI 检查的患者进行金属筛查

框 14.12 手术前、术中和术后可能使用的抗血小板药物

- 阿司匹林
- 氯吡格雷
- 普拉格雷
- 噻氯匹定
- 阿昔单抗
- 替罗非班
- 阿司匹林/双嘧达莫
- 双嘧达莫

- 出院宣教
  - 动脉瘤栓塞(附录 B19)
  - 椎体后凸成形术(附录 B20)
  - 椎体成形术(附录 B21)

14.5.6 协作管理

可能需要不同的专业人员帮助支持神经血管内介入治疗患者，这些专业人员可能包括以下内容：

- 护理学
- 神经放射学、神经血管外科、神经介入放射学
- 神经外科原发性疾病(如肿瘤、动脉瘤、AVM、脊椎疾病)的神经外科治疗
- 特定疾病相关科室(如脑卒中、神经肿瘤学、肿瘤内科学)
- 专业治疗
  - 物理治疗
  - 职业治疗
  - 语言治疗
- 理疗师(康复)
- 疼痛管理
- 病例管理和社会工作

(陈蓓妮　任学芳译，倪伟审校)

推荐阅读

[1] Bader MK, Littlejohns LR. AANN Core Curriculum for Neuroscience Nursing. St. Louis, MO: Saunders; 2010

[2] Benjamin I, Griggs RC, Wing EJ, Fitz G. Andreoli and Carpenter's Cecil Essentials of Medicine. 9th ed. St. Louis, MO: Saunders; 2015.

[3] Brenner DJ, Hall EJ. Computed tomography — an increasing source of radiation exposure. N Engl J Med. 2007;357(22): 2277 - 2284

[4] Castillo M. Myelography. Neuroradiology Companion: Methods, Guidelines, and Imaging Fundamentals. Philadelphia, PA: Lippincott Williams & Wilkins; 2012

[5] Destrebecq A, Terzoni S, Sala E. Post-lumbar puncture headache: a review of issues for nursing practice. J Neurosci Nurs. 2014;46(3): 180 - 186

[6] Fenton DS, Czervionke LF. Image-guided Spine Intervention. 2nd ed. New York: Springer; 2010.

[7] Greenberg MS. Handbook of Neurosurgery. New York, NY: Thieme; 2010

[8] Harris C. Neuromonitoring indications and utility in the intensive care unit. Crit Care Nurse. 2014;34(3): 30 - 39, quiz 40

[9] Hickey JV. Diagnostics for patients with neurological disorders. In Hickey JV, ed. The Clinical Practice of Neurological and Neurosurgical Nursing, 7th ed. Philadelphia, PA: Lippincott Williams & Wilkins; 2014

[10] Illescas FF, Baker ME, McCann R, Cohan RH, Silverman PM, Dunnick NR. CT evaluation of retroperitoneal hemorrhage associated with femoral arteriography. AJR Am J Roentgenol. 1986;146(6): 1289 - 1292
[11] Jones RW, Littlejohns LR. Hydrocephalus. In: Bader MK, Littlejohns LR, eds. AANN Core Curriculum for Neuroscience Nursing. 4th ed. St. Louis, MO: Saunders; 2004
[12] Lundén M, Lundgren SM, Persson LO, Lepp M. Patients' experiences and feelings before undergoing peripheral percutaneous transluminal angioplasty. J Vasc Nurs. 2013;31(4): 158 - 164
[13] Marks MP, Do HM. Endovascular and Percutaneous Therapy of the Brain and Spine. Philadelphia, PA: Lippincott Williams and Wilkins; 2002
[14] Nadgir R, Yousem DM. Neuroradiology: The Requisites. 4th ed. Amsterdam, Netherlands: Elsevier; 2016
[15] Sartor K. Diagnostic and Interventional Neuroradiology. New York, NY: Thieme; 2002
[16] Weissleder R, Wittenberg J, Harisinghani M, Chen JW. Primer of Diagnostic Imaging. St. Louis, MO: Mosby; 2011

15　神经外科手术治疗

Neurosurgical Interventions

Nancy White，Tammy Tyree，Joseph M. Zabramski

【摘要】 神经外科是一个快速发展的领域，包括大脑和脊柱外科。神经外科手术患者的护理包括术前护理，如术前准备；术中护理，如手术体位摆放和术中监测；术后护理，如预防并发症和控制疼痛。了解术中患者的体位以及手术入路将有助于护士做好术后护理，并预防潜在的并发症。

【关键词】 开颅术；重症监护室；患者体位；麻醉恢复室；脊柱手术；手术入路

15.1　概述

尽管该领域近期取得了很大的进展，但对神经外科手术后的预期仍然是患者和家庭焦虑的主要来源。本章描述了神经疾病患者常见的几种神经外科手术，也是前几个章节所讨论的疾病的可选治疗方式。

神经外科手术患者的护理可能涉及术前护理、术中护理、术后护理和潜在并发症护理。本章有一个节段介绍了术中护理（包含患者体位的摆放、皮肤损伤的预防和各种手术入路的介绍等），可供手术室护士或对手术室感兴趣的人参阅。神经外科手术通常分为两大类：脑外科手术和脊柱外科手术。

15.2　脑外科手术

本章节描述多种脑外科手术，将使用标准术语，包括夹闭/闭塞、清创、减容、减压、疏通、切开、置换和切除等。

开颅手术是指手术打开颅骨进入颅内。通常是为了清除占位性病变（如血液、感染或肿瘤）或治疗血管异常（框 15.1）。虽然开颅手术是许多脑外科手术的基本组成部分，但并非所有的脑外科手术都需要开颅手术。

框 15.1 开颅手术适应证

- 肿瘤
- 血肿
- 感染/脓肿
- 血管畸形手术
    - 动脉瘤夹闭
    - 动静脉畸形切除
    - 血管重建手术(即旁路手术)
- 减压术
- 脑积水
- 癫痫

15.2.1 开颅术

开颅术的分类

开颅术分为幕上和幕下。另见第 1 章(图 15.1)。

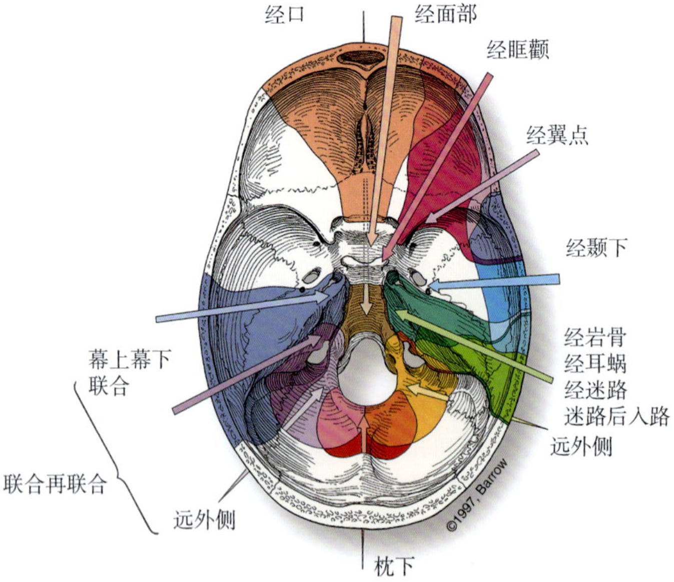

图 15.1 开颅术的方法(经 Barrow Neurological Institute, Phoenix, AZ 许可使用)

- 幕上指小脑幕以上的区域
- 幕下是指小脑幕以下的区域

常见开颅术语

活检

- 手术切取组织样本，以建立诊断
- 用于诊断脑肿瘤、感染或退行性疾病

钻孔

- 用磨钻在头骨上钻小孔，以进入硬膜下空间（图 15.2）
- 侵入性最小的开颅方式
- 常用于引流慢性硬膜下血肿（见第 9 章）
- 紧急情况下用于危及生命的脑疝综合征患者的 CSF 引流
- 用于开颅术前暂时性的颅内减压

颅骨切除

- 移除颅骨的一部分（移除的部分称为骨瓣）
- 缓解严重的脑肿胀
- 去除感染的骨头
- 在颅骨切除术中，骨瓣不会立即重置

颅骨修补术

- 修复颅骨缺损（来自创伤、畸形或颅骨切除术）

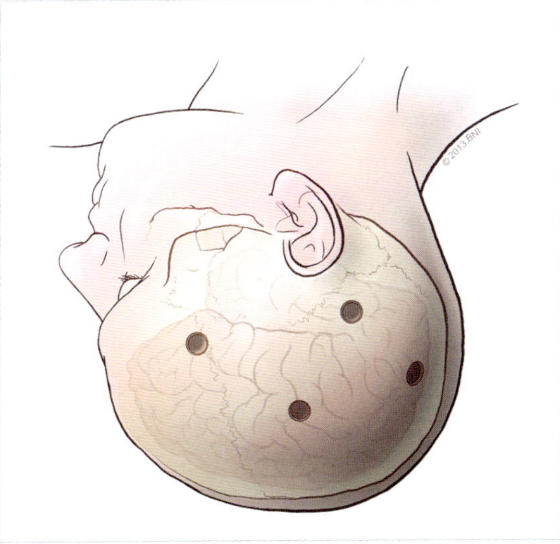

图 15.2 钻孔

第4部分

- 恢复头骨的轮廓和完整性
- 骨瓣重置——通常在颅骨切除术后数周或数月后进行
- 重置或修复的时机取决于最初去除骨瓣的原因

颅骨半切除术

- 去除部分或一半的头骨
- 可作为持续性颅内高压难以保守治疗患者的积极治疗选择
- 可能会降低非优势半球脑卒中患者的死亡率

显微外科

- 指任何借助术中显微镜或放大镜的手术(图 15.3)
- 放大手术区域,增强小型或难以看到的结构的可视性

导航系统

- 用于图像引导或立体定向手术
- 为神经外科医师通过提供三维坐标来确定病变的确切位置

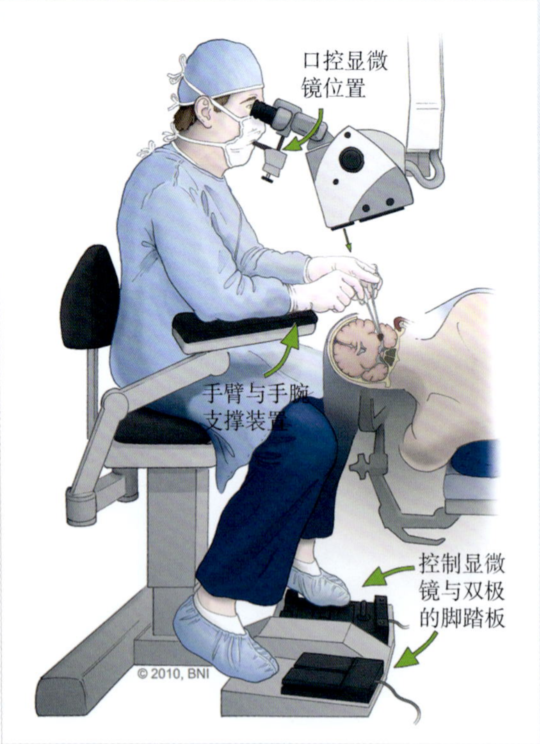

图 15.3　显微外科

- 计划进行此类手术的患者将接受术前立体定向 MRI 或 CT。另见第 14 章
- 将这些术前图像加载到导航系统计算机中，该计算机在术中生成大脑的三维地形图

15.2.2 其他类型的脑部手术

杏仁核海马切除术

- 手术中断癫痫发作通路
- 药物难治性颞叶癫痫的常见治疗
- 通常适用于抗癫痫药物治疗无效的患者。另见第 6 章

深部脑刺激

- 将刺激器植入大脑的目标区域(图 15.4)
- 用于治疗癫痫、帕金森病和一些慢性疼痛综合征

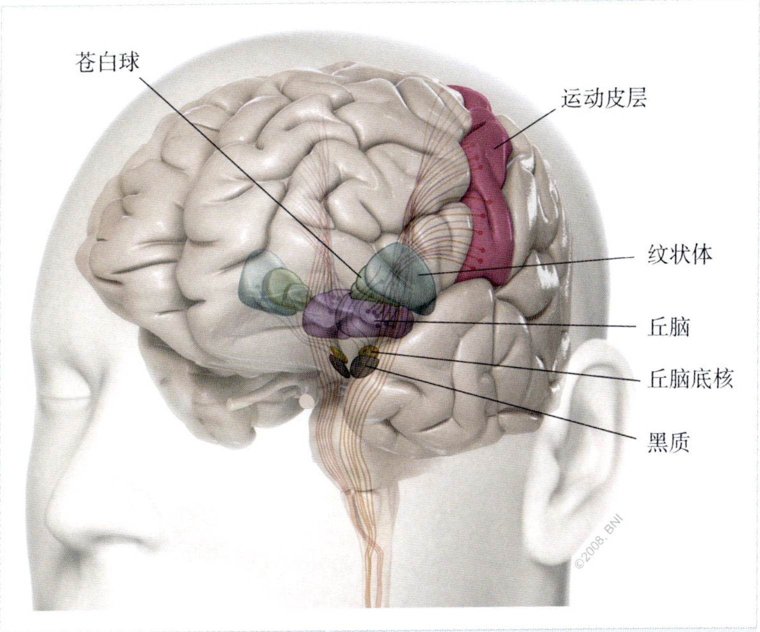

图 15.4 针对深部脑刺激的常见解剖结构

第4部分

微血管减压

- 旨在缓解脑神经压力，最常受累的脑神经有 CNⅤ、CNⅦ、CNⅨ、CNⅩ 和 CNⅪ
- 血管搏动压迫脑神经可导致一系列情况，包括三叉神经痛、一侧面部痉挛和舌咽神经痛等
- 显微镜或内镜用于识别和重新定位血管，或在血管和受压神经之间放置衬垫(如特氟龙或棉)(图 15.5)

血管重建术

- 包括直接和间接手术(图 15.6)

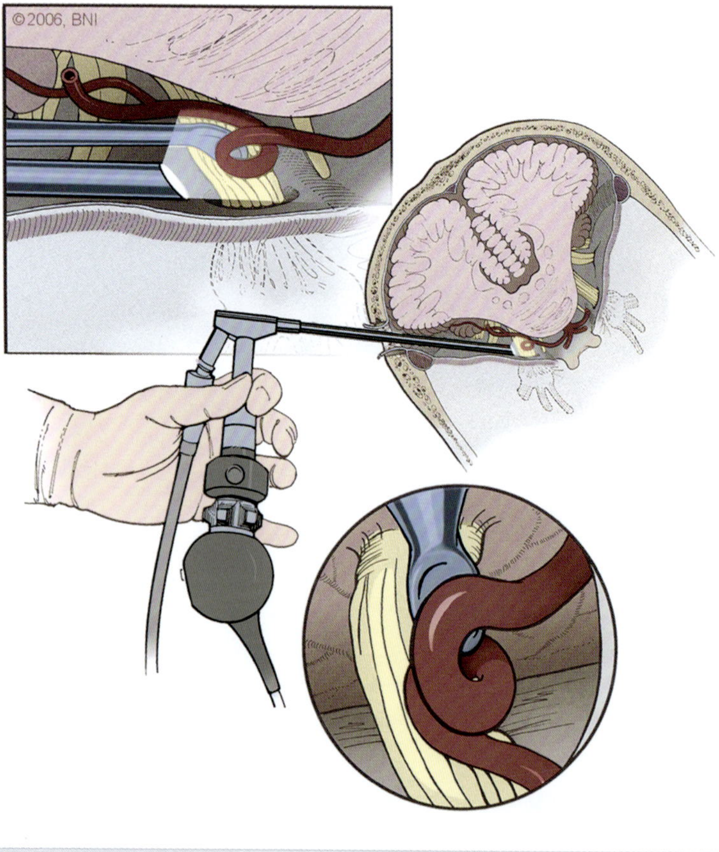

图 15.5　微血管减压术

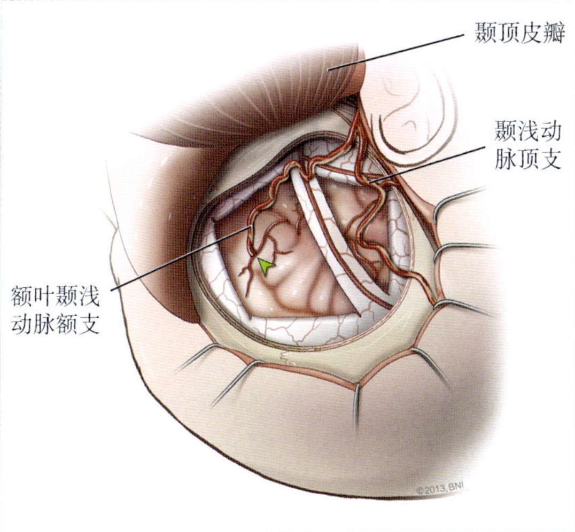

图 15.6 联合直接(箭头)和间接旁路手术

- 动脉搭桥是直接搭桥的一个例子
- 颞肌贴敷是间接搭桥的一个例子

- 用于治疗某些脑血管疾病(如烟雾病)或颅底肿瘤

脑室腹腔分流术,腰椎穿刺术,脑室心房分流术

- 放置分流装置将多余的 CSF 从脑室系统分流
- 用于治疗脑积水或良性颅内高压(即假性脑肿瘤)(见第 4 章)

15.3 脊柱手术

脊柱手术的适应证可能包括正常的退行性变过程或创伤事件(框 15.2)。详见第 11 章和第 12 章。

第4部分

框 15.2 脊柱手术适应证

- 脓肿
- 退行性椎间盘疾病
- 椎间盘突出症
- 脊柱后凸
- 脊髓病变
- 神经根病变
- 脊柱不稳

- 脊椎滑脱
- 脊柱峡部裂
- 脊柱强直
- 狭窄
- 肿瘤
- 血管病变

15.3.1 脊柱手术的常见类型

腰椎前路椎间融合

- 取出椎间盘，然后在两个椎体之间放置笼状融合器
- 笼状融合器装有自体骨和（或）异体骨（框 15.3）
- 手术可结合后路腰椎融合术来稳定脊柱

框 15.3　植入物类型

- 自体骨移植：指从患者自身获取的骨头（如骨盆的髂骨）
- 同种异体骨：指使用尸体骨或合成材料

椎间盘切除术

- 切除和移除椎间盘组织或整个突出的椎间盘（图 15.7）
- 在显微椎间盘切除术中，外科医师使用显微镜或用放大镜观察手术区域并取出椎间盘组织

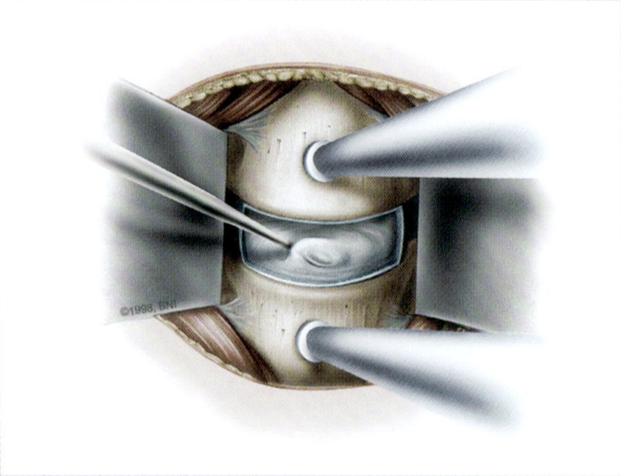

图 15.7　颈椎前路椎间盘切除术

融合

- 在脊柱的特定区域添加骨[同种异体骨和(或)自体骨],可以使用或不使用笼式装置(图 15.8)
- 促进骨骼间的骨化和凝固
- 限制该脊柱水平的活动范围,从而减少疼痛

棘突间处理装置

- 装置放置在腰椎棘突之间,使脊柱处于略微弯曲的位置,从而使椎管和神经根孔变宽
- 椎板切除术是治疗腰椎管狭窄症的另一种选择

椎板切除术

- 也称为开放减压术
- 去除棘突和双侧椎板(图 15.9)
- 用于治疗椎管狭窄和椎间孔狭窄,通常涉及多个脊椎水平

椎板切开术

- 椎板打开以减轻对神经根或椎管的压力
- 用于治疗单节段椎管狭窄,通常为单侧

椎弓根螺钉棒

- 通过椎弓根将螺钉置入融合的连续脊柱节段的椎体中(一次可

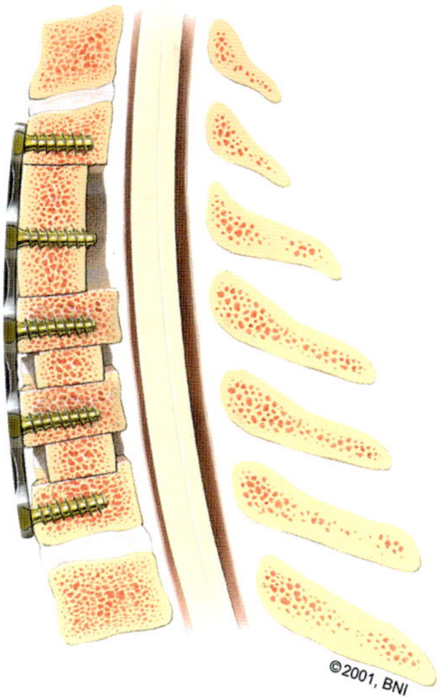

图 15.8　颈椎融合

融合两个或更多节段)

- 螺钉固定在杆上,防止融合段的运动(图 15.10)

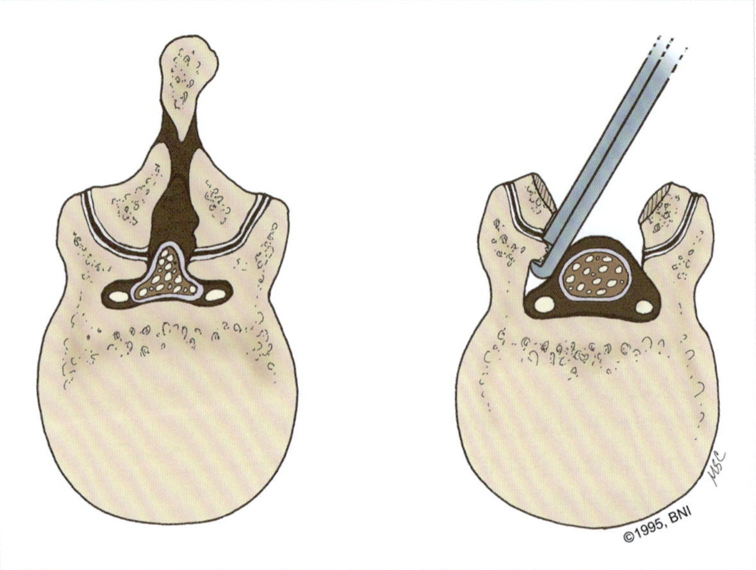

图 15.9 椎板切除术

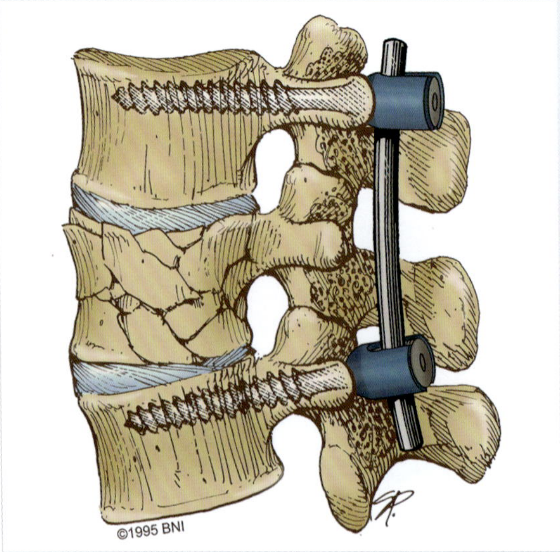

图 15.10 椎弓根螺钉棒

钢板

- 在颈前入路显微椎间盘切除术和椎体间融合器置入的手术过程中最常见(图 15.11)
- 减少运动,固定融合装置,并提供额外的稳定性,直到融合完成
- 防止融合器前后移动

腰椎后路椎间融合

- 椎间盘切除术后,将含有自体骨和(或)异体骨的笼式装置插入椎间盘空间(图 15.12)
- 期望的结果为生物反应:两个椎骨之间的骨性融合,防止在该节段移位

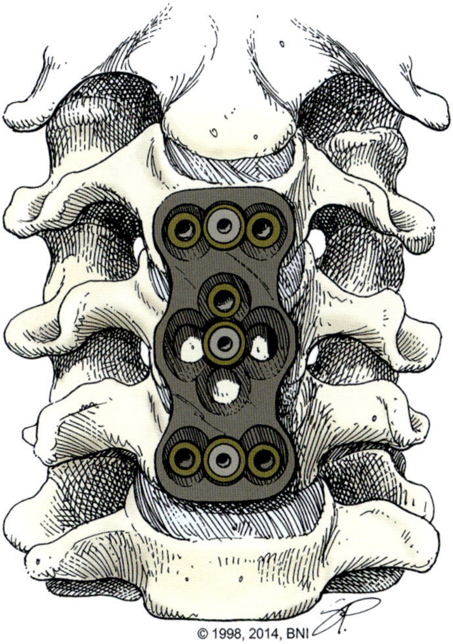

图 15.11 颈椎前路钢板

15.4 术前护理

对于择期手术患者,护理团队会用几天或几周的时间来完成术前准备以确保最佳手术效果。然而,对于急诊手术或住院期间的手术,就没有太多时间来准备。无论何种情况下,一些术前准备措施都是必

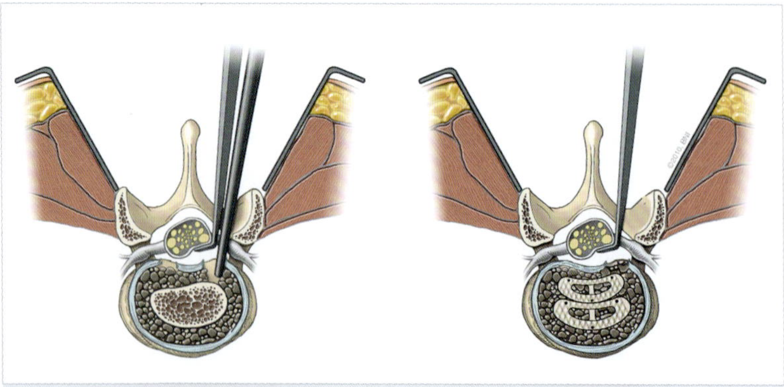

图 15.12　腰椎后路椎间融合

须的，包括：

- 医疗评估确认（如患者的状况是否稳定，是否可以进行手术）
- 检查当前用药
- 手术前停用某些药物，特别是抗凝剂，如氯吡格雷、华法林和阿司匹林（框 15.4）
- 实验室检查（表 15.1）

框 15.4　临床警示：抗凝/抗血小板药物

- 使用抗血小板药物或华法林的患者术前需根据手术医师的要求停药。术前实验室检查包括 CBC 和凝血功能，使用抗血小板药物的患者需进行血小板聚集试验。有任何异常化验结果需立即通知手术医师。

表 15.1　术前实验室检查项目及正常值表

检查项目	正常值
CBC	
血红蛋白	129～161 g/L
血细胞比容	37.7～51.3%
白细胞	3.6～11.1/μL
血小板	$(150 \sim 450) \times 10^3/\mu L$

（续表）

检查项目	正常值
BMP	
钠	135～145 mmol/L
钾	3.6～5.3 mmol/L
BUN	6～7.5 mmol/L(8～25 mg/dL)
血肌酐	41～73 μmol/L(0.65～1.25 mg/dL)
葡萄糖	3.9～5.8 mmol/L(65～99 mg/dL)
凝血功能	
凝血酶原时间	9.3～12.9 s
PTT	21～31 s
INR	0.8～1.2
TEG	55～73 mm
血小板抑制测定	取决于医师的偏好和要进行的手术类型

缩写：BMP，基本代谢谱；BUN，血尿素氮；CBC，全血细胞计数；INR，国际标准化比率；PTT，部分凝血活酶时间；TEG，血栓弹力图。
注：每个实验室/机构的正常实验室值略有不同。

  ○ 凝血功能
  ○ CBC
  ○ 电解质
  ○ 必要时妊娠检查
  ○ 如果患者服用氯吡格雷，则必须进行血小板聚集试验和氯吡格雷抑制试验，以评估血小板功能（框 15.5）
  ○ 血型筛查或交叉配血（如果患者愿意，并且时间允许，自体献血可用于多节段的脊柱手术）
- 知情同意
- 预先指示
- 术前、术中和术后患者和家属宣教
- 某些肿瘤切除病例可能需要 MRI 或 CT 进行术中导航

框 15.5 凝血异常术前处理

凝血性疾病必须在手术前纠正

- 血小板功能障碍
  - 患者服用的药物(如阿司匹林或氯吡格雷)可导致血小板功能障碍。血小板计数可正常,但血小板功能改变
  - 患者可能需要输注血小板,改善血小板凝血功能
  - 可根据需要在术前、术中和(或)术后输注血小板
- 血小板减少症
  - 血小板计数低的患者可术前输注血小板,必要时术中和(或)术后再输注
- INR 升高
  - 华法林治疗 INR 升高的患者可使用维生素 K,新鲜冷冻血浆或两者联合治疗
  - 维生素 K 首选口服
    - 口服维生素 K 可能比皮下注射维生素 K 更有效地纠正过度抗凝
    - 静脉注射维生素 K 可出现过敏反应
- 出血预防
  - 氨甲环酸
    - 氨甲环酸抑制多个纤溶酶原结合位点,减少纤维蛋白溶解和纤溶酶的形成
- PTT 延长
  - 接受肝素治疗 PTT 延长的患者需要用硫酸鱼精蛋白对抗治疗

15.4.1 患者及家庭教育

对于所有紧急手术和择期手术,教育和帮助患者和家属至关重要。宣教的重要信息包括:手术类型(如手术同意书所列),包括手术入路和计划切口面积。

- 手术室和家属等候区的位置
- 预期的手术时长
- 恢复室的位置和预期的住院时长
- 出恢复室后转普通病房的安排
- ICU 信息
  - 探视时间
  - 限制(例如,是否允许孩子探视,可接受的访客数量)
  - ICU 刺激源(噪音、警报、评估频率的增加)
  - 若条件允许可告知预期的 ICU 住院时长

15.4.2 知情同意

偶尔会要求护士协助获得手术的知情同意。在医师与患者和(或)家属讨论以下内容后,应获得知情同意:

- 建议某种手术的原因
- 任何一种替代治疗方法
- 手术的潜在后果/风险
- 上述手术的潜在后果/风险

患者应签署知情同意书。如果患者的医疗状况使患者无法签署,则可以要求代理委托人(通常是近亲或医疗授权书)签署知情同意书。

重要的是回答了所有问题,并且患者和(或)家属知晓了关于手术的全面信息。知情同意书必须包括以下详细信息:

- 患者的全名
- 主治医师的全名
- 完整描述手术的名称,包括部位(左侧或右侧),并全拼每个单词。知情同意书不允许使用缩略语

15.4.3 预先指示

预先指示是个性化的法律文件,用于定义和澄清患者对医疗和临终相关事宜的愿望。这些文件指导具体护理措施。如果患者无法参与有关他或她自己的医疗决定,则应参考预先指示来确定下一步治疗措施。理想情况下,这些表格在入院前完成,但也可在入院过程中、住院期间或手术前完成。确保将患者的预先指示纳入病史是术前护理的重要组成部分。

医疗委托代理人

- 医疗委托代理人是指在患者无法自己做出医疗决定时代为做出医疗决定的人员

生前遗嘱

- 生前遗嘱是一份文件,说明患者在生命结束时接受或不希望接受的治疗
- 只有在需要延长生命的医疗和患者无法自言自语的情况下才适用

15.4.4 术前护理核对清单

在手术前，护士应检查以下清单，以确保患者做好准备。各机构的政策和流程可能有所不同。这个术前护理清单也可以见附录 C。

- 知情同意
  - 手术知情同意
  - 输血知情同意
  - 麻醉知情同意
- 术前宣教
  - 关于手术方式的患者和家庭宣教、预期的手术时间和预期的结果
- 既往史和体格检查
- 过敏史，包括过敏反应
- 按要求进行实验室测试。这些可能包括以下内容：
  - CBC
  - 凝血功能
  - 尿液分析
  - 配血试验
    - 血型
    - 交叉配血试验
    - 备血量
    - 必要时进行妊娠试验
  - 综合代谢谱或基本代谢谱
- 心电图
- 胸部拍片
- 既往病历（如果有）
- 遵医嘱准备其他特别措施
- 身份确认手腕带
- 遵医嘱禁食禁水
- 取下内衣
- 取下别针、梳子、假发、发夹和假睫毛等
- 取下首饰、手表等饰品，记录去向（例如，交给指定家属）戒指若不能取下，用胶带缠住
- 去除假牙，并装入贴标签的容器内
- 移除假体，并记录去向。假体可能包括以下内容：

  - 义眼(若手术入路需要需摘除)
  - 隐形眼镜
  - 眼镜
  - 助听器
  - 假肢
  - 其他
- 病历及身份识别标签
- 汇总患者重要信息的病案首页或汇总单
- 预防 DVT 的措施
  - 若无禁忌,使用下肢加压泵或防血栓弹力袜
- 记录最后一次小便或放置导尿管的时间
- 遵守必要的隔离预防措施
- 药物使用记录单
  - 术前给予的药物清单,记录药物/剂量/时间
- 最后一剂 β 受体阻滞剂的时间(如适用)
  - 对于在家接受 β 受体阻滞剂治疗的患者,β 受体阻滞剂必须在手术前 24 小时内或围手术期内给药(术后直接进入 ICU 的患者在手术结束后 6 小时内)
    - 记录术前 24 小时内是否给予 β 受体阻滞剂
    - 记录手术前是否使用 β 受体阻滞剂
- 安全
  - 拉床栏
  - 触手可及的呼叫器
- 生命体征,包括以下内容:
  - 血压
  - 温度
  - 脉搏
  - 呼吸频率
  - 血氧饱和度
- 手术室和术后康复室护士的特殊意见和注意事项
- 沟通患者存在的缺陷
  - 视力
  - 运动
  - 听力
  - 言语

  - 其他
- 测量患者的身高和体重
- 床边测试血糖水平(糖尿病或类固醇治疗患者)
  - 记录最后一剂胰岛素或口服降糖药使用情况
    - 包括类型和数量
- 手术前一晚或手术当天
  - 术前淋浴/洗头(最好用氯己定)

15.5 术中护理

15.5.1 患者体位

有效的患者体位应该为神经外科医师提供理想的手术暴露,保持足够的脑循环,促进最佳的心血管、血液动力学和呼吸功能,并防止与体位有关的损伤。

虽然这听起来微不足道,但不能忽视精确的患者体位,因为它可以防止显著的术前、术中和术后并发症,并有助于神经外科患者的手术效果。在患者进入手术室前准备好正确的体位装置是防止体位相关损伤的有效方法。本节介绍三个常用于大脑和脊柱手术的体位(仰卧、俯卧和侧卧),并涵盖这些体位的一些变化。

15.5.2 手术方法: 适应证、关注点和影响

开颅手术: 仰卧位

- 头部位置由外科医师的偏好决定,但最常见的位置如下:
  - Mayfield 三点式头部固定器
  - 马蹄形头枕
  - 凝胶或泡沫头圈
- 右臂包裹一周放置在搁手架上,并用约束带或 3.6 cm(3in)宽的胶带包裹在患者一侧,将整个躯干、手臂和手术台包裹在患者一侧三次(图 15.13)。保护好手腕和手指,以及正中神经、尺神经和桡神经。
- 左臂放在搁手架或软垫臂板上作为麻醉通路
- 膝盖下垫枕头
- 脚踝和膝盖之间垫泡沫垫
- 下背部脊柱前凸曲线下垫小毛巾

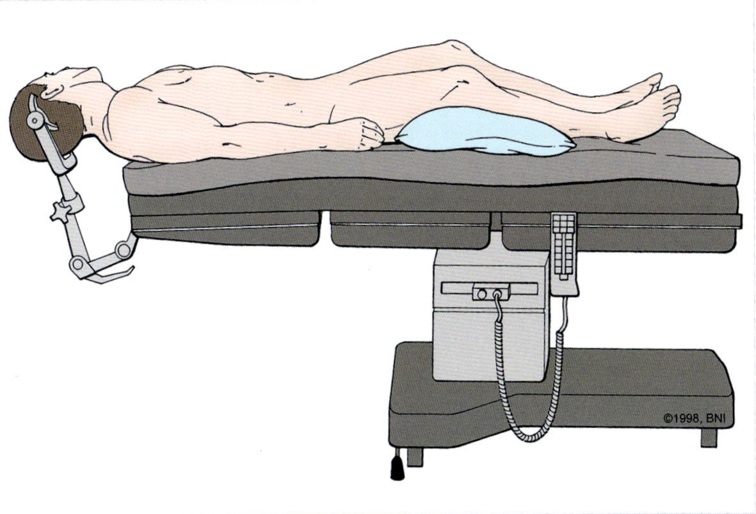

图 15.13 开颅手术仰卧位

- 约束带环绕大腿

额叶/双额入路

这种方法通过前额,可以进入大脑的额叶(图 15.14)。此入路的患者通常将头部置于正中位置。

适应证

- 脓肿
- 动脉瘤
- 脑脊液漏
- 额叶肿瘤
- 脑内血肿
- 额窦病变
- 恶性颅内高压
- 嗅沟病变
- 矢状旁脑膜瘤
- 鞍区肿瘤,包括颅咽管瘤和蝶窦脑膜瘤
- 第三脑室或下丘脑的肿瘤/病变

常见的外科术式

- 双额叶减压颅骨切除术

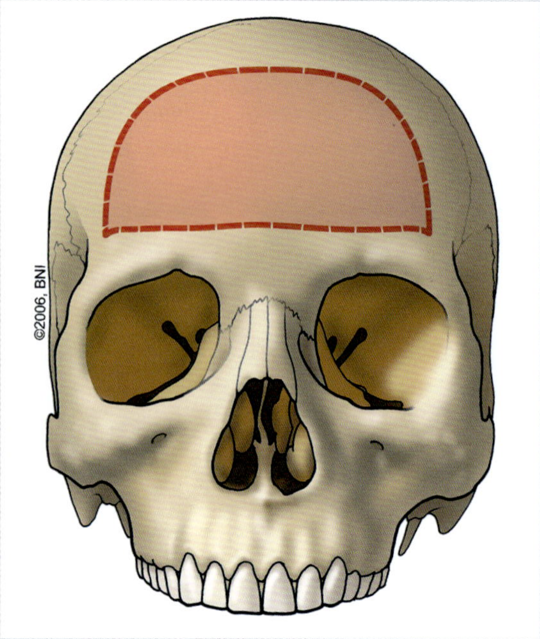

图 15.14 双额开颅手术

- 内镜第三脑室造瘘术
- 放置深部脑刺激器的钻孔术
- 导航下内镜囊肿开窗术
- 经眶内镜下肿瘤切除术
- 组织活检，减积和（或）肿瘤切除的额部开颅术

术后护理问题

- 矢状窦损伤
- 静脉梗死
- 止血不足引起的血肿
- 脑脊液漏（额窦）
- 大脑前动脉损伤
- 皮肤切口过长损伤面上神经分支
- 癫痫发作
- 切口水肿
- 行为改变（例如，失去控制、定向障碍）

额颞入路

这种入路有助于进入大脑的额叶和颞叶。

适应证

- 大多数颈内动脉瘤
- 前颅窝、中颅窝、额叶或颞叶肿瘤
- 鞍上病变
- 涉及中脑前部的病变

常见的外科术式

- 经翼点开颅术(图 15.15)
- 经眶颧开颅术(图 15.16)
  - 径直进入
  - 稍作改良
  - 微创

术后护理问题

- 眼眶或眶周水肿和瘀斑
- 眼眶肌肉痉挛(部分眼肌麻痹)
- 视神经压迫(失明)
- 额神经损伤(同侧前额麻痹)
- 血肿
- 脑脊液漏

顶叶入路

顶叶入路允许进入大脑的顶叶(图 15.17)。

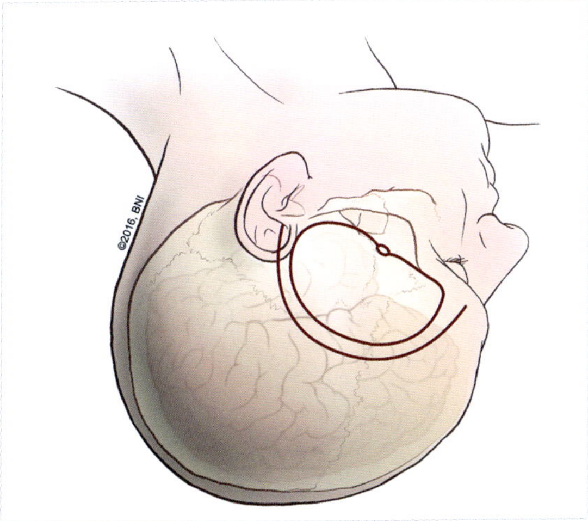

图 15.15　翼点开颅术

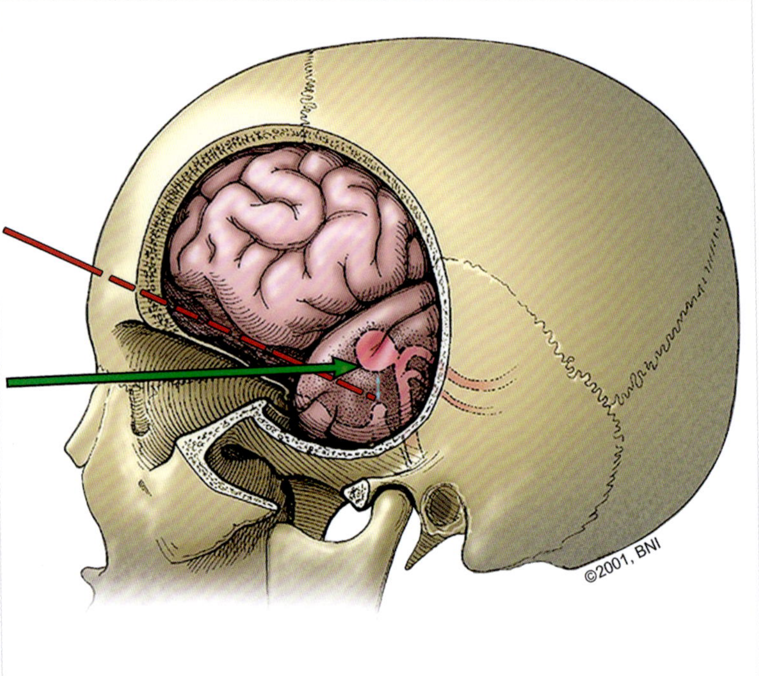

图 15. 16　眶颧开颅术

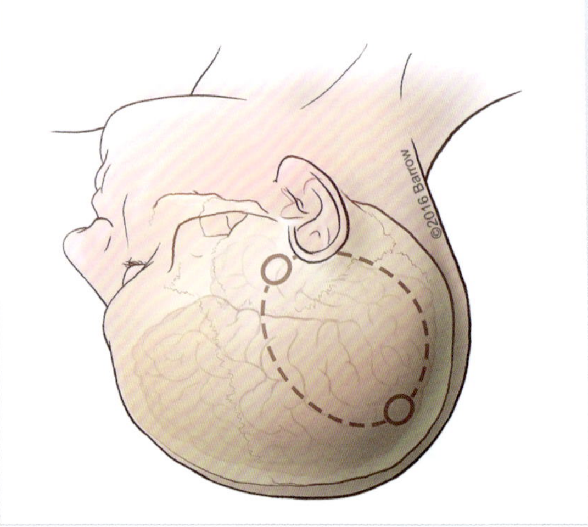

图 15. 17　顶叶入路

适应证

- 肿瘤、血管病变、感染或顶叶出血
- 上矢状窦周围的肿瘤或病变

常见的外科术式

- 双顶开颅术(用于上矢状窦周围的肿瘤或病变)
- 顶叶上入路

术后护理问题

- 术中损伤上矢状窦
- 与止血不足有关的血肿
- 脑梗死(静脉或动脉)

术后护理要点

- 运动和感官功能检查
- 评估视力并与术前进行比较
- 评估癫痫发作情况,监测 AED 水平
- 评估语言功能(接受和表达语言)

颞部入路

这种入路可以进入大脑的颞叶(图 15.18)。

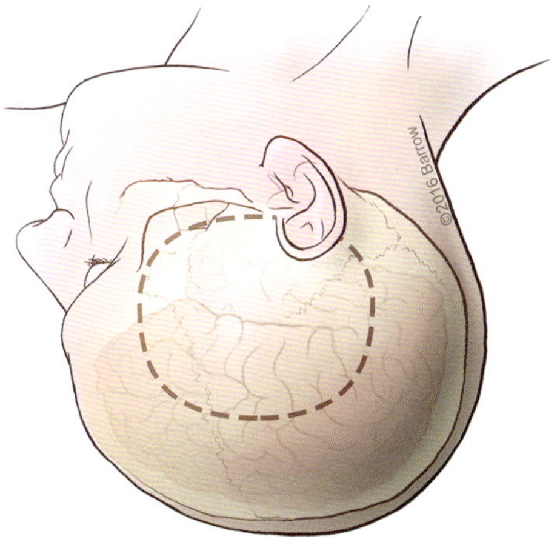

图 15.18 颞叶入路

适应证

- 癫痫发作监测或切除癫痫病灶

- 内侧或外侧颞叶肿瘤或动静脉畸形
- 颞叶血管病变

普通外科术式

- 前颞叶切除术
- 开颅术/大脑深部电极置入
- 去骨瓣减压术
- 选择性杏仁核-海马切除术

术后护理问题

- 语言或言语障碍,尤其是在左半球手术后
- 与术中头部体位相关的颈部疼痛
- 脑脊液漏
- 第三或第七对脑神经损伤
- 视野缺陷
- 偏瘫
- 癫痫发作
- 侧脑室颞角受挤压,导致颞叶钩回疝综合征

颞下入路(硬膜内或硬膜外)

颞下入路可进入颞叶后缘(图 15.19)

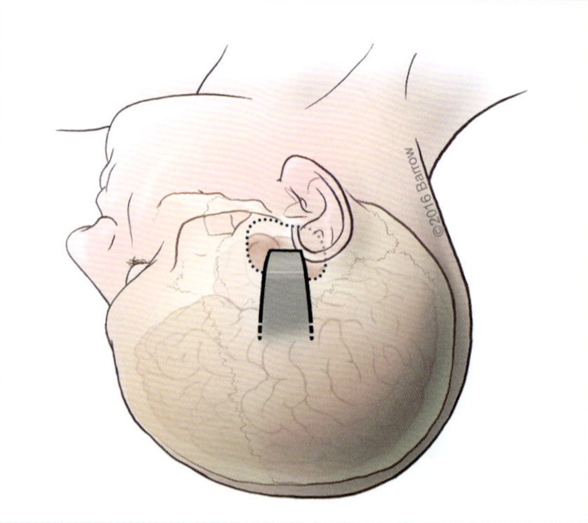

图 15.19 颞下入路

适应证

- 听神经瘤

- 大脑后动脉瘤
- 小脑/基底动脉上动脉瘤
- 海绵窦病变
- 复杂的大型或巨型基底动脉瘤

常见的外科术式

- 肿瘤切除
- 血肿清除
- 动脉瘤夹闭
- CN Ⅶ或 CN Ⅷ沿路肿瘤的中颅窝入路

术后护理问题

- 癫痫发作
- 脑脊液漏
- 颞叶水肿
- 脑卒中(可能由基底动脉分支损伤引起)
- 复视[可能由 CN Ⅲ和(或)CN Ⅳ损伤引起]
- 梗死(可能由静脉窦损伤引起)
- 面神经损伤
- 单侧眼干燥(可能由较大的上岩神经损伤引起)

进入颅底的颅面入路

颅面入路是指通过面部的各个部分进入大脑

适应证

- 鼻咽肿瘤
- 嗅沟肿瘤
- 颅底肿瘤
- 蝶窦肿块
- 鞍上肿瘤

常见的外科手术

- 唇内入路
- 眶上开颅术(也称为眉毛开颅术)
- 经面入路(1～6 级)(图 15.20)
- 经口方法
- 经蝶入路(图 15.21)

术后护理问题

- 脑脊液漏
- 感染(鼻旁窦操作的常见并发症)

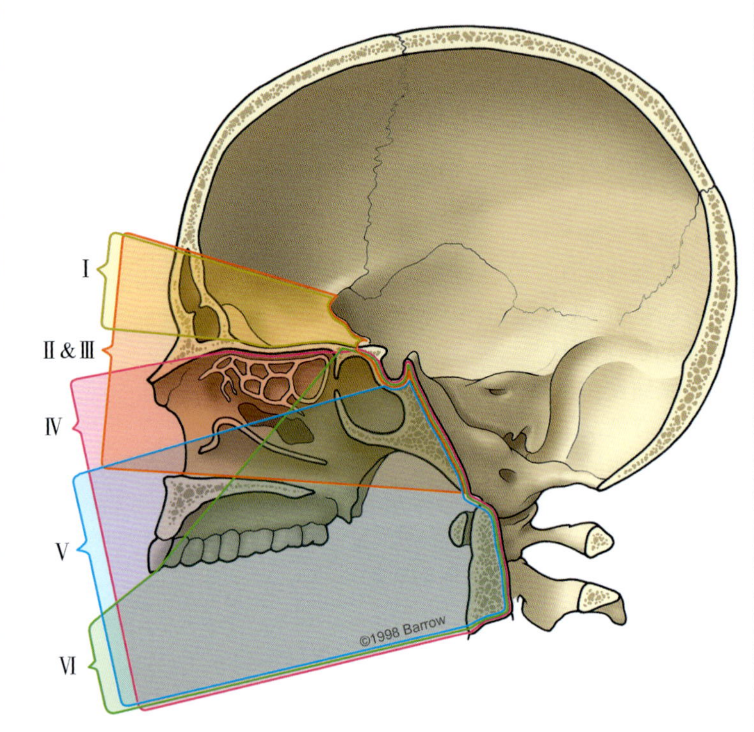

图 15.20 颅面入路层次

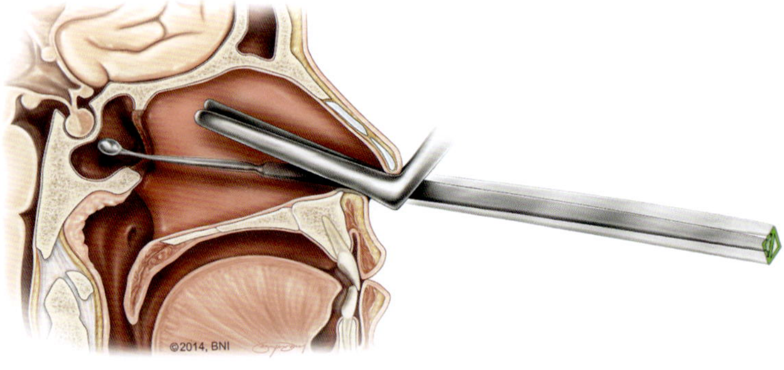

图 15.21 经蝶入路

- 伤口愈合，伤口感染
- 脑神经损伤
- 颈内动脉损伤
- 舌水肿(经口/经咽入路)
- 尿崩症，见第 7 章(表 7.5)
- 鼻腔填充(框 15.6)

框 15.6 经蝶手术

- 在经蝶手术中，切开硬脑膜并进入蝶窦。在硬脑膜上填塞一个脂肪垫以防止术后脑脊液漏
- 经蝶手术后，患者不应进行深呼吸、鼻/面部双相气道正压(bilevel positive airway pressure, BiPAP)或饮用吸管，因为这会增加脂肪垫移位的风险，并可能导致头颅积气和(或)脑脊液泄漏

半球间入路

大脑半球间入路是指通过颅骨顶部进入颅内(图 15.22)。

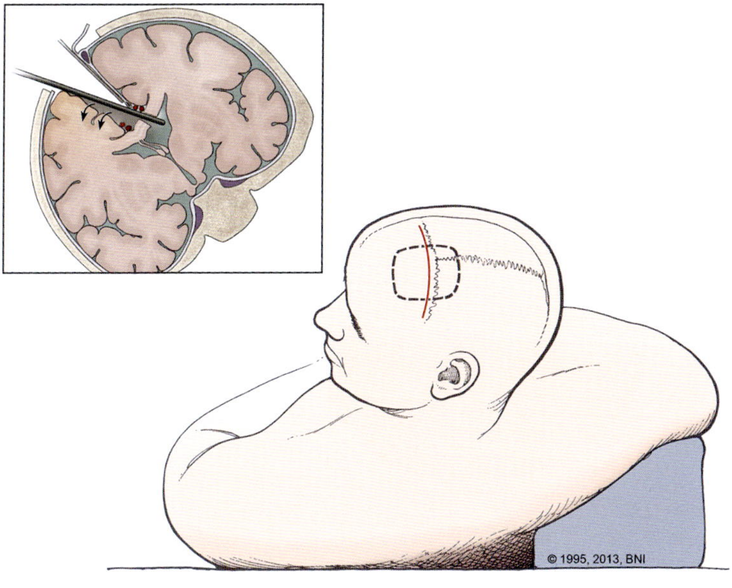

图 15.22 半球间入路

适应证

- 下丘脑肿瘤
- 侧脑室病变
- 第三脑室肿瘤

常见外科术式

- 胼胝体切开术
- 经胼胝体入路
- 穹窿入路

术后护理问题

- 术中矢状窦损伤
- 大脑前动脉损伤
- 脑积水

术后护理要点

- 脑室外引流护理
- 记忆缺陷

经岩骨入路

这种入路口在耳朵上方和后方的头骨(图 15.23)。

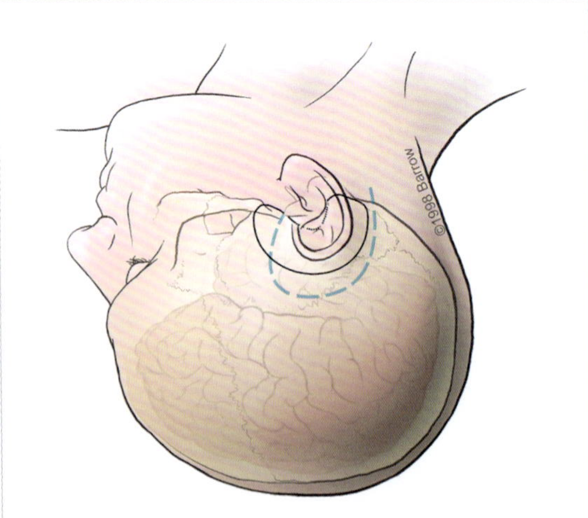

图 15.23　岩骨入路

适应证

- 听神经瘤
- 桥小脑角肿瘤(切除肿瘤以保留听力)

- 下基底动脉瘤
- 上、前或内侧后颅窝岩部脑膜瘤
- 三叉神经痛(这种方法允许进入 CN Ⅴ)
- 椎动脉瘤
- 眩晕(该方法允许进入 CN Ⅷ)

常见外科术式

- 乙状窦前入路
- 经耳蜗入路
- 迷路后入路
- 迷路入路(图 15.24)

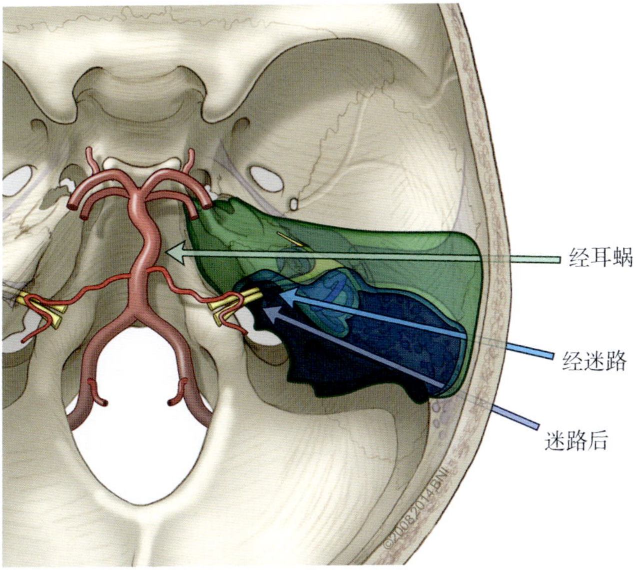

图 15.24　迷路入路

术后护理问题

- 脑脊液漏
  - 脑脊液漏是使用迷路入路手术的特别关注点,因此外科医师可以选择术后 24～48 小时放置引流管(框 15.7)
  - 脑脊液漏致脑膜炎

框 15.7　腰椎引流

- 腰椎穿刺引流术通过为脑脊液创造一条替代的引流路径来缓解或治疗脑脊液漏
  - 以下是腰椎穿刺引流的要点：
    - 需要知情同意
    - 在无菌条件下进行腰椎穿刺
    - 导管连接并固定在皮肤、传感器和引流袋上[对于室外引流(external ventricular drain，EVD)]
    - 遵医嘱将引流管放置在所需腰椎水平
    - 密切监测引流量，每小时记录一次
  - 腰椎穿刺引流管的处理与 EVD 相同。另见第 3 章
  - 腰椎穿刺引流患者应在 ICU

- 与术中头部体位相关的颈部疼痛
- CN Ⅶ或 CN Ⅷ损伤
- 脑干卒中(可能由动脉、静脉或窦阻塞引起)
- 与小脑水肿相关的共济失调

开颅术：俯卧位

- 使用 Mayfield 头架和手术床附件(图 15.25)

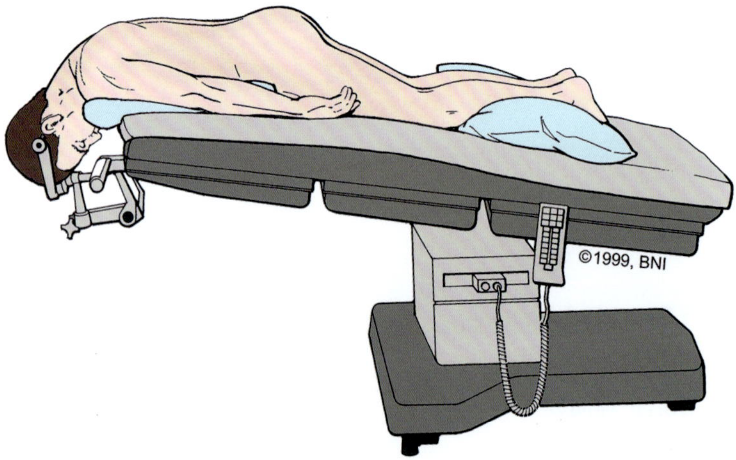

图 15.25　开颅术俯卧位

- 体位垫在患者下方滚动，与手术床平行。一个体位垫放置在腿部，另一张放置在胸部。胸部体位垫需要固定。
- 将牵引带放在一起并固定在患者背部。约束带或 7.6 cm(3 in)宽的胶带将患者和检查床围起来三圈
- 包裹手臂并塞进侧面，拇指朝下，放在胸部体位垫下
- 腹部不受压，防止硬膜外静脉压降低，减少术中出血
- 膝盖下垫泡沫垫
- 小腿下垫枕头，脚趾不受压
- 生殖器不受压
- 轻度反向头低位有助于静脉引流
- 大腿后部绕约束带

枕下/后颅窝入路

这种入路可进入后颅窝和枕骨底部(图 15.26)。

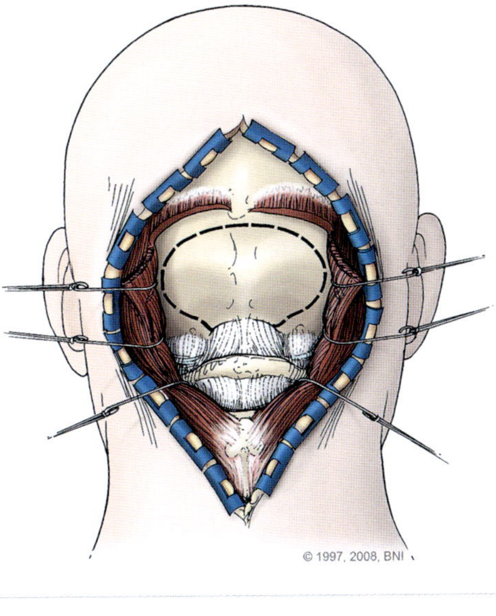

图 15.26 枕下/后颅窝入路

适应证

- 小脑或高位脊髓损伤/肿瘤/血肿
- Chiari 畸形
  - 第四脑室肿瘤

- ○ 天幕脑膜瘤

常见外科术式

- Chiari 减压术
- 脑肿瘤切除术

术后护理问题

- 枕部神经损伤(可能导致新的视野缺损)
- 迟发性静脉梗死

颅底远外侧入路

远外侧入路是进入颅底的最佳入路(图 15.27)。

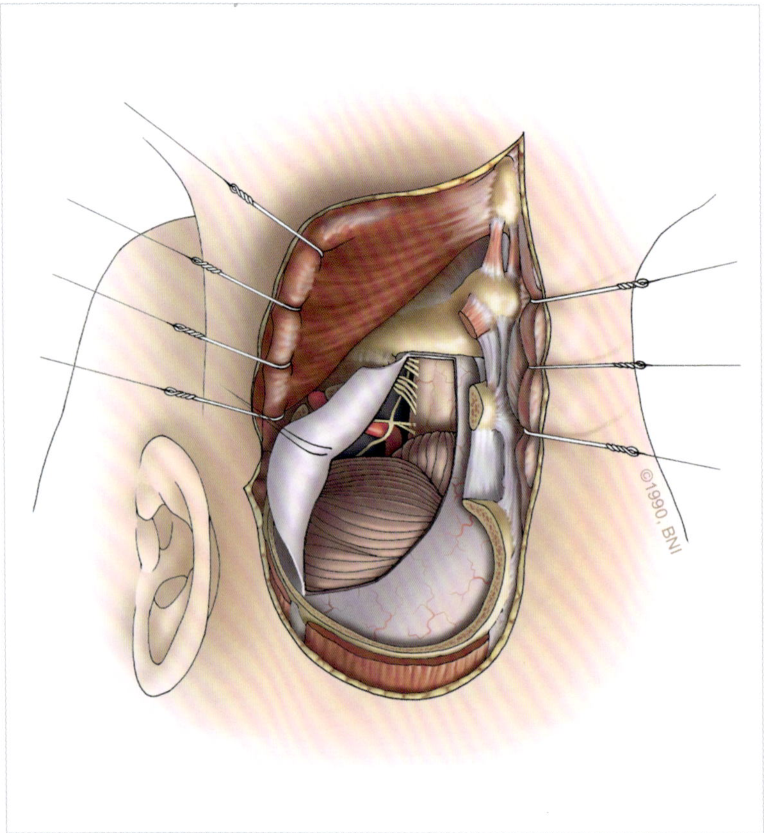

图 15.27　远外侧入路

适应证

- 上颈椎前外侧病变
- 颈髓交界处病变
- 枕大孔病变
- 下斜坡病变

常见外科术式

- 远外侧开颅术
- 枕下开颅术

术后护理问题

- 脑积水，可能需要脑室外引流
- 脑脊液漏
- 与后颅 CNS 损伤相关的缺陷，包括：
  - 吞咽困难
  - 气道保护不良
- 椎动脉损伤

术后护理建议

- 吞咽评估，如患者是否有吞咽困难
- 声带麻痹患者请耳鼻喉科专家会诊

小脑上幕下入路

这种方法提供了进入大脑后颞内侧区结构的途径(图 15.28)。

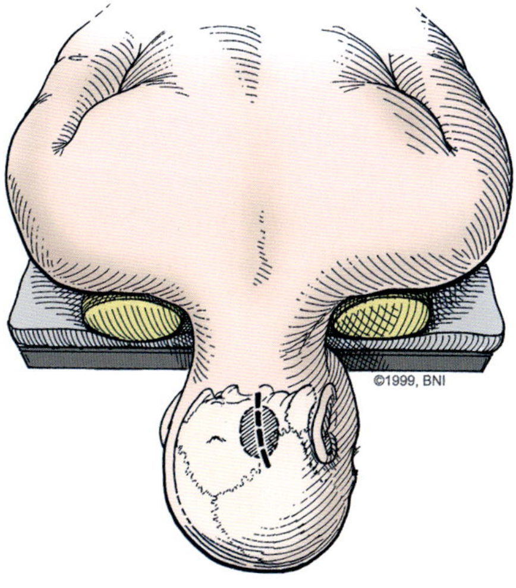

图 15.28 小脑上幕下入路

适应证

- 中脑背侧病变
- 松果体区肿瘤
- 小脑角部分病变
- 丘脑损伤

常见外科术式

- 侧面入路
- 正中入路
- 经小脑幕入路

术后护理问题

- 上矢状窦和横窦术中受损的风险增加
- 与止血不充分有关的血肿
- 静脉梗死
- 皮质盲
- 静脉引流不良引起的脑水肿(症状与大脑假性肿瘤患者相似)
- 后颅窝综合征(框 15.8)

框 15.8　后颅窝综合征

- 与脑膜炎症状相似,包括颈项强直
- 脑脊液培养阴性
- 可见于后颅窝手术后脑脊液带血的患者

开颅术:侧卧位

- 采用 Mayfield 三点式头部固定器
- 患者通常侧卧(图 15.29),有的外科医师更倾向于让患者仰卧位,使用凝胶垫在肩下,使患者从患侧倾斜
- 如果患者处于精确侧卧位,其可能被安置在一个充气袋上。这个垫子覆盖整个手术床,体位安置完毕后,放气,使贴合患者的轮廓,并使患者稳定在侧位
- 在受压手臂的腋下放置体位垫
- 根据麻醉师和外科医师的偏好,可使用双侧手臂木支撑
- 手臂在有衬垫的臂板上以 90/90 的位置弯曲,腋窝有衬垫
- 膝盖、脚踝和手臂之间的枕头提供支撑
- 弯曲膝盖和脚踝下方的泡沫衬垫

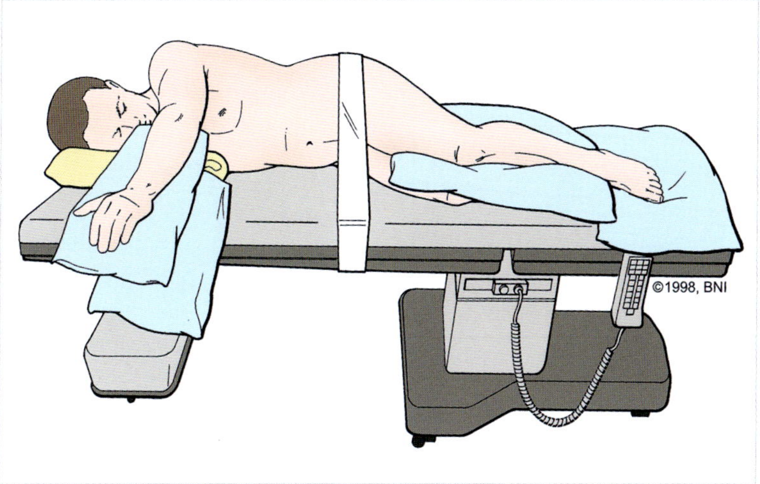

图 15.29　开颅术的侧位

- 生殖器不受压
- 大腿外侧上方有软垫的安全带，或安全带或 7.6 cm 宽的胶带，垫在臀部和大腿的皮肤上

枕下外侧/乙状窦后入路

这种入路允许外科医师从耳后进入颅内(图 15.30)。

适应证

- 手术部位接近 CN Ⅴ、CN Ⅶ、CN Ⅷ、CN Ⅸ、CN Ⅹ和 CN Ⅺ
- 桥小脑角肿瘤(保留听力的术式)
- 微血管减压术
  - 三叉神经痛
  - 面肌痉挛
  - 舌咽神经痛

常见外科术式

- 外侧小脑上-幕下开颅术
- 乙状窦后开颅术

术后护理问题

- 脑脊液漏
  - 脑膜炎或假性脑膜膨出可能导致颅内脓肿或骨瓣骨髓炎

第4部分

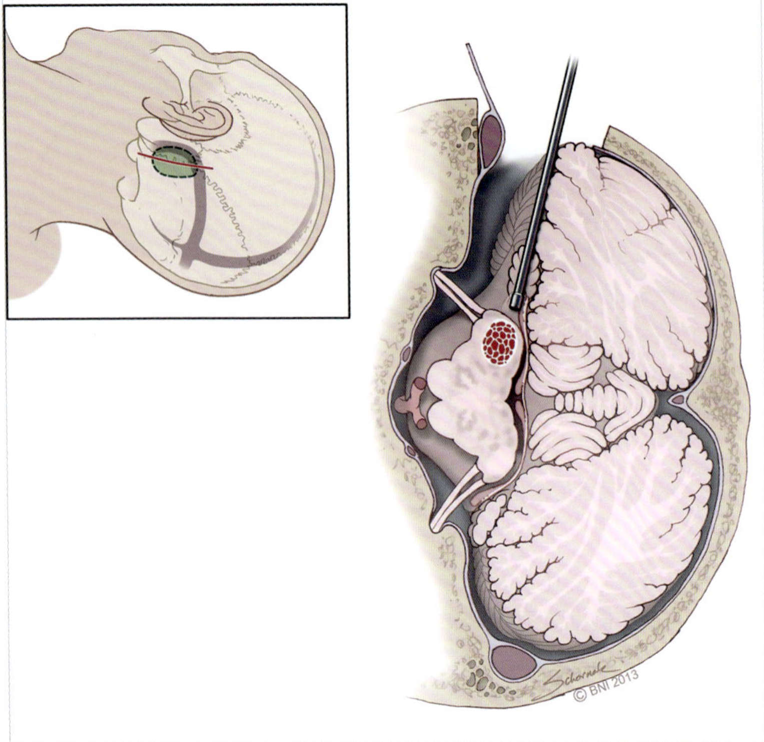

图 15.30 外侧枕下/乙状窦后入路

- 脑积水
- CN Ⅴ、CN Ⅶ、CN Ⅷ、CN Ⅸ、CN Ⅹ和CN Ⅺ损伤
- 小脑水肿;共济失调
- 静脉、动脉或窦闭塞引起的脑干卒中

脊柱手术: 仰卧位

- 采用 Mayfield 三点式头部固定器
- 膝盖下枕头
- 脚踝和膝盖之间的泡沫衬垫
- 下背部前凸曲线下垫小毛巾
- 大腿前部系带软垫的安全带

经口入路

经口入路包括用嘴作为进入颅椎交界处和颈椎的途径(图

15.31)。

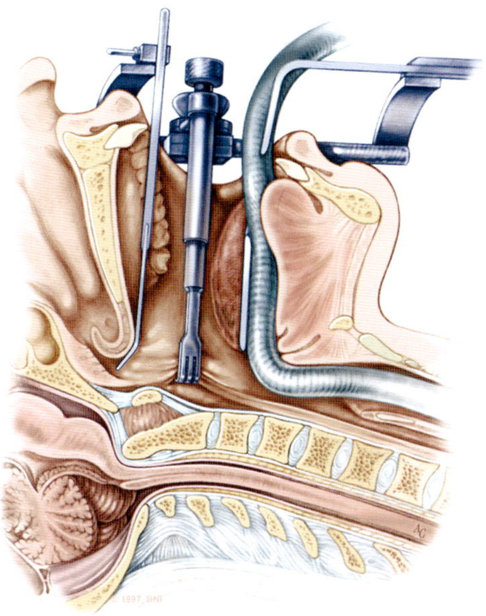

图 15.31 经口入路

适应证

- 前颅椎交界处肿瘤/病变
- 寰齿滑膜囊肿
- 基底内陷
- 斜坡与 C2 下半身之间的中线前部病变
- 齿状突骨折
- 类风湿关节炎

常见外科术式

- 前齿状突螺钉固定
- 肿瘤或囊肿切除术

术后护理建议

- 由于口腔黏膜需要至少 4 天的愈合,术中通常放置一根喂养管(避免咽后黏膜裂开)以提供营养支持
- 观察咽后黏膜裂开等并发症
- 处方药可能包括:

- ○ 静脉注射抗生素以防止感染
- ○ H_2 阻滞剂或质子泵抑制剂，以减少返流
- ○ 类固醇控制炎症

- 患者可能因切口水肿和(或)舌头阻塞呼吸道而出现吞咽困难
- 由于水肿，患者可能需要插管 1～3 天
- 患者可安装硬颈领或可能的光环固定，见第 12 章(表 12.9 和表 12.10)

颈前入路

这种入路是通过患者的前侧进入颈椎的(图 15.32)。

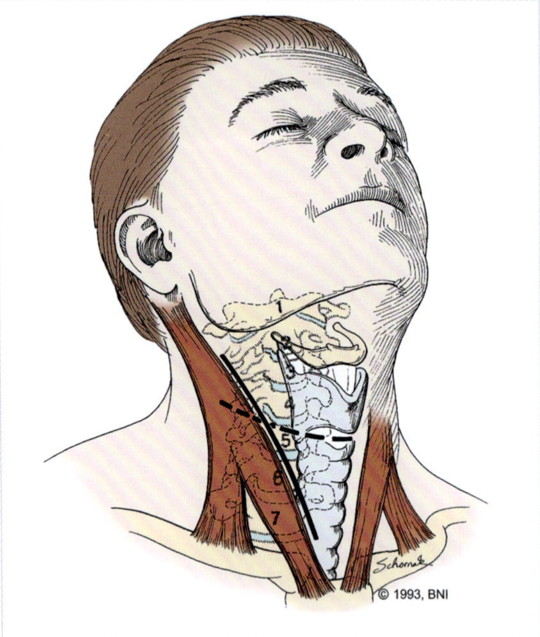

图 15.32 颈椎前路入路

适应证

- 颈前肿瘤
- 前骨赘形成
- 后纵韧带骨化压迫颈髓
- 颈椎骨折(压缩/爆裂)伴不稳定
- 颈椎管狭窄症
- 伴有神经根病和(或)脊髓病的颈椎病

- 颈椎间盘突出症伴神经根病和(或)脊髓病
- 后骨赘形成

常见外科术式

- 颈椎前路椎体切除融合钢板固定术
- 颈椎前路椎间盘切除术或显微椎间盘切除术,带或不带融合和钢板

融合选项

- 自体髋关节移植
- 同种异体腓骨支撑
- 金属制骨松质(印第安纳州的捷迈邦美和华沙)
- 椎间融合器

术后护理问题

- 喉返神经损伤引起的声音嘶哑
- 血肿可能导致气管移位(可发生紧急气道事件)
- 气胸
- 局部组织水肿导致的吞咽困难(由于脑组织回弹延长)
- 对于无内固定或多节段内固定的病例,患者可能需要硬颈托
- 单节段内固定治疗的患者需要一个软颈托(仅为舒适起见)
- 脑脊液漏
- 精神状态改变可能表明颈动脉或椎动脉损伤

脊柱手术:俯卧位

- 将手臂包裹好夹在两侧,拇指朝下
- 膝盖下放置泡沫垫
- 小腿下垫枕头,脚趾不受压
- 生殖器不受压
- 大腿后侧环绕有软垫的约束带

枕下入路

枕下入路可进入颈椎、枕骨大孔和后颅窝(图 15.33)。

适应证

- Chiari 畸形/C1 弓切除减压
- 枕颈融合

常见外科术式

- 枕颈融合术
- 颈椎后路椎板切除术
- 枕下减压术治疗 Chiari 畸形

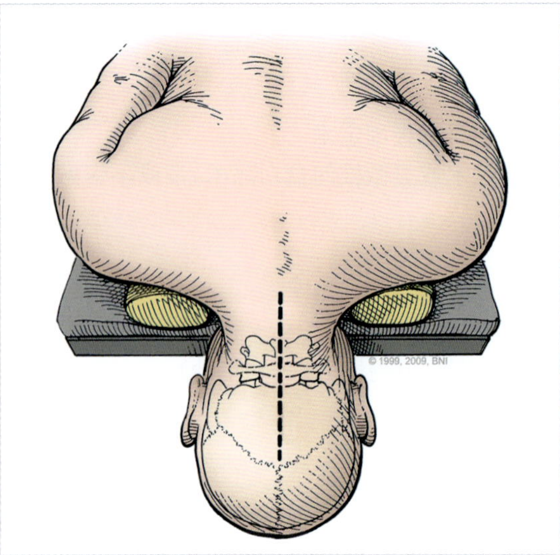

图 15.33 枕下入路

- 多节段螺钉/融合

术后护理问题

- 脑脊液漏或假性脑膜膨出可能导致伤口愈合不良、裂开或感染
- 脑脊液漏或后颅窝综合征引起的头痛
- 脑神经损伤
- 椎动脉损伤或脑卒中
- 俯卧位引起的肺部并发症
- 用于枕颈融合的血液引流管(Zimmer Biomet)或 Jackson-Pratt 引流管

颈后入路

这种方法是通过患者的前侧进入颈椎(图 15.34)。

适应证

- 中央脊髓综合征
- 颈神经根病或脊髓病
- 颈椎稳定
- 椎管狭窄
- Chiari 畸形
- 后纵韧带骨化
- 脊柱肿瘤

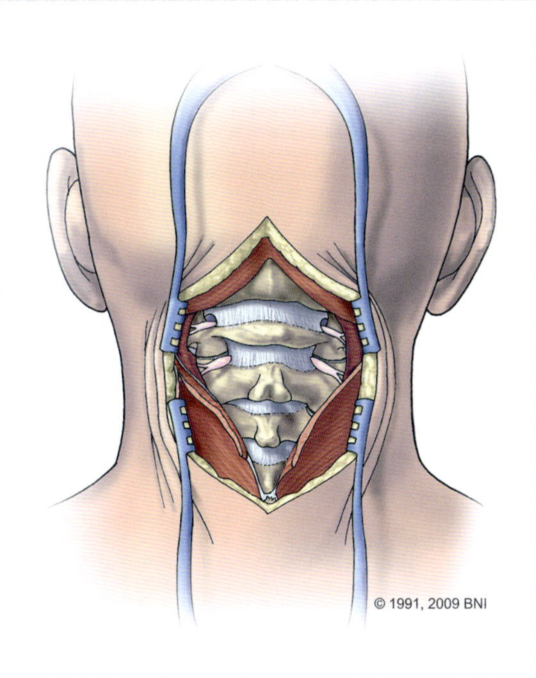

图 15.34 颈椎后路入路

- 脊髓血管畸形
- 脊髓空洞
- 脊髓栓系

常见外科术式

- 颈椎后路椎间盘切除术
- 颈椎后路椎板切除术/半椎板切除术或椎板切开减压术
- 后颅窝减压术伴枕下颅骨切除术和 C1 椎板切除术、内固定和融合
- 选择性背根切断术

融合选项

- 同种异体移植
- 自体髂骨后嵴移植

术后护理问题

- 脑脊液漏或假性脑膜膨出可能导致以下情况：
  - 伤口愈合不良或裂开
  - 感染

- 髓内血肿
- 髓内动脉闭塞，导致脊髓梗死
- 可能的脑神经损伤
- 可能的脊髓或神经根损伤
- 可能的椎动脉损伤或脑卒中
- 俯卧位可能导致肺功能下降

术后护理要点

- 柔软舒适的颈托，应取下以保证空气流通
- 颈部后部的热量和水分可提供有利于细菌生长的环境。可在头部和颈部得到支撑的情况下给患者侧卧位，促进后颈部空气流通
- 用于枕颈融合的血液引流管（Zimmer Biomet）或 Jackson-Pratt 引流管

胸椎后入路

这是进入胸椎的标准入路（图 15.35）。

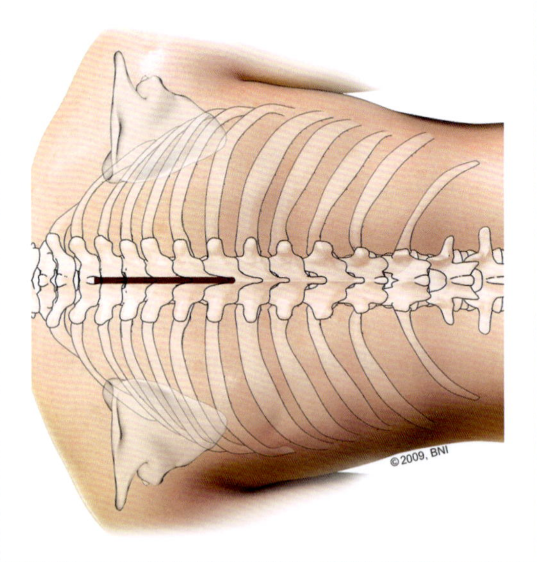

图 15.35　胸后路

适应证

- 关节融合术
- 脊髓动静脉畸形

- 压缩性骨折
- 脊髓切开术
- 畸形
- 椎孔狭窄
- 内固定
- 胸椎空洞
- 脊髓栓系
- 胸椎脊髓病
- 胸椎神经根病
- 胸椎狭窄
- 外伤
- 肿瘤(硬膜内髓外、硬膜内、硬膜外或椎体)

常见外科术式

- 背侧神经根进入区
- 硬膜内/硬膜外肿瘤切除术
- 后凸成形术/椎体成形术
- 用于稳定的横连器
- 后胸融合术
- 后胸钩和胸杆
- 选择性后根切断术
- 脊髓空洞胸膜分流术
- 胸椎减压椎板切除术
- 经椎弓根椎板切除术

术后护理问题

- 俯卧位可能导致肺功能下降
- 血液引流管(Zimmer Biomet)
- 神经根损伤
- 脊髓损伤
- 脑脊液漏或硬脑膜撕裂
- 长时间俯卧可能导致眼眶/面部水肿
- 自体移植可出现髂嵴血肿

术后护理建议

- 接受减压手术的患者可在术前或术后服用类固醇
- 患者可静脉注射(静脉)抗生素 24 小时,或直到拔除 Hemovac 引流管

- 俯卧位患者，须评估其眼睛受伤/失明情况

后路腰椎入路

当患者处于俯卧位时，后路腰椎入路可以进入腰椎（图 15.36）。接受某些类型腰椎手术（如椎板切除术、显微椎间盘切除术）的患者可以放置在 Wilson 支架上，使他们保持轻微屈曲的位置（图 15.37）。

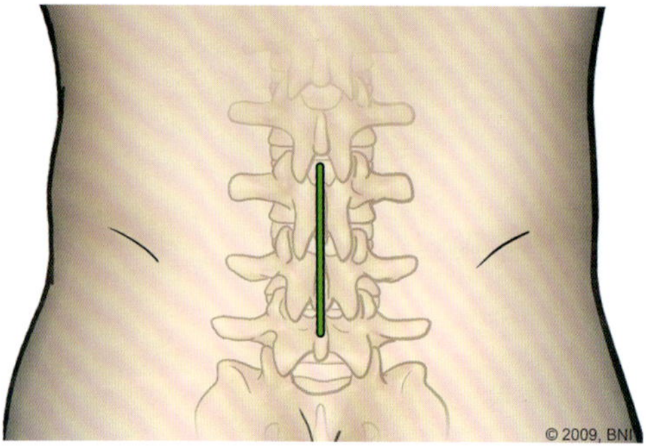

图 15.36 后路腰椎入路

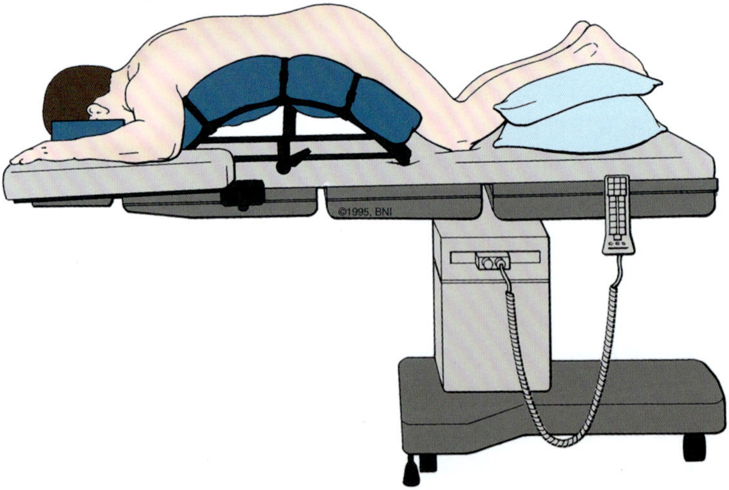

图 15.37 Wilson 支架腰椎手术

适应证

- 马尾综合征
- 腰椎畸形
- 内固定
- 腰椎管狭窄症
- 腰骶部囊肿
- 脊柱不稳
- 肿瘤
- 血管畸形

常见外科术式

- 腰椎椎板减压切除术
- 腰椎间盘显微切除术伴或不伴椎间孔切开术
- 腰椎椎弓根螺钉/棒固定
- 后路腰椎椎体间融合
- 经椎间孔腰椎椎间融合术

术后护理问题

- 尿潴留
- 俯卧位可能导致肺功能下降
- 引流异常
- 神经根损伤
- 血管损伤(髂动脉或静脉)

肠道或输尿管损伤

- 在不使用内固定的情况下,可能会出现关节突关节移除相关的不稳定性
- 脑脊液漏或硬脊膜撕裂
- 长时间俯卧可能导致眼眶、面部水肿
- 如果是自体移植有可能导致髂嵴血肿
- 如果术中不可避免神经功能损伤或明显的神经根操作,可考虑使用类固醇治疗 24～48 小时

术后护理要点

- 接受减压手术的患者可在术前或术后服用类固醇
- 患者可能需要在术后 24 小时内静脉注射抗生素或直到拔除引流管
- 俯卧位患者,须评估其眼睛受伤(失明)情况
- 疼痛控制
    - 考虑对接受内固定的患者进行患者自控式镇痛泵

- 鼓励早期活动

脊柱手术：侧卧位

- 泡沫头部支架或枕头
- 腋垫
- 手臂、膝盖和脚踝之间垫枕头
- 生殖器不受压
- 大腿外侧上方系带软垫的安全带

开胸术

这项手术通常需要与胸外科医师合作以暴露术野。

适应证

- 胸椎间盘突出症
- 感染/骨髓炎
- 转移性疾病的姑息性减压
- 胸椎骨折(压缩性/爆裂性)伴不稳定
- 肿瘤：椎体或椎旁病变的活检或切除

常见术式

- 用内固定装置清除胸部病变
- 胸椎椎体切除和融合
- 胸腰椎间盘切除术

术后护理问题

- 呼吸窘迫
- 胸膜或肺损伤
- 气胸
- 血肿

术后护理建议

神经系统评估和神经根或脊髓功能评估应与术前评估结果进行比较。

- 指导患者正确的人体力学
- 胸腔导管(通常放置在肋骨切除部位下方两个平面)至水封瓶引流装置的管路需要护士密切观察和精心护理
    - 空气引流管在上
    - 液体引流管在下
    - 拔胸管前需要使用抗生素
    - 根据引流量和胸片情况考虑拔除胸腔引流管
- 戒烟可促进肺部恢复和骨融合程度

- 如果术中硬脊膜撕裂没有得到充分修复或密封，则应考虑同时进行腰椎引流的引流护理
- 初期疼痛管理可包括患者自控式镇痛泵使用、静脉注射或口服药物
- 应制订肠道护理方案。使用阿片类药物会导致患者便秘，可使用粪便软化剂促排便

胸膜后开胸术

此入路允许前外侧入路中、下胸椎，1～3 节段入胸腰椎交界处。

适应证

- 压缩或爆裂性骨折
- 脊柱畸形
- 胸椎间盘突出症
- 感染（骨髓炎）
- 椎体肿瘤

常见术式

- 用内固定和融合去除病灶或减积
- 胸椎椎体切除术伴内固定和融合
- 胸腰椎间盘切除术

术后护理问题

- 此手术入路需切除肋骨
- 肋间神经痛
- 气胸是一个问题：在麻醉恢复室（postanesthesia care unit，PACU）和术后第 1 天（postoperative day，POD）拍胸片
- 血管损伤可引起血肿

术后护理要点

- 接受过椎体切除术或内固定治疗的患者可能需要胸腰骶椎支具
- 如果术中胸膜撕裂，可放置胸腔引流
- 持续使用抗生素，直到拔除引流管
- 可能需要脊柱摄片来观察内固定和（或）移植物放置情况

肋骨横切术

这种入路可以从后外侧进入胸椎。

适应证

- 椎旁或椎体病变活检
- 椎体切除术、减压或内固定

- 切除转移病灶
- 胸椎间盘突出症
- 感染或骨髓炎

常见术式

- 用内固定和融合去除病灶
- 胸椎间盘突出症

术后护理问题

- 该手术入路需切除肋骨
- 血肿
- 疼痛或肋间神经痛
- 引流异常
- 呼吸窘迫和气胸与此入路相关。应在 PACU 和术后第一天拍摄胸片

术后护理要点

- 如果术中胸膜撕裂，可放置胸腔引流管
- 持续使用抗生素，直到拔除引流管
- 接受过椎体切除术或内固定治疗的患者可能需要 TLSO
- 可能需要脊柱摄片来观察内固定和(或)移植物放置情况

腹膜后入路

这种入路可允许腰椎前外侧进入 L2～L5 腰椎(图 15.38)。

适应证

- 腰椎前路融合术
- 爆裂性骨折
- 脊柱畸形
- 腰骶融合
- 骨髓炎
- 椎体肿瘤

常见术式

- 椎体切除和融合
- 开腹手术用于腰椎前路椎间融合

融合选项

- 同种异体移植
- 自体移植

术后护理问题

- 神经根损伤

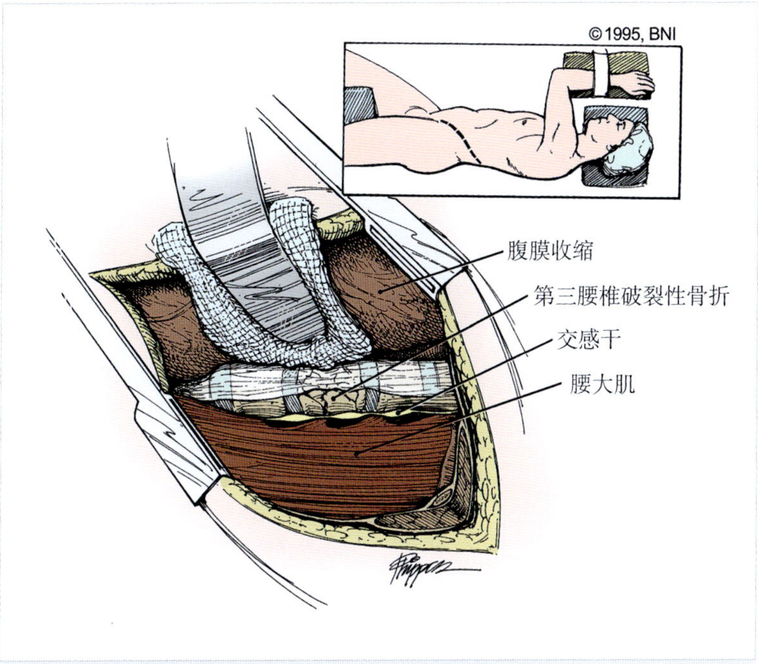

图 15.38 腹膜后入路

- 术中血管、肠道或输尿管损伤

术后护理建议

- 抗生素治疗直到拔除引流管
- TLSO 或腰骶支具(如果患者进行了椎体切除术或内固定)

胸腔镜入路

这种微创入路可以通过手术孔进入胸腔(图 15.39)。

适应证

- 胸椎间盘突出症(T2～T12,可能为 L1)

常见术式

- 双侧交感神经切除术
- 胸部病变活检
- 右胸腔镜下硬膜外神经鞘瘤切除术
- 胸腔镜椎间盘切除术
- 椎体切除重建术

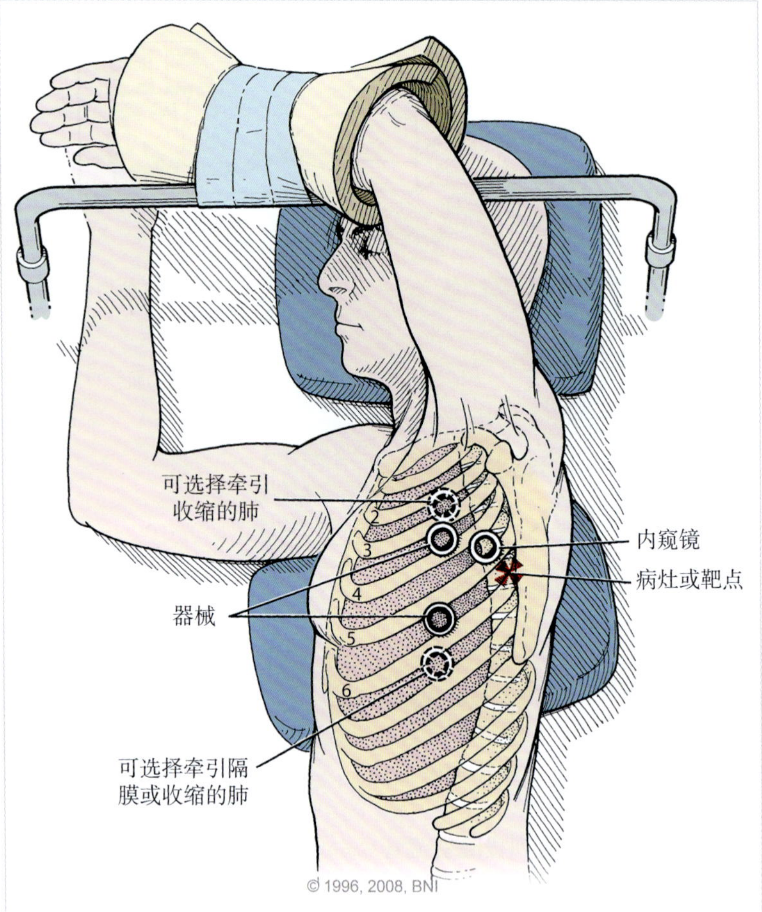

图 15.39 胸腔镜入路

术后护理问题

- 脑脊液漏(由脑脊液外漏引起)
- 血肿(血胸)或血管损伤
- 气胸、胸膜损伤或肺损伤
- 手术需要放置胸腔引流管连接到水封瓶装置
  - 应在 PACU 和术后第 1 天拍摄胸片
  - 根据引流量拔除胸导管。当 24 小时内少于 150 mL 时，外科医师将拔出

- ○ 术后 24 小时内使用抗生素治疗，或直到拔除胸管

术后护理要点

三个穿刺孔（摄像机、牵开器和器械）需要进行伤口护理。

15.5.3 体位相关性神经损伤

- 可能发生在俯卧、仰卧或侧卧位
- 手臂活动度应限制在肩部和肘部 90°，以防止拉伸损伤
- 手臂放在患者身侧保持功能位（拇指向前，手掌靠侧）
- 仰卧位时，搁手板应与桌子平行，以防止手臂背伸
- 侧位可能会使外展的、内部旋转的手臂承受过多的重量。如果上臂位于头部上方，可能导致拉伸损伤
- 头部处于正中位可减少臂神经的伸展度

尺神经

- 肘部应垫上衬垫，并放置在桌子的水平面上
- 应避免过度伸直肘部，因为这可能会压迫尺神经
- 如果血压计袖带离肘关节太近可造成尺神经受损

桡神经

- 手臂和手腕（包括手指）应垫在解剖位置，手掌靠在身侧，与桌子水平
- 手掌朝上，放在与桌子水平的带软垫的扶手板上

正中神经

- 应避免肘关节过度伸展或拉伸超出正常范围。手臂不能无支撑地吊在床边
- 手术时避免倚靠患者手臂

腓神经

- 在大腿上系安全带时，避免对远端外侧膝盖施加过大压力。安全带下面应放置体位垫
- 侧卧位时，应在上方膝盖下放置软垫，保护腓骨头
- 避免髋关节屈曲而膝关节伸展（拉伸损伤）
- 应使用靠垫在膝盖后方提供支撑

坐骨（切迹）神经

- 避免髋关节屈曲和膝关节伸展（拉伸损伤）

眶上神经

- 麻醉师经常在患者俯卧时调整头部位置，以避免损伤眶上神经

喉返神经

- 患者应佩戴合适尺寸的喉罩
- 应尽可能精确和小心地牵拉神经

面神经

- 面罩通气时应小心，因为面部压力过大可能会损伤面神经

15.5.4 常见的体位相关性皮肤损伤

骨突出与软组织损伤预防/评估

仰卧位

- 枕骨
- 脸、耳、鼻、眼
- 肩胛骨、肩膀、手肘、手腕、手和手指手肘
- 骶骨和尾骨
- 臀部

坐骨结节

- 膝盖、髌骨、股骨远端、胫骨近端和腓骨突起
- 脚跟、脚踝和脚趾

俯卧位

- 额头、眼睛、嘴、鼻子、耳朵和下巴
- 锁骨
- 肩、肘、腕、手和手指
- 髂嵴
- 膝盖、髌骨、股骨远端、胫骨近端和腓骨突起
- 脚跟、脚踝和脚趾

侧卧位

- 受压侧的耳朵、眼睛和脸颊
- 肩胛骨、肩膀、手肘、手腕、手和手指
- 受压侧臀部
- 受压侧的外侧膝盖
- 受压侧的外侧脚跟、脚踝和脚趾

术后皮肤状况记录

压力性损伤的发展分为四个阶段：

- 第一阶段：局部淤血
- 第二阶段：真皮层部分缺损
- 第三阶段：全皮层缺损

- 第四阶段：全层伤口，延伸至肌肉、骨骼或支撑结构
  - 如果结痂或死皮覆盖在伤口上，则无法根据该分类系统对伤口进行分类
  - 如果该区域变色或皮肤起泡，应怀疑是深层组织损伤

15.6 术后护理

15.6.1 PACU

- PACU 或恢复室是手术后的第一站，除非患者直接进入 ICU
- 患者将留在 PACU，直到符合离开标准（患者可以到 ICU 或普通病房）。这些标准各机构不同，但通常包括以下内容：
  - 尚可的神经系统状态（由外科医师判定）
  - 呼吸和心血管状况稳定
  - 疼痛和恶心得到控制和（或）采用了适当的药物控制
  - 患者体温正常
- 一些患者绕过 PACU，直接从手术室转到 ICU

15.6.2 ICU

患者在病情稳定前一直待在 ICU。

- 是否入 ICU 取决于以下几个因素：
  - 手术时长
  - 手术类型（如开颅或广泛脊柱手术）
  - 术中出血情况
  - 患者的身体状况，包括合并症等
- ICU 患者接受密切观察和评估
- ICU 提供先进的监测技术，包括 ICP 监测、动脉血压监测、中心静脉压监测和其他必要的血流动力学监测

15.7 术后并发症

15.7.1 神经系统并发症

开颅术

脑水肿

- 长时间手术（>6 小时）、长时间脑牵拉和多次颅内手术增加脑水肿风险

- 水肿最常见于肿瘤切除术（尤其是恶性肿瘤切除术），但在其他开颅手术中也可见
- 脑水肿的体征和症状包括神经状态的改变或原有局灶性神经功能缺损加重（见第 2 章）

颅内压升高

- 可由水肿、出血、脑积水或气颅引起（见第 3 章）

脑梗死

- 脑血流量减少期间可发生
- 可能的原因包括手术牵拉损伤、低血压或脑水肿
- 症状和体征取决于受血流减少或缺失影响的大脑区域
- 治疗的目的是通过减少脑水肿和提供足够的脑灌注压来防止继发性损伤和挽救缺血区

脑神经损伤

- 脑神经病变的可能性取决于手术类型和部位（见第 2 章）

颅内积气

- 指颅腔中存在空气。可能在开颅术后 CT 中发现，也可由外伤性穿透伤所致
- 颅顶固定空间内的大量空气可如同占位性病变，引起颅内压增高和（或）疼痛（如头痛）
- 一些研究表明，患者通过非呼吸器面罩吸入 100% 氧气与吸入室内空气相比能加快术后气颅的吸收速度，但这种做法仍存在争议

脑积水

- 可见于开颅术
- 常见于蛛网膜下腔出血患者
- 可通过腰椎穿刺引流术或脑室外引流术来引流脑脊液
- 长期治疗可能需要脑室腹腔分流术（见第 4 章）

癫痫发作

- 可见于所有颅脑术后，但更常见于大脑运动区附近的神经外科术后（见第 6 章）

脊柱手术

运动/感觉功能下降

- 可由以下原因引起：
    - 血肿
    - 梗死
    - 术中操作

- 术后水肿

肠道/膀胱功能障碍

- 可由以下原因引起：
  - 血肿
  - 梗死
  - 术后水肿
  - 术中神经/脊髓/椎管操作
  - 马尾综合征(见第 12 章)
  - 麻醉

胃肠道

- 肠梗阻可由以下因素引起：
  - 手术入路
  - 麻醉剂
  - 胃肠蠕动受抑制

恶心/呕吐

- 多种可能原因
  - 颅内压升高
  - 四脑室底部控制呕吐反射的延髓受压
  - 全身麻醉剂
  - 止痛药
- 后颅窝开颅术后恶心与呕吐是常见的
- 吞咽障碍或咽反射受损的患者有误吸风险
- 可使用止吐药预防恶心和呕吐
  - 应谨慎使用止吐药，因为有些药物（如异丙嗪）会导致 CNS 抑制和意识水平改变

脑脊液漏

- 脊柱或开颅手术可出现硬脑膜破裂
- 无须治疗即可痊愈，或需要腰椎穿刺引流将脑脊液分流（框 15.7）
- 如果脑脊液漏不能自行解决，则需进行手术修补
- 脑脊液漏不能控制的硬脑膜缺损会增加感染或脑膜炎的风险

出血

- 在开颅和脊柱手术术中采取预防措施可防止术中和术后出血，但出血仍可能发生
- 颅内出血可增加颅内压并导致神经功能恶化

- 神经功能状态的任何变化应立即报告医师(由神经系统评估确定)
- 出血可通过非增强 CT 或 MRI 确诊(CT 是显示出血的最佳成像技术)
- 根据 CT 检查结果和患者的临床状况,可能需要紧急手术

15.7.2 呼吸系统并发症

气道保护下降

- 后组脑神经功能障碍(即 CN Ⅸ、CN Ⅹ 和 CN Ⅻ)可能导致吞咽功能和咽反射受损,使患者气道自我保护困难
- 意识水平降低可损害气道保护功能
- 需要密切观察气道和呼吸状况,一些患者需要协助清除分泌物(通过吸痰)。适当的体位有助于防止呼吸窘迫

肺炎/肺不张

- 这些并发症与制动、插管和机械通气有关

15.7.3 感染

脑膜炎

- 微生物侵入脑脊液或脑膜时可能发生(见第 10 章)
- 可由手术污染、脑室造瘘、腰椎穿刺引流或硬脑膜撕裂导致的脑脊液漏引起
- 术中预防性使用抗生素可有助于预防术后医院获得性脑膜炎

脓肿或脓胸

- 可由穿透性外伤、静脉注射药物或手术引起
- 症状取决于脓肿或积脓的位置和严重程度
- 增强 CT 扫描通常不足以诊断脑脓肿,脓肿在影像学上表现为环状强化病变
- 对颅内或脊柱脓肿患者进行密切观察并使用抗生素
- 可通过开颅手术或立体定向引导下的开颅手术,排出颅内脓肿积脓,并获取标本进行培养

切口感染

- 任何外科手术均可发生切口感染
- 抗生素应在手术切皮后 1 小时内使用,手术时间延长可重复使用

15.7.4 体液丢失与电解质紊乱

- 开颅术后更常见，尤其是垂体功能改变时
- 常见于：
  - 蛛网膜下腔出血
  - 颅骨骨折
  - 颅面外伤或手术
  - 下丘脑或垂体手术
  - 脑肿瘤
- 低钠血症是神经外科术后患者最常见的电解质异常（见第 5 章）
- 尿崩症在垂体手术患者中也很常见（见第 5 章）

15.7.5 深部静脉栓塞与肺栓塞

- 常见于恶性肿瘤患者（如脑肿瘤）
- 有深静脉血栓形成或肺栓塞病史的患者风险更大
- 术后应谨慎使用抗凝治疗

15.8 神经外科手术患者的护理

本章旨在为神经外科手术患者的床边护理提供基本参考（表 15.2、表 15.3、附录 A12 和附录 A13）。神经外科学是一个庞大、复杂和不断变化的话题，照顾者的任务是跟上新的发展和治疗策略。鼓励读者查阅本章末尾的推荐阅读，以了解更多信息。

表 15.2 开颅术后注意事项

问题	提示	护理措施	原理
神经功能下降	脑水肿，出血，脑积气	进行完整的神经系统评估 与之前记录的评估进行比较 报告任何神经功能下降指标	神经功能下降可能是脑水肿、出血或梗死的征兆
呼吸困难	呼吸衰竭	评估呼吸状况，包括呼吸频率和呼吸模式、血氧饱和度、ABG 和肺听诊 准备插管和机械通气 遵医嘱补充氧气	意识水平降低或医疗事件如肺栓塞、气胸或心肌梗死可增加呼吸衰竭的风险

（续表）

问题	提示	护理措施	原理
癫痫发作	脑膜刺激，可能是血肿引起的	如果癫痫发作是患者的新发症状，请汇报医师 按医嘱使用抗癫痫药物 检查 AED 血药浓度（如适用）	根据诊断，术前癫痫发作可能并不少见。但也可能发生在术后

缩写：ABG，动脉血气；AED，抗癫痫药物。

表 15.3 脊柱手术后的注意事项

问题	护理措施	原因
运动或感觉功能下降或步态不稳	神经功能评估，包括运动和感觉评估	由于水肿、出血或梗死，神经功能可能恶化
尿潴留	严格控制出入液量 检查 PVR 定时排尿（每 4～6 小时一次）通知医疗小组新的尿潴留或尿失禁症状	为腰椎手术的常见并发症，也可是阿片类药物的不良反应 尿潴留或尿失禁可能是马尾综合征的症状，这是一种需要立即治疗的医疗紧急情况
疼痛	根据患者的疼痛程度，按等级服用止痛药和肌肉松弛剂 评估患者对药物的反应 尽可能使用其他止痛方法（如冰敷或热敷、按摩和变换体位）	疼痛加剧可能导致患者停止活动 剧烈疼痛可能表示手术的意外结局（即肿胀加剧、出血、椎间盘碎片）
患者或家属宣教	评估危险因素，如吸烟、超重、缺乏锻炼 人体力学宣教 适当的运动计划 戒烟宣教	许多脊柱疾病，如 DDD 和椎间盘突出症，都是由于缺乏身体力学而加重的 吸烟不仅对一般健康有害，还会对骨骼健康产生负面影响，延缓愈合

缩写：DDD，退行性椎间盘疾病；PVR，残余尿。

15.8.1 神经系统评估

- 评估意识水平（见第 2 章）
- 监测颅内压升高的迹象（见第 3 章）
- 进行运动、感觉、脑神经和小脑评估
- 将评估结果与以往检查结果进行比较，汇报任何变化

15.8.2 呼吸系统评估

- 监测呼吸节律和呼吸频率
- 监测血氧饱和度水平
- 评估和保护气道
- 进行肺部听诊
- 按时进行口腔护理，以预防呼吸机获得性肺炎
- 监测胸管引流量
- 无机械通气的患者可使用诱导性肺计量器
- 必要时插管

15.8.3 心血管评估

- 根据医嘱进行血流动力学监测，包括中心静脉导管和动脉导管监测
- 监测血压
- 监测心电图、心率和心律失常
- 监测实验室值（尤其是监测失血和白细胞增多的血细胞计数）
- 检查四肢，观察颜色、感觉和脉搏

15.8.4 胃肠道评估

- 评估肠鸣音，根据患者的耐受性优化饮食
- 按医嘱服用止吐药
- 使用大便软化剂防止便秘，并监测排便频率
- 按医嘱使用 H_2 阻断剂或质子泵抑制剂，以防止胃肠道出血

15.8.5 体液、电解质、营养评估

- 记录出入液量
- 监测血清电解质
- 注意可能影响钠水平的食物和药物
- 监测血糖水平
- 按医嘱使用胰岛素
- 肠鸣音出现即开始饮食
- 优化饮食（根据患者的耐受性和医嘱）

15.8.6 综合评估

- 监测切口是否有感染、过度水肿、血肿和循环不足的迹象和症状
- 监控切口是否有脑脊液漏
- 评估与术中体位相关的皮肤破损迹象

15.8.7 活动

- 鼓励早期活动
- 鼓励患者尽早走动，在此之前使用下肢加压泵
- 按指示使用依诺肝素
- 每班评估患者是否有 DVT 迹象

15.8.8 疼痛评估

- 使用疼痛量表评估疼痛的存在和严重程度
- 遵医嘱给药，注意避免过度用药
- 使用非药物方法（如冰敷或热敷、按摩、变换体位、减少环境刺激）缓解疼痛（框 15.9）

框 15.9 重点：老年人术后疼痛控制

尽管老年患者报告的疼痛程度与年轻患者相同，但老年患者往往治疗不足。这可能导致以下结果：

- 焦虑
- 谵妄
- 抑郁
- 与活动减少相关的并发症
  - 肺部并发症
  - 功能下降
  - 住院时间更长

老年患者受阿片类药物影响的峰值更高，持续时间更长。因此，在控制老年患者术后疼痛时，护理者必须做到以下几点：

- 监测所有处方镇痛药的累积效应
- 请注意，患者可能会对疼痛治疗不足无反应
- 持续使用疼痛量表评估患者疼痛强度
- 记住认知障碍患者可能需要非言语行为量表来测量疼痛强度

15.8.9 患者与家庭教育

- 提供术前宣教
- 确保完成预先指示
- 提供并审查出院医嘱。关于患者方面的具体流程，请见附录 B

15.8.10 团队协作管理

- 护理学
- 神经外科学
- 神经内科学，管理神经系统症状（如癫痫发作）
- 神经麻醉（为接受神经外科手术的患者量身定做的麻醉）
- 神经病理学，协助肿瘤诊断
- 创伤外科学，处理由创伤引起的并发症情况
- 重症监护医师/肺部专家，负责管理重症监护问题，包括插管和机械通气
- 内科学，管理全身性医疗问题
- 感染性疾病学
- 治疗
  - 物理疗法
  - 作业疗法
  - 吞咽或认知评估的言语治疗
- 康复专家或理疗师
- 缓和照顾或临终关怀工作者
- 社会工作者或个案管理人员
- 其他专家，视具体情况而定（如脑瘤、癫痫、脑卒中或与垂体病变相关的内分泌问题）

（谢东伟　曹艳佩译，倪伟审校）

推荐阅读

[1] American Association of Neuroscience Nurses. Cervical Spine Surgery: A Guide to Preoperative and Postoperative Patient Care. Chicago, IL: American Association of Neuroscience Nurses; 2007

[2] American Association of Neuroscience Nurses. Lumbar Spine Surgery: A Guide to Preoperative and Postoperative Care. Glenview, IL: American Association of Neuroscience Nurses; 2006

[3] Association of Perioperative Registered Nurses. Guidelines for Perioperative Practice. 2017 ed. Denver, CO; Association of Perioperative Registered Nurses; 2017

[4] Bader MK, Littlejohns LR, Olson DM, eds. AANN Core Curriculum for

Neuroscience Nursing. 6th ed. Chicago, IL: American Association of Neuroscience Nurses; 2016
[5] Barker EM. Neuroscience Nursing: A Spectrum of Care. St. Louis, MO: Mosby Elsevier; 2008
[6] Barker FG, II. Efficacy of prophylactic antibiotics against meningitis after craniotomy: a meta-analysis. Neurosurgery. 2007;60(5): 887 - 894, discussion 887 - 894
[7] Beals SP, Joganic EF, Hamilton MG, Spetzler RF. Posterior skull base transfacial approaches. Clin Plast Surg. 1995;22(3): 491 - 511
[8] Connolly ES Jr, McKhann GM II, Huang J, Choudhri TF, Komotar RJ, Mocco J. Fundamentals of Operative Techniques in Neurosurgery. 2nd ed. New York, NY: Thieme Medical Publishers, Inc.; 2010
[9] Dezee KJ, Shimeall WT, Douglas KM, Shumway NM, O'Malley PG. Treatment of excessive anticoagulation with phytonadione (vitamin K): a meta-analysis. Arch Intern Med. 2006;166(4): 391 - 397
[10] Freeman WD, Brott TG, Barrett KM, et al. Recombinant factor VIIa for rapid reversal of warfarin anticoagulation in acute intracranial hemorrhage. Mayo Clin Proc. 2004;79(12): 1495 - 1500
[11] Gilroy J. Basic Neurology. 3rd ed. New York, NY: McGraw-Hill; 2000
[12] Gore PA, Maan H, Chang S, Pitt AM, Spetzler RF, Nakaji P. Normobaric oxygen therapy strategies in the treatment of postcraniotomy pneumocephalus. J Neurosurg. 2008;108(5): 926 - 929
[13] Greenberg MS. Handbook of Neurosurgery. 8th ed. New York, NY: Thieme Medical Publishers; 2016
[14] Gullo A, ed. Anaesthesia, Pain, Intensive Care and Emergency Medicine — A.P.I.C.E.: Proceedings of the 22st Postgraduate Course in Critical Medicine Venice-Mestre, Italy — November 9 - 11, 2007. Springer-Verlag Milan; 2008
[15] Hickey JV. Clinical Practice of Neurological and Neurosurgical Nursing. 7th ed. Philadelphia, PA: Lippincott Williams & Wilkins; 2013
[16] Kamada H, Yu F, Nito C, Chan PH. Influence of hyperglycemia on oxidative stress and matrix metalloproteinase-9 activation after focal cerebral ischemia/reperfusion in rats: relation to blood-brain barrier dysfunction. Stroke. 2007;38(3): 1044 - 1049
[17] Kaye AH, Black PM. Operative Neurosurgery. London, UK: Churchill Livingstone; 1999
[18] Kim D, Vaccaro A, Dickman C, Cho D, Lee S, Kim I, eds. Surgical Anatomy and Techniques to the Spine. 2nd ed. Philadelphia, PA: Elsevier Saunders; 2013
[19] Kosier MB, Minkler P. Nursing management of patients with an implanted Ommaya reservoir. Clin J Oncol Nurs. 1999;3(2): 63 - 67
[20] Lalwani A. Current Diagnosis and Treatment: Otolaryngology — Head and Neck Surgery. 3rd ed. New York, NY: McGraw-Hill Education; 2012
[21] Lexicomp Drug Information Handbook for Advanced Practice Nursing: A Comprehensive Resource for Nurse Practitioners, Nurse Midwives, and Clinical Specialists, Including Selected Disease Management Guidelines. 16th ed. Hudson, OH: Wolters Kluwer Clinical Drug Information, Inc; 2015
[22] McQuay N, Jr, Cipolla J, Franges EZ, Thompson GE. The use of recombinant activated factor VIIa in coagulopathic traumatic brain injuries requiring emergent craniotomy: is it beneficial? J Neurosurg. 2009;111(4): 666 - 671
[23] Nettina SM, ed. Lippincott Manual of Nursing Practice. 10th ed. Philadelphia, PA: Lippincott Williams & Wilkins; 2014
[24] Papadakis MA, McPhee SJ, Rabow MW, eds. Current Medical Diagnosis and Treatment 2017. 56th ed. New York, NY: McGraw-Hill Education; 2017
[25] Park TS, Bourgeois BF, Silbergeld DL, Dodson WE. Subtemporal transparahipp-

ocampal amygdalohippocampectomy for surgical treatment of mesial temporal lobe epilepsy. Technical note. J Neurosurg. 1996;85(6): 1172 - 1176
[26] Patel RS, Yousem DM, Maldjian JA, Zager EL. Incidence and clinical significance of frontal sinus or orbital entry during pterional (frontotemporal) craniotomy. AJNR Am J Neuroradiol. 2000;21(7): 1327 - 1330
[27] Pritchard C, Radcliffe J. General principles of postoperative neurosurgical care. Anaesth Intensive Care Med. 2008;9(6): 231 - 236
[28] Rhoton AL, Jr. Rhoton's Cranial Anatomy and Surgical Approaches. Philadelphia, PA: Lippincott Williams & Wilkins; 2007
[29] Rothrock JC. Alexander's Care of the Patient in Surgery. 15th ed. St. Louis, MO: Elsevier Mosby; 2015
[30] Rozet I, Vavilala MS. Risks and benefits of patient positioning during neurosurgical care. Anesthesiol Clin. 2007;25(3): 631 - 653
[31] Seçkin H, Avci E, Uluç K, Niemann D, Başkaya MK. The work horse of skull base surgery: orbitozygomatic approach. Technique, modifications, and applications. Neurosurg Focus. 2008;25(6): E4
[32] St-Arnaud D, Paquin MJ. Safe positioning for neurosurgical patients. AORN J. 2008; 87(6): 1156 - 1168, quiz 1169 - 1172
[33] Tighe SM. Instrumentation for the Operating Room: A Photographic Manual. 9th ed. St. Louis, MO: Elsevier Mosby; 2016
[34] Tummala RP, Coscarella E, Morcos JJ. Transpetrosal approaches to the posterior fossa. Neurosurg Focus. 2005;19(2): E6

16　放射治疗

Radiotherapy

Maeve Dargush, Bryan Lee

【摘要】　放射治疗是指使用高能 X 射线或带电粒子治疗放射敏感性高的病变。一旦脑部或脊髓病变的病理学诊断明确，放射治疗通常用作辅助治疗。放疗类型与疗程有关，使用何种放射治疗方式由肿瘤学家确定。无论采用何种治疗方式，护士和其他医疗团队成员都将在患者的治疗过程中为患者提供帮助，并且必须意识到患者在治疗过程中可能会遇到的状况和并发症。

【关键词】　近距离放射治疗；射波刀；体外放射治疗；伽马刀；放射肿瘤学；放射生物学；立体定向放射外科

16.1　概述

对许多良性肿瘤或血管病变的患者以及所有恶性肿瘤的患者来说，手术是治疗的第一步。但是在大多数情况下，仅靠手术是不够的，还需要辅助治疗。放射治疗是指使用高能 X 射线或带电粒子治疗良性和恶性肿瘤以及某些功能性疾病，通常用于肿瘤无法切除或只能部分切除的患者。放射治疗还可以作为放射敏感性高的病变或位于大脑功能区病变的首选治疗方法。

电离辐射通过击出原子中的轨道电子来破坏原子结构，即通过电子破坏化学键并最终产生生物学变化。

- 拥有足够高能量的辐射可以实现电离，即从原子或分子中击出一个或多个电子。当放射治疗用作唯一或辅助治疗时，其治疗手段就是电离辐射。
- 发现 X 射线后不久就实现了将电离辐射应用于癌症治疗。
- 辐射可通过诱导 DNA 致命的损伤以杀死肿瘤细胞。
- 电离辐射由电磁辐射（如 X 射线和 γ 射线）和粒子辐射（如电子、质子、中子和 α 粒子）组成。

兆伏级放射治疗机器和放射性核素均可产生辐射作用。用于体外放射治疗（external beam radiotherapy, EBRT）的兆伏级放射治疗机器包括直线加速器、钴-60 治疗机和产生质子束或中子束的回旋加速器。放射性核素是以粒子或 γ 射线的形式发出辐射的天然放射源，它们释放出该放射性核素的特定能量。放射性核素的治疗类型包括近距离放射治疗和放射性药物治疗(框 16.1)。

放射肿瘤学是临床医学上一门特别学科，它通过电离辐射来治疗恶性肿瘤和某些良性疾病。

- 放射治疗的根本目的在于给予肿瘤区域很高的治愈性剂量或控制肿瘤生长的剂量而其周围组织接受的剂量却很少。
- 组织耐受剂量指正常组织在继续发挥功能时可以承受的辐射剂量。

框 16.1　辐射的剂量单位

- 辐射的剂量单位是戈瑞(Gy)
- RAD 是仍可以使用的一个较旧的术语。它代表辐射吸收剂量，与厘戈瑞(cGy)同义
- 1 Gy=100 cGy=100 RAD
- 放射性活度单位是居里(Ci)或贝克勒尔(Bq)

16.1.1　放射生物学原理

放射生物学是研究电离辐射对生物作用的科学。

- 辐射通过破坏细胞水平的化学键，最终导致组织改变
- 如果关键部位(如 DNA)受到辐射破坏，细胞死亡的可能性更高
- 正常细胞和癌细胞都易受到辐射的影响
- 快速分裂细胞对辐射最为敏感

放射生物学的“5Rs”(修复、再分布、再氧合、再增殖和放射敏感性)在患者对放射治疗的反应、肿瘤生长分数，细胞丢失的速度中起到重要作用(框 16.2)。

框 16.2　放射生物学的“5Rs”

- 修复(亚致死性损坏)：健康细胞修复所需的时间
- 再分布：等待存活的肿瘤细胞进入细胞周期较敏感阶段的过程，以便辐射剂量可以杀死它们
- 再氧合(肿瘤细胞)：仅发生在肿瘤细胞中。有氧细胞对放疗比较敏感，较易受到辐射，但肿瘤细胞通常处于乏氧状态。在分次放射治疗中，有氧肿瘤细

第4部分

胞早期被杀死，这个过程释放出的氧气可以分散到抗辐射的乏氧细胞中，使它们在下一轮治疗中更容易被杀死

- 再增殖(正常组织)：通过存活的干细胞重新繁殖干细胞和成熟细胞，这是治疗后组织功能恢复的关键
- 放射敏感性：不同细胞类型对 X 射线或其他电离辐射的敏感性和易感性

根据疾病和患者的不同，可采用不同类型的放射治疗。在本章中，我们将讨论各种类型的放射治疗方法、阐述适应证、标准剂量和典型的患者反应。

16.2 放射治疗类型

16.2.1 外照射

外照射是从一定距离将放射线投照到目标靶区。

- 可以用于术后放疗或作为替代手术的一种治疗方式
- 可以与化疗同时使用
- 适用于大多数类型的恶性肿瘤
- 涉及数周的日常治疗，对病变区域进行照射
- 本章稍后讨论 CNS 放射治疗的具体适应证

中枢神经系统外照射疗法

- 全脑全脊髓照射(craniospinal irradiation，CSI)
  - 照射整个蛛网膜下腔
  - 具有技术挑战性
  - 常用于儿童 CNS 肿瘤的治疗
- 全脑照射(whole brain irradiation，WBI)
  - 照射全脑
- 局部脑照射
  - 针对原发性肿瘤部位和水肿带的放射治疗，加上由治疗方案或医师确定的额外边界
  - 最常用于患有中枢神经系统肿瘤的成年患者

中枢神经系统肿瘤的治疗过程中，可应用不同的技术。现代计算机技术使三维治疗计划成为可能。

- 适形放射治疗(conformal radiotherapy，CRT)
  - 也称为 3D－CRT
  - 指使用患者的 3D 几何形状来选择射束方向、确定剂量、设计

射束孔径、评估计划并验证治疗的有效性

- 调强适形放射治疗(intensity-modulated radiation therapy, IMRT)
  - 使用与 CRT 相同的技术,但是与每个 3D-CRT 射束中包含的均匀剂量相比,它会产生强度不同的射束
- 3D-CRT 和 IMRT 均旨在向肿瘤施加致死剂量的辐射,同时保护正常的周围组织。这些方法用于治疗大多数中枢神经系统肿瘤

16.2.2 分割放射治疗

分割放射治疗是将所需的总辐射剂量分成若干相同的每日剂量进行治疗。分割放射治疗既可以减少急性不良反应,也可以减少迟发放射反应。

- 保留正常组织,因为细胞可以在两次辐射之间修复和再繁殖
- 由于周期之间肿瘤细胞的再氧合,可能会增加癌细胞的氧合损伤。氧合的肿瘤细胞比乏氧的肿瘤细胞对放射治疗更敏感
- 两次给药之间的时间间隔中肿瘤细胞再分布,进入对辐射高度敏感的细胞周期
- 在短时间内进行高剂量分割治疗可能会产生严重的急性不良反应,这可能会危及放射治疗的完成
- 常规分割治疗通常为每天 1 次,5 天/周,1.8~2.2 Gy/次
- 超分割放射治疗是一种旨在减少迟发不良反应的治疗方法。通常每天照射 2 次,间隔时间大约 6 小时
- 加速分割治疗(也称为超分割)可减少总体治疗时间,但可增加肿瘤组织和正常组织的急性反应

16.2.3 立体定向放射外科

"立体定向"是指基于成像或从外部设备获得的三维坐标对特定目标点进行精确定位。立体定向放射外科(stereotactic radiosurgery, SRS)是一种治疗策略,其将窄束辐射聚焦在精确的目标上,并向该目标投射大剂量的局部辐射(框 16.3)。

- 如果靶区边缘形成陡峭的剂量梯度(即光束聚焦于靶组织和周围组织的程度),单次剂量就可能导致肿瘤坏死

框 16.3 立体定向放射外科

- 病变/疾病的类型
  - 脑动静脉畸形
  - 良性或恶性肿瘤
  - 脑转移瘤
  - 三叉神经痛
  - 前庭神经鞘瘤
- 适应证
  - 手术后或 EBRT 治疗后的辅助治疗
  - 手术的替代治疗
  - 部分患者的主要治疗方式
  - 复发性病变
  - 病变次全切除术
- 最佳立体定向放疗的关键要素
  - 射线精确地投照
  - 避开敏感结构
  - 与病灶高度适形性
  - 病灶边界清晰
  - 小的靶区/体积

- 分次 SRS 是指在使用 2～5 个分次的治疗过程中，通过立体定向引导对精确定位的目标进行高剂量照射

SRS 有许多不同的设备，包括伽玛刀（瑞典 Elekta 公司）、基于 LINAC 的 SRS、射波刀（美国 Accuray 公司）和质子束 SRS。

伽玛刀

- 伽玛刀系统是一台包含 192 个钴- 60 放射源的机器
- 放射源所有射束都聚焦到一点，此点称为等中心
- 治疗精确度在 0.1～1 mm 之间
- 治疗过程中使用头部固定框架限制运动。这个框架对于治疗是必不可少的，它意味着伽马刀治疗仅限于头部或上颈椎的病灶
- 基于框架的方法如伽玛刀是 SRS 的金标准

基于 LINAC 的立体定向放射外科

- 与伽玛刀相似，但是 LINAC 使用多个非共面辐射弧代替钴源
- 多个辐射弧在等中心点相交，高剂量射束都聚焦于中心点，而周围的正常组织仅接受最小剂量

射波刀

- 使用带有移动直线加速器的图像引导的机器人放射治疗设备
- 以身体骨骼结构作为靶区的参考框架，而不是头部固定框架

质子束放疗

- 使用的射线为质子而不是 X 线，向肿瘤靶区照射的治疗方式。这些带电粒子（如质子）因为其独特的能量深度分布引起最大的电离效应
- 穿透肿瘤后几乎没有能量射出，因此减少了周围正常组织的照射剂量
- 这是一项非常昂贵的技术，目前仅在为数不多的中心投入使用

16.2.4 内放射治疗

内放射治疗或近距离放射治疗是指外科将放射源植入在肿瘤内或肿瘤旁。

- 在手术过程中或通过设备（如导管）植入
- 向肿瘤释放大量放射线，周围组织的剂量快速跌落
- 在同位素寿命期间，放射源通过释放低剂量辐射发挥作用
- 最常使用的同位素是碘-125
- 随着 IMRT、3D-CRT 和 SRS 的出现，人们对近距离放射疗法的兴趣减弱，因为这些治疗方法具有更明显的放射生物学和剂量学优势
- 研究未能证明近距离放疗在恶性神经胶质瘤治疗中的有效性

16.3 中枢神经系统放射治疗适应证

放射治疗可用于治疗中枢神经系统良性和恶性疾病（见第 7 章）。

- 大脑、脑组织支撑结构和脊髓的肿瘤从良性到恶性，种类繁多
- 来自这些结构的原发肿瘤或影响这些结构的转移性肿瘤由于其放射敏感性，引起了放射肿瘤学家的极大兴趣（表 16.1）
- 尽管是良性，但位于重要结构或对周围重要结构产生致命性威胁的肿瘤（见框 7.3）
- 中枢神经系统损伤后通常无法再生，这可能会使手术完全切除或高剂量的放射线不安全

表 16.1　采用放射/放射外科手术治疗的中枢神经系统病变的类型

恶性肿瘤	良性肿瘤	功能障碍
星形细胞瘤：Ⅰ～Ⅳ级 少突胶质细胞瘤 少枝星形细胞瘤 室管膜瘤 髓母细胞瘤 原始神经外胚层肿瘤 脊索瘤/软骨肉瘤 原发性中枢神经系统淋巴瘤血管外皮瘤（孤立性纤维瘤） 松果体瘤 转移性肿瘤	脑膜瘤 垂体腺瘤 动静脉畸形 神经鞘瘤 神经纤维瘤病 颅咽管瘤 颈静脉球瘤 副神经节瘤 下丘脑错构瘤	三叉神经痛

- 由于脊髓耐受剂量的增加及其位置的不同，脊髓肿瘤的治疗与脑肿瘤不尽相同

16.3.1　剂量

大多数原发性成人肿瘤采用常规分次 EBRT（如 IMRT、3D-CRT）脑局部放射治疗。

- 一般指南要求中枢神经系统的良性/低度恶性肿瘤的治疗剂量为 50～54 Gy，中枢神经系统恶性原发性肿瘤的剂量为 60 Gy
- 视神经、视交叉、脑干和脊髓的照射剂量是剂量限制因素，因为高剂量可能会导致损伤。因此，需要使用更复杂、更精准的治疗设备和新颖的分割治疗方案
- 既往史包括中枢神经系统手术或放射治疗、合并症、高龄和吸烟史，以及肿瘤位置可能是放疗的禁忌证，因为它们可能增加放射损伤的风险
- 治疗特定肿瘤的治疗决定取决于许多因素，包括：
  - 患者的年龄
  - 患者的病史
  - 肿瘤病理学和位置
  - 肿瘤切除范围
  - 医师的判断（表 16.2）

表 16.2 针对特定类型的病变或肿瘤的治疗建议

位置	放疗治疗建议
胶质母细胞瘤	EBRT 至 60 Gy，替莫唑胺同步化疗
间变性星形细胞瘤	EBRT 至 60 Gy，同步化疗
间变性少突胶质细胞瘤	EBRT 至 60 Gy，序贯或同步放化疗
低级别星形细胞瘤	EBRT 至 54 Gy *vs.* 肿瘤全切除术观察
少突胶质细胞瘤	EBRT，化疗 *vs.* 观察
垂体腺瘤	无功能型：观察 *vs.* SRS 或 EBRT 45～50 Gy 功能(分泌)型：观察 *vs.* 药物治疗 *vs.* SRS 或 EBRT
脑膜瘤	Ⅰ级：观察 *vs.* 术后残余病灶 SRS Ⅱ级或间变性：术后残余病灶 EBRT 或 SRS 不耐受：仅 EBRT 或 SRS 复发：EBRT 或 SRS 挽救治疗
室管膜瘤(包括间变性)	GTR：放疗 54～60 Gy 脑脊液培养阳性的次全切除术：CSI 36 Gy，必要时严重疾病追加 54～60 Gy 复发：无放疗者行 EBRT；SRS 挽救治疗
转移瘤	WBI 30～37.5 Gy *vs.* SRS 仅用于<4 个转移灶 脊柱：EBRT 30～45 Gy 复发：SRS 挽救治疗 *vs.* 再次 WBI
动静脉畸形	SSR 为辅助治疗(或无法进行手术切除/栓塞术)
前庭神经鞘瘤	SRS 适用于小病灶，辅助治疗肿瘤残留病灶或复发
原发性 CNS 淋巴瘤	化疗 *vs.* WBI 45 Gy(由于潜在的神经毒性，很少放疗，但可用于复发病例)
髓母细胞瘤	标危：减量 CSI 23.4 Gy 同步化疗，必要时后颅窝追加剂量为 54 Gy 高危：CSI 36～39 Gy，后颅窝和转移灶追加至 54 Gy，同步化疗

缩写：CSI，全脑全脊髓照射；EBRT，体外放射治疗；GTR，全切除；Gy，戈瑞；SRS，立体定向放射外科；WBI，全脑照射。

- 放疗剂量限制取决于许多因素，其中包括：
  - 患者病史
  - 肿瘤病理学和位置

  - 医师的判断(表 16.3)
- 患者可能会同时接受 EBRT 和 SRS

表 16.3　中枢神经系统关键结构的常规耐受剂量指南

部位	最大耐受剂量
全脑	60 Gy
部分脑	60～70 Gy
脑干	54 Gy
脊髓	45～55 Gy
视交叉	50～54 Gy
视网膜	45 Gy
晶状体	10 Gy

缩写：Gy,戈瑞。

16.4　放疗前的准备

无论患者正在接受颅内或颅外放射治疗,患者必须接受放疗模拟。通常在治疗开始的前几天制订治疗计划,除非是进行紧急照射。使用一些 SRS 技术(如伽玛刀),设计计划和治疗是在同一天完成的。

16.4.1　放疗模拟

EBRT 的患者需要放疗模拟。这就建立了一个可重复的治疗体位,在这个位置上可以进行日常放射治疗。这是任何放射治疗都必不可少的部分,因为模拟定位能确保准确的剂量照射到靶点。

- 治疗过程中的每次复位都很重要,这有利于确保肿瘤组织接受最大辐射剂量以及正常周围组织仅遭受最小损伤。
- 为每位患者制作热塑性面罩,用于定位固定
- 影像学检查,如 CT,在某些情况下,MRI 可以更好地确定肿瘤体积和周围正常组织的关键结构
- 脊髓放射治疗的模拟定位是相似的。然而,与接受头颅放射治疗的患者使用的面罩不同,接受脊髓放射治疗的患者会在皮肤上做永久性标记(即纹身),以确保治疗过程中位置固定

16.4.2 SRS 的模拟

- 这取决于 SRS 的类型
  - 射波刀模拟与之前描述的 EBRT 模拟相似。它涉及细致的立体定向计划过程、严格的质量保证和模拟放射治疗的监督
  - 接受伽玛刀和射波刀治疗的患者的治疗计划通常需要放射肿瘤学家、神经外科医师和放射物理学家合作完成

16.4.3 潜在的不良反应

放射治疗是局部治疗的一种形式，因此不良反应一般局限于治疗区域。

- 急性不良反应通常在治疗 2～3 周后才会显现
- 治疗过程中，需要监测患者的不良反应，并在发生不良反应时进行妥善处理，以保持患者舒适，减少并发症和防止过长的治疗间隔
- 患者可能会对诊断和治疗产生情绪反应，包括恐惧、抑郁和焦虑。应提供能改善这些情绪的教育、咨询和药物治疗

早期不良反应

急性脱发

- 脱发是指在常规治疗 3～4 周后发生的脱发。它是毛囊和腺体对放射敏感的结果
- 剂量低至 5 Gy 后可能发生，通常是暂时性的
- 剂量在 45 Gy 及以上时，可能导致永久性脱发或延迟再生
- 脱发局限在放射束路径上
- WBI 后完全脱发

放射性脊髓病

- 可在脊髓辐射后发生，包括靶脊髓段产生髓磷脂的少突胶质细胞的短暂脱髓鞘
- 可作为暂时现象发生
- 急性脊髓病的临床表现为，颈部弯曲时、从颈部到四肢的瞬间电击样感觉和麻木（即莱尔米特征）
- 早期迟发性脊髓病通常发生在停止放疗后 1～6 个月，并经常在 6～12 个月内消退

脑水肿

- 最常见的诱因是大剂量辐射进入大脑

- 脑水肿的发病率随着辐射分割剂量的增大而提高(1.8～2.0 Gy 通常是一个能良好耐受的剂量)
- 如果患者在手术后过快地停用类固醇,则可能出现脑水肿(框 16.4)
- 症状包括头痛、恶心、呕吐和神经功能下降

框 16.4　临床警告:治疗相关毒性

- 某些治疗相关毒性的临床表现,如脑水肿,与肿瘤进展诊断和中枢神经系统疾病治疗相似

疲劳

- 对放射治疗的早期反应,可能持续数周至数月
- 疲劳的患者经常报告睡眠过度、精力不足和食欲下降
- 精力下降影响生活的方方面面。因此,应让患者及其家属意识到治疗过程中可能出现疲劳,并建议他们相应地调整日常活动
- 明显的嗜睡是一种罕见的不良反应,但急性嗜睡综合征可表现为极度嗜睡和 ICP 升高

黏膜炎、食管炎、恶心、骨髓抑制

- 头颅照射较少发生;更常见于接受脊柱照射的患者,因为后者接受过大量骨髓治疗
- 同时接受化疗的患者发生这些不良反应的风险更高
- CSI 期间或当直射脊柱的辐射束穿过口咽、纵隔或肠道,会发生黏膜炎、食管炎,或者恶心

迟发不良反应

脑坏死

- 脑坏死是一种死亡组织,被认为是放射对复制的胶质细胞和毛细血管内皮细胞所造成的
- 通常在治疗后 6～36 个月出现症状。这些症状通常与复发肿瘤的症状相似,MRI 显示肿块占位效应或强化
- 如果按照常规分割剂量的方案进行治疗,剂量相关现象相对阈值辐射剂量为 55 Gy
- 报告称,脑坏死发生风险为 5%
- 脑坏死的治疗包括皮质类固醇治疗和可能的外科干预

内分泌疾病

- 可能由单独的放射治疗或放、化疗联合治疗引起，尤其是当下丘脑-垂体轴处于辐射范围内时
- 当剂量大于 24 Gy 时，下丘脑-垂体轴可发生下丘脑功能障碍

神经认知功能下降

- 与颅脑照射有关
- 研究显示，WBI 后神经认知功能评分显著下降

迟发性放射性脊髓病

- 与剂量、脊髓治疗量和剂量分割有关
- 导致感觉神经元永久性脱髓鞘，以及辐射部位水平及以下的永久性和不可逆的神经损伤(即衰弱和功能丧失)
- 通常在治疗后 13～29 个月内出现
- 45～54 Gy 的剂量很少造成明显损害，但较低照射剂量不太可能出现意外的后果
- 45 Gy 照射剂量下，脊髓病风险小于 1%；但大于 57 Gy 时，风险增加至 5%

较不常见的不良反应

- 外耳或浆液性中耳炎
- 白质脑病
- 听力损失
- 白内障、视力改变和视网膜病变

SRS 的不良反应

SRS 的不良反应不同于传统的分割放射治疗，因为 SRS 影响较小的靶体积和每次使用较高的剂量。对 SRS 的反应不太严重，但可能在 48 小时内由于短暂的肿胀而发生。

- 包括恶心、头痛、癫痫发作或螺钉固定部位不适加剧(如果使用刚性头架)
- 治疗后 90 天内出现急性反应
- 3～10 个月内出现迟发反应
- SRS 与 WBI(或任何形式的放射治疗)联合疗法会增加不良反应的风险

16.5 放射肿瘤学急症

16.5.1 脊髓压迫

- 约 95%的脊髓压迫患者有硬膜外或硬膜外腔转移性疾病的证据
- 脊髓压迫的表现因压迫部位和程度而异，但可能包括运动无力、疼痛、自主神经功能障碍和感觉丧失
- 发现脊髓压迫后必须尽快开始治疗，因此早期识别和诊断至关重要，这一点再怎么强调也不为过
- 治疗不能逆转已经出现 48 小时以上的瘫痪
- 在开始放射治疗之前，应获得组织诊断或已知的转移性疾病病史
- 有指征时应给予高剂量类固醇
- 如果可能，应考虑手术减压
- 术后放疗可防止复发
- 如果手术不可行，也可单独使用放疗
- 治疗取决于肿瘤类型、压迫的开始和进展情况，以及医师的偏好
- 如果症状出现迅速，可首先给予大剂量放疗

16.5.2 脑转移瘤

- 脑转移瘤可能需要快速放射治疗干预，以维持神经功能并防止进一步下降
- 头痛和认知障碍是脑转移瘤最常见的症状
- 应在放射治疗开始前获得组织诊断或已知的转移疾病病史
- WBI 适用于多发转移瘤患者
- 有症状的病变可能需要手术减压
- 有指征时应给予皮质类固醇

16.6 放射治疗患者的护理

接受放射治疗患者的护理包括的不仅仅是放射治疗本身，因为所有接受放射治疗的患者都有潜在的疾病过程。护理这些患者的护士将有很多机会教育和支持患者及其家人，因为他们面对这些陌生的、令人恐惧的经历(框 16.5)。放射治疗的急性效应已在前面进行了描

述，并在表 16.4 中进行介绍。一个更详细的、包括管理放射治疗长期影响的策略的表格，可见于附录 A14。

框 16.5 着重于方案-指导疗法

对护士来说，了解当前的临床试验，以及在其机构中从何处获得临床试验信息是很重要的。临床试验信息可在美国放射治疗肿瘤组网站上找到(http://www.rtog.org)或者在美国放射影像学院的网站上(http://www.acrin.org)。其他提供临床试验专业和患者信息的网站包括：

- 美国国家癌症研究所(http://www.cancer.gov)
- 美国国家卫生研究院临床试验网站(http://www.clinicaltrials.gov)

工作人员和医师缺乏意识，是将患者纳入临床试验的主要障碍。其他障碍包括：对临床试验、生活质量问题、医疗保险和实际考虑因素(如交通、时间等)的误解。护士在教育患者和家属关于他们医院正在进行的试验以及为患者提供资源方面，发挥着至关重要的作用。

表 16.4 放射治疗：护理须知

并发症	放射类型	护理措施	原理
脑水肿	大剂量放射治疗，通常大于1.8～2.0 Gy	有指征时应给予类固醇；密切监测神经评估，观察头痛、恶心、呕吐、精神状态下降、运动或感觉下降、癫痫发作，脑神经病变或言语困难；疼痛管理	可能发生在不使用类固醇的血管源性水肿患者身上，或类固醇治疗方案撤退过快的患者；也可能是出血或肿瘤复发癫痫发作的迹象
癫痫	任何	有需要时应给予 AED 药物；如果可以的话，监测 AED 水平；维护与癫痫发作相关的安全预防措施	癫痫发作可能是脑水肿的症状，或者会被放射治疗加重
骨髓抑制	脊髓照射(由治疗大量骨髓引起)	在整个治疗过程中密切监测实验室指标；接受颅脊髓照射和化疗的患者，发生骨髓抑制的风险更高	骨髓抑制表现为低血细胞计数
食管炎、恶心、黏膜炎	可发生在脊柱照射期间，或当脊髓穿过口咽、纵隔或肠道时	患者可能需要预防性的止吐治疗；疼痛管理	症状通常在治疗开始后 10 天出现

缩写：AED，抗癫痫药；Gy，戈瑞。

本章旨在为护理接受放射治疗患者的护士提供临床参考。我们鼓励读者查阅本章末尾的推荐阅读,以了解更多有关特定主题的信息。

16.6.1 神经学评估

- 评估意识水平(见第 2 章)
- 使用 Karnofsky 量表评估认知
- 测试运动功能
- 监测感觉功能
- 评估脑神经功能
- 监测颅内压升高的迹象。另见第 3 章
  - 适时监测颅内压
  - 如果神经功能下降,立即报告

16.6.2 皮肤评估

- 对接受头颅放射治疗的患者的皮肤和头皮进行密切监测

16.6.3 疼痛管理

- 评估患者是否存在与固定或框架相关的不适

16.6.4 患者和家庭教育

- 教育患者和家庭辐射类型,包括治疗的不良反应和目标
- 帮助管理患者和家庭对治疗的期望
- 允许患者和家庭提出问题并表达担忧和恐惧
- 必须在开始放射治疗之前对患者进行教育
- 鼓励患者和家庭寻求更多的、合适的支持来源

16.6.5 协作管理

我们需要许多不同专业的人员、来帮助和支持接受放射治疗的患者。这些专业包括:

- 护理
- 放射肿瘤学
- 神经外科
- 医学或神经肿瘤学
- 针对某疾病过程的支持小组

- 疗法
  - 物理疗法
  - 职业疗法
  - 认知言语疗法
- 适时的缓和照顾
- 精神支持

（卢文文译，王恩敏审校）

推荐阅读

[1] Ballonoff A. Acute complications of cranial irradiation. 2016; http://www.uptodate.com/contents/acute-complications-of-cranial-irradiation. Accessed July 12,2017

[2] Bernstein M, Berger M, ed. Neuro-Oncology: The Essentials. 3rd ed. New York, NY: Thieme; 2014

[3] Chang EL, Wefel JS, Hess KR, et al. Neurocognition in patients with brain metastases treated with radiosurgery or radiosurgery plus whole-brain irradiation: a randomised controlled trial. Lancet Oncol. 2009;10(11): 1037 - 1044

[4] Chen CC, Chapman PH, Loeffler JS. Stereotactic cranial radiosurgery. 2016; http://www.uptodate.com/contents/stereotactic-cranial-radiosurgery. Accessed July 12,2017

[5] Coia LR, Moylan DJ. Introduction to Clinical Radiation Oncology. 3rd ed. Madison, WI: Medical Physics Pub.; 1998

[6] Cox JD, Kian Ang K. Radiation Oncology: Rationale, Technique, Results. 9th ed. Philadelphia, PA: Mosby Elsevier; 2010

[7] DeAngelis LM, Posner JB. Neurologic Complications of Cancer. 2nd ed. New York, NY: Oxford University Press; 2008

[8] Hansen E, Roach M, III, eds. Handbook of Evidence-Based Radiation Oncology. 2nd ed. New York, NY: Springer; 2010

[9] Iwamoto RR, Haas ML, Gosselin T, eds. Manual for Radiation Oncology. Nursing Practice and Education. 4th ed. Pittsburgh, PA: Oncology Nursing Society; 2012

[10] Oddie K, Pinto M, Jollie S, Blasiak E, Ercolano E, McCorkle R. Identification of need for an evidence-based nurse-led assessment and management protocol for radiation dermatitis. Cancer Nurs. 2014;37(2): E37 - E42

[11] Watkins-Bruner D, Moore-Higgs GJ, Haas M. Outcomes in Radiation Therapy: Multidisciplinary Management. Burlinton, MA: Jones and Bartlett; 2001

17　康复

Rehabilitation

Sara Stephenson，Risa Maruyama

【摘要】 患者入院后即可尽早进行康复。对于神经系统疾病或损伤的患者，康复项目可能包括物理治疗、作业治疗和语言治疗。这些治疗通常由那些接受过脑和脊髓损伤治疗专业训练的治疗师提供。具体的康复治疗过程因人而异，但几乎都需要一个包括护士、医师、病案管理者、治疗师和患者家属在内的多学科团队参与。鉴于与患者交流互动的亲密程度，护士在神经系统疾病患者的恢复和康复过程中扮演着举足轻重的角色。

【关键词】 日常生活活动；作业治疗；物理治疗；康复；语言治疗；疗效评价

17.1　概述

接受神经外科手术干预治疗的患者通常需要一些康复治疗。康复小组由许多不同的成员组成，根据每位患者疾病的不同需求，提供不同程度的康复治疗（表 17.1）。在某种程度上，康复治疗通常是由康复治疗师提供（例如，语言治疗、作业治疗和物理治疗）。越早开始治疗越好，在某些案例中，当患者还在 ICU 的时候，治疗师就参与到患者的康复治疗中了。早期开展康复治疗有助于缩短住院时间，并已证明可以减少长期卧床引起的并发症（如压力性损伤、关节活动度受限和肌力下降）。

表 17.1　肢体运动障碍患者的协同管理

并发症	治疗类别	治疗干预内容	基本原理
行走障碍	PT	肌力和感觉评估 腿部力量训练 转移训练 使用步态训练带进行训练 根据需要使用矫形器	由于虚弱或感觉减退影响步态和平衡功能

（续表）

并发症	治疗类别	治疗干预内容	基本原理
活动无耐力或运动耐力下降	PT/OT	渐进式活动 保存体力的技巧 提高耐力的治疗性运动 多次重复的轻负重运动	不活动和（或）长期卧床导致肌萎缩和耐力下降 不活动可能加剧医学问题的出现
转移	PT/OT	在活动前彻底检查力量和感觉 教会患者水平面使用电动升降机、滑板和（或）专用厕所设备 使用专业技术，如使用助行器、步态带和拐杖支撑瘫痪的肢体来保持稳定性	充分利用患者的优势和转移技巧以降低跌倒风险
与制动有关的风险	PT/OT	早期活动 抬高床头 下肢和上肢非负重练习 床边坐位训练	该策略有助于防止肌萎缩、肺功能下降、深静脉血栓、肺炎、尿路感染和上呼吸道感染
认知障碍 定向障碍 短期记忆障碍 不能回忆日常事件 焦虑和情绪不稳定	OT/SLP	使用简单的指示和外部记忆辅助工具 减少可能在交流过程中分散患者注意力的环境因素（如电视、药物）	全面的认知评估将有助于确定认知障碍的类型，并确定适当的干预措施 启动代偿策略，并督促整个医疗团队去使用它们
吞咽困难 进食完后发声有咕噜声 患者主诉吞咽困难或“食物无法下咽” 面部无力 经口摄食时伴有呛咳	OT/SLP	吞咽评估	选择可以安全吞下的食物，并指导吞咽策略
视觉运动功能受损或视野缺损 复视 新发眼球运动缺陷 无法触及物品（即够不到或超过）	OT	环境控制，使用明亮的视觉标记来帮助识别视野中的边界，使用斑点修补术来治疗复视	视力障碍可以影响患者护理的各个方面 早期发现视力缺陷，采用适当的策略来弥补缺陷

第4部分

(续表)

并发症	治疗类别	治疗干预内容	基本原理
视觉忽视(即患者不能感受到一侧的视觉刺激)			
失语症/构音障碍 反常语音 言语不清 感觉性或运动性语言功能障碍,或两者兼有	SLP	评估、使用训练技巧改善言语表达水平、弥补表达缺陷	沟通能力是神经损伤后康复的基石
自我护理技能的缺失(影响一个或更多的日常生活活动能力) 无法管理餐盘 无法握紧卫生用品 不知道如何使用卫生用品/工具 肌无力 感觉缺失	OT	指导患者正确使用辅助设备以克服这些挑战	使用辅助设备和重新布置环境可以提高患者的独立自我照顾的能力

缩写:OT,作业治疗;PT,物理治疗;SLP,言语和语言治疗。

本章简要介绍了从入院开始,康复治疗即贯穿各个治疗阶段的疾病类别(框 17.1)。

框 17.1　适合康复治疗介入的诊断

- 动脉瘤
- 脑瘤
- 脑积水
- 腰痛
- 梅尼埃病
- 脑膜炎
- 多发性硬化
- 重症肌无力
- 帕金森病
- 脊柱侧弯
- 脊髓损伤
- 脊柱骨折
- 脊柱手术

- 脑卒中
- 创伤性脑损伤
- 血管畸形

17.2 康复哲学

康复的主要目的是提供预防性护理，恢复受损神经功能，弥补技能缺失，并提高患者的独立性以最大化适应周围环境。为了实现这些目标，治疗团队与神经外科患者合作的主要策略包括以下几点：

- 早期运动
- 主动和被动锻炼疗法
- 良肢位的摆放
- 使用辅助设备和技术
- 恢复神经肌肉功能

17.3 康复过程

康复过程从神经系统检查开始，以帮助治疗师确定患者神经功能的优势和缺陷。

- 临床法规和执照规定了哪些治疗学科应该执行评估和治疗。这些规定在不同的医院或机构会有所不同
- 每个学科的治疗师负责以下需求：
  - 评估患者的优势和缺陷
  - 治疗方案的确定(包括治疗的频率和持续时间)
  - 患者、家庭成员和照顾者的宣教
  - 对出院安排和后续治疗提出建议(如适用)
- 治疗方案因患者而异，应根据个人需要量身定制
- 神经科的治疗师与护理和康复小组的成员交流，有助于制订出院计划
- 治疗应尽早开始(框 17.2)

框 17.2　早期治疗

- 患者在 ICU 期间开始康复治疗：
  - 可减少与长期卧床和(或)不活动有关的并发症(如压力性损伤、关节活

动度受限、肌力下降）
  - 减少住院时间
- 康复
  - 应尽早开始，最好入院即开始康复，术前接受康复治疗可改善术后结局
  - 目的是提供预防性护理
  - 提高患者自理能力

- 治疗应遵循国家或地区的实践标准规定

17.3.1 治疗评估

作业治疗

作业治疗不是一种治疗职业或事业。相反，它教授了一系列更基本的能力——日常生活活动所需的技能。作业治疗师可能会在以下领域评估患者或提供治疗援助：

- 日常生活活动能力
- 视觉知觉训练
- 视觉手眼协调
- 夹板或支具制作
- 精细运动控制
- 上肢力量和关节活动度
- 认知能力
- 上肢神经肌肉再训练
- （辅具和设备）的制作和训练
- 治疗性运动
- 患者和家庭健康教育

物理治疗

物理治疗的目标可以用一句谚语来描述："生命在于运动"。物理治疗师的治疗对象通常是希望达到病前活动水平的患者或者行动能力严重受损的患者。他们可在以下领域提供治疗帮助：

- 运动功能、平衡性和步态训练
- 下肢力量和关节活动度
- 治疗性运动
- 神经肌肉再训练
- 非药物的疼痛管理
- 患者和家庭健康教育

言语与语言治疗

言语和语言治疗师是患者康复的关键因素，因为沟通能力被视为人类的最基本因素。语言治疗师可以在以下几个方面评估患者或提供治疗援助：

- 失语症和语言障碍
- 构音障碍
- 与言语有关的运动功能
- 认知技能
- 吞咽功能
- 改良钡剂吞咽研究
- 纤维内镜吞咽研究
- 替代性交流（即不需要语言的表达方式）

17.3.2 护理等级

神经系统疾病的患者需在提供连续护理的任何地方进行康复或治疗援助。下面是能为患者提供相应护理的一些医疗机构。

医院护理

- 以医院为基础的患者护理，包括 ICU、过渡病房以及普通病房
- 物理治疗、职业治疗或语言治疗

专业护理机构和亚急性康复

- 提供医疗和护理服务
- 治疗强度较小，通常每天 1～2 小时的治疗服务，因为这些机构的患者不能耐受每天超过 3 小时的治疗时间
- 重点是让患者做好回归家庭或者转移到另一个层级护理的准备

长期护理院

- 为稳定但需要复杂护理的患者提供护理和医疗服务
- 提供治疗的频率较低，强度也更低
- 患者预计将在这种机构中停留较长的时间，这类患者可能合并有妨碍康复的复杂的呼吸道管理需求

住院康复机构

- 从急症室、专业护理机构或长期护理院转送到住院康复机构的病情稳定的患者
- 每天至少进行 3 小时的强化康复治疗
- 包括物理治疗、作业治疗或言语治疗

- 可能包括神经心理学和治疗性娱乐活动
- 重点是让患者做好回归家庭的准备

居家康复

- 基于家庭生活的训练，通常每周 2～3 次
- 患者必须在家接受居家康复治疗

门诊治疗

- 治疗在门诊诊所进行，治疗频率每周 1～5 次
- 物理治疗、作业治疗或言语治疗

17.3.3 常见神经系统疾病的治疗措施

创伤性脑损伤

运动功能

- 无力或偏瘫
- 平衡功能障碍
- 治疗措施
  - 力量和步态训练
  - 神经肌肉再训练

肌张力障碍

- 肌张力增高
- 低肌张降低
- 治疗措施
  - 良肢位摆放
  - 注意上肢关节活动度，防止半脱位损伤

吞咽困难

- 吞咽障碍
- 治疗措施
  - 吞咽功能评定
  - 饮食调整

视觉与知觉

- 视觉运动障碍
- 视觉感知缺陷
- 治疗措施
  - 环境改变
  - 视力练习
  - 镜片适应

认知

- 创伤性脑损伤可能涉及以下方面的认知功能障碍：
  - 短期记忆
  - 解决问题的能力
  - 注意力和集中注意力
  - 推理和判断
  - 组织和排序
- 损伤程度从轻微到严重不等
- 在额叶损伤、缺氧或弥漫性轴索损伤的患者可出现全大脑功能障碍
- 治疗干预策略
  - 使用有帮助的外部记忆辅助工具
  - 重新构建环境
  - 减少干扰，当患者分心时及时予重新定向
  - 出院后可能需要 24 小时看护

沟通

- 失语症
- 构音障碍
- 异常发声
- 失用症
- 治疗性干预
  - 调整沟通策略
  - 发声、口腔和面部肌肉的治疗训练

行为管理

- 主动性下降、精神疲惫
- 冲动行为
- 无法听从命令
- 躁动（尤其是额部受伤的人）
- 治疗性干预
  - 限制探视
  - 环境安静、昏暗
  - 一次一个指令
  - 治疗期间控制休整频率，让患者可以适当休息

占位性病变

后颅窝病变

有后颅窝病变的患者可能会出现视力障碍（如复视）、吞咽困难或

脑神经损伤。

运动功能

- 失去对大多数动作的控制
- 治疗干预
  - 提高稳定性,帮助患者完成任务(例如,帮助固定上肢以完成自主进食和口腔清洁)

肌张力

- 后颅窝病变通常不影响肌张力

吞咽困难

- 吞咽障碍
- 治疗干预
  - 吞咽诊断
  - 饮食调整

视觉和知觉

- 视觉运动缺陷
- 视觉知觉缺陷
- 治疗干预
  - 环境调整
  - 视觉练习
  - 镜片适应

认知

- 严重的认知障碍
- 治疗干预
  - 全面认知评估

沟通

- 构音障碍
- 可能合并脑神经受损
- 治疗干预
  - 发声、口腔和面部肌肉的治疗训练

行为管理

- 后颅窝病变一般不引起行为问题

额叶病变

运动功能

- 偏瘫
- 治疗干预

  - 力量和步态训练
  - 神经肌肉再训练

肌张力

- 肌张力增高
- 肌张力降低
- 治疗干预
  - 良肢位
  - 逐渐增加上肢关节活动度，防止半脱位损伤

认知

- 保持注意力的问题
- 不能意识到自己存在功能障碍
- 对指令反应和应答迟缓
- 记忆障碍
- 计划能力和组织能力障碍
- 治疗干预
  - 记忆系统
  - 重新构建环境
  - 减少干扰
  - 经常定向训练

沟通

- 构音障碍
- 说话节奏问题
- 治疗干预
  - 组织言语和语言练习
  - 语言治疗

行为管理

- 主动性下降
- 冲动行为
- 无法听从命令
- 难以接受反馈或建议
- 嗜睡
- 躁动
- 治疗干预
  - 限制探视
  - 环境安静、昏暗

    - 一次一个指令
    - 治疗期间控制休整频率，让患者可以适当休息

左/右大脑半球病变

根据病变和部位，患者可能会出现视觉障碍（如偏盲）。

运动功能

- 偏瘫
- 感觉障碍
- 治疗干预
    - 力量和步态训练
    - 神经肌肉再训练

肌张力

- 肌张力增高
- 肌张力降低
- 治疗干预
    - 神经肌肉再训练或辅助支具使用
    - 肌张力过低需要严格良肢位摆放、缓慢增加关节活动度以防止半脱位损伤

吞咽困难

- 吞咽障碍
- 治疗干预
    - 吞咽诊断
    - 饮食调整

视觉与感知觉

- 视觉运动障碍
- 视觉感知缺陷
- 治疗干预
    - 环境改变
    - 视力练习
    - 镜片适应

认知

- 与左半球病变有关的认知缺陷可能包括：
    - 情绪不稳定
    - 记忆力受损
- 与右半球病变相关的认知障碍可能包括：
    - 固执或僵化的思维模式

- 冲动行为
- 安全意识差

- 治疗干预
  - 记忆辅助工具
  - 明确、具体的问题
  - 有组织和可控的环境
  - 出院后可能需要 24 小时的看护

沟通

- 与左半球病变有关的交流障碍可能包括：
  - 失语症——接收理解障碍——表达输出障碍
  - 失用症
  - 构音障碍
- 与右半球病变相关的交流障碍可能包括：
  - 与话题持续、完整和语言组织相关的表达缺陷
  - 混乱
  - 情感贫乏
- 治疗干预
  - 结构化对话治疗训练表达能力
  - 鼓励或激发复述
  - 使用日历、通讯板或卡片来评估患者对替代交流方式的需求

脊髓损伤(spinal cord injury，SCI)

SCI 后的积极、持续的康复是治疗过程中的关键组成部分。第 12 章详细介绍了脊髓损伤，而在这一节描述了一些患者在脊髓损伤手术治疗后的可能需求。

运动能力

- 损伤平面以下的运动和感觉功能障碍
- 治疗干预
  - 支架或矫形器配件(胸椎腰骶矫形器、胸衣、颈托)
  - 早期活动和直立姿势有助于预防并发症
  - 力量训练、运动训练和支具训练

肌张力

- 损伤后肌张力降低
- 肌张力减退后出现痉挛
- 治疗干预
  - 被动关节活动度练习

  - 良肢位摆放
  - 依医嘱进行夹板固定
  - 缓慢增加上肢关节活动度以避免半脱位损伤

沟通

- 呼吸道问题(气管切开术,呼吸机使用)
- 与说话有关的耐力下降,患者很容易疲劳或气喘吁吁
- 治疗干预
  - 患者能够得到的轻触呼叫灯
  - 帕西-缪尔说话瓣膜(帕西缪尔公司,尔湾,加利福尼亚州)
  - 替代通信装置
  - 教使用机械呼吸器的患者用舌头发声表达

SCI 患者使用的器械/装备

由于他们的移动能力和力量受限,脊髓损伤患者需要使用特殊设备以防止长期卧床的并发症(表 17.2)。这些装置可包括以下内容:

- 减压垫
- 腹带
- 轮椅或坐位支持系统
- 液压患者升降装置

表 17.2　常用治疗和适应性设备

治疗性设备	适应性设备
拐杖 • 单点拐杖 • 四点或宽基手杖 四轮步行器 接送步行器 轮椅 • 电动 • 手动 座椅系统 步态带 矫形器 • 踝足矫形器 • 胸-腰-骶矫形器 • 腰骶矫形器 转移板	卫生间扶手 高马桶座 床边洗漱台 手夹板 在餐具和日常生活工具上配置的把手 改善复视的斑点修复术 自我进食辅助器具 淋浴椅

- 减压靴或用于踝和足的夹板
- 轻触式呼叫灯

17.3.4 家庭健康教育

治疗服务应尽快衔接患者的家庭，最好是在初步评估时就建立衔接。这应该包括对家庭和(或)照顾者的书面、口头和实操健康教育。以下的这些领域值得关注：

- 功能障碍的情况
- 言语和语言技巧
- 记忆力代偿策略
- 关节活动度训练
- 神经肌肉强化
- 吞咽安全的预防措施
- 出院宣教
- 转移
- 矫正器
- 适应性设备训练
- 日常生活活动能力
- 社区资源

17.3.5 出院计划

在大多数情况下，出院计划从患者入院时开始。由急性神经科病区中的治疗师与后续治疗病区康复小组的成员沟通，以协调出院建议。

17.4 康复期间患者的护理

康复治疗在大脑或脊髓损伤患者的康复过程中起着不可或缺的作用。护士必须在这类患者的康复中发挥积极作用。虽然一些特定活动(例如，行走或吞咽)是否可以安全启动需要亚专科治疗师的决定，但继续保持和鼓励这样的活动往往是护理部门的责任。治疗师和护士经常一起工作，以确定什么时候以下治疗策略是安全和适当的：

- 早期活动
- 良肢位摆放
- 矫正器
- 日常生活活动的适应性设备

- 关节活动度
- 认知评估，如 Rancho Los Amigos 认知量表
- 皮肤保护
- 患者和家庭成员的健康教育

17.4.1 协同管理

- 护理
- 神经外科学
- 理疗
- 内科
- 支具矫形师，根据需要
- 康复治疗
  - 物理治疗
  - 作业治疗
  - 语言治疗
- 社会服务
- 神经心理学
- 营养师

（李菁菁　袁雪林译，邓盼墨审校）

推荐阅读

[1] American Physical Therapy Association. http://www.apta.org. Accessed July 11, 2017

[2] American Physical Therapy Association. APTA Code of Ethics. 2011; http://www.apta.org/uploadedFiles/APTAorg/About_Us/Policies/Ethics/CodeofEthics.pdf#search=%22code of ethics%22. Accessed July 11, 2017

[3] American Speech-Language-Hearing Association. http://www.asha.org. Accessed July 11, 2107

[4] American Speech-Language-Hearing Association. Code of ethics. 2016. http://www.asha.org/Code-of-Ethics/. Accessed July 11, 2017

[5] American Stroke Association. http://www.strokeassociation.org. Accessed July 11, 2017

[6] AydIn G, Mucuk S. The evaluation of daily living activities, pressure sores and risk factors. Rehabil Nurs. 2015;40(2): 84-91

[7] Burtin C, Clerckx B, Robbeets C, et al. Early exercise in critically ill patients enhances short-term functional recovery. Crit Care Med. 2009;37(9): 2499-2505

[8] Camicia M, Black T, Farrell J, Waites K, Wirt S, Lutz B, Association of Rehabilitation Nurses Task Force. The essential role of the rehabilitation nurse in facilitating care transitions: a white paper by the association of rehabilitation nurses. Rehabil Nurs. 2014;39(1): 3-15

[9] Caraviello KA, Nemeth LS, Dumas BP. Using the beach chair position in ICU patients. Crit Care Nurse. 2010;30(2): S9-S11

[10] Dong ZH, Yu BX, Sun YB, Fang W, Li L. Effects of early rehabilitation therapy on patients with mechanical ventilation. World J Emerg Med. 2014;5(1): 48-52
[11] Enforcement procedures for the occupational therapy code of ethics and ethics standards. Am J Occup Ther. 2014;68 suppl 3: S3-S15
[12] Gillick BT, Marshall WJ, Rheault W, Stoecker J. Mobility criteria for upright sitting with patients in the neuro/trauma intensive care unit: an analysis of length of stay and functional outcomes. Neurohospitalist. 2011;1(4): 172-177
[13] Kim O, Kim JH. Falls and use of assistive devices in stroke patients with hemiparesis: association with balance ability and fall efficacy. Rehabil Nurs. 2015;40(4): 267-274
[14] Knier S, Stichler JF, Ferber L, Catterall K. Patients' perceptions of the quality of discharge teaching and readiness for discharge. Rehabil Nurs. 2015;40(1): 30-39
[15] Mayeda-Letourneau J. Safe patient handling and movement: a literature review. Rehabil Nurs. 2014;39(3): 123-129
[16] Miller ET. Family caregivers-a precious resource. Rehabil Nurs. 2015;40(3): 131-132
[17] Morris PE, Griffn L, Berry M, et al. Receiving early mobility during an intensive care unit admission is a predictor of improved outcomes in acute respiratory failure. Am J Med Sci. 2011;341(5): 373-377
[18] Parker AM, Lord RK, Needham DM. Increasing the dose of acute rehabilitation: is there a benefit? BMC Med. 2013;11: 199
[19] Schweickert WD, Pohlman MC, Pohlman AS, et al. Early physical and occupational therapy in mechanically ventilated, critically ill patients: a randomised controlled trial. Lancet. 2009;373(9678): 1874-1882
[20] Stanback R. Rebuilding lives after injury. Nurs Times. 2014;110(15): 27

附录

Appendices

附录 A　护理管理表

附录 A1　ICP 升高患者的护理

问题	护理措施	原理
神经系统	每小时或者遵医嘱实施神经功能评估，包括意识水平、运动/感觉评估以及中枢神经功能评估 与基线水平进行对比 警惕脑疝的临床表现 有任何神经功能的下降立即报告医师	神经功能的恶化可能表明 ICP 的增加，甚至神经系统危害
ICP 增加		
ICP 监测	ICP 的监测可以通过脑室外引流或者其他的 ICP 设备，如脑实质螺栓或螺钉： • 每小时监测 ICP 或者 CPP • 常规分析 ICP 波形 • 每小时监测 CSF 引流的色、质、量 脑组织氧和监测	ICP 的监测是为了保证充足的 CPP 维持正常的 ICP 对预防神经功能进一步损伤至关重要
护理职责	限制护理活动的持续时间：如翻身、洗浴、护理评估以及给药等 考虑其他外界因素，如家庭成员探视、抚触、噪声（如收音机或电视的声音）等对 ICP 的影响	任何形式的刺激，如护理相关行为以及其他外界刺激均有可能会增加 ICP
	体位：头颈处于正中位；无特殊禁忌，抬高床头 30°	减少静脉回流阻力
发热管理	密切监测患者体温，按医嘱服用退烧药 必要时使用降温毯、冰袋或者温水擦浴	发热会增加脑代谢，是神经功能预后不良的预测因子
心血管系统		
血流动力学稳定性	监测心率及心律 监测 ECG（如果可以的话）	评估心脏给大脑充分供氧的能力

（续表）

问题	护理措施	原理
血流动力学稳定性	监测有无心律失常 通过中心静脉导管或动脉导管监测血流动力学指标	
低血压	密切监测血压。必要时使用升压药	低血压是神经功能预后不良的一个强有力的预测因子（因大脑缺氧）
贫血	监测血红蛋白/血细胞比容	贫血表明红细胞携氧能力差，可致大脑缺氧
呼吸系统		
缺氧	监测血氧饱和度 监测动脉血气 监测呼吸频率和型态 遵医嘱给氧	缺氧与脑缺血和神经功能预后不良直接相关
高碳酸血症	监测动脉血气 PCO_2 正常值为 35～45 mmHg	过度通气可降低颅内压；然而，快速血管收缩会降低 CBF，导致脑缺血
呼吸衰竭	监测意识障碍患者气道保护的能力	呼吸衰竭可能由多种原因引起（如意识水平降低、误吸、肺炎等）
气道受损	准备气管插管和机械通气	缺氧与神经功能预后不良直接相关
电解质		
低钠血症 高钠血症	监控电解质水平 严格监控出入液量 尿量增多者监测尿比重 遵医嘱补充盐剂，如高渗静脉注射液	低钠血症通常由 SIADH 引起，可引发脑水肿 高钠血症可能是脱水的结果，可出现低血压和神经功能障碍 与使用减轻脑水肿的高渗溶液（甘露醇、高渗钠）有关
高血糖	监控电解质水平 监测快速血糖 严格监控出入液量 遵医嘱使用胰岛素 务必注意，一些药物可能会改变电解质的吸收或代谢 汇报所有新的或异常的症状	高血糖是导致神经功能预后不良的一个已知因素。因此，严格的血糖控制很重要

（续表）

问题	护理措施	原理
疼痛		
镇静和止痛	遵医嘱给予镇静 严密监测神经功能改变	疼痛或意识混乱引起的躁动会增加颅内压 对神经功能受损的患者使用止痛剂或镇静剂时要小心，需平衡继发性损伤的风险和维持正常的颅内压 另详见表 3.2

缩写：CBF，脑血流；CPP，脑灌注压；ECG，心电图；SIADH，抗利尿激素分泌失调综合征。

附录 A2　脑积水和分流失败患者的护理

问题	护理措施	原理
头痛	神经功能评估 生命体征监测	评估可能由分流失败引起的颅内压升高
	记头痛日记	头痛日记有助于确定头痛的规律（例如，发生的时间、原因或缓解方法）
	考虑分流调压	监测颅内压
呕吐	神经功能评估	评估可能由分流失败引起的颅内压升高
发热	如果分流管放置已超过 6 个月，须寻找其他发热原因	分流管感染的可能性随时间延长而降低；更常见于植入手术后 3 个月内
	监测 CBC；CRP，如果没有发现其他原因，则考虑脑脊液外引流	获取脑脊液以检测是否感染（革兰染色、培养、葡萄糖、蛋白质、细胞计数等）
	如果患者为脑室-心室分流，获取血液标本培养和检测 24 小时尿总蛋白	VA 分流感染包括心内膜炎和分流性肾炎
分流管通道或伤口红肿	监测生命体征、CBC 和脑脊液外引流	寻找可能的感染

（续表）

问题	护理措施	原理
颅内压升高的其他迹象	视力或性格的变化（如易怒）导致工作表现或学习成绩的下降	分流失败可导致性格改变
分流装置暴露	用无菌敷料覆盖，需进行神经外科咨询和干预	分流装置暴露是感染的温床，必须手术修复
癫痫	采取措施确保患者的安全	少见，但分流失败会增加癫痫发作的风险

缩写：CBC，全血细胞计数；CRP，C 反应蛋白；VA，脑室-心室。

附录 A3 电解质失衡患者的护理

问题	护理措施	原理
低钠血症		
SIADH	液体限制 严格管理出入液量 遵医嘱使用盐补充剂和高渗盐溶液	SIADH 的特点是容量过载
	每 6 小时或遵医嘱监测血钠和血浆渗透压	血钠的细微变化均可导致神经系统损害 低钠血症的过度纠正可能导致脑桥髓鞘溶解，并带来毁灭性的神经系统后果
	监控神经功能	低钠血症可引起脑水肿
	每天记录患者体重	体重增加可能是体液负荷过多的标志
CSW	严格遵医嘱控制出入液量 遵医嘱补充血容量 按医嘱使用盐补充剂和高渗盐溶液	CSW 的特点是钠缺乏合并容量减少
	每 6 小时或遵医嘱监测血钠和血浆渗透压	血钠的细微变化可能导致神经系统损害；低钠血症的过度纠正可能导致脑桥髓鞘溶解，并带来毁灭性的神经系统后果
	监控神经功能	低钠血症可引起脑水肿

（续表）

问题	护理措施	原理
高钠血症		
尿崩症	严格监控出入液量 尿比重测试 遵医嘱液体治疗 每日记录患者体重	避免容量不足和脱水
	每6小时或遵医嘱监测血钠和尿渗透压 必要时去氨加压素药物治疗 监测神经功能	过度纠正高钠血症可能导致CPM，并带来毁灭性的神经系统后果
低血糖		
	遵医嘱，每隔6小时或餐前或睡前床旁监测血糖，遵医嘱服用葡萄糖 监测低血糖症状 监测神经功能	低血糖可增加脑缺氧风险 脑缺氧可导致脑水肿和颅内压升高
高血糖		
	遵医嘱，每隔6小时，或餐前或睡前床旁监测血糖 遵医嘱使用胰岛素 监测高血糖症状 监测神经功能	避免高血糖，因为有脑水肿和颅内压升高的风险
	注意药物和食物的潜在相互作用	一些类固醇（如地塞米松）可使血糖升高

缩写：CPM，脑桥中央髓鞘溶解；CSW，脑性盐耗；SIADH，抗利尿激素分泌失调综合征。

附录 A4　癫痫发作患者的护理

问题	护理措施	原理
癫痫发作期间的安全性	评估患者，开放气道，确认没有心脏因素（例如，心脏停搏）	始终遵循ABC（即气道、呼吸和循环）步骤进行紧急干预和评估
	在患者的头下放一个垫子，松开衣领和皮带等 不要约束患者	保护患者免受周围环境的伤害或危险

（续表）

问题	护理措施	原理
癫痫发作期间的安全性	不要在患者的牙齿之间放任何东西 将患者头偏向一侧 排出口鼻腔分泌物	防止误吸
癫痫发作后的评估	对癫痫发作进行评估和记录（见框 6.7）。癫痫发作的护理评估 检查并记录生命体征和神经功能	癫痫发作期间的护理观察对于癫痫发作后确定合适的治疗至关重要
抗癫痫药	了解患者的抗癫痫药物、剂量以及与其他药物或食物的潜在相互作用	许多抗癫痫药物与其他药物或食物有显著的相互作用
	了解抗癫痫药物的有效剂量	如果剂量不足，抗癫痫药物可能无效 另外药物毒性可导致严重的并发症
	注意抗癫痫药物的不良反应（包括过敏反应）	抗癫痫药物的不良反应可能会给患者带来问题，必要时需更换药物 过敏反应会导致严重的，甚至致命的并发症
患者和家庭教育	教育患者及其家人在癫痫发作期间可采取措施确保患者的安全 教育患者及其家人有关其抗癫痫药物的信息，包括潜在不良反应和药物或食物相互作用 向患者及其家人提供必要的信息，如可否开车	接受过良好宣教的患者更有能力进行有效的自我护理 教育家庭可以改善患者的支持系统，尤其是在患者出院后
预防	向患者及其家人提供减少癫痫发作的方法	许多癫痫发作可以通过遵医嘱规律服用抗癫痫药物来预防

附录 A5　脑肿瘤患者的护理

问题	护理措施	原理
意识水平或神经功能改变（神经功能缺损因肿瘤位置和手术方式而异）	进行完整的神经病学评估，并监测评估中的任何变化 始终知道肿瘤的位置和可能的相关缺陷	血管源性水肿的增加可能取决于肿瘤组织学，肿瘤床出血也是可能的

（续表）

问题	护理措施	原理
脑水肿（血管源性水肿）	使用地塞米松时不要漏剂量或突然中断	地塞米松突然减少或停用可加重脑水肿
视力下降	视力测试是所有患者神经系统评估的一部分，尤其是垂体瘤患者	视觉敏锐度下降可能是由于视神经受压造成的。更常见于视神经附近的肿瘤或枕叶肿瘤常见
脑脊液漏	监测患者的流鼻涕情况；询问患者是否注意到液体从鼻子里漏出来或从喉咙后面滴下来	脑脊液漏是许多垂体瘤切除术后的并发症
	发现脑脊液漏立即通知医师	脑脊液漏增加了脑膜炎的风险
癫痫	如有必要，监测抗癫痫药物的血药浓度 注意药物不良反应、过敏反应或与食物或其他药物的相互作用 采取措施确保患者的安全	如果抗癫痫药物的剂量低于治疗水平，患者癫痫发作的风险就会增加
低钠血症	监测血钠水平，遵医嘱限制液体摄入，严格监控出入液量平衡 遵医嘱使用盐补充剂或高渗溶液	低钠血症，通常为SIADH，可能导致脑水肿
血液高凝状态：DVT、PE	若无禁忌，鼓励患者早期下床活动，在床上时持续使用SCD 若无禁忌，应使用依诺肝素或肝素预防 每班评估深静脉血栓 如果怀疑有深静脉血栓形成，立即报告医师	脑肿瘤患者，尤其GBM的患者，患DVT和PE的风险更高

缩写：DVT，深静脉血栓形成；GBM，多形性胶质母细胞瘤；PE，肺栓塞；SCD，顺序压缩装置；SIADH，抗利尿激素分泌失调综合征。

附录 A6　脑卒中患者的护理

问题	护理措施	原理
神经功能减退	密切监测神经功能，有任何功能下降立即通知医师 监测患者颅内压升高的迹象	缺血性脑卒中的影响区域可扩大；出血性脑卒中可能再出血 “时间就是大脑”——对患者病情任何变化做出快速反应，可以使大脑组织免受不可逆转的损害
	维持正常颅内压的护理措施（见第 3 章）	采取适当措施保护患者免受颅内压升高和神经功能衰退的影响
呼吸	评估患者气道是否通畅 必要时监测血氧饱和度	缺氧可加剧脑水肿、升高颅内压和加剧神经功能衰退
心血管	定时监测血压，按医嘱使用降压药	出血性脑卒中后的高血压可增加再出血的概率
	发现血压有波动通知医师	缺血性脑卒中的血压管理需灵活考虑以保证脑灌注
	知晓理想的血压范围至关重要	血压管理目标会因脑卒中类型不同而有所不同，务必了解其中的区别
电解质	监测血钠 严格管理出入液量 知晓血钠的理想范围 报告异常值	低钠血症可能导致神经功能减退，包括脑水肿（见第 5 章）
	监测血糖 遵医嘱使用胰岛素	低血糖和高血糖都会导致脑水肿
疼痛	经常评估患者有无疼痛或不适 遵医嘱给药	疼痛或不适可增加颅内压或血压，给患者带来不必要的风险
颈动脉内膜切除术的术后影响	每小时或遵医嘱测量颈围	术后出血的可能性
	观察切口是否有出血或血肿的迹象	血肿或肿胀会阻塞患者的气道
患者和家庭的健康宣教	向患者及其家人宣教脑卒中（中风）的危险因素 向患者及其家人提供教育材料，包括相应的网站和支持团体	识别风险因素和改变生活方式可以降低进一步脑卒中的风险

附录 A7 蛛网膜下腔出血患者的护理

问题	护理措施	原理
神经功能减退		
	每小时或遵医嘱监测神经功能	SAH 相关的致死率和致残率很高，由于脑水肿、血管痉挛、再出血、脑积水等并发症均可导致神经功能进一步减退
	采取适当措施维持正常的颅内压（见第 3 章） 根据医嘱监测 ICP	确保足够的 CBF 以预防脑水肿、颅内压升高和进一步的神经损伤
呼吸		
	确保气道通畅；如果 GCS 评分<8 分，或如果气道未受保护，准备气管插管和机械通气	意识水平下降的患者可有气道受损，导致脑缺氧
血管痉挛（3H 疗法）		
高血压（即平均动脉压比基线收缩压高 20～30 mmHg）	将血压保持在医嘱范围内。按医嘱使用升压药	增加 CBF
高血容量（增加脑血容量）	按医嘱静脉输液（125～150 mL/h） 监测实验室化验指标（如血钠、血浆渗透压） 严格管理出入液量	增加 CBF
血液稀释（血细胞比容<35%）	监测实验室检查结果（如血红蛋白和血细胞比容）	增加 CBF
低钠血症		
	监测实验室化验指标（如血钠、血浆渗透压） 知晓血钠的理想范围；通常目标是≥140 mmol/L 严格管理出入液量 必要时使用药物，包括口服盐剂或高渗盐溶液	低钠血症会增加脑水肿的风险 在 SAH 患者中，低钠血症通常是由 CSW 引起的
	绝对禁止液体限制	该人群中的液体限制可能会加重血管痉挛并导致进一步的神经功能损害

（续表）

问题	护理措施	原理
脑积水		
	监测神经功能，如有异常立即通知医师，包括意识水平、步态、视力或尿失禁等	脑积水在 SAH 病患者中很常见，因为蛛网膜下腔的血液堵塞了蛛网膜颗粒，阻碍了脑脊液的吸收
癫痫		
	确保患者在癫痫发作时的安全 必要时，按医嘱服用抗癫痫药物 监测血药浓度 注意抗癫痫药物与食物或其他药物之间的相互作用	在 SAH 患者中，癫痫相对常见 癫痫发作可加重脑水肿；许多常见的药物和食物可与抗癫痫药物相互作用，增加癫痫发作的风险
疼痛		
	监测疼痛和不适，并按医嘱给药	疼痛可增加 ICP
患者和家庭健康教育		
	为患者和家人提供教育材料，包括网站和支持团体	接受过良好宣教的患者能够更好地进行有效的自我护理；教育家庭改善了患者的支持系统，特别是在出院后

缩写：CBF，脑血流量；CSW，脑性盐耗；GCS，格拉斯哥昏迷量表；SAH，蛛网膜下腔出血。

附录 A8　创伤性脑损伤患者的护理

问题	护理措施	原理
脑脊液漏		
维持正常的颅内压	采取适当措施维持正常的颅内压（见表 3.4）	正常的颅内压对防止继发性损伤和进一步的神经功能衰退至关重要
防止继发性损伤	每小时或遵医嘱进行神经功能评估，应包括意识水平、运动、感觉和中枢神经功能评估	根据血肿的类型（如硬膜外血肿），患者可能会出现一段时间的清醒，随后神经功能迅速下降 伴有扩张性占位性病变（如血肿、开放性挫伤或水肿）的患者有脑疝的风险（见第 2 章）

（续表）

问题	护理措施	原理
预防脑脊液漏引起的并发症	观察患者是否有耳漏和鼻漏的迹象 脑脊液可以直接看到，也可以在亚麻布上看到 当患者坐直并略微前倾时，脑脊液漏通常更明显（贮水征） 脑脊液可通过黄色晕染来区分（即亚麻布上的“晕圈标志”）； 通知医师脑脊液漏的迹象	颅骨骨折的患者可能有脑脊液鼻漏或耳漏（这可能表明颅底骨折） 脑脊液漏患者有患脑膜炎的风险
防止因头皮撕裂造成的失血	观察患者是否有头皮或面部撕裂伤	头皮撕裂的患者有失血过多的危险
防止因其他创伤造成的失血	监测血红蛋白和血细胞比容 观察身体其他部位的出血情况（如腹膜后、膀胱、胸部） 观察尿液中是否有血液 若发现出血、压痛、呼吸困难或可疑血肿扩大立即通知医师；必要时输血	防止因失血过多导致的贫血和低氧血症 低氧血症可导致大脑缺氧，最终导致脑水肿 脑外伤患者可合并身体其他部位的损伤
呼吸		
气道保护	监测患者保护气道的能力（取决于意识水平） 准备气管插管和机械通气	呼吸衰竭可由多种原因引起（如误吸、肺炎或意识水平降低）
预防呼吸衰竭	进行定期的呼吸评估，包括目测呼吸频率和呼吸型态以及肺部听诊	缺氧与神经功能预后不良直接相关；TBI 患者通常还有其他损伤，尤其是胸部（如连枷胸、气胸、血胸、肋骨骨折）
癫痫		
癫痫发作管理	遵医嘱使用抗癫痫药 如果患者采用抗癫痫药，监测实验指标，尤其是血药浓度 注意其他药物和（或）食物影响抗癫痫药物的吸收或代谢 确保患者在癫痫发作时的安全	某些药物如抗生素会影响某些抗癫痫药物的吸收，增加患者癫痫发作的风险 癫痫发作可能会增加脑水肿，脑水肿是神经功能预后不良的已知因素

（续表）

问题	护理措施	原理
患者和家庭		
健康教育	支持和教育家属和患者关于脑外伤可能的结果、近期和长期的影响	由于 TBI 是突然发生的，所以家庭通常没有做好应对创伤的准备，也不了解伤害、可能的计划和预后
支持	教育患者和家属与 TBI 相关的风险，尤其是脑震荡后综合征	必须让患者及其家人意识到持续观察的重要性，并承诺在出现持续主诉（如头痛、注意力难以集中、视觉问题）时进行随访

缩写：TBI，创伤性脑损伤。

附录 A9　中枢神经系统感染患者的护理

问题	护理措施	原理
神经功能减退	维持正常颅内压（见第 3 章） 密切监测神经功能，有任何功能下降立即通知医师	神经功能减退可提示颅内压升高，将导致神经功能损害
脑膜炎和发热	进行完整的神经系统评估，包括评估是否存在脑膜炎 监测生命体征，包括体温 记录并报告所有相关信息，包括评估结果、生命体征、当前药物治疗、近期手术史以及当前的实验室检查结果（如 CBC） 让患者做好腰椎穿刺的准备	发热可能是脑膜炎的指征，必须通过脑脊液的实验室检查进行诊断 脑膜炎的早期诊断可促进良好的神经功能预后
发炎、肿胀或伤口渗出	监测生命体征，包括体温	切口发炎或发红可能表示感染；一些手术（如开颅术、分流术或脊柱手术）造成的伤口感染可能是全身感染的第一征兆，包括脑脊液感染（即脑膜炎或脑室炎）

缩写：CBC，全血细胞计数。

附录 A10　脊柱疾病患者的护理

问题	护理措施	原理
运动或感觉功能下降	定时评估神经功能，包括运动功能和感觉功能评估	神经功能下降可提示水肿或出血
尿潴留	精确记录出入液量 检查 PVR	尿潴留是腰椎手术或腰椎脊髓病的常见并发症 尿潴留也可以是一种阿片类药物使用的不良反应
便秘	遵医嘱使用粪便软化剂或泻药 跟踪记录患者的排便情况 给予患者高纤维饮食	便秘可由阿片类药物使用、身体活动能力下降或脊髓疾病引起
疼痛	根据患者的疼痛水平，遵医嘱或必要时服用止痛剂和肌肉松弛剂 记录患者对药物的反应 在可行的情况下，使用替代措施缓解疼痛（例如，冰敷或热敷、按摩、改变体位等）	疼痛的存在可能导致患者活动或移动受限，这可能会加重某些脊柱疾病
活动受限	卧床患者可使用 SCD 遵医嘱使用依诺肝素 酌情鼓励患者早期走动和活动 酌情让康复科参与进来	活动受限增加患者 DVT 和 PE 的危险，建议早期活动
患者和家属教育	评估脊柱疾病并发症的风险因素（如吸烟、超重、缺乏锻炼）； 对患者进行适当的身体力学宣教，以避免受伤 建议适当的锻炼	重复动作或不良身体力学机制可加重许多脊柱疾病（例如，椎间盘退行性疾病）
	鼓励戒烟，提供材料帮助患者学习有效的戒烟方法	吸烟为不健康的生活方式，影响整体健康状况，并对骨骼健康和愈合有害

缩写：DVT，深静脉血栓形成；PE，肺栓塞；PVR，残余尿；SCD，顺序压缩装置。

附录 A11　脊髓损伤患者的护理

问题	护理措施	原理
神经系统		
神经功能减退	进行全面的神经系统检查，特别是运动和感觉评估	神经功能恶化和继发性损伤可提示脊髓肿胀加剧

（续表）

问题	护理措施	原理
自主反射障碍	见表 12.5	自主反射障碍是一种潜在的威胁生命的状况，必须立即识别
心血管系统		
低血容量休克	定期监测血压、心率和心律	休克可能是由于外伤或手术引起的血容量不足或失血
直立性低血压和神经源性休克（神经源性休克在 C6 或更高的脊髓损伤中更常见）	监测患者的低血压症状，包括测量两侧肢体的直立血压 可通过中心静脉导管和肺动脉导管来监测中心静脉压和心排血量；如有必要，给予静脉输液和血管升压剂 监测外周脉搏和四肢温度 严格管理出入液量 腹带加压可用于血压支持	直立性低血压可能是由交感血管张力和小动脉血管舒缩控制的丧失引起的
DVT	若无禁忌，鼓励早期活动卧床患者使用 SCD 若无禁忌，使用依诺肝素	深静脉血栓是脊髓损伤的常见并发症，可导致肺栓塞
呼吸系统		
呼吸功能不全或呼吸衰竭	密切监测呼吸频率、潮气量、氧饱和度 如果患者的气道没有得到保护，准备插管	脊髓损伤，尤其是颈部，如果膈肌受影响可导致呼吸功能受损（由 C5 以上的膈神经中断引起）
肺不张和肺炎	如果患者没有插管，鼓励使用激励式肺活量计 鼓励患者咳嗽和练习深呼吸 如果患者插管或不能自行咳痰，需进行吸痰	肺不张和肺炎是脊髓损伤的常见并发症 机械通气患者呼吸机相关性肺炎的风险增加
肺栓塞	若无禁忌，鼓励早期活动 卧床患者使用 SCD 若无禁忌，使用依诺肝素；注意深静脉血栓的迹象	肺栓塞是一种潜在的危及生命的并发症，更易发生在不能活动的患者身上
胃肠		
胃瘫和肠梗阻	定时评估肠鸣音，监测腹部的膨胀和压痛	胃瘫、肠蠕动丧失和肠梗阻是脊髓休克的常见并发症

（续表）

问题	护理措施	原理
胃瘫和肠梗阻	监测患者的恶心和呕吐 如果出现肠梗阻，可能需要胃肠减压 根据患者的胃肠状况，鼓励适当的饮食	呕吐引起的误吸是一种危及生命的并发症，可导致呼吸衰竭
胃应激性溃疡	监测血细胞比容 检查鼻胃管是否有类似咖啡色呕吐物 必要时给予预防消化性溃疡的药物（如 H_2 受体拮抗剂或质子泵抑制剂）	应激性胃溃疡可导致浅表出血和胃肠出血
便秘	在脊髓损伤急性期的早期建立肠道护理计划 该计划应根据患者受伤前的排便习惯和预期的需求制订排便时间表（基于受伤程度） 肠道护理计划应包括粪便软化剂、化学药物（如栓剂）、机械刺激（如手指刺激）和高纤维饮食	脊髓损伤可能会导致肠道感觉和运动功能的异常。这是由于负责肠道控制的脊髓束被破坏（根据损伤的程度） 便秘是自主反射障碍的潜在原因
皮肤		
压力性损伤	进行全面的皮肤评估，随后进行定期的皮肤检查 必要时定时帮助患者翻身 保持患者被服的清洁干燥	压力性损伤是脊髓损伤患者的常见感染源
其他		
疼痛	按照指示服用止痛药 注意尿潴留和（或）便秘	脊髓损伤患者遭受疼痛，特别是脊椎骨折的患者 止痛药可导致尿潴留和（或）便秘
尿潴留	严格管理出入液量 检查 PVR PVR 超过 250 mL，插导尿管 密切监测患者的尿路感染症状	尿潴留是脊髓损伤患者感染和（或）不适的常见原因 尿潴留是自主反射障碍的潜在原因

缩写：DVT，深静脉血栓形成；PVR，残余尿；SCD，顺序压缩装置。

附录 A12　开颅手术患者的护理

问题	护理措施	原理
脑水肿伴颅内压增高	密切监测神经系统状态，包括意识水平、运动/感觉评估和中枢神经系统评估 密切监测生命体征 尽可能避免会增加颅内压的活动 维持正常颅内压；另见第 3 章 酌情使用 ICP 监测	精神状态、神经功能检查和生命体征的变化可能是脑水肿和颅内压升高的表现
脑积水	注意脑积水的迹象（例如，意识改变、步态异常、失禁）	脑积水可能需要通过脑室造瘘术或腰椎管引流进行临时治疗。如果持续存在，可能要考虑 VPS
癫痫	管理抗癫痫药物 注意抗癫痫药物与其他药物或食物的可能相互作用 患者安全（见第 6 章）	开颅术后可能会出现癫痫发作；必须迅速识别和治疗 癫痫持续状态是一种增加致残率和致死率的严重并发症
颅腔积气	保持床头抬高 30° 纯氧吸入，如有必要 疼痛管理	可能发生在手术后，尤其是由于某些特定的手术方法 可能导致疼痛和神经系统改变
脑脊液漏	床头抬高 30°以上或遵医嘱 如果有鼻漏的现象，禁止擤鼻涕 连续的腰椎穿刺引流可能有助于降低颅内压；腰穿引流可用于引流脑脊液，但持续的脑脊液漏需要外科手术修复	脑脊液漏可在手术部位观察到或从耳朵或鼻子流出 硬脑膜长时间打开，感染或脑膜炎的风险就会增加

缩写：VPS，脑室腹腔分流术。

附录 A13　神经外科手术患者的护理

问题	护理措施	原理
心血管系统		
心律失常、低血压或高血压	血液动力学监测，若必要	监测低血容量或心律失常（适用于任何外科术后患者）
顿抑心肌	血液动力学监测，若必要	偶尔见于蛛网膜下腔出血患者

附录

（续表）

问题	护理措施	原理
呼吸系统		
气道损害、呼吸衰竭、肺炎和肺栓塞	定期进行呼吸道评估 监测呼吸频率和节律 评估动脉血气以及血氧饱和度	开颅术患者误吸的风险增加（尤其是接受后颅窝开颅手术的患者，这些患者术后恶心和呕吐更为常见） 气道损害和神经功能缺损会增加呼吸抑制的风险 麻醉可加重呼吸抑制，因此必须密切监测患者
电解质紊乱		
低钠或高钠血症、DI、SIADH 或 CSW	监测血清钠水平 注意低钠或高钠血症的症状 有任何异常立即通知医师	开颅手术后 DI、SIADH 和 CSW 很常见；必须密切监测电解质水平，并及时处理异常情况，以防止进一步的神经功能衰退
高血糖	监测血糖水平，尤其是患者正在服用类固醇类药物时 遵医嘱注射胰岛素	
活动受限		
DVT	注意深静脉血栓的症状和体征 按医嘱使用依诺肝素 穿弹力袜	深静脉血栓会增加致残率、死亡率和住院时间 严重的深静脉血栓会导致永久性残疾
平衡困难	鼓励早期活动	
营养		
恶心和呕吐	评估、治疗恶心和（或）呕吐	呕吐会导致吸入性肺炎以及颅内压升高
其他		
疼痛	评估和治疗疼痛，遵医嘱服用止痛药 注意环境的影响，保持房间黑暗和安静有助于减轻疼痛 分散注意力 冰块或茶包可以增加患者的舒适度，尤其是眶周或其他面部水肿时	所有患者的疼痛问题都需要及时解决，以提高舒适度并保持颅内压在安全范围

（续表）

问题	护理措施	原理
发热管理	监测患者的体温，必要时使用退烧药 遵医嘱留取标本 遵医嘱服用抗生素	体温升高会增加大脑代谢需求，有时会导致继发性脑损伤 治疗目标是恢复正常体温
伤口感染	开颅术切口必须保持清洁和干燥 敷料潮湿及时更换 外科医师更喜欢在手术后移除第一层敷料 监控手术切口的发红、水肿和引流 术后监测白细胞水平 感染治疗包括伤口护理、局部抗菌药物、静脉注射或口服抗生素	手术部位的感染会延长恢复时间和住院时间，并增加发病率和死亡率。因此，应尽早控制感染
专业疗法	神经外科手术后的患者护理涉及各种治疗，包括物理治疗和职业治疗 语言治疗，包括吞咽评估 必要时进行康复咨询	早期对活动和康复的关注可最小化活动受限的负面影响
患者和家庭健康教育	应向患者及其家人告知神经外科干预措施、突发疾病、预期康复、术前和术后药物治疗以及出院后的预期情况	接受过良好健康教育的患者能够更好地进行有效的自我护理 对家庭成员的健康教育改善了患者的支持系统，特别是在出院以后

缩写：CSW，脑性盐耗；DI，尿崩症；DVT，深静脉血栓形成；SIADH，抗利尿激素分泌失调综合征。

附录 A14　放疗患者的护理

问题	相关辐射特性	护理措施	原理
脑水肿	大剂量辐射（通常大于 1.8～2.0 Gy）	遵医嘱服用类固醇 密切监测神经系统状况，观察头痛、恶心、呕吐、精神状态下降、运动/感觉功能衰退、癫痫发作、脑神经功能障碍或言语困难 确保患者的疼痛得到有效控制	脑水肿可能发生在未使用类固醇的血管源性水肿患者中，或者类固醇剂量减少过快的患者中

（续表）

问题	相关辐射特性	护理措施	原理
癫痫发作	任何剂量	遵医嘱给与患者抗癫痫药物，并密切监测抗癫痫药物的血药浓度 确保给予患者相关的安全预防措施	癫痫发作可能是脑水肿的症状，也可能因放射治疗而加剧
脱发	辐射剂量＜5 Gy即可出现 仅在电离束的路径上局部发生 WBRT 后可能会出现完全脱发	鼓励患者使用帽子和防晒霜 使用水溶性润滑剂来缓解与皮炎相关的不适 对患者和家属做健康宣教，让他们为潜在的脱发做好准备	脱发导致头皮过敏 必须小心保护敏感的头皮，避免进一步伤害
急性放射性脊髓病	对脊髓的辐射导致暂时性脱髓鞘 可能在放射治疗完成后 1～6 个月发生 通常在 6～12 个月内自愈	教育患者和家人，以减少对急性脊髓病的焦虑，提醒他们这是放疗的暂时不良反应	接受过良好健康教育的患者能够更好地进行有效的自我护理。家属宣教可以改善患者的支持系统，尤其是在出院以后
晚期放射性脊髓病	感觉纤维的永久性脱髓鞘导致严重的、不可逆的虚弱和放射门下方的功能丧失。通常在治疗后 13 年后出现	教育患者和家人，以减少对晚期脊髓病的焦虑，告诉他们这可能是放射治疗的永久不良反应	接受过良好健康教育的患者能够更好地进行有效的自我护理。教育家庭可以改善患者的支持系统，尤其是在出院以后
疲劳	这是一个头部放疗的常见不良反应	教育患者和家人，让他们为增加的疲劳感和由此导致的自理能力下降做好准备	家属需要做好准备帮助日常生活活动能力障碍的患者
骨髓抑制	由于脊柱照射时大量骨髓被照射而发生	在整个治疗过程中密切监控实验室指标 接受脊柱放疗和化疗的患者骨髓抑制的风险很高	骨髓抑制的临床表现是血细胞计数低
食管炎、恶心、黏膜炎	脊柱照射区域通过口咽、纵隔或肠道时可发生	可能需要给患者提前服用止吐药 确保患者的疼痛得到有效控制	症状通常在放疗后 10 天出现

（续表）

问题	相关辐射特性	护理措施	原理
大脑坏死	记录表明，在放射治疗后 6～36 个月出现 大脑坏死的迹象类似于复发肿瘤的迹象；MRI 经常显示肿块或增强 与辐射剂量相关 出现相关症状的阈值剂量为 55 Gy	遵医嘱使用类固醇 必要时进行手术减压伴坏死切除 密切监测神经状况，及时报告变化 如果开始使用类固醇类药物，须监测实验室指标，尤其是葡萄糖	大脑坏死可导致脑水肿，后者与神经功能缺损有关
内分泌紊乱	放射区域涉及下丘脑-垂体轴位时可发生 剂量大于 24 Gy 时会出现	需要密切监测实验室指标，特别是当腺垂体受牵连时 严格的输入和输出 需要内分泌科会诊	儿童尤其风险大；剂量大于 24 Gy 时可出现下丘脑功能障碍
神经认知功能减退	任何的头部放疗均可出现，尤其是 WBRT	进行认知测试 与基线评估相对比，监测认知状态。如果合适，建议进行筛选或测试 如果需要，遵医嘱服用莫达非尼或阿莫达非尼来促醒	认知衰退是疾病潜在的进展过程中和治疗过程中的共同反应
患者和家属教育	所有形式的放射疗法均需要	了解患者将接受的辐射类型、治疗计划、患者期望和可能的并发症； 与患者和家属进行讨论：治疗目标、治疗类型、时间表、模型以及治疗的可能不良反应	了解这些信息的患者对他们的手术过程不会过于担心，并且在放射治疗后更容易独立和自我照顾
情感需求	所有形式的放射疗法	给予情感支持；注意患者的精神状态，询问饮食和睡眠习惯，如果需要的话，随时可以交谈或倾听	患者可能会经历与其治疗和潜在疾病进展过程相关的恐惧、抑郁和焦虑

缩写：WBRT，全脑放射疗法。

（李菁菁　徐燕译，郎黎薇审校）

附录

附录 B　出院指导

附录 B1　脑室-腹腔分流术后的出院指导

您最近做了脑室-腹腔分流术。这个分流器有一个阀门或泵，埋于耳朵上方的头皮下，看起来和摸起来为一个小凸起。与泵的一端相连的是一根管子，其穿过大脑中充满液体的空间（即脑室）将脑脊液排入腹部。以下说明提供了有关您居家护理的重要信息。

- 切口护理
    - 您可以每天用温和的肥皂和沐浴液淋浴。轻轻清洗切口并拍干。这是您唯一可以接触切口的时候
    - 切勿在切口上涂药膏、乳液或乳霜
    - 在切口完全愈合之前，请勿游泳、使用热水浴池或泡澡（切口愈合通常需要 3 周左右）
    - 戒烟，吸烟会延迟伤口愈合，并可能导致伤口感染
- 活动
    - 从您回家的前 3 天，可在房屋周围轻度活动
    - 从每天短途步行 1～2 次开始，逐渐增加您的活动量
    - 6 周内避免接触性运动、滑冰、骑自行车或其他消耗体力的活动
    - 您暂时不能开车，直到您的神经外科医师认为您可以
- 营养
    - 多吃水果和蔬菜，防止便秘
- 药物
    - 与食物一起服用止痛药，并尽量控制药量以避免恶心、呕吐和便秘
    - 遵医嘱服用止痛药，并随着疼痛减轻逐渐减量
- 随访
    - 出院时，请与神经外科医师预约下一次随访时间
    - 与您的保健医师跟进所有的医疗问题
- 如果您遇到以下任何一种情况，请致电您的医师或到急诊室就诊：
    - 发热超过 37.8℃（100℉）
    - 伤口处发红、肿胀、有异味或有液体流出
    - 嗜睡或唤醒困难
    - 持续恶心或呕吐
    - 站立时头痛，躺下后缓解
    - 意识混乱或性格改变
    - 行走困难
    - 脖子僵硬
    - 膀胱失去控制

附录 B2 癫痫监测室监测或治疗后出院指导

如果您最近在癫痫监测室进行了癫痫发作相关监测。在您住院期间，您可能被要求停止服用抗癫痫药物，然后在出院前重新开始服用。重新服用药物时您可能会出现与首次服药相同的不良反应(例如，疲劳、走路不稳和记忆力问题)。以下说明提供了有关您居家护理的重要信息。

- 用药
  - 请遵医嘱服药，并要注意服药剂量可能与您来医院之前的剂量有所不同
  - 如果您突然停止服药，可能出现致命性癫痫发作
  - 如果您总是忘记服药，请建立一个提醒系统来帮助您记忆。您可以将服药与日常生活，如刷牙或进餐等相关联。您还可以设置闹铃或张贴随处可见的小贴纸来提醒自己。您也可以从药店购买药丸分配器，这是管理药物并跟踪漏服剂量的简便方法
  - 向医师报告您出现的任何不良反应。多数症状是暂时的，但您仍需要告知医师，以便医师确定是否需要调整药物剂量
  - 服用抗癫痫药物期间，避免饮酒
  - 告知医师您正在服用的其他药物，以判断是否存在药物相互作用
- 与您的医师保持预约随访
- 安全
  - 与癫痫发作有关的伤害大多由跌倒、意识改变或身体剧烈运动造成
  - 了解癫痫发作规律可以帮助您做安全计划
  - 没有医师的许可请勿开车。向您所在地的交通部门查询有关癫痫发作和驾驶的法律法规
  - 请勿操作重型设备
  - 请勿单独沐浴、游泳或使用热水浴池
  - 避免超出地面高度的工作或玩耍以防跌倒
  - 压力和睡眠不足会增加癫痫发作频率。确保每晚有充足的睡眠，每天安排放松时间
  - 癫痫发作安全防护的更多信息，请参见附录 B4
- 营养
  - 重要的是要均衡饮食并规律进餐
- 如果您遇到以下任何一种情况，请致电您的医师或到急诊室就诊：
  - 不可忍受的或严重的不良反应
  - 癫痫发作频率增加或出现不同的癫痫发作类型
  - 对药物剂量存在疑问
  - 与您的保健医师跟进所有的医疗问题

附录 B3 癫痫开颅术后的出院指导

您最近接受了开颅术来治疗癫痫。在术中，您的颅骨被打开，这样您的外科医师才能切除或治疗大脑中的异常部分。该手术的目的是减少癫痫发作的频率。以下说明提供了有关您居家护理的重要信息。

- 切口护理
  - 您可以每天用温和的肥皂和沐浴液淋浴，轻轻清洗切口并拍干。这是您唯一可以接触切口的时候

（续表）

- ○ 切勿在切口上涂药膏、乳液或乳霜
- ○ 每隔 30 分钟或根据需要，用冰袋或装有冷冻豌豆的干净袋子冷敷切口，以减少切口肿胀和不适感
- ○ 手术后几天，您可能会有切口处瘙痒、下巴紧绷或嘴巴开启困难的问题。随着伤口的愈合，这些症状将消除
- ○ 伤口拆线前，外出请戴帽子保护伤口（通常在术后 7～14 天拆线）
- ○ 请勿放置任何东西在耳朵里，请勿将头潜入水中

- 活动
  - ○ 在您回家的前 3 天，可在房屋周围轻度活动
  - ○ 从每天短途步行 1～2 次开始，逐步增加您的活动量
  - ○ 您不能开车
  - ○ 请勿单独沐浴、游泳或使用热水浴池
  - ○ 6 周内避免接触性运动、滑冰、骑自行车或其他消耗体力的活动
  - ○ 避免用力排便
- 营养
  - ○ 多吃水果和蔬菜，防止便秘
- 用药
  - ○ 与食物一起服用止痛药，并尽量控制药量以避免恶心、呕吐和便秘
  - ○ 遵医嘱服用止痛药，并随着疼痛减轻逐渐减量
  - ○ 在出院之前，应重新服用抗癫痫药物。由于您的身体重新适应这些药物，您可能会出现与首次服药相同的不良反应（例如，疲劳、走路不稳和记忆力问题）。继续服用抗癫痫药物
  - ○ 粪便软化剂如多库酯钠或泻药如双醋苯啶在药房有售，这些药物在您的肠道功能恢复正常之前是有用的
  - ○ 如果您 3 天内未排便，您可能需要使用栓剂（如双醋苯啶或甘油）或灌肠来通便
- 随访
  - ○ 出院时，请与神经外科医师预约下一次随访时间
  - ○ 遵医嘱按时随访
  - ○ 与您的保健医师跟进所有的医疗问题
- 如果您遇到以下任何一种情况，请致电您的医师或到急诊室就诊：
  - ○ 癫痫发作频率增多或面部、手臂或腿部大抽搐
  - ○ 颈部移动困难或不适
  - ○ 脸部、手臂或腿部活动困难或虚弱
  - ○ 发热超过 37.8℃（100℉）
  - ○ 切口处发红、肿胀、有异味或有液体流出
  - ○ 鼻子或耳朵有澄清或带血的液体流出
  - ○ 头痛加剧
  - ○ 头晕或耳鸣

附录 B4 癫痫发作知识和安全防护指导手册

癫痫发作是大脑突然大量异常放电活动，通常会影响一个人在短时间内的感觉或行为。癫痫发作可能会出现面部抽搐、说话困难、手臂或腿部抖动、虚弱和失去知

(续表)

觉。癫痫是一种影响神经系统的疾病，其特征为反复癫痫发作。发生至少 2 次与已知原因(例如，戒酒或低血糖)无关的癫痫发作可诊断。许多情况都可能导致癫痫发作，包括头部受伤、脑瘤、脑外科手术、脑卒中、感染或发热。但癫痫发作的原因通常不明确。如果您有一次癫痫发作史，您将面临多次癫痫发作的风险。以下说明提供了重要信息，可帮助您居家管理癫痫，确保安全。

- 抗癫痫药物
  - 出院时遵医嘱服药
  - 突然停药会导致致命性癫痫发作
  - 如果您总是忘记服药，请建立一个提醒系统来帮助您记忆。您可以将服药与日常生活如刷牙或进餐等相关联。您还可以设置闹铃或张贴随处可见的小贴纸来提醒自己。您也可以从药房购买药丸分配器，这是管理药物并跟踪漏服剂量的简便方法
  - 向医师报告您出现的任何不良反应。多数症状是暂时的，但您仍需要告知医师，以便医师确定是否需要调整药物剂量
  - 遵医嘱按时随访
  - 服用抗癫痫药物时请勿饮酒
  - 告知医师您正在服用的其他药物，以判断是否存在药物相互作用的危险
- 安全
  - 与癫痫发作有关的伤害大多由跌倒、意识改变或身体剧烈运动造成
  - 了解癫痫发作规律可以帮助您做安全计划
  - 接触高温物体或做饭时要格外小心
  - 请勿单独沐浴、游泳或使用热水浴池
  - 请勿操作重型设备
  - 避免超出地面高度的工作或玩耍以防跌倒
  - 压力和睡眠不足会增加癫痫发作的频率。确保每晚有充足的睡眠，并每天安排放松时间
- 营养
  - 重要的是要均衡饮食并规律进餐
- 什么时候可以再开车?
  - 征询医师意见。美国所有 50 个州均制定了法律，禁止药物控制不良的癫痫患者获取驾驶执照
  - 您有责任告知交通部门，并向当地的交通部门咨询有关癫痫和驾驶相关法律法规
- 癫痫发作时的急救措施：给您的家人和朋友
  - 头下垫软垫缓冲
  - 摘下眼镜
  - 用手表计时癫痫发作时间
  - 松解衣物
  - 取侧卧位
  - 请勿将任何东西塞入患者口中
  - 请勿按压患者肢体
- 何时拨打急救电话
  - 如果癫痫持续发作超过 5 分钟

（续表）

- ○ 如果患者出现呼吸困难或叫不醒
- ○ 其他任何严重受伤或疾病现象
- 如果有以下情况，请致电医师
  - ○ 不可忍受的或严重的不良反应
  - ○ 发作频率增加，发作时间延长和(或)出现不同类型癫痫发作
  - ○ 对药物剂量有疑问
  - ○ 任何医疗问题
  - ○ 癫痫发作比平时多(必要时需至急诊室就诊)
- 资源
  - ○ 美国疾病控制和癫痫防控中心：http://www.cdc.gov/epilepsy/index.html
  - ○ 美国国立神经疾病与脑卒中研究所(National Institute of Neurological Disorders and Stroke，NINDS)：http://www.ninds.nih.gov/disorders/epilepsy/epilepsy.htm
  - ○ 美国癫痫基金会：http://www.epilepsy.com/

附录 B5 垂体瘤切除术后的出院指导

您最近进行了经鼻经蝶窦开颅手术来切除垂体瘤。您的神经外科医师通过鼻腔进入鼻梁后面的空间(称为蝶窦)，然后在该空间中做切口，尽可能多地切除肿瘤。如果您的腹部也有伤口，那么您的外科医师可能从该区域取了脂肪来修补切口。以下说明提供了有关居家护理的重要信息。

- 切口护理
  - ○ 可以每天用温和的肥皂和沐浴液淋浴，轻轻清洗切口并拍干。这是您唯一可以接触切口的时候
  - ○ 鼻子里的切口是看不见的。手术后鼻子和面部出现红肿、淤青、疼痛和少量血性液体流出是正常的
  - ○ 您可能还会因鼻窦充血而头痛，这可能会持续几天，肿胀好转后症状可以消除
  - ○ 您可以每天使用生理盐水鼻喷剂冲洗鼻子 5 次，或根据需要保持干燥或舒适。不要在鼻子里填塞任何其他东西
  - ○ 在切口完全愈合之前，请勿游泳、使用热水浴池或泡澡(切口愈合通常需要大约 4 周的时间)
  - ○ 戒烟，吸烟会延迟切口愈合，并可能导致切口部位感染
- 活动
  - ○ 如果您的医师告诉您术中有脑脊液鼻漏，请在手术后 10 天内，睡眠时将床头抬高至少 30°
  - ○ 术后 12 周内请勿擤鼻涕或用吸管喝水
  - ○ 咳嗽防止肺炎是必要的，但术后 12 周请避免剧烈咳嗽，打喷嚏或屏住呼吸
  - ○ 术后 12 周内请勿抬头或低头超过 20°～30°
  - ○ 术后 12 周内避免举重超过 4.5 kg(10 lb)
  - ○ 术后 12 周内避免进行任何需屏住呼吸和增加腹腔压力的活动
  - ○ 根据需要使用加湿器，以保持鼻黏膜湿润
  - ○ 在您回家的前 3 天，可在房屋周围轻度活动
  - ○ 从每天短途步行 1～2 次开始逐步增加您的活动量

（续表）

- ○ 术后 12 周内，避免接触性运动、滑冰、骑自行车、打高尔夫球、慢跑或其他消耗体力的活动
- ○ 避免用力大小便

- 营养
  - ○ 味觉或嗅觉能力下降是正常现象。通常会在几周后改善，但也可能需要长达几个月的时间
  - ○ 多吃水果和蔬菜，防止便秘
  - ○ 与食物一起服用止痛药，并尽量控制药量以避免恶心、呕吐和便秘
- 用药
  - ○ 您可以遵医嘱服用季节性抗过敏药物。但是，应尽量少用鼻腔血管收缩剂，因为此类药物会使鼻子变干导致结痂和不适
  - ○ 过敏患者可以使用类固醇鼻喷雾剂(如内舒拿)。向医师咨询合适的剂量(通常在手术后 10～14 天开始使用，每天一次，每个鼻孔 2 个喷剂)
  - ○ 遵医嘱服用止痛药，并随着疼痛减轻逐渐减量
  - ○ 粪便软化剂比如多库酯钠或泻药如双醋苯啶在药房有售，这些药物在您的肠道功能恢复正常之前是有用的
  - ○ 如果您 3 天没有排便，则可能需要使用栓剂(如双醋苯啶或甘油)或灌肠剂通便
- 随访
  - ○ 出院时，请与神经外科医师预约下一次随访时间(通常在手术后 2～3 周)
  - ○ 遵医嘱在出院后就诊内分泌科(通常在手术后 2～6 周)
  - ○ 与您的保健医师跟进所有的医疗问题
- 如果您遇到以下任何一种情况，请致电您的医师或到急诊室就诊：
  - ○ 口中有咸味或有液体流到喉咙后部
  - ○ 复视、视力模糊或视野缺损
  - ○ 口渴、尿频
  - ○ 止痛药无法缓解的头痛或站立时头痛加剧
  - ○ 鼻子或耳朵排出澄清或血性液体
  - ○ 颈部僵硬或不适感
  - ○ 发热超过 37.8℃(100℉)
  - ○ 切口处发红、肿胀或有异味

附录 B6　听神经瘤开颅术后的出院指导

您最近做了听神经瘤开颅手术。听神经瘤，也叫前庭神经鞘瘤，通常是良性的，起源于贯穿大脑与内耳的神经细胞。在手术过程中，外科医师在您的头皮做一个切口，打开您的头盖骨，尽可能多地安全地切除肿瘤。手术后，有些人有轻微的听力丧失、面瘫、恶心或头晕。以下说明提供了有关您居家护理的重要信息。

- 切口护理
  - ○ 您可以每天用温和的肥皂和沐浴液淋浴，轻轻清洗切口并拍干。这是您唯一可以接触切口的时候
  - ○ 切勿在切口上涂药膏、乳液或乳霜

（续表）

- ○ 每隔 30 分钟（或根据需要）用冰袋或装有冷冻豌豆的干净袋子冷敷切口，以减少肿胀和不适感
- ○ 切口拆线前，外出请戴上帽子以保护切口（通常在术后 7～14 天拆线）
- ○ 不要在耳朵里放任何东西，也不要将头浸入水中

- 活动
  - ○ 起床时，先慢慢坐起再站起。站起来时睁大眼睛可以减少眩晕
  - ○ 回家后前 3 天，可在房屋周围轻度活动
  - ○ 逐渐增加您的运动量，从每天 1～2 次短途散步开始，持续 6 周
  - ○ 避免接触性运动、溜冰、骑自行车或其他消耗体力的活动
  - ○ 未经神经外科医师许可，您不能开车
  - ○ 避免用力排便
- 营养
  - ○ 多吃水果和蔬菜，防止便秘
- 用药
  - ○ 与食物一起服用止痛药，并尽量控制药量以避免恶心、呕吐和便秘
  - ○ 遵医嘱服用止痛药，并随着疼痛减轻逐渐减量
  - ○ 粪便软化剂（如多库酯钠）或泻药（如双醋苯啶）在药房有售，这些药物在您的肠道功能恢复正常之前是有用的
  - ○ 如果您 3 天没有排便，则可能需要使用栓剂（如双醋苯啶或甘油）或灌肠剂通便
- 随访
  - ○ 出院时，请与神经外科医师预约下一次随访时间
  - ○ 与您的保健医师跟进所有医疗问题
- 如果您遇到以下任何一种情况，请致电您的医师或到急诊室就诊：
  - ○ 鼻子或耳朵排出澄清或血性液体
  - ○ 头痛加剧
  - ○ 癫痫发作或面部、手臂或腿部抽搐
  - ○ 头晕或耳鸣
  - ○ 颈部移动困难或不适
  - ○ 脸部、手臂或腿部活动困难或虚弱
  - ○ 头晕或恶心加剧
  - ○ 发热超过 37.8℃（100 ℉）
  - ○ 切口处发红、肿胀、有异味或有液体流出

附录 B7　脑肿瘤开颅切除术后的出院指导

您最近接受了开颅脑肿瘤切除术。在术中，神经外科医师打开您的颅骨，全部或部分切除脑肿瘤。以下说明提供了有关您居家护理的重要信息。

- 切口护理
  - ○ 您可以每天用温和的肥皂和沐浴液淋浴，轻轻清洗切口并拍干。这是您唯一可以接触切口的时候
  - ○ 切勿在切口上涂药膏、乳液或乳霜

（续表）

- ○ 每隔 30 分钟用或根据需要，用冰袋或装有冷冻豌豆的干净袋子冷敷切口，以减少肿胀和不适感
- ○ 手术后几天，您可能会有切口处瘙痒、下巴紧绷或嘴巴开启困难的问题。随着伤口的愈合，这些症状将消除
- ○ 切口拆线前，外出请戴上帽子以保护切口(通常在手术后 7～14 天拆线)
- ○ 不要在耳朵里放任何东西，也不要将头浸入水中
- 活动
  - ○ 在您回家的前 3 天，可在房屋周围轻度活动
  - ○ 从每天短途步行 1～2 次开始逐步增加您的活动量
  - ○ 6 周内避免接触性运动、溜冰、骑自行车或其他消耗体力的活动
  - ○ 未经神经外科医师许可，您不能开车
  - ○ 避免用力排便
- 营养
  - ○ 多吃水果和蔬菜，防止便秘
- 用药
  - ○ 与食物一起服用止痛药，并尽量控制药量以避免恶心、呕吐和便秘
  - ○ 遵医嘱服用止痛药，并随着疼痛减轻逐渐减量
  - ○ 粪便软化剂如多库酯钠或泻药如双醋苯啶在药房有售，这些药物在您的肠道功能恢复正常之前是有用的
  - ○ 如果您 3 天没有排便，则可能需要使用栓剂(如双醋苯啶或甘油)或灌肠剂通便
- 随访
  - ○ 出院时，请与神经外科医师预约下一次随访时间
  - ○ 与您的保健医师跟进所有医疗问题
  - ○ 遵医嘱出院后随访神经肿瘤科医师和放射肿瘤科医师
- 如果您遇到以下任何一种情况，请致电您的医师或到急诊室就诊：
  - ○ 鼻子或耳朵排出澄清或血性液体
  - ○ 头痛加剧
  - ○ 癫痫发作或面部、手臂或腿部抽搐
  - ○ 头晕或耳鸣
  - ○ 颈部移动困难或不适
  - ○ 脸部、手臂或腿部活动困难或虚弱
  - ○ 发热超过 37.8℃(100℉)
  - ○ 切口处发红、肿胀、有异味或有液体流出

附录 B8　开颅动脉瘤夹闭术后出院指导

您最近接受了开颅动脉瘤夹闭术。在术中，神经外科医师打开您的颅骨，在您的脑动脉瘤上放置一个钛合金小夹子。夹闭后，血液将停止流向动脉瘤，从而减少了动脉瘤破裂或出血的危险。以下说明提供了有关您居家护理的重要信息。

- 切口护理
  - ○ 您可以每天用温和的肥皂和沐浴液淋浴，轻轻清洗切口并拍干。这是您唯一可以接触切口的时候

（续表）

- ○ 切勿在切口上涂药膏、乳液或乳霜
- ○ 每隔 30 分钟用或根据需要，用冰袋或装有冷冻豌豆的干净袋子冷敷切口，以减少肿胀和不适感
- ○ 术后几天，您可能会有切口处瘙痒、下巴紧绷或嘴巴开启困难的问题。随着伤口的愈合，这些症状将消除
- ○ 伤口拆线前，外出请戴上帽子以保护切口（通常在术后 7～14 天拆线）
- ○ 不要在耳朵里放任何东西，也不要将头浸入水中

- 活动
  - ○ 在您回家的前 3 天，可在房屋周围轻度活动
  - ○ 从每天短途步行 1～2 次开始逐步增加您的活动量
  - ○ 6 周内避免进行接触性运动、滑冰、骑自行车或其他消耗体力的活动
  - ○ 未经神经外科医师许可，您不能开车
  - ○ 避免用力排便
- 营养
  - ○ 多吃水果和蔬菜，防止便秘
- 用药
  - ○ 与食物一起服用止痛药，并尽量控制药量以避免恶心、呕吐和便秘
  - ○ 遵医嘱服用止痛药，并随着疼痛减轻逐渐减量
  - ○ 粪便软化剂如多库酯钠或泻药如双醋苯啶在药房有售，这些药物在您的肠道功能恢复正常之前是有用的
  - ○ 如果您 3 天没有排便，则可能需要使用栓剂（如双醋苯啶或甘油）或灌肠剂通便
- 随访
  - ○ 出院时，请与神经外科医师预约下一次随访时间
  - ○ 与您的保健医师跟进所有医疗问题
- 如果您遇到以下任何一种情况，请致电您的医师或到急诊室就诊：
  - ○ 鼻子或耳朵排出澄清或血性液体
  - ○ 剧烈头痛，无法通过止痛药缓解
  - ○ 癫痫发作或面部、手臂或腿部抽搐
  - ○ 头晕或耳鸣
  - ○ 颈部移动困难或不适
  - ○ 脸部、手臂或腿部活动困难或虚弱
  - ○ 发热超过 37.8℃（100℉）
  - ○ 切口处发红、肿胀、有异味或有液体流出

附录 B9　颈动脉内膜剥脱术后出院指导

您最近接受了颈动脉内膜剥脱术。该手术通常用于预防脑卒中。在术中，神经外科医师在您的脖子上打开一个切口，切开颈动脉清除斑块（斑块由脂肪和胆甾醇形成）。以下说明提供了有关您居家护理的重要信息。

- 切口护理
  - ○ 您可以每天用温和的肥皂和沐浴液淋浴，轻轻清洗切口并拍干。这是您唯一可以接触切口的时候

（续表）

- 切勿在切口上涂药膏、乳液或乳霜
- 每隔 30 分钟用或根据需要，用冰袋或装有冷冻豌豆的干净袋子冷敷切口，以减少肿胀和不适感
- 戒烟，吸烟会延迟切口愈合，并可能导致切口部位感染

- 活动
  - 在您回家的前 3 天，可在房屋周围轻度活动
  - 从每天短途步行 1～2 次开始逐步增加您的活动量
  - 白天的短时间休息可以让身体有时间康复
  - 6 周内避免接触性运动、滑冰、骑自行车或其他消耗体力的活动
  - 未经神经外科医师许可，您不能开车
  - 6～12 周内避免举起、推动或拉动重物（超过 4.5 kg）
  - 避免弯腰捡东西
- 营养
  - 多吃水果和蔬菜，防止便秘
  - 手术后通常最容易吞咽温热的液体和柔软的食物
  - 柔软的饮食通常包括奶昔、汤、意大利面、柔软的蔬菜、嫩肉和面包
- 用药
  - 与食物一起服用止痛药，并尽量控制药量以避免恶心、呕吐和便秘
  - 遵医嘱服用止痛药，并随着疼痛减轻逐渐减量
  - 粪便软化剂如多库酯钠或泻药如双醋苯啶在药房有售，这些药物在您的肠道功能恢复正常之前是有用的
  - 如果您 3 天没有排便，则可能需要使用栓剂（如双醋苯啶或甘油）或灌肠剂通便
- 随访
  - 出院时，请与神经外科医师预约下一次随访时间
  - 与您的保健医师跟进所有医疗问题
- 如果您遇到以下任何一种情况，请致电您的医师或到急诊室就诊：
  - 呼吸困难或吞咽困难
  - 便秘（即超过 3 天未解大便）
  - 恶心或呕吐不停
  - 止痛药不能控制的疼痛
  - 发热超过 37.8℃（100 ℉）
  - 切口处发红、肿胀、有异味或有液体流出
  - 头痛
  - 口齿不清
  - 身体或脸部一侧肌力下降
  - 意识混乱

附录 B10　脑震荡（或其他闭合性颅脑损伤）后的出院指导

您撞到头部并遭受了脑震荡。脑震荡通常是由机动车或自行车事故或家中跌落引起的，导致暂时性脑部功能丧失。以下说明提供了有关您居家护理的重要信息。

（续表）

- 活动
  - 在接下来的几天里需有人陪着您防止您的症状加重（见出院说明书底部），并保证休息
  - 受伤后的 72 小时内，限制活动范围和活动量，仅在房屋周围进行轻体力活动
  - 白天短时间休息让身体有时间康复
  - 从每天短途步行 1～2 次开始逐步增加您的活动量
  - 6 周内避免接触性运动、溜冰、骑自行车或其他消耗体力的活动
  - 如果医师认为是安全的，则您可开车和返回工作岗位
- 营养
  - 受伤后 6 周内应避免饮用含酒精的饮料
  - 多吃水果和蔬菜，防止便秘
- 用药
  - 遵医嘱服用止痛药，并随着疼痛减轻逐渐减量
  - 与食物一起服用止痛药，并尽量控制药量以避免恶心、呕吐和便秘
- 随访
  - 出院时，请与神经外科医师预约下一次随访时间
  - 与您的保健医师跟进所有医疗问题
- 如果您遇到以下任何一种情况，请致电您的医师或到急诊室就诊：
  - 止痛药不能很好地控制您的疼痛
  - 鼻子或耳朵排出澄清或血性液体
  - 头痛加剧
  - 视力改变或瞳孔大小不等
  - 嗜睡或唤醒困难
  - 记忆力减退
  - 烦躁易怒
  - 恶心或呕吐不停
  - 意识混乱或言语困难
  - 癫痫发作
  - 发热超过 37.8℃（100℉）
  - 脸部、手臂或腿部肌力下降
  - 行走困难，失去平衡或头晕
  - 脖子僵硬

附录 B11　硬脑膜下血肿后的出院指导

最近您被诊断患有硬脑膜下血肿，这是血液在覆盖大脑表面的保护膜之间积聚。硬膜下血肿可能是由于头部撞击或跌倒，也可能是由于使用了稀释血液的药物。以下说明提供了有关您居家护理的重要信息。

- 活动
  - 在接下来的几天里需有人陪着您防止您的症状加重（见出院说明书底部），并保证休息
  - 受伤后的 72 小时内，限制活动范围和活动量，仅在房屋周围进行轻体力活动

（续表）

- ○ 白天短时间休息让身体有时间康复
- ○ 从每天短途步行 1～2 次开始逐步增加您的活动量
- ○ 6 周内避免接触性运动、溜冰、骑自行车或其他消耗体力的活动
- ○ 如果医师认为是安全的，则您可开车和返回工作岗位

- 营养
  - ○ 12 周内避免饮用含酒精饮料和 NSAID（如布洛芬、艾德维尔）和阿司匹林
  - ○ 多吃水果和蔬菜，防止便秘
- 用药
  - ○ 遵医嘱服用止痛药，并随着疼痛减轻逐渐减量
  - ○ 与食物一起服用止痛药，并尽量控制药量以避免恶心、呕吐和便秘
- 随访
  - ○ 出院时，请与神经外科医师预约下一次随访时间
  - ○ 与您的保健医师跟进所有医疗问题
- 如果您遇到以下任何一种情况，请致电您的医师或到急诊室就诊：
  - ○ 剧烈头痛或头痛加剧
  - ○ 视力改变或瞳孔大小不等
  - ○ 嗜睡或唤醒困难
  - ○ 记忆力减退
  - ○ 烦躁易怒
  - ○ 恶心或呕吐不停
  - ○ 意识混乱或言语困难
  - ○ 癫痫发作
  - ○ 发热超过 37.8℃（100℉）
  - ○ 脸部、手臂或腿部肌力下降
  - ○ 行走困难，失去平衡或头晕
  - ○ 脖子僵硬

附录 B12　颈椎前路椎间盘切除融合钢板术后出院指导

您最近接受了颈椎前路椎间盘切除融合术。在术中，神经外科医师在颈前切开一个切口，取出受损的椎间盘，用骨材料代替，然后用一块板和螺钉将骨材料固定在适当的位置。在接下来的 6～12 周内，随着脖子的愈合，手术部位的骨头将融合在一起。以下说明提供有关您居家护理的重要信息

- 切口护理
  - ○ 您可以每天用温和的肥皂和沐浴液淋浴，轻轻清洗切口并拍干。这是您唯一可以接触切口的时候
  - ○ 切勿在切口上涂药膏、乳液或乳霜
  - ○ 每隔 30 分钟用或根据需要，用冰袋或装有冷冻豌豆的干净袋子冷敷切口，以减少肿胀和不适感
  - ○ 手术后常会出现颈部疼痛和手臂疼痛
  - ○ 愈合过程中，肩胛骨间常出现不适感
  - ○ 在神经外科医师指导下戴颈托

附录

（续表）

- 活动
  - 在您回家的前3天，可在房屋周围轻度活动
  - 从每天短途步行1～2次开始逐步增加您的活动量
  - 白天短时间休息可以让身体有时间康复
  - 6周内避免接触性运动、溜冰、骑自行车或其他消耗体力的活动
  - 未经神经外科医师许可，您不能开车
  - 6～12周内避免举起、推动或拉动重物(超过4.5 kg)
  - 避免头向后仰、弯腰捡起东西、左右摇头或点头
  - 避免坐软椅或猛然坐下
  - 坐着时伸展肢体或每30分钟站起来走动一下
- 营养
  - 多吃水果和蔬菜，防止便秘
  - 手术后通常最容易吞咽温热的液体和柔软的食物
  - 柔软的饮食通常包括奶昔、汤、意大利面、柔软的蔬菜、嫩肉和面包
  - 手术后2～3周，通常会有嗓子疼痛和声音嘶哑的情况。您仍可以进食食物和饮料，这并不会导致窒息或咳嗽
- 用药
  - 与食物一起服用止痛药，并尽量控制药量以避免恶心、呕吐和便秘
  - 遵医嘱服用止痛药，并随着疼痛减轻逐渐减量
  - 粪便软化剂如多库酯钠或泻药如双醋苯啶在药房有售，这些药物在你的肠道功能恢复正常之前是有用的
  - 如果您3天没有排便，则可能需要使用栓剂(如双醋苯啶或甘油)或灌肠剂通便
- 随访
  - 出院时，请与神经外科医师预约下一次随访时间
  - 与您的保健医师跟进所有医疗问题
- 如果您遇到以下任何一种情况，请致电您的医师或到急诊室急诊：
  - 呼吸困难或吞咽困难
  - 便秘(即超过3天未解大便)
  - 脸部、手臂或腿部活动障碍或肌力下降
  - 恶心或呕吐不停
  - 止痛药不能很好控制的疼痛
  - 发热超过37.8℃(100℉)
  - 切口处发红、肿胀、有异味或有液体流出

附录B13　椎板切除术后的出院指导

您最近接受了椎板切除术。在术中，神经外科医师在您的背部或颈部切开一个切口，切除一块或多块椎骨的一块(即椎板)。外科医师可以通过椎板切除术，来摘除肿瘤、治疗椎间盘突出或其他脊柱异常。以下说明提供了有关您居家护理的重要信息。

- 切口护理

（续表）

- ○ 您可以每天用温和的肥皂和沐浴液淋浴，轻轻清洗切口并拍干。这是您唯一可以接触切口的时候
- ○ 切勿在切口上涂药膏、乳液或乳霜
- ○ 每隔 30 分钟或根据需要用冰袋或装有冷冻豌豆的干净袋子冷敷切口，减少肿胀和不适感
- ○ 在切口完全愈合之前，请勿游泳、使用热水浴池或泡澡（通常需要大约 4 周的时间）
- ○ 戒烟，吸烟会延迟切口愈合，并可能导致切口部位感染

- 活动
  - ○ 在您回家的前 3 天，可在房屋周围轻度活动
  - ○ 从每天短途步行 1～2 次开始逐步增加您的活动量
  - ○ 白天短时间休息可以让身体有时间康复
  - ○ 6 周内避免接触性运动、溜冰、骑自行车或其他消耗体力的活动
  - ○ 服用止痛药时不可以开车，未经神经外科医师许可，请勿开车
  - ○ 6～12 周内避免举起、推动或拉动重物（超过 4.5 kg）
  - ○ 避免弯腰或扭曲脊柱来捡东西
  - ○ 避免坐在软椅上或猛然坐下
  - ○ 坐着时伸展肢体或每 30 分钟站起来走动一下
- 营养
  - ○ 多吃水果和蔬菜，防止便秘
- 用药
  - ○ 遵医嘱服用止痛药，并随着疼痛减轻逐渐减量
  - ○ 粪便软化剂如多库酯钠或泻药如双醋苯啶在药房有售，这些药物在您的肠道功能恢复正常之前是有用的
  - ○ 如果您 3 天没有排便，则可能需要使用栓剂（如双醋苯啶或甘油）或灌肠剂通便
- 随访
  - ○ 出院时，请与神经外科医师预约下一次随访时间
  - ○ 与您的保健医师跟进所有医疗问题
- 如果您遇到以下任何一种情况，请致电您的医师或到急诊室就诊：
  - ○ 便秘（即超过 3 天未解大便）
  - ○ 腿部活动困难或无力
  - ○ 药物控制不良的背痛
  - ○ 发热超过 37.8℃（100 ℉）
  - ○ 切口处发红、肿胀、有异味或有液体流出
  - ○ 肠道或膀胱失控
  - ○ 站立时头痛，躺下后缓解
  - ○ 腿部不适
  - ○ 行走困难

附录 B14　腰椎间盘切除术后的出院指导

您最近接受了腰椎间盘切除术。在术中，神经外科医师在您的下背部切开一个切口，以切除一块或多块椎骨的薄片。然后，神经外科医师将压迫脊神经的椎间盘部

（续表）

分切除，这可能会引起疼痛或腿部无力。以下说明提供有关您居家护理的重要信息。

- 切口护理
  - 您可以每天用温和的肥皂和沐浴液淋浴，轻轻清洗切口并拍干。这是您唯一可以接触切口的时候
  - 切勿在切口上涂药膏、乳液或乳霜
  - 每隔 30 分钟或根据需要用冰袋或装有冷冻豌豆的干净袋子冷敷切口，减少肿胀和不适感
  - 在切口完全愈合之前，请勿游泳、使用热水浴池或泡澡（通常需要大约 4 周的时间）
  - 停止吸烟，吸烟会延迟切口愈合，并可能导致切口部位感染
- 活动
  - 在您回家的前 3 天，可在房屋周围进行轻度活动
  - 从每天短途步行 1～2 次开始逐步增加您的活动量
  - 白天短时间休息可以让身体有时间康复
  - 6 周内避免接触性运动、溜冰、骑自行车或其他消耗体力的活动
  - 服用止痛药时不能开车。未经神经外科医师许可，请勿开车
  - 6～12 周内避免举起、推动或拉动重物（超过 4.5 kg）
  - 避免弯腰或扭曲脊柱来捡东西
  - 避免坐在软椅上或猛然坐下
  - 坐着时伸展肢体或每 30 分钟站起来走动一下
- 营养
  - 多吃水果和蔬菜，防止便秘
- 用药
  - 遵医嘱服用止痛药，并随着疼痛减轻逐渐减量
  - 粪便软化剂如多库酯钠或泻药如双醋苯啶在药房有售，这些药物在您的肠道功能恢复正常之前是有用的
  - 如果您 3 天没有排便，则可能需要使用栓剂（如双醋苯啶或甘油）或灌肠剂通便
- 随访
  - 出院时，请与神经外科医师预约下一次随访时间
  - 与您的保健医师跟进所有医疗问题
- 如果您遇到以下任何一种情况，请致电您的医师或到急诊室就诊：
  - 便秘（即超过 3 天未解大便）
  - 腿部活动障碍或无力
  - 止痛药无法控制的背痛
  - 发热超过 37.8℃（100℉）
  - 切口处发红、肿胀、有异味或有液体流出
  - 肠道或膀胱失控
  - 站立时头痛，躺下后缓解
  - 腿部不适
  - 行走困难
  - 腿部疼痛加剧或新发疼痛

附录 B15　腰椎前路融合术后的出院指导

您最近接受了腰椎前路融合术。在术中，神经外科医师在腹部切开一个切口，以暴露出脊柱和神经。从下段脊椎中取出椎间盘，并使用支撑物(例如，杆、螺钉和垫片)和骨骼材料来正确对齐并稳定脊椎。您的脊椎骨将在大约 12 周内融合在一起，形成坚固的骨块。以下说明提供了有关您居家护理的重要信息。

- 切口护理
  - 您可以每天用温和的肥皂和沐浴液淋浴，轻轻清洗切口并拍干。这是您唯一可以接触切口的时候
  - 切勿在切口上涂药膏、乳液或乳霜
  - 每隔 30 分钟或根据需要用冰袋或装有冷冻豌豆的干净袋子冷敷切口，减少肿胀和不适感
  - 在切口完全愈合之前，请勿游泳、使用热水浴池或泡澡(通常需要大约 4 周的时间)
  - 戒烟，吸烟会延迟切口愈合，并可能导致切口部位感染
- 活动
  - 根据神经外科医师的指示，起床时请佩戴腰托，持续 12 周
  - 咳嗽或在床上翻身时，用枕头顶住切口以支撑或托住酸痛的肌肉
  - 在您回家的前 3 天，可在房屋周围进行轻度活动
  - 从每天短途步行 1～2 次开始逐步增加您的活动量
  - 白天短时间休息可以让身体有时间康复
  - 12 周内避免接触性运动、溜冰、骑自行车或其他消耗体力的活动
  - 服用止痛药时不能开车，未经您的神经外科医师许可，请勿开车
  - 12 周内避免举起、推动或拉动重物(超过 4.5 kg)
  - 避免弯腰或扭曲脊柱来捡东西
  - 避免坐软椅或猛然坐下
  - 坐着时伸展肢体或每 30 分钟站起来走动一下
- 营养
  - 多吃水果和蔬菜，防止便秘
- 用药
  - 遵医嘱服用止痛药，并随着疼痛减轻逐渐减量
  - 粪便软化剂如多库酯钠或泻药如双醋苯啶在药房有售，这些药物在您的肠道功能恢复正常之前是有用的
  - 如果您 3 天没有排便，则可能需要使用栓剂(如双醋苯啶或甘油)或灌肠剂通便
- 随访
  - 出院时，请与神经外科医师预约下一次随访时间
  - 与您的保健医师跟进所有医疗问题
- 如果您遇到以下任何一种情况，请致电您的医师或到急诊室就诊：
  - 便秘(即超过 3 天未解大便)
  - 腿部活动障碍或无力
  - 止痛药无法控制的背痛
  - 发热超过 37.8 ℃(100 ℉)
  - 切口处发红、肿胀、有异味或有液体流出
  - 肠道或膀胱失控

（续表）

- ○ 站立时头痛，躺下后缓解
- ○ 腿部不适
- ○ 行走困难

附录 B16　巴氯芬泵置入术后出院指导

您最近接受了巴氯芬泵置入术。在术中，神经外科医师在您的腹部和下背部切开，并通过一根针插入导管，然后将其引导到椎管中。导管的另一端从皮肤下方穿过到腹部，然后将泵放置在皮肤下方。然后关闭切口，并在泵储器中充满一定剂量的巴氯芬。以下说明提供有关您居家护理的重要信息。

- 切口护理
  - ○ 您可以每天用温和的肥皂和沐浴液淋浴，轻轻清洗切口并拍干。这是您唯一可以接触切口的时候
  - ○ 切勿在切口上涂药膏、乳液或乳霜
  - ○ 每隔 30 分钟或根据需要用冰袋或装有冷冻豌豆的干净袋子冷敷切口，减少肿胀和不适感
  - ○ 在切口完全愈合之前，请勿游泳、使用热水浴池或泡澡（通常需要大约 4 周的时间）
  - ○ 停止吸烟，吸烟会延迟切口愈合，并可能导致切口部位感染
- 活动
  - ○ 在您回家的前 3 天，可在房屋周围轻度活动
  - ○ 从每天短途步行 1～2 次开始逐步增加您的活动量
  - ○ 白天短时间休息可以让身体有时间康复
  - ○ 6 周内避免接触性运动、溜冰、骑自行车或其他消耗体力的活动
  - ○ 未经神经外科医师许可，您不能开车
  - ○ 避免用力大便。粪便软化剂如多库酯钠或泻药如双醋苯啶在药房有售，这些药物在您的肠道功能恢复正常之前是有用的
- 营养
  - ○ 多吃水果和蔬菜，防止便秘
- 用药
  - ○ 与食物一起服用止痛药，并尽量控制药量以避免恶心、呕吐和便秘
  - ○ 遵医嘱服用止痛药，并随着疼痛减轻逐渐减量
  - ○ 医师可以使用体外装置调整巴氯芬泵
  - ○ 巴氯芬的不良反应可能包括头晕、嗜睡、头痛、恶心和虚弱
- 随访
  - ○ 出院时，请与神经外科医师预约下一次随访时间
  - ○ 您的医师会根据需要（通常每 2～3 个月）补充或调整您的巴氯芬泵
  - ○ 与您的保健医师跟进所有医疗问题
- 如果您遇到以下任何一种情况，请致电您的医师或到急诊室就诊：
  - ○ 巴氯芬过量的迹象，如肌肉无力、嗜睡
  - ○ 呕吐、瞳孔散大或针尖样瞳孔、呼吸弱或浅、昏厥或昏迷
  - ○ 巴氯芬戒断综合征，如焦虑、发热、精神状态改变、肌肉强直、肌肉僵硬等

（续表）

- 置泵处疼痛
- 颈部或后背移动困难或不适
- 脸部、手臂或腿部活动障碍或肌力下降
- 发热超过 37.8℃（100℉）
- 切口处发红、肿胀、有异味或有液体流出

附录 B17 脊柱骨折后出院指导

如果最近您被诊断出一个或多个脊椎骨折。脊柱骨折可能由跌倒、机动车或自行车事故、骨质疏松症或其他原因导致。以下说明提供了有关您在居家护理的重要信息。

- 活动
  - 在您回家的前 3 天，可在房屋周围轻度活动
  - 从每天短途步行 1～2 次开始逐步增加您的活动量
  - 白天短时间休息可以让身体有时间康复
  - 12 周内避免接触性运动、溜冰、骑自行车或其他消耗体力的活动
  - 未经神经外科医师许可，请勿开车
  - 6～12 周内避免举起、推动或拉动重物（超过 10 磅）
  - 避免弯腰或扭曲脊柱来捡东西
  - 避免坐软椅或猛然坐下
  - 坐着时伸展肢体或每 30 分钟站起来走动一下
  - 12 周内，根据神经外科医师的指示，起床时请佩戴护具
- 营养
  - 多吃水果和蔬菜，防止便秘
- 用药
  - 遵医嘱服用止痛药，并随着疼痛减轻逐渐减量
  - 粪便软化剂如多库酯钠或泻药如双醋苯啶在药房有售，这些药物在你的肠道运动恢复正常之前是有用的
  - 如果您 3 天没有排便，则可能需要使用栓剂（如双醋苯啶或甘油）或灌肠剂通便
- 随访
  - 出院时，请与神经外科医师预约下一次随访时间
  - 与您的保健医师跟进所有医疗问题
- 如果您遇到以下任何一种情况，请致电您的医师或到急诊室就诊：
  - 便秘（即超过 3 天未解大便）
  - 腿部活动障碍或无力
  - 止痛药无法控制的背痛
  - 发热超过 37.8℃（100℉）
  - 肠道或膀胱失控
  - 腿部不适
  - 行走困难
  - 背部或腿部疼痛加剧

附录 B18　小脑扁桃体下疝畸形(Chiari 畸形)矫正术后出院指导

最近您接受了小脑扁桃体下疝畸形(Chiari 畸形)矫正术。在术中，神经外科医师在您的头颈后方做切口，在颅底和第一颈椎处切下一小块骨头来矫正畸形。以下说明提供了有关您在家中护理的重要信息。

- 切口护理
  - 您可以每天用温和的肥皂和沐浴液淋浴，轻轻清洗切口并拍干。这是您唯一可以接触切口的时候
  - 切勿在切口上涂药膏、乳液或乳霜
  - 每隔 30 分钟或根据需要用冰袋或装有冷冻豌豆的干净袋子冷敷切口，减少肿胀和不适感
  - 在切口完全愈合之前，请勿游泳、使用热水浴池或洗澡(通常需要大约 4 周的时间)
  - 戒烟，吸烟会延迟切口愈合，并可能导致切口部位感染
- 活动
  - 在您回家的前 3 天，可在房屋周围轻度活动
  - 从每天短途步行 1～2 次开始逐步增加您的活动量
  - 白天短时间休息可以让身体有时间康复
  - 6 周内避免接触性运动、溜冰、骑自行车或其他消耗体力的活动
  - 服用止痛药不能开车，未经神经外科医师许可，请勿开车
  - 6～12 周避免举起、推动或拉动重物(超过 4.5 kg)
  - 轻柔的耸肩可以帮助缓解脖子或肩膀的紧张感
  - 必要时您可以戴上软颈托以保持舒适
- 营养
  - 多吃水果和蔬菜，防止便秘
- 用药
  - 遵医嘱止痛药，并随着疼痛减轻逐渐减少药量
  - 粪便软化剂如多库酯钠或泻药如双醋苯啶在药房有售，这些药物在你的肠道运动恢复正常之前是有用的
  - 如果您 3 天没有排便，则可能需要使用栓剂(如双醋苯啶或甘油)或灌肠剂通便
- 随访
  - 出院时，请与神经外科医师预约下一次随访时间
  - 与您的保健医师跟进所有医疗问题
- 如果您遇到以下任何一种情况，请致电您的医师或到急诊室就诊：
  - 便秘(即超过 3 天未解大便)
  - 脸部、手臂或腿部活动障碍或肌力下降
  - 止痛药不能很好控制的疼痛
  - 发热超过 37.8℃(100℉)
  - 切口处发红、肿胀、有异味或有液体流出
  - 肠道或膀胱失控
  - 站立时头痛，躺下后缓解
  - 手臂或腿部感觉不适
  - 行走困难

附录 B19 颅内动脉瘤栓塞术后出院指导

您最近接受了颅内动脉瘤栓塞术。在术中，神经外科医师将一根鞘管（塑料管）插入股动脉（在大腿/腹股沟附近）。各种导丝穿过该鞘管顺着血管穿过您的身体，最终达到并栓塞颅内动脉瘤。以下说明提供了有关您居家护理的重要信息。

- 切口护理
  - 对穿刺部位加压以防止穿刺点出血或渗血。如果即使已经加压，切口仍有持续出血或出血无法控制，请立即致电 120，须紧急处理
  - 您可以用温和的肥皂淋浴，轻轻洗净穿刺部位并拍干。这是您唯一可以接触穿刺部位的时候
  - 保持穿刺部位清洁干燥（洗澡时除外），并且在 24 小时内或敷料潮湿后予以更换。切记敷料潮湿必须立即更换
  - 请勿将穿刺部位浸入水中（如游泳、泡澡或使用热水浴），1 周或直到伤口完全愈合为止
  - 请勿在穿刺部位使用药膏、乳液、乳霜或粉末
  - 穿刺部位轻度瘀伤和酸痛是正常现象，可在 1 或 2 周内消除
- 活动
  - 2 周内避免剧烈运动（如进行重量训练、工作相关的抬举、性行为或举重超过 4.5 kg）
  - 白天短时间休息可以让身体有时间康复
  - 未经神经外科医师许可，您不能开车
  - 6 周内避免接触性运动、溜冰、骑自行车或其他消耗体力的活动
  - 避免用力大便。粪便软化剂如多库酯钠或泻药如双醋苯啶在药房有售，这些药物在您的肠道功能恢复正常之前是有用的
- 营养
  - 多吃水果和蔬菜，防止便秘
- 用药
  - 继续服用所有常规药物，除非您的保健医师另有嘱咐
- 随访
  - 出院时，请与神经外科医师预约下一次随访时间
  - 与您的保健医师跟进所有医疗问题
- 如果您遇到以下任何一种情况，请致电您的医师或到急诊室就诊：
  - 腿部下方疼痛、麻木、发冷或发青
  - 穿刺部位发红、肿胀、有异味、出血或有液体流出
  - 头痛或脖子僵硬
  - 意识混乱或精神错乱
  - 寒颤
  - 发热超过 37.8 ℃（100 ℉）
  - 脸部、手臂或腿部无力
  - 平衡或行走困难
  - 视力或言语有任何变化

附录 B20　椎体后凸成形术后的出院指导

您最近接受椎体后凸成形术来治疗您的脊柱压缩性骨折。在术中，神经外科医师使用 X 线检查您的脊椎，以找到骨折的椎骨，并在您的背部开 2 个小切口，将一根管子插入骨折的椎体中心，并用气囊将骨头推回其正常高度和形状。然后将气囊产生的空腔完全填满骨黏合剂。通过抬高骨折的椎骨，解除受压脊神经的压力，这样可以大大减少骨折引起的疼痛并增加脊柱的稳定性。以下说明提供了有关您居家护理的重要信息。

- 切口护理
  - 您可以每天用温和的肥皂和沐浴液淋浴。轻轻清洗切口并拍干。这是您唯一可以接触切口的时候
  - 切勿在切口上涂药膏、乳液或乳霜
  - 每隔 30 分钟或根据需要用冰袋或装有冷冻豌豆的干净袋子冷敷切口，减少肿胀和不适感
  - 切口完全治愈之前，请勿游泳、使用热水浴池或泡澡(通常需要 2 周的时间)
  - 戒烟，吸烟会延迟切口愈合，并可能导致切口部位感染
- 活动
  - 在您回家的前 3 天，可在房屋周围轻度活动
  - 从每天短途步行 1～2 次开始逐步增加您的活动量
  - 白天短时间休息可以让身体有时间康复
  - 6 周内避免接触运动、溜冰、骑自行车或其他消耗体力的活动
  - 未经神经外科医师许可，您不能开车
  - 6～12 周内避免举起、推动或拉动重物(超过 4.5 kg)
  - 避免弯腰或扭曲脊柱来捡东西
  - 避免坐软椅或猛然坐下
  - 坐着时伸展肢体或每 30 分钟站起来走动一下
  - 每天起床时都应遵照医师的指示佩戴护具
- 用药
  - 遵医嘱服用止痛药，并随着疼痛减轻逐渐减量
  - 粪便软化剂如多库酯钠或泻药如双醋苯啶在药房有售，这些药物在您的肠道功能恢复正常之前是有用的
  - 如果您 3 天没有排便，则可能需要使用栓剂(如双醋苯啶或甘油)或灌肠剂通便
- 随访
  - 出院时，请与神经外科医师预约下一次随访时间
  - 与您的保健医师跟进所有医疗问题
- 如果您遇到以下任何一种情况，请致电您的医师或到急诊室就诊：
  - 便秘(即超过 3 天未解大便)
  - 腿部活动困难或无力
  - 止痛药无法很好地控制背痛
  - 发热超过 37.8 ℃(100 ℉)
  - 切口部位发红、肿胀、有异味或有液体流出
  - 肠道或膀胱失控
  - 腿部不适
  - 行走困难
  - 背部或腿部疼痛加剧

附录 B21 经皮椎体成形术后出院指导

您最近接受椎体成形术。在术中，神经外科医师使用脊柱 X 线片来定位骨折的椎骨。将骨黏合剂注入骨折的椎骨以修复骨折。该手术可减轻脊神经的压力，从而显著减轻背部疼痛并稳定脊柱。以下说明提供了有关您居家护理的重要信息。

- 切口护理
  - 您可以每天用温和的肥皂和沐浴液淋浴，轻轻清洗切口并拍干。这是您唯一可以接触切口的时候
  - 切勿在切口上涂药膏、乳液或乳霜
  - 每隔 30 分钟或根据需要用冰袋或装有冷冻豌豆的干净袋子冷敷切口，减少肿胀和不适感
  - 切口完全治愈之前，请勿游泳、使用热水浴池或泡澡(通常需要 2 周的时间)
  - 停止吸烟，吸烟会延迟切口愈合，并可能导致切口部位感染
- 活动
  - 在您回家的前 3 天，可在房屋周围进行轻度活动
  - 从每天短途步行 1～2 次开始逐步增加您的活动量
  - 白天短时间休息可以让身体有时间康复
  - 6 周内避免接触性运动、溜冰、骑自行车或其他消耗体力的活动
  - 未经神经外科医师许可，您不能开车
  - 6～12 周避免举起、推动或拉动重物(超过 4.5 kg)
  - 避免弯腰或扭曲脊柱来捡东西
  - 避免坐软椅或猛然坐下
  - 坐着时伸展肢体或每 30 分钟站起来走动一下
  - 每天起床时都应遵照医师的指示佩戴护具
- 营养
  - 多吃水果和蔬菜，防止便秘
- 用药
  - 遵医嘱服用止痛药，并随着疼痛减轻逐渐减量
  - 粪便软化剂如多库酯钠或泻药如双醋苯啶在药房有售，这些药物在您的肠道功能恢复正常之前是有用的
- 随访
  - 出院时，请与神经外科医师预约下一次随访时间
  - 与您的保健医师跟进所有医疗问题
- 如果您遇到以下任何一种情况，请致电您的医师或到急诊室就诊：
  - 便秘(即超过 3 天未解大便)
  - 腿部活动困难或无力
  - 止痛药无法很好地控制背痛
  - 发热超过 37.8℃(100℉)
  - 切口部位发红、肿胀、有异味或有液体流出
  - 肠道或膀胱失控
  - 腿部不适
  - 行走困难
  - 背部或腿部疼痛加剧

附录 B22 脑深部刺激器置入后的出院指导

您最近接受了放置脑深部刺激器的开颅术，目的是治疗帕金森病或其他神经症状。在术中，神经外科医师打开您的颅骨，放入脑深部刺激器，然后将脉冲发生器通过切口置入您的胸部。以下说明提供了有关您居家护理的重要信息。

- 切口护理
  - 您可以每天用温和的肥皂和沐浴液淋浴，轻轻清洗切口并拍干。这是您唯一可以接触切口的时候
  - 切勿在切口上涂药膏、乳液或乳霜
  - 每隔 30 分钟或根据需要用冰袋或装有冷冻豌豆的干净袋子冷敷切口，减少肿胀和不适感
  - 手术后几天，您可能会感到切口处瘙痒、下巴紧绷或嘴巴开启困难，这些现象会在您切口愈合后消除
  - 在户外请戴上帽子以保护切口，直到切口拆线（通常在术后 7～14 天）
  - 不要在耳朵里放任何东西，也不要将头浸入水中
- 活动
  - 在您回家的前 3 天，可在房屋周围轻度活动
  - 从每天短途步行 1～2 次开始逐步增加您的活动量
  - 6 周内避免接触性运动、溜冰、骑自行车或其他消耗体力的活动
  - 未经神经外科医师许可，您不能开车
  - 避免用力大便。粪便软化剂如多库酯钠或泻药如双醋苯啶在药房有售，这些药物在您的肠道恢复正常之前是有用的
- 营养
  - 多吃水果和蔬菜，防止便秘
- 用药
  - 与食物一起服用止痛药，并尽量控制药量以避免恶心、呕吐和便秘
  - 遵医嘱服用止痛药，并随着疼痛减轻逐渐减量
- 随访
  - 出院时，请与神经外科医师预约下一次随访时间
  - 与您的保健医师跟进所有医疗问题
  - 遵医嘱随访神经内科医师
- 如果您遇到以下任何一种情况，请致电您的医师或到急诊室就诊：
  - 鼻子或耳朵流出澄清或血性液体
  - 头痛加剧
  - 癫痫发作或面部、手臂或腿部抽搐
  - 头晕或耳鸣
  - 颈部移动困难或不适
  - 脸部、手臂或腿部活动困难或乏力
  - 出现躁狂症的迹象（如性欲亢进、购物过度或不入睡）
  - 与帕金森病有关的症状加重
  - 发热超过 37.8℃（100 ℉）
  - 切口处发红、肿胀、有异味或有液体流出

附录 B23 开颅微血管减压术后的出院指导

您最近接受了微血管减压术，这种手术可以减轻脑神经受压。它可用于治疗三叉神经痛、迷走神经舌咽神经痛或半面肌痉挛。这些情况通常是由于动脉或静脉压迫神经根。在术中，外科医师在您的头皮做一个切口，打开您的头骨来减压神经。以下指导提供了关于您居家护理的重要信息。

- 切口护理
  - 您可以每天用温和的肥皂和沐浴液洗澡，轻轻地清洗切口并拍干。这是您唯一可以接触切口的时候
  - 不要在您的切口上涂药膏、乳液或药膏
  - 每隔 30 分钟或根据需要用冰袋或装有冷冻豌豆的干净袋子冷敷切口，减少肿胀和不适
  - 在户外戴上帽子来保护切口，直到拆线(通常是术后 14 天)
  - 不要任何东西塞进耳朵，也不要把头浸在水中
- 活动
  - 在家的前 3 天可以做一些轻松的活动
  - 从每天 1～2 次短途散步开始逐渐增加您的活动量
  - 6 周内避免接触性运动、滑冰、骑自行车或其他体力活动
  - 未经神经外科医师许可，您不能开车
- 营养
  - 多吃水果和蔬菜，防止便秘
- 药物
  - 与食物一起服用止痛药，尽量控制药量以避免恶心、呕吐和便秘
  - 遵医嘱服用止痛药，并随着疼痛的减轻逐渐减量
  - 粪便软化剂如多库酯钠或泻药如双醋苯啶在药房有售，这些药物在您的肠道运动恢复正常之前是有用的
  - 如果您 3 天未解大便，您可能需要使用栓剂(如双醋苯啶或甘油)或灌肠通便
- 随访
  - 出院时，请与神经外科医师预约下一次随访时间
  - 与您的保健医师跟进所有医疗问题
- 如果您遇到以下任何一种情况，请致电您的医师或到急诊室就诊
  - 鼻子或耳朵流出澄清或带血的液体
  - 疼痛加剧
  - 面部、手臂或腿的痉挛或抽搐
  - 眩晕或耳鸣
  - 颈部活动困难或不适
  - 脸部、手臂或腿部活动困难或乏力
  - 晕眩或恶心加剧
  - 发热超过 37.8℃(100℉)
  - 切口部位发红、肿胀、有异味或有液体流出

(田宇欢 徐燕译，石卫琳审校)

附录 C　术前护理检查表

附录 C1　在手术前，护士应该检查以下内容，以确保患者做好了充分的准备。制度和流程可能因机构不同而有所不同。

- 知情同意书：
  - 手术知情同意书
  - 血液或血液制品使用的知情同意或拒绝
  - 麻醉知情同意书
- 术前教育：
  - 患者和家属有关手术、预期时间和预期结果的健康教育
  - 病史和身体检查
  - 过敏史，包括过敏反应
- 实验室检查，可能包括以下内容：
  - 全血细胞计数
  - 凝血功能
  - 尿液检验
  - 血液检查
    - 血型检测
    - 交叉配血
    - 医嘱备血量及可用性
    - 必要时妊娠检查
  - 综合代谢状况或基础代谢状况
  - 心电图
  - 胸片
  - 以往病历卡（若可得）
- 特殊的准备措施
  - 身份识别腕带
  - 遵医嘱禁食及禁食时间
  - 去除内衣
  - 去除发夹、梳子、假发、发片和假睫毛
  - 去除首饰、手表，并记录物品去向（如具体的某个家属或医院保安人员）
  - 胶带包裹戒指
  - 去除假牙，放置容器贴好标签
  - 去除附属物品，并记录去向，包括：
    - 义眼（若手术入路需要摘除）
    - 角膜接触镜（隐形眼镜）
    - 眼镜

（续表）

  - 助听器
  - 假肢
  - 其他
- ○ 带身份识别的病历牌
- ○ 在病历牌上附上首页，或是一张单子，总结患者重要信息

- 预防 DVT 的措施
  - ○ 序贯压力装置或抗血栓袜，禁忌证除外
  - ○ 记录最近一次的排尿时间和插导尿管的时间
  - ○ 采取必要的预防措施
  - ○ 药物核对清单
  - ○ 术前用药清单，包括药物名称/剂量/用药时间
- 最后一次使用 β 阻断剂的时间，如适用
  - ○ 对于在家接受 β 阻断剂治疗的患者，必须在手术前 24 小时或围手术期服药（术后直接进入 ICU 的患者需在术后 6 小时内服药）
    - 记录手术后 24 小时内是否服用 β 阻断剂
    - 记录手术前是否未服用过 β 阻断剂
- 安全
  - ○ 拉上床栏
  - ○ 呼叫铃触手可及
- 生命特征
  - ○ 血压
  - ○ 体温
  - ○ 脉搏
  - ○ 呼吸频率
  - ○ 血氧饱和度
  - ○ 手术室和复苏室护士的特别意见和注意事项
- 患者沟通交流限制
  - ○ 视力
  - ○ 手势
  - ○ 听力
  - ○ 言语
  - ○ 其他
- 测量患者的身高和体重
- 测量床旁快速血糖（糖尿病患者或服用类固醇的患者）
- 记录最近一次胰岛素或口服降糖药的剂量（包括种类和剂量）
- 手术前一晚或前一天
  - ○ 术前沐浴和洗发[最好使用氯己定（洗必泰）]

（徐燕译，郎黎薇审校）

索引

（按首字汉语拼音排序）

J

K

L

M

N

T

W

X